U0340479

常见疾病康复治疗操作规范

主编　何永正　万里

郑州大学出版社

图书在版编目(CIP)数据

常见疾病康复治疗操作规范／何永正，万里主编. — 郑州：郑州大学出版社，2023. 2(2024. 1 重印)

ISBN 978-7-5645-8930-1

Ⅰ. ①常… Ⅱ. ①何…②万… Ⅲ. ①常见病－康复医学 Ⅳ. ①R49

中国版本图书馆 CIP 数据核字(2022)第 132366 号

常见疾病康复治疗操作规范

CHANGJIAN JIBING KANGFU ZHILIAO CAOZUO GUIFAN

策划编辑	薛 晗		封面设计	苏永生
责任编辑	薛 晗		版式设计	苏永生
责任校对	刘 莉		责任监制	李瑞卿

出版发行	郑州大学出版社		地　址	郑州市大学路 40 号(450052)
出版人	孙保营		网　址	http://www.zzup.cn
经　销	全国新华书店		发行电话	0371-66966070
印　刷	河南瑞之光印刷股份有限公司			
开　本	787 mm×1 092 mm　1／16			
印　张	31.25		字　数	782 千字
版　次	2023 年 2 月第 1 版		印　次	2024 年 1 月第 2 次印刷

书　号	ISBN 978-7-5645-8930-1		定　价	158.00 元

本书如有印装质量问题,请与本社联系调换。

编写委员会

主　　编　何永正　万　里
副 主 编　郭京伟　朱玉连　谭同才　王雪强　吴　鸣　朱　毅　李　飞
编　　委　(按姓氏笔画排序)

万　里　南京医科大学第一附属医院
王凌毅　秦皇岛市第一医院
王雪强　上海体育学院
左　茹　青海省人民医院
龙建军　深圳市第二人民医院(深圳大学第一附属医院)
朱　毅　郑州大学康复医院
朱玉连　复旦大学附属华山医院
朱兴国　上海交通大学医学院附属瑞金医院
李　艳　中南大学湘雅二医院
李　超　南京医科大学第一附属医院
李　澎　泰安市中心医院
李　飞　河南翔宇医疗设备股份有限公司
李雪红　北大荒集团总医院
吴　伟　中山大学孙逸仙纪念医院
吴　鸣　中国科学技术大学附属第一医院(安徽省立医院)
何永正　河南省祥和康复产业技术研究院
何星飞　无锡市惠山区康复医院
辛永福　淄博市中心医院
张　霞　内蒙古乌海市蒙医中医医院
张利云　太原同善康复医院
张树宇　北大荒集团总医院
郑停停　中山大学附属第六医院
郭京伟　中日友好医院
蒋宛凌　重庆市急救医疗中心(重庆大学附属中心医院)
谢财忠　中国人民解放军东部战区总医院
谢荣芝　深圳市宝安区人民医院
谭同才　浙江省人民医院

编写秘书　何星飞　朱兴国

序

人人享有健康是当今社会的主旋律,人人享有康复是现阶段以及未来,国家卫生健康事业发展的方向与目标之一,是社会文明程度高度发展的重要标志之一。近年来,我国康复医学事业进入高速发展期。普大喜奔,在2022年3月份召开的全国政协十三届五次会议上,国内顶级权威的医疗专家提交了一份关于建立康复治疗师规范化培训长效机制的提案。非常明确的一点,康复治疗师是康复治疗技术实施的主体,规范的康复治疗操作技术是康复医学学科发展不可或缺且非常重要的组成部分。

在目前大力发展"市县乡村"康复一体化的背景下,要均衡地带动"老少边穷"地区同步且规范地发展康复事业,针对目前临床一线康复治疗从业人员操作技能水平参差不齐的状况,特别在偏远地区及康复理念发展相对滞后地区,一些常见疾病常规化的康复治疗操作技术仍普遍存在不规范的现象。面对这样的现状,康复治疗技术规范操作培训的任务迫在眉睫,也势在必行。而规范操作需要提供一本可供临床一线工作人员,特别是在基层医疗机构从业的康复治疗师学习的工具书,所以在宏观理念和现状需求的支撑与促动下,诞生了本书的编写背景。

本书以实用康复治疗技术为纲,不仅强调常见疾病的基础理论、康复问题、康复治疗基础、治疗原理,而且在每个章节都明确了康复目标、并以图文并茂结合操作视频方式,展示规范的康复治疗操作技术。编写内容共16章,涵盖了骨科康复、神经康复、烧伤康复、脏器病康复、女性及儿童疾病的康复,重点突出康复治疗技术,每个章节都提供了临床典型病例,有助于培养读者的临床推理性思维。

本书编写团队经过遴选,主要由来自全国各大医院从事临床一线康复治疗工作的治疗师专家组成,同时也考虑到地域覆盖,既有代表性,又具普及性。当然,二十多位专家参与编写,在写作风格、内容和形式等方面会存在一些问题,期待各位同道和读者在阅读和参考使用本书的过程中发现问题,指出问题,不断帮助我们完善本书的质量,愿我们的康复治疗技术越来越规范,康复事业发展蒸蒸日上。

2023年1月

前 言

近年来，我国康复医学事业进入快速发展期，常见疾病康复治疗操作技术是康复医学学科常态化运转的重要组成部分。在各级医疗机构的康复中心、康复医学科、康复医院的康复治疗科、残联和民政系统以及民营的康复医疗机构一直都将康复治疗技术作为核心层面，并进行持续性发展与提升。从某种程度而言，患者接受康复干预，最终产生的治疗效果，规范的康复治疗技术起到关键性，也是决定性的作用。

本书全面系统地介绍了常见疾病的基本知识、基础理论以及与常见疾病相关的康复问题、康复治疗基础、康复治疗原理、明确康复治疗短期和长期目标、结合康复治疗时序详细介绍了康复治疗方法，并以图文并茂结合操作视频播放的新颖独特方式，全面展示规范的康复治疗操作技术在常见疾病康复过程中的应用。全书各章节内容重点突出常见疾病康复治疗技术操作的规范性演示与技能培养，强调实用性、可操作性与规范性，集中并充分体现了"全、细、实"的特点，特别适用于基层康复医疗机构临床参考及教学培训。

全书共分十六章，涵盖了肌骨疼痛、骨科术后、脊柱侧凸、运动损伤、神经损伤、烧伤、心肺疾病、女性及儿童疾病的康复，重点突出康复治疗的全面性及多元化。书中每个章节都附有临床典型病例，病例主要提供了筛查评估与治疗体系，在编写过程中重点突出临床推理性思维建立与康复治疗技术的规范应用，使读者能在循证医学的思路引导下，有针对性地运用规范的康复治疗技术。

本书阅读对象主要是各级医疗机构从事康复治疗临床一线工作的治疗师，特别适用于基层医疗机构的康复治疗从业人员，同时可以为临床相关专业技术人员提供康复治疗理论基础、临床推理性思维及规范化操作技能。

本书编写团队由来自全国各大医院从事临床一线工作且经验丰富的康复治疗师组成，在编写过程中得到来自全国各地院校与医院同行们的大力支持，谨在此对为本书出版付出辛勤劳动的同仁们表示衷心的感谢和致以崇高的敬意！

本书的编写团队在编写过程中始终本着"求大同，存小异"的原则，由于编者水平有限，书中不足之处在所难免，敬请广大读者批评指正。

2023 年 1 月

目 录

第一章 颈肩腰腿痛 001

第一节 颈椎病 001

一、概述 001

二、康复问题 003

三、康复分期 003

四、康复治疗基础 004

五、康复治疗 006

六、典型病例 011

第二节 肩关节周围组织炎 015

一、病因与分型 015

二、康复问题 016

三、康复分期 017

四、康复治疗基础 017

五、康复治疗 019

六、典型病例 026

第三节 下背痛 030

一、概述 030

二、康复问题 031

三、康复分期 031

四、康复治疗基础 031

五、康复治疗 034

六、典型病例 042

第四节 脊柱相关软组织损伤 045

一、腰背肌筋膜炎 045

二、颈肌筋膜扳机点痛 054

第二章 骨折康复 062

第一节 概述 062

一、康复问题 063

二、康复分期 064

三、康复治疗基础 065

四、康复治疗 …………………………………………………………… 068

　第二节　上肢骨折 ……………………………………………………… 080
　　一、锁骨骨折 ………………………………………………………… 080
　　二、肩部骨折 ………………………………………………………… 083
　　三、肱骨干骨折 ……………………………………………………… 084
　　四、肘部骨折 ………………………………………………………… 086
　　五、前臂骨折 ………………………………………………………… 088
　　六、腕部骨折 ………………………………………………………… 090
　　七、典型病例 ………………………………………………………… 092

　第三节　下肢骨折 ……………………………………………………… 094
　　一、骨盆骨折 ………………………………………………………… 095
　　二、髋部骨折 ………………………………………………………… 101
　　三、股骨干骨折的康复 ……………………………………………… 104
　　四、膝部骨折 ………………………………………………………… 106
　　五、小腿骨折 ………………………………………………………… 107
　　六、踝部骨折 ………………………………………………………… 109
　　七、足部骨折 ………………………………………………………… 110
　　八、典型病例 ………………………………………………………… 112

　第四节　脊柱骨折 ……………………………………………………… 119
　　一、概述 ……………………………………………………………… 119
　　二、上颈段骨折 ……………………………………………………… 121
　　三、下颈段骨折 ……………………………………………………… 124
　　四、胸腰椎骨折 ……………………………………………………… 126
　　五、典型病例 ………………………………………………………… 131

第三章　关节炎康复 ……………………………………………………… 137
　第一节　骨关节炎 ……………………………………………………… 137
　　一、康复问题 ………………………………………………………… 137
　　二、康复分期 ………………………………………………………… 138
　　三、康复治疗基础 …………………………………………………… 139
　　四、康复治疗 ………………………………………………………… 141
　　五、典型病例 ………………………………………………………… 146

　第二节　类风湿性关节炎 ……………………………………………… 149
　　一、概述 ……………………………………………………………… 149
　　二、康复问题 ………………………………………………………… 150
　　三、康复分期 ………………………………………………………… 151
　　四、康复治疗基础 …………………………………………………… 151
　　五、康复治疗 ………………………………………………………… 152
　　六、典型病例 ………………………………………………………… 157

　　第三节　强直性脊柱炎 ………………………………………………… 160
　　　一、概述 ……………………………………………………………… 160
　　　二、康复问题（功能障碍）……………………………………………… 162
　　　三、康复分期 ………………………………………………………… 162
　　　四、康复治疗基础 …………………………………………………… 162
　　　五、康复治疗 ………………………………………………………… 163
　　　六、注意事项 ………………………………………………………… 167
　　　七、典型病例 ………………………………………………………… 168
第四章　人工关节置换康复 …………………………………………………… 172
　　第一节　人工膝关节置换 ……………………………………………… 172
　　　一、适应证及年龄段 ………………………………………………… 172
　　　二、康复问题 ………………………………………………………… 173
　　　三、康复治疗基础 …………………………………………………… 173
　　　四、康复治疗 ………………………………………………………… 175
　　　五、典型病例 ………………………………………………………… 180
　　第二节　人工髋关节置换 ……………………………………………… 185
　　　一、概述 ……………………………………………………………… 185
　　　二、康复问题 ………………………………………………………… 187
　　　三、康复治疗基础 …………………………………………………… 187
　　　四、康复治疗 ………………………………………………………… 189
　　　五、典型病例 ………………………………………………………… 194
　　第三节　人工肩关节置换康复 ………………………………………… 198
　　　一、概述 ……………………………………………………………… 198
　　　二、康复问题 ………………………………………………………… 199
　　　三、康复治疗基础 …………………………………………………… 199
　　　四、康复治疗 ………………………………………………………… 200
　　　五、典型病例 ………………………………………………………… 203
第五章　青少年特发性脊柱侧凸康复 ………………………………………… 209
　　　一、概述 ……………………………………………………………… 209
　　　二、康复问题 ………………………………………………………… 211
　　　三、康复分期 ………………………………………………………… 211
　　　四、康复治疗基础 …………………………………………………… 212
　　　五、康复治疗 ………………………………………………………… 214
　　　六、典型病例 ………………………………………………………… 221
第六章　常见运动损伤 ………………………………………………………… 226
　　第一节　运动损伤 ……………………………………………………… 226
　　　一、概述 ……………………………………………………………… 226
　　　二、病理生理 ………………………………………………………… 227

三、康复问题 ·· 227

四、康复分期 ·· 228

五、康复治疗基础 ·· 229

六、康复治疗 ·· 230

第二节 上肢常见运动损伤 ·· 232

一、肩袖损伤 ·· 232

二、肱骨外上髁炎 ·· 236

三、三角纤维软骨复合体损伤 ···································· 240

第三节 下肢常见运动损伤 ·· 244

一、损伤类型 ·· 244

二、损伤康复 ·· 246

第四节 软组织慢性损伤 ·· 251

一、足底筋膜炎 ·· 251

三、肱二头肌长头肌腱炎 ·· 255

第七章 脑损伤康复 ·· 259

第一节 脑卒中(除小脑、间脑和脑干卒中) ························ 259

一、概述 ·· 259

二、康复目标 ·· 259

三、康复问题 ·· 260

四、康复分期 ·· 260

五、康复治疗基础 ·· 260

六、康复治疗 ·· 268

七、典型病例 ·· 273

第二节 颅脑损伤 ·· 275

一、康复问题 ·· 275

二、康复治疗基础 ·· 275

三、康复治疗 ·· 276

四、典型病例 ·· 279

第三节 小脑卒中 ·· 281

一、康复问题 ·· 281

二、康复分期 ·· 282

三、康复治疗基础 ·· 282

四、康复治疗 ·· 286

五、典型病例 ·· 290

第四节 间脑损伤 ·· 292

一、康复问题 ·· 293

二、康复治疗基础 ·· 293

三、康复治疗 ·· 295

　　　四、典型病例 ……………………………………………… 296

　第五节　脑干卒中 ………………………………………………… 298

　　　一、康复问题 …………………………………………………… 298

　　　二、康复治疗 …………………………………………………… 299

　　　三、典型病例 …………………………………………………… 302

第八章　周围神经损伤康复 ………………………………………… 304

　第一节　概述 ……………………………………………………… 304

　　　一、定义与病因 ………………………………………………… 304

　　　二、损伤分类 …………………………………………………… 304

　第二节　康复问题 ………………………………………………… 304

　　　一、症状和功能障碍 …………………………………………… 304

　　　二、诊断要点 …………………………………………………… 305

　第三节　康复分期与康复评定 …………………………………… 306

　　　一、康复分期 …………………………………………………… 306

　　　二、康复评定 …………………………………………………… 306

　第四节　康复治疗 ………………………………………………… 307

　　　一、治疗目标 …………………………………………………… 307

　　　二、常规康复治疗方案 ………………………………………… 307

　　　三、治疗时序 …………………………………………………… 308

　　　四、注意事项 …………………………………………………… 310

　第五节　常见周围神经损伤及其康复 …………………………… 310

　　　一、特发性面神经炎 …………………………………………… 310

　　　二、胸廓出口综合征 …………………………………………… 313

　　　三、臂丛神经损伤 ……………………………………………… 315

　　　四、正中神经损伤 ……………………………………………… 318

　　　五、桡神经损伤 ………………………………………………… 320

　　　六、尺神经损伤 ………………………………………………… 322

　　　七、胫神经损伤 ………………………………………………… 324

　　　八、腓总神经损伤 ……………………………………………… 325

　第六节　典型病例 ………………………………………………… 327

第九章　脊髓损伤康复 ……………………………………………… 330

　第一节　概述 ……………………………………………………… 330

　　　一、损伤病因 …………………………………………………… 330

　　　二、损伤类型 …………………………………………………… 330

　　　三、损伤性质 …………………………………………………… 331

　　　四、临床表现 …………………………………………………… 331

　第二节　康复问题及康复分期 …………………………………… 332

　　　一、脊髓损伤康复问题 ………………………………………… 332

二、脊髓损伤康复分期 ································· 333

第三节　康复治疗基础 ································· 333

一、功能评定 ··· 333

二、治疗原理 ··· 336

第四节　康复治疗 ····································· 337

一、治疗目标 ··· 337

二、常规康复治疗方案 ································· 337

三、治疗时序 ··· 338

四、恢复期复治疗（8周以后） ····················· 339

五、注意事项 ··· 339

第五节　典型病例 ····································· 339

一、颈段脊髓损伤 ····································· 339

二、胸段脊髓损伤 ····································· 342

三、腰段脊髓损伤 ····································· 344

第十章　脑瘫儿童康复 ································· 347

第一节　临床特点 ····································· 347

一、临床表现 ··· 347

二、临床常见各型脑瘫主要特点 ····················· 348

第二节　康复评定 ····································· 349

一、评定具体内容 ····································· 349

二、康复评定注意事项及要点 ························· 351

第三节　康复目标 ····································· 351

第四节　康复治疗 ····································· 352

一、常规康复治疗方案 ································· 352

二、注意事项与治疗原则 ······························ 363

三、伴随障碍的治疗 ··································· 364

第五节　典型病例 ····································· 364

第十一章　慢性病康复 ································· 366

第一节　慢性阻塞性肺疾病 ··························· 366

一、肺康复机制及意义 ································· 366

二、功能障碍问题 ····································· 367

三、康复分期 ··· 367

四、康复治疗基础 ····································· 368

五、康复治疗 ··· 368

六、典型病例 ··· 371

第二节　糖尿病 ······································· 372

一、康复问题 ··· 372

二、糖尿病并发症 ····································· 373

  三、康复治疗基础 ……………………………………………………… 373

  四、康复治疗 ……………………………………………………………… 376

  五、典型病例 ……………………………………………………………… 381

 第三节 高血压 ……………………………………………………………… 383

  一、康复问题 ……………………………………………………………… 383

  二、康复分期 ……………………………………………………………… 383

  三、康复治疗基础 ………………………………………………………… 385

  四、康复治疗 ……………………………………………………………… 387

  五、典型病例 ……………………………………………………………… 388

第十二章 帕金森病康复 ………………………………………………… 390

 第一节 概述 ………………………………………………………………… 390

 第二节 康复问题(功能障碍) ………………………………………………… 390

 第三节 康复分期 …………………………………………………………… 392

 第四节 康复治疗基础 ……………………………………………………… 393

 第五节 康复治疗 …………………………………………………………… 395

 第六节 典型病例 …………………………………………………………… 403

  一、典型病例 1 …………………………………………………………… 403

  二、典型病例 2 …………………………………………………………… 405

第十三章 老年痴呆症康复 ………………………………………………… 408

 第一节 概述 ………………………………………………………………… 408

 第二节 康复问题 …………………………………………………………… 409

 第三节 康复分期 …………………………………………………………… 410

 第四节 康复治疗基础 ……………………………………………………… 412

 第五节 康复治疗 …………………………………………………………… 416

 第六节 典型病例 …………………………………………………………… 421

第十四章 多发性硬化康复 ………………………………………………… 424

 第一节 康复问题及临床分型 ……………………………………………… 424

  一、康复问题 ……………………………………………………………… 424

  二、临床分型 ……………………………………………………………… 425

 第二节 康复分期与康复治疗 ……………………………………………… 426

  一、康复分期 ……………………………………………………………… 426

  二、康复治疗 ……………………………………………………………… 426

 第三节 典型病例 …………………………………………………………… 431

第十五章 妇产科疾病康复 ………………………………………………… 434

 第一节 妇科慢性盆腔疼痛 ………………………………………………… 434

  一、概述 …………………………………………………………………… 434

  二、临床症状与功能障碍 ………………………………………………… 435

  三、康复评估与治疗原理 ………………………………………………… 435

四、康复治疗 ……………………………………………………………… 437

五、典型病例 ……………………………………………………………… 439

第二节 产后盆底功能障碍 ………………………………………………… 441

一、概述 …………………………………………………………………… 441

二、临床症状与功能障碍 ………………………………………………… 442

三、康复评估与治疗原理 ………………………………………………… 442

四、康复治疗 ……………………………………………………………… 443

五、典型病例 ……………………………………………………………… 445

第三节 产后骨盆疼痛 ……………………………………………………… 447

一、临床症状与功能障碍 ………………………………………………… 447

二、康复评估与治疗原理 ………………………………………………… 448

三、康复治疗 ……………………………………………………………… 449

四、典型病例 ……………………………………………………………… 452

第十六章 常见工伤康复 …………………………………………………… 455

第一节 手外伤 ……………………………………………………………… 455

一、概述 …………………………………………………………………… 455

二、康复问题及其处理方法 ……………………………………………… 455

三、康复分期及适应证 …………………………………………………… 456

四、康复治疗基础 ………………………………………………………… 456

五、康复治疗 ……………………………………………………………… 458

六、典型病例 ……………………………………………………………… 463

第二节 烧烫伤 ……………………………………………………………… 465

一、概述 …………………………………………………………………… 465

二、康复问题 ……………………………………………………………… 465

三、康复分期 ……………………………………………………………… 466

四、康复治疗基础 ………………………………………………………… 467

五、康复治疗 ……………………………………………………………… 470

六、典型病例 ……………………………………………………………… 476

参考文献 ……………………………………………………………………… 480

第一章 | 颈肩腰腿痛

第一节 颈椎病

颈肩腰腿痛
相关量表

一、概述

颈椎病是指颈椎椎间盘退行性改变及其继发的相邻结构病理改变累及周围组织结构(脊髓、神经、血管等)并出现与影像学改变相应的临床表现的疾病。

近年来,随着人们生活习惯、工作模式和娱乐方式发生改变,手机、电脑及空调一些现代化设备的使用,增加了颈椎屈曲及遭受风寒侵袭的频率,颈椎病的患病率逐年上升,而且颈椎病有着向低龄化发展的趋势。颈椎病是一种常见病和多发病,多发于30~50岁,表现为椎节失稳、髓核突出或脱出、骨刺形成、韧带肥厚和继发的椎管狭窄等。

颈椎病的发病机制尚不清楚,一般认为颈椎的稳定性由静力性平衡和动力性平衡维持,颈椎生理功能的实现依赖于颈椎动、静力稳定结构的动态平衡。颈椎损伤、劳损及退变等因素导致颈椎动、静力学平衡失调而出现颈椎关节失稳,使颈部的神经、血管、脊髓等组织受到压迫、刺激而出现相应的临床症状,造成各型颈椎病。颈椎动、静力平衡失调致使颈椎关节失稳是颈椎病的主要后果,这一后果反过来又可加速颈椎病病变进程,形成恶性循环,使颈椎动、静力平衡进一步破坏,促进了颈椎病的发生和发展,从而加重临床症状。

颈椎病分型无统一标准,临床上常根据受累组织和结构的不同表现,分为颈型(又称软组织型)、神经根型、脊髓型、交感型、椎动脉型、其他型。实际临床工作中,两型或两型以上同时存在称为混合型,混合型颈椎病也较为常见,病变范围不同,各混合型颈椎病表现也不同。

1. 颈型颈椎病 又称软组织型颈椎病,最常见,症状多轻微。常由于颈部肌肉、韧带、关节囊损伤,椎间盘退化变性,椎体不稳,小关节错位等,颈椎在此基础上受寒冷潮湿侵袭、疲劳、姿势不良或枕头高度不适宜,颈椎长时间过伸或过屈,颈项部软组织受到牵张或压迫所致。多在晨起、过劳、姿势不当时发病,有自然缓解和反复发作的倾向。该病多见于青壮年,颈部常表现为酸胀、不适感,常出现颈椎活动受限或强迫体位,少部分患者肩臂出现感觉异常。

主要体征:一侧或双侧颈椎旁肌、斜方肌、胸锁乳突肌压痛,其余肩部软组织也可有压痛。X 射线可见颈椎前凸轻微变直,无椎间隙狭窄。

2. 神经根型颈椎病　多是由于椎间盘退变、膨出、节段性不稳定、后关节骨质增生或骨赘形成等原因在椎管内或椎间孔处刺激和压迫脊神经根所致。在各型中发病率最常见,占 60% ~70%。多为单侧、单根发病,但是也有双侧、多根发病者。多见于 30 ~50 岁者,多数患者无明显外伤史,一般起病缓慢,偶也可急性发病。表现为与脊神经根支配区一致的感觉、运动及反射障碍,好发于 C_5 ~C_6 和 C_6 ~C_7 间隙。

主要体征:受累节段棘突触诊疼痛,颈肩臂痛,疼痛向前臂或手指放射,手臂有持续无力感,持物易掉落。颈椎间孔挤压试验及脊神经根牵拉试验(+),X 射线可出现颈椎生理曲度异常,椎间孔狭窄、钩椎关节增生等变化。

3. 脊髓型颈椎病　较少见但症状重,发病率占颈椎病的 12% ~20%,多数患者无颈部外伤史,主要压迫或刺激脊髓而出现感觉、运动、反射和二便管理障碍,常出现双下肢对称性肌力减退。压迫严重者可造成肢体瘫痪,因而致残率高。起病缓慢,多以隐形侵袭的形式发展,临床上易误诊而延误治疗。发病以 40 ~60 岁的中年人为多。常出现以下症状。①锥体束征:表现为双下肢无力、束缚感、抬腿沉重感、足踩棉花感、易跌倒、跛行、足尖不能离地、步态笨拙等症状。②肢体麻木:出现一侧或双侧肢体麻木、无力、疼痛、灵活性差、躯干出现感觉障碍等。主要是脊髓丘脑束受累压迫所致。③自主神经症状:涉及全身系统,多以胃肠道、心血管及消化系统、泌尿系统最常见。

主要体征:肌肉萎缩、肌力下降、反射障碍、屈颈试验(+)、X 射线可见椎管矢状径减小、锥体后缘明显骨刺形成、后纵韧带钙化等。

4. 交感型颈椎病　由于椎间盘退变或外力作用导致颈椎节段性不稳定,从而对颈椎周围的交感神经末梢造成刺激,引发交感神经功能紊乱。常表现为头部症状(头晕、头痛或偏头痛、记忆力减退及注意力不易集中等)、眼部症状(眼花、眼干、眼胀、视物不清及眼冒金星等)、耳鼻喉症状(耳鸣、喉部异物感、声带疲劳等)、胃肠道症状(恶心、呕吐、腹泻及消化不良等)、心血管症状(心悸、胸闷、心律失常及血压变化等)、神经症状(无汗、畏寒、感觉异常等)。交感型颈椎病症状繁多,多数表现为交感神经兴奋症状,少数为交感神经抑制症状。椎动脉表面富含交感神经纤维,故交感神经功能紊乱时常常累及椎动脉,导致椎动脉的舒缩功能异常。因此交感型颈椎病在出现全身多个系统症状的同时,还常常伴有椎基底动脉系统供血不足的表现。

主要体征:颈部活动正常、颈椎棘突或椎旁小关节软组织压痛、膝反射亢进等,可伴有心率、血压等变化。

5. 椎动脉型颈椎病　是由各类机械性与动力性因素使椎动脉受到刺激或压迫,使血管管径狭窄造成椎基底动脉供血不足。正常人当头向一侧歪曲或扭动时,其同侧的椎动脉受挤压使椎动脉的血流减少,对侧的椎动脉产生代偿,从而保证椎基底动脉血流不受太大的影响,所以该类型颈椎病发病率较低。当颈椎出现节段性不稳定和椎间隙狭窄时,可以造成椎动脉扭曲并受到挤压;椎体边缘及钩椎关节等处的骨赘可以直接压迫椎动脉或刺激椎动脉周围的交感神经纤维,使椎动脉痉挛而出现椎动脉血流瞬间变化,导致椎基底动脉供血不全而出现症状,因此不伴有椎动脉系统以外的症状。

主要体征:查体可发现枢椎棘突有一侧偏歪表现,患者头部在改变体位向健侧旋转时,可出现头晕、头痛加重等。X 射线可见钩椎关节增生、椎间孔狭窄。

二、康复问题

1.疼痛 患者可伴有疼痛,也是患者来就诊的主要原因之一。颈型颈椎病多见,大多是由于肌肉、韧带、关节囊等颈部软组织反复发生的损伤,椎间盘退化变性,椎体不稳,小关节错位等,出现了颈部肌肉创伤性无菌炎症及疼痛,刺激了肌肉产生了持久性收缩状态,局部软组织痉挛,肌肉和筋膜供血不足,营养障碍,组织无菌性炎症加重所致。

2.麻木无力 主要症状是上肢麻木、不灵活,手的动作笨拙,患侧上肢感觉沉重、有时出现持物坠落。下肢主要表现为双下肢无力、双腿发紧等。还有的患者会感到胸部、腹部的束带感,重者可出现跛行、颤抖、步态摇晃、行走困难症状、容易跌倒等现象,多见于脊髓型颈椎病。可有血管运动神经的症状,如手部肿胀等。晚期可以出现肌肉萎缩。

3.关节活动度受限 患者颈部肌肉、韧带、关节囊损伤,颈僵硬疼痛,导致颈部屈伸旋转关节活动度受限,严重影响日常生活。

4.感觉障碍 外伤和劳损时,颈椎出现寰枢关节及下颈椎关节失稳、钩椎关节增生、周围炎症反应激化、颈椎周围肌肉紧张痉挛、颈椎生理曲度改变、颈椎间盘突出等多种病理改变,病理改变压迫颈椎上的椎动脉及交感神经丛,影响大脑供血及神经传导,大脑可能产生异常的空间定位和共济失调等非特异性的感觉障碍。脊髓型颈椎病也可由于脊髓丘脑束受累压迫,躯干部出现"束带感",下肢可有烧灼感、冰凉感等感觉障碍。

5.平衡障碍 由于深浅感觉障碍和肌力等问题,患者有平衡障碍问题。

6.头晕头痛 椎动脉型颈椎病常出现,椎动脉受压、椎基底动脉供血不足,导致头晕,有时伴随恶心、呕吐、耳鸣或听力下降,这些症状与颈部位置改变有关。

7.步行能力减退 颈椎病长时间的疼痛、头晕、肌力减退、活动度受限、感觉异常等体征均可使患者的步行能力减退。

8.日常生活能力降低 颈椎病严重患者可伴有生活能力降低,对颈椎病有误认和恐慌,日常生活依赖家属。

三、康复分期

1.颈椎病分期

(1)Ⅰ期(炎症水肿期):患者表现颈肩部疼痛,颈部活动受限,稍活动即感疼痛难忍,疼痛剧烈者甚至不能坐卧,可放射至前胸或后背肩肿区,上肢酸痛无力,神经节段感觉过敏或减退,肌力下降,手指胀痛或伴串麻感,腱反射减弱或消失。

(2)Ⅱ期(缺血期):患者表现颈僵,颈背部酸沉,颈部活动受限伴上肢串麻感或前胸后背的散痛感,上肢发沉无力,神经节段感觉减退或消失,肌力、肌张力下降,肌肉萎缩,腱反射减弱或消失。

(3)Ⅲ期(功能恢复期):患者颈肩部及上肢麻痛基本消失,主要表现颈部及上肢酸沉感,晨起或劳累后稍加重,上肢感觉正常或减退,腱反射恢复正常。

2. 颈椎病临床病情严重程度分级

(1)轻度:颈肩痛,前臂和手指的放射痛、双手指活动不灵活,动作不能,步行过久后双下肢胀痛,快走或快跑不能等。

(2)中度:上肢持续性麻木、胀痛、握力下降、皮肤感觉过敏、持物不稳、行走受限、双脚有踩棉花感,易跌倒,身体有束带感,不能持筷、写字,不能走远路,大小便困难等。

(3)重度:下肢行走困难,大小便失禁或尿潴留,甚至四肢瘫痪卧床不起。

3. 颈椎病诊断 确立颈椎病诊断必须具备 3 个条件:①具有比较典型的症状和(或)体征;②颈椎的 X 射线及其他检查证明椎间盘分级退变,并压迫神经、血管;③影像学检查存在神经、血管压迫与刺激,同临床表现具有明确的因果关系。

4. 康复适应证 ①颈型、神经根型、交感型和椎动脉型颈椎病者;②早期脊髓型颈椎病者;③年老体弱或脏器功能不良、不能耐受手术者;④颈椎病尚未确诊,需要在治疗中观察者;⑤颈椎手术术后恢复期患者。

四、康复治疗基础

(一)功能评定

1. 关节活动度测量 关节活动度(range of motion,ROM)测量包括以下几个方面。

(1)前屈:端坐或直立位;轴心位于肩峰,固定臂与通过肩峰的垂直线相一致,移动臂和外耳道与头顶的连线一致。受试者屈颈使下颌贴近胸部,检查者测量运动起始位与终末位之间的角度。正常范围 $0° \sim 45°$。

(2)后伸:端坐或直立位;轴心位于肩峰,固定臂与通过肩峰的垂直线相一致,移动臂和外耳道与头顶的连线一致。要求受试者仰望天花板使头的背侧靠近背部。正常范围 $0° \sim 45°$。

(3)左右侧屈:端坐或直立位;轴心位于 C_7 棘突,固定臂与 C_7 和 L_5 棘突的连线平行,移动臂与枕骨粗隆和 C_7 棘突连线平行。要求受试者向侧方屈颈使耳靠近肩部。正常范围 $0° \sim 45°$。

(4)左右旋转:端坐或直立位;轴心位于头顶,固定臂与两肩峰连线平行,移动臂平行于头顶和鼻尖的延长线。正常范围 $0° \sim 60°$。

2. 肌力评定

(1)前屈肌:主动肌、胸锁乳突肌;仰卧位,固定胸廓下部,肩部放松。令其完成颈椎屈曲运动,检查者在前额部施加抵抗。

(2)后伸肌:斜方肌、头半棘肌、头夹肌等;俯卧位,固定上胸廓和及肩胛骨,另一手置于被检查者的后头部,向下施加阻力。

(3)颈深屈肌:头长肌、颈长肌等;仰卧位,坐于被检查者头端,一手托住下颌下方,另一手位于枕部,嘱其做下颌向下,同时枕后部向上的动作,双手反方向施加阻力。

3. 神经张力测试

(1)Spurling 检查:患者坐位,头部伸展 $30°$,向一侧注视。检查者用轻微至中等的力量,从患者头顶向下压,以形成轴向的压力。以引起疼痛或麻木,并且向一侧上肢放射,呈神经根分布为阳性结果。

（2）头部叩击试验:患者取坐位,医生以一手平置于患者头部,掌心接触头项,另一手握拳叩击放置于头顶部的手背。若患者感到颈部不适、疼痛,或者上肢(一侧或两侧)痛、酸麻,则该试验为阳性。

（3）椎间孔挤压试验:又称Spurting试验。让患者取坐位,头部微向病侧侧弯,检查者立于患者后方,用手按住患者顶部向下施加压力,如患肢发生放射性疼痛即为阳性。原因在于侧弯使椎间孔变小,挤压头部使椎间孔更窄,椎间盘突出暂时增大,故神经根挤压症状更加明显。

（4）软组织张力评定:评定在颈部前屈、后伸、左右侧屈、左右旋转到活动终末端时的软组织张力情况。

（5）疼痛评定:可用视觉模拟评分法（visual analogue scale,VAS）、数字疼痛、口述分级评分法、McGill疼痛调查表等。

（6）姿势评定:观察患者在坐位或立位下头颈部的静态姿势,包括患者的视线是否水平,颈部是否有过伸、过屈、前探、后缩或向一侧侧屈或旋转。

1）侧面观:矢状面头部和颈部的位置,枕骨的位置。耳垂到肩峰的相对关系可被用来评估头前凸的姿势,可以用轻度、中度、重度来描述。注意是否有头骨向后旋转。

2）后面观:正面枕骨的位置,下颈部的位置（$C_2 \sim C_7$）。

3）前面观:确定斜颈,且在观察头脸部的不对称测试颞颌部更合适。

（7）日常生活能力（activities of daily living,ADL）评定:包括基础性日常生活能力（basic activities of daily living,BADL）和工具性日常生活能力（instrumental activities of daily living,IADL）。

1）BADL:常用日常生活动能力（Barthel指数）评定,包括进食、洗漱、修饰、穿脱衣、大小便控制、如厕、床椅转换、步行45 m、上下楼梯等。满分100分,>60分轻度障碍,40～60分中度障碍,<40分重度障碍。

2）IADL:包括使用电话能力、上街购物、外出活动、食物烹饪、家务维持、洗衣服、服用药物、处理财务能力。分为自己完全可以做;有些困难;需要帮助;根本无法做。总分最低为14分,为完全正常;>14分有不同程度的功能下降;最高为56分。单项分1分为正常,2～4分为功能下降,凡有2项或2项以上≥3分,或总分≥22,为功能有明显障碍。

（8）Nurick颈椎病评分见表1-1。

表1-1 Nurick颈椎病评分

临床表现	分数
有神经根症状和体征,但没有脊髓功能障碍	0
有脊髓功能障碍,但是步态正常	1
轻微步态异常,但是患者能工作	2
不用辅助器具能行走,但是步态异常影响就业	3
离开辅助器具不能行走	4
只能依赖轮椅或卧床不起	5

（二）治疗原理

1. 颈型颈椎病

（1）Ⅰ期（炎症水肿期）：以疼痛管理为主，运用牵引、按摩、理疗、针灸均可，主要缓解疼痛。

（2）Ⅱ期（疼痛缓解期）：颈部体操，纠正不良的姿势，防止疾病进一步发展。

（3）Ⅲ期（功能恢复期增强）：颈肩背肌的肌力，使颈椎稳定，改善椎间各关节功能，长期坚持运动治疗可促进机体的适应代偿过程，从而达到巩固疗效、减少复发的目的。

2. 神经根型颈椎病

（1）Ⅰ期（炎症水肿期）：以疼痛管理为主，运用牵引、按摩、理疗、针灸均可，主要缓解疼痛。

（2）Ⅱ期（疼痛缓解期）：调整小关节的微小异常改变，使关节嵌顿的滑膜或关节突关节的错位得到复位。改善椎间盘、小关节的不良应力，解除对硬膜囊、神经根的压迫。

（3）Ⅲ期（功能恢复期）：康复运动训练，增加颈椎活动范围，维持椎间孔间隙，减少神经根的卡压。

3. 椎动脉型和交感神经型颈椎病

（1）Ⅰ期（炎症水肿期）：以疼痛管理为主，运用药物、牵引、制动和理疗缓解疼痛，避免大幅度的转动颈部。

（2）Ⅱ期（疼痛缓解期）：进行运动训练，矫正颈椎排列异常或畸形，纠正不良姿势。

（3）Ⅲ期（功能恢复期）：肌力训练，维持颈椎曲度，避免椎动脉及交感神经卡压。

4. 脊髓型颈椎病　早期行理疗、小强度肌力训练，训练时密切观察病情，切忌任何粗暴的操作及手法。治疗效果不佳或疾病加重时，应及时行手术治疗。

5. 混合型颈椎病　按上述方法针对性治疗，颈椎病治疗的基本原则是遵循先非手术治疗，无效后再手术这一基本原则。非手术治疗应视为颈型、神经根型及其他型颈椎病的首选和基本疗法。这是由于颈椎病的手术治疗难度大、风险高，手术本身容易带来痛苦和引起损伤及并发症。绝大多数颈椎病可以通过非手术疗法好转甚至痊愈。除非具有明确手术指征的少数病例，否则一般均应先从正规的非手术疗法开始，并持续 3~4 周，一般均可显效。对少数表现为进行性发展者（多为脊髓型颈椎病），则需及早进行手术。

五、康复治疗

（一）治疗目标

颈椎病急性发作期或初次发作的患者，要适当注意休息，病情严重者更要卧床休息 2~3 周。

颈椎病康复

1. 短期目标　改善颈部活动度，减轻颈部疼痛与不适感，改善颈源性牵涉痛。

2. 长期目标　增加颈椎的动态与静态稳定性，预防功能障碍再发，纠正患者体态，改善患者的生活质量、ADL、社会参与能力及职业能力。

3. 治疗目标　消除疼痛等不适症状，尽量恢复正常生理功能和工作能力，但不能消除颈椎间盘退变与颈椎骨质增生。

（二）常规康复治疗方案

1.软组织型颈椎病　以非手术方法治疗为主。牵引、按摩、理疗、针灸均可，主要缓解疼痛，纠正不良的姿势，缓解期可做颈部体操，防止疾病进一步发展。

2.神经根型颈椎病　仍以非手术治疗为主，牵引有明显的疗效。牵引的角度和重量应以病变的节段和程度而定。以缓解根性压迫和刺激症状为主。

3.椎动脉型和交感神经型颈椎病　以非手术治疗为主。大部分病例均可获得满意疗效。出现以下情况者可考虑手术：有明显的颈源性眩晕或猝倒发作或经非手术治疗无效者。

4.脊髓型颈椎病　可先试行非手术疗法，如无明显疗效应尽早手术治疗。该类型较重者禁用牵引治疗，特别是大重量牵引，手法治疗多视为禁忌证。

5.混合型颈椎病　除比较严重的脊髓受压的情况外，其他表现应以非手术治疗为主。

（三）治疗方法

1.物理因子治疗　主要起到镇痛、消除炎症、消除水肿、松解粘连、解除痉挛、改善局部组织与脑、脊髓的血液循环、调节自主神经功能，延缓肌肉萎缩并促进肌力恢复的作用。低频电治疗中，神经肌肉电刺激可激活受抑制的薄弱颈部肌群，经皮神经电刺激可有效缓解疼痛，此外，还可利用中频电、超短波、微波、红外线、超声波、磁疗等其他理疗设备来达到镇痛作用。

（1）直流电离子导入疗法：常用各种西药（冰醋酸、维生素 B_1、维生素 B_{12}、碘化钾、普鲁卡因等）或中药（乌头、威灵仙、红花等）置于颈背，按药物性能接阳极或阴极，与另一电极对置或斜对置，每次通电 20 min，适用于各型颈椎病（图1-1）。

（2）低频调制的中频电疗法：一般用 2 000～8 000 Hz 的中频电为载频，用 1～500 Hz 的不同波形（方波、正弦波、三角波等）的低频电为调制波，以不同的方式进行调制并编成不同的处方。使用时按不同病情选择处方，电极放置方法同直流电，每次治疗一般 20～30 min，适用于各型颈椎病（图1-2）。

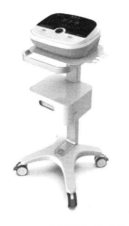

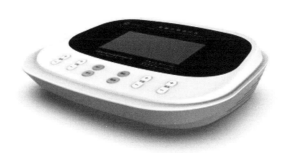

图1-1　离子导入治疗仪　　　　图1-2　电脑中频治疗仪

（3）超短波疗法：用波长 7 m 左右的超短波进行治疗。一般用中号电极板两块，分别置于颈后与患肢前臂伸侧，或颈后单极放置。急性期无热量，1 次/d，每次 12～15 min，慢性期用微热量，每次 15～20 min。10～15 次为一疗程。适用于神经根型（急性期）和脊髓型（脊髓水肿期）（图1-3）。

（4）超声波疗法：频率 800 kHz 或 1 000 kHz 的超声波治疗机，声头与颈部皮肤密切接触，沿椎间隙与椎旁移动，强度用 0.8～1.0 W/cm²，可用氢化可的松霜作接触剂，1 次/d，每次 8 min，15～20 次一疗程。用于治疗脊髓型颈椎病。超声频率同上，声头沿颈两侧与两冈上窝移动，强度 0.8～1.5 W/cm²，每次 8～12 min，余同上，用于治疗神经根型颈椎病（图1-4）。

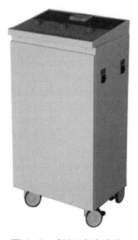

图1-3　超短波治疗仪

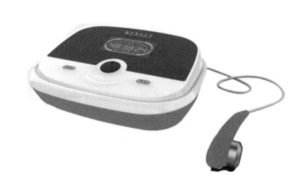

图1-4　超声波治疗仪

（5）超声电导靶向透皮给药：采用超声电导仪及超声电导凝胶贴片，透入药物选择 2%利多卡因注射液。将贴片先固定在仪器的治疗发射头内，取配制好的利多卡因注射液 1 mL 分别加入到两个耦合凝胶片上，再将贴片连同治疗发射头一起固定到患者颈前。治疗参数选择电导强度6，超声强度4，频率3，治疗时间 30 min，1 次/d，10 d 为一疗程。用于治疗椎动脉型和交感神经型颈椎病（图1-5）。

（6）高电位疗法：使用高电位治疗仪，患者坐于板状电极或治疗座椅上，脚踏绝缘垫，每次治疗 30～50 min。可同时用滚动电极在颈后领区或患区滚动 5～8 min，1 次/d，每 12～15 d 为一疗程，可用于各型颈椎病，其中以交感神经型颈椎病效果为佳。

（7）紫外线疗法：颈后上平发际下至 T_2，红斑量（3～4 生物量），隔日 1 次，3 次为一疗程，配合超短波治疗神经根型急性期（图1-6）。

（8）红外线疗法：各种红外线仪器均可，颈后照射 20～30 min/次。用于软组织型颈椎病，或配合颈椎牵引治疗（颈牵引前先做红外线治疗）（图1-7）。

2.牵引　颈椎牵引治疗时必须掌握牵引力的方向（角度）、重量和牵引时间三大要素，才能取得牵引的最佳治疗效果（图1-8）。

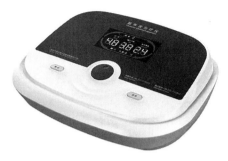

图1-5　超声电导靶向透皮给药仪

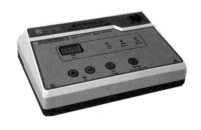

图1-6　紫外线治疗仪

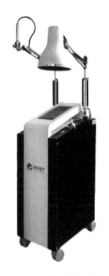

图1-7　智能疼痛治疗仪

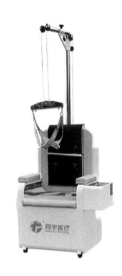

图1-8　颈椎牵引机

（1）牵引方式：常用枕颌布带牵引法，通常采用坐位牵引，但病情较重或不能坐位牵引时可用卧式牵引。可以采用连续牵引，也可用间歇牵引或两者相结合。

（2）牵引角度：一般按病变部位而定，如病变主要在上颈段，牵引角度宜采用0～10°，如病变主要在下颈段（C_5～C_7），牵引角度应稍前倾，可在15°～30°，同时注意结合患者舒适来调整角度。

（3）重量：间歇牵引的重量可以是其自身体重的10%～20%，持续牵引则应适当减轻。一般初始重量较轻，如6 kg开始，以后逐渐增加。

（4）牵引时间：牵引时间以连续牵引20 min，间歇牵引则20～30 min为宜，1次/d，10～15 d为一疗程。

注意事项：应充分考虑个体差异，年老体弱者宜牵引重量轻些，牵引时间短些，年轻力壮者可牵引重些、时间长些；牵引过程要注意观察、询问患者的反应，如有不适或症状加重者应立即停止牵引，查找原因并调整、更改治疗方案。

3. 手法治疗

(1)肌肉能量技术:患者仰卧位,治疗师坐在患者头侧,评定出某一节段颈椎在相应运动平面上的受限方向,例如患者的 C_3 在 C_4 上存在伸展、左侧屈、左旋受限,则治疗师一手固定 C_4,另一手将患者 C_3 带至伸展、左侧屈、左旋方向,到达较明显的阻力点时,令患者做屈曲、右侧屈、右旋的颈部肌肉主动收缩与治疗师进行对抗,维持 5~8 s 后放松,治疗师再将患者的 C_3 带至更大程度的伸展、左侧屈、左旋方向。以上操作可重复 3~5 次后再次进行评定。

(2)整骨技术:患者仰卧位,治疗师坐在患者头侧,评定出某一节段颈椎在相应运动平面上的受限方向,例如患者的 C_3 在 C_4 上存在伸展、左侧屈、左旋受限,治疗师左手第 2 掌指关节定位于 C_3 左侧下关节突作为支点,右手可将头颈部带至伸展、左侧屈、左旋方向,到达较明显的阻力点时,左手用一个高速低幅,朝向 T_1 棘突方向的顿推力完成操作。

(3)椎间盘手法:患者坐位,若患者 $C_4 \sim C_5$ 的椎间盘塌陷或膨出,治疗师的优势手为右手,可面对患者方向站在患者右前方,将患者的头颈部带至伸展位,到达较明显的阻力点时,右手臂绕过患者头前部,令患者前额靠在治疗师的肱二头肌处,右手小指环绕于患者后颈部 C_4 椎骨水平,中节指腹定位于患者 C_4 棘突,此时右肩向上用力施加一轴向牵引力,以分离 C_4 与 C_5 的椎体;然后左手虎口卡住 C_5 并向前推,维持 5 s,可重复 3~5 次。

4. 运动治疗

(1)颈椎各方向的主、被动活动度训练:颈肩部易薄弱肌群如头长肌、颈长肌、前锯肌、中下部斜方肌等肌肉激活训练,颈部本体感觉训练等。

(2)颈椎运动疗法常用的方式有徒手操、棍操、哑铃操等,有条件也可用机械训练。类型通常包括颈椎柔韧性练习、颈肌肌力训练、颈椎矫正训练等。此外,还有全身性的运动如跑步、游泳、球类等,也是颈椎病患者常用的治疗性运动方式,可以指导颈椎病患者采用"颈肩疾病运动处方"。

(3)运动疗法适用于各型颈椎病症状缓解期及术后恢复期的患者。具体的方式方法因不同类型颈椎病及不同个体体质而异,应在专科医师指导下进行。

5. 矫形支具应用 最常用的有颈围、颈托,可应用于各型颈椎病急性期或症状严重的患者。颈托也多用于颈椎骨折、脱位,经早期治疗仍有椎间不稳定或半脱位的患者。

6. 中医传统治疗 中医药辨证治疗,应以分型辨证用药为基本方法。

中医推拿必须由专业医务人员进行。颈椎病手法治疗宜柔和,切忌暴力施术。椎动脉型、脊髓型患者不宜施用后关节整复手法。难以除外椎管内肿瘤等病变者,椎管发育性狭窄者,有脊髓受压症状者,椎体及附件有骨性破坏者,后纵韧带骨化或颈椎畸形者,咽、喉、颈、枕部有急性炎症者,有明显神经症者,以及诊断不明的情况下,禁止使用任何推拿和正骨手法。

针灸疗法包括针法与灸法。针法就是用精制的金属针刺入人体的一定部位中,用适当的手法进行刺激,而灸法则是用艾条或艾炷点燃后熏烤穴位进行刺激,通过刺激来达到调整人体经络脏腑气血、防治疾病的目的(图 1-9)。

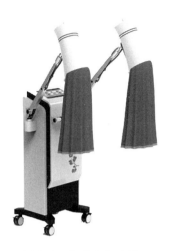

图1-9 红外光灸疗机

7. 心理治疗　颈椎病病程比较长,椎间盘的退变、骨刺的生长、韧带钙化等与年龄增长、机体老化有关。病情常有反复,发作时症状可能比较重,影响日常生活和休息。因此,一方面要消除恐惧悲观心理,另一方面要重视得过且过的心态,以免错过治疗的最佳时间。

(四)注意事项

(1)在进行上颈椎操作时,即 $C_0 \sim C_1$(枕寰关节)、$C_1 \sim C_2$(寰枢关节)的手法治疗前,需进行齿突横韧带、齿突尖韧带及翼状韧带的检查,若发现这些韧带有松弛或断裂情况,或类风湿性关节炎患者,禁用手法治疗。

(2)绝对禁忌证:严重骨质疏松、出血倾向、恶性肿瘤、意识障碍患者,有中枢神经症状如腱反射亢进、踝阵挛、巴宾斯基(Babinski)征阳性、霍夫曼(Hoffman)征阳性患者。

(3)相对禁忌证:高血压、糖尿病患者。

六、典型病例

(一)病历资料

患者苏××,男,42岁,企业在职。

主诉:颈部疼痛伴右手手指麻木半年,加重1个月。

现病史:患者半年前无明显诱因出现颈部疼痛,疼痛能忍,伴右手手指麻木不适,无恶心、呕吐,无头晕、胸闷,无畏寒、发热,颈部活动受限,患者未予重视,未行治疗。半年来患者颈部疼痛持续存在,1个月前疼痛加重,疼痛呈电击样、持续性痛,遂来我院就诊,X射线显示:颈椎曲度变直,C_5椎体后缘有轻度骨质增生。MRI检查:颈椎退行性改变,$C_3 \sim C_4$、$C_4 \sim C_5$、$C_5 \sim C_6$、$C_6 \sim C_7$椎间盘突出、变性。门诊以"颈椎病"收住入院。近期病程中,患者一般情况可,无发热、咳嗽、咳痰等,饮食及睡眠可,二便正常,体重未见明显增减。

既往史:约10年前外伤致左前臂骨折,予以保守治疗,否认肝炎、结核、疟疾病史,否认高血压、心脏病史,否认糖尿病、脑血管疾病、精神疾病病史,否认手术史、输血史,否认食物、药物过敏史。

专科检查:神清,精神可,查体合作,心、肺、腹(-),患者头前探、圆背姿势,右拇指痛觉减退,右侧肱二头肌肌力4级,右侧肱二头肌肌腱反射减弱,肱三头肌肌腱反射减弱、霍夫曼征阴性、病理征未引出。双侧上斜方肌存在较多压痛点,叩顶试验(+),臂丛神经牵拉试验(+),椎间孔挤压试验(+)。

辅助检查:X射线提示颈椎曲度变直,C_5椎体后缘有轻度骨质增生。MRI检查示颈椎退行性改变,$C_3 \sim C_4$、$C_4 \sim C_5$、$C_5 \sim C_6$、$C_6 \sim C_7$椎间盘突出,变性。

诊断:神经根型颈椎病。

(二)康复评估

1. S(主观资料,subjective data)　患者主诉颈部疼痛伴右手手指麻木半年,近1个月疼痛加重,不能久站,颈部活动受限。

2. O(客观资料,objective data)　X射线提示颈椎曲度变直,C_5椎体后缘有轻度骨质增生。MRI检查示颈椎退行性改变,$C_3 \sim C_4$、$C_4 \sim C_5$、$C_5 \sim C_6$、$C_6 \sim C_7$椎间盘突出、变性。

3. A(评估,assessment)

(1)VAS评分:静息1分,活动4分。提示患者颈活动时疼痛明显。

(2)体重指数(BMI):25.05 kg/m^2。

(3)ROM:颈右主动侧屈0°~30°,被动0°~35°;主动右旋0°~20°,被动右旋0°~20°。

(4)肌力检查:颈部、肩部和上肢相应肌肉略出现肌力下降。

(5)感觉检查:包括手部和上肢痛觉、温觉、触觉及深感觉等感觉减退。

(6)步态评估显示:患者步态无明显改变。

(三)主要康复目标

1. 短期康复目标(病程<2周)　运用休息制动、理疗等减轻疼痛和肿胀,减少炎症刺激,保护损伤组织的愈合,增加颈椎活动度。

2. 长期康复目标(病程>2周)　继续保护损伤的组织,增加颈椎关节活动度和肌力,重建颈椎稳定性,扩大椎间隙,减轻各种神经根压迫和刺激体征,尽可能恢复正常生理功能和工作能力,逐步参与社会生活。

(四)康复治疗方案

康复治疗方案见表1-2。

表1-2 康复治疗方案

阶段	早期系统化康复方案
短期计划	1.沟通:康复医生和康复治疗师与患者做好康复训练前沟通及心理指导。患者接受康复训练的指导
	2.训练前康复宣教:患者初步了解康复训练内容和注意事项等
	3.康复训练项目 ● 第1天 (1)活动:卧床休息,避免大强度活动 (2)理疗:方法如下。①超声波:脉冲模式;②磁疗法:静脉、脉冲磁或旋磁;③紫外线照射:弱红斑量照射;④有条件的单位可行短波、超短波高频治疗 ● 第2天至2周 (1)活动:逐渐增加运动强度 (2)理疗:方法如下。①低频调制中频电疗:颈后并置或颈后、患侧上肢斜对置,使用时按不同病情选择;处方,如止痛处方、促进血液循环处方,每次治疗一般20 min,1次/d,7~10次为一疗程。②超声波:颈后及肩背部接触移动法,强度0.8~1.0 W/cm²,每次8 min,1次/d,7~10次为一疗程 (3)牵引:用枕颌布带坐位牵引(病情较重或不能坐位牵引时要采用卧位牵引)。牵引方法有持续牵引、间歇牵引。牵引角度应稍前倾,在15°~30°,同时应注意结合患者自身感受进行角度的调整。间歇牵引的重量可以是患者自身体重的10%~20%,持续牵引则应适当减轻。一般初始重量较轻,多数为6~15 kg,根据患者体质及颈部肌肉发达情况逐步增加重量。间歇牵引的重量可以是自身体重的10%~20%,持续牵引则应适当减轻。一般初始重量较轻,多数为6~15 kg,根据患者体质及颈部肌肉发达情况逐步增加重量 (4)旋扳:先嘱患者向一侧旋转颈部,施术者两手分别置于患者的下枕部和枕后部顺势同时用力旋转头颈,此时必须注意:①旋转角度不可过大。②不可片面追求旋颈时可能发出的"咔嗒"声 (5)运动疗法:①牵伸胸大肌、胸小肌、上斜方肌、胸锁乳突肌、肩胛提肌,放松枕骨下肌群;激活颈深屈肌、中下部斜方肌、菱形肌、前锯肌及肩袖肌群,并进行肌耐力训练。②增强颈部肌肉,增强其对疲劳的耐受能力,改善颈椎的稳定性,从而巩固治疗效果,防止反复发作。③利用肌肉能量技术、关节松动术或超整术等手法改善小关节的排列

续表1-2

阶段	早期系统化康复方案
长中期计划	1.颈椎稳定训练:患者的姿势为坐位 (1)屈:患者选择合适的弹力带,绕额枕部一周,手持弹力带轻微向后施力,阻抗向前点头的动作,头不移动,保持平衡 (2)侧弯:患者一侧手持弹力带置于对侧,抵抗头部侧弯,患者努力把耳朵贴在肩上,由于力量的对抗,却贴不上 (3)伸:患者手持弹力带置于额前,对抗轴向伸展的力量,头不移动,达到平衡 (4)旋转:患者一侧手持弹力带置于眼睛的上外侧施加阻力,阻抗患者转动头部看肩膀的力量 (5)等长抗阻活动 　1)患者的位置:站立位。将一个篮球大小的充气球置于前额及墙中间,患者收缩下巴。过程:患者上肢开始活动,上肢逐渐进行负重活动,患者头颈部要保持以上姿势 　2)患者的位置:仰卧位。头部处于垫子的边缘;颈部无支持,保持中立位。过程:逐渐增加上肢的活动,在忍受的范围内,上肢进行负重活动。患者要保持头颈部处于以上安全的功能位 (6)动态的颈部屈曲:家庭训练中,强调头颈的屈曲,而不是把头抬起来。患者的姿势:仰卧位。如果患者不能收缩下巴、屈曲颈部使头部离开垫子。在患者的胸背部及头下垫一个楔形垫子或斜板,来减少头颈部重力的影响。过程:患者收缩下巴,屈曲颈部使头抬起。治疗师纠正患者使用胸锁乳突肌的错误运动模式。当患者的运动模式正确时,减小楔形垫或斜板的倾斜角度,对患者头颈部的屈曲进行阻力对抗 2.超声波镇痛:应用超声波机械效应,升温受累组织,促进局部循环,加速组织愈合 3.放松治疗:肌肉和结缔组织-颈部神经肌肉相关处理,本体感觉技术,增强患者颈部本体感觉 4.疼痛教育:教育患者疼痛是身体认为某处存在威胁的神经性信号,改变患者的疼痛观念,让患者知道为什么会产生疼痛,从而帮助患者减轻和治愈疼痛 5.出院宣教:按照家庭治疗方案继续加强肌力、活动度、颈椎活动能力的训练,提高自我保护,减少疼痛再发生。①家属及照顾者教育,监督患者每日的日常训练,保证患者安全;②避免做屈颈、重体力等活动;③合理饮食,适度训练,避免劳累
回访及门诊复诊计划	1.康复1个月内坚持住院期间训练方案 2.训练1个月后检查疼痛缓解情况,指导居家康复训练方案,增加活动度、肌力 3.居家ADL及IADL方面建议,指导患者在恢复期间能够安全有效地完成生活自理活动 4.根据患者工作特点,给予特定的活动意见 5.门诊1个月复诊,提高患者颈椎本体感觉及关节灵活性

(五)治疗结束评估

1.S(主观资料,subjective data)　患者静息无疼痛,颈活动时无明显不适。患者自我感觉康复后的手麻有明显的改善,生活能力也不断提高。

2. O(客观资料,objective data)　治疗结束后,无明显颈部压痛点及神经压迫症状。

3. A(评估,assessment)

(1)VAS 评分:静息 0 分,活动 1 分。提示患者颈活动时疼痛基本上消失。

(2)Barthel 评分 100 分可独自完成生活自理活动。

(3)ROM:颈主动右侧屈 0°~40°,被动 0°~45°;主动右旋 0°~40°,被动右旋 0°~40°。AROM(主动活动度)/PROM(被动活动)较前有明显改善。

(4)肌力检查:颈部、肩部和上肢相应肌肉 5 级。

(5)感觉检查:包括手部和上肢痛觉、温觉、触觉及深感觉等感觉明显改善。

4. P(计划,plan)　①加强颈部活动度;②家属及照顾者教育,监督患者的日常训练,保证患者安全;③进行感觉刺激训练,增加本体感觉能力;④避免长时间屈颈活动;⑤适当进行增强颈部相关肌力的训练。

5. OP(活动表现,occupational performance)　患者颈部活动度无明显受限,右上肢无明显麻木等,患者表示愿意尝试低强度运动。

第二节　肩关节周围组织炎

肩关节周围组织炎是以发生于肩关节周围软组织(肌肉、肌腱、筋膜、滑囊、关节囊等)的无菌性炎症为病理基础,表现为肩部疼痛和肩关节运动功能障碍的症候群。包含了肩峰下滑囊炎、冈上肌腱炎、肩袖病变、肱二头肌长头肌腱炎、喙突炎、冻结肩(粘连性肩关节囊炎)、肩锁关节病变、肩峰下撞击综合征等多种疾患。多发于中老年人,女性居多。

根据美国肩肘外科医师学会的定义,肩周炎是一类引起盂肱关节僵硬的粘连性关节囊炎(adhesive capsulitis),表现为肩关节周围疼痛,肩关节各个方向主动和被动活动度降低,影像学检查除骨量减少外,无明显异常的疾患。

一、病因与分型

(一)病因

1. 退行性变　由于基因遗传因素、自然老化、机体内环境影响等造成的结缔组织免疫反应、机械性压迫或不稳、血液循环障碍和炎症递质等因素导致。

2. 慢性损伤　长期姿势不良,高频次重复运动等慢性致伤力导致的累性损伤。

3. 创伤　运动损伤、急性挫裂伤、手术等创伤因素导致的慢性疼痛和关节活动受限。

(二)分型

1. 原发型　尚未发现明显病因,但相关研究发现其与糖尿病、甲状腺功能亢进、缺血性心脏病、颈椎病和性激素变化有一定相关性。

2. 继发型　病变肩关节有明显创伤和手术史,并且是导致疼痛和关节僵硬的主要原因。

二、康复问题

(一)疼痛

肩关节周围软组织损伤或无菌性炎症以渐进式疼痛加重为主要特点,根据病变部位不同又各有特点。

1. 肩峰下滑囊炎　疼痛逐渐加剧,夜间加重,常影响睡眠,以肩外展、外旋姿势加重,一般位于肩部深处,并涉及三角肌止点,也可向肩胛部、颈、手等处放射。压痛点多在肩关节、肩峰下、大结节等处,常可随肱骨的旋转而移动位置,当滑囊肿胀或积液时,在肩关节区域或三角肌范围内都有压痛。外展和外旋疼痛加重,为减轻疼痛,患者常使肩处于内收、内旋位。

2. 冈上肌腱炎　初期感肩前上方疼痛,可向斜方肌方向或上臂和前臂放射。急性期疼痛较重,肩外展时疼痛尤著,过度内收外旋及内旋时均可出现疼痛。一般疼痛在数周后减轻或消失。

3. 肱二头肌长头肌腱炎　结节间沟或肌腱上压痛,将肌腱向两侧推挤也会出现疼痛,疼痛有时向上臂前外侧放射,夜间或运动后疼痛加剧。扩胸实验(肘伸直、肩外展后伸)引起疼痛,肱二头肌抗阻试验(屈肘和前臂旋后)疼痛剧烈。

4. 喙突炎　喙突部疼痛或压痛。

5. 肩袖病变　多数疼痛位于肩关节前外侧,当肩关节前屈和外展时疼痛加剧。

6. 肩锁关节病变　疼痛一般位于肩锁关节处,有时需要抬高患肢以缓解肩关节疼痛。患肢主动外展150°～180°可使疼痛明显加剧。

7. 肩峰下撞击综合征　患者常有肩前方慢性钝痛,在上举或外展时症状加重,患肢外展60°～120°时出现明显疼痛弧。

8. 冻结肩(粘连性肩关节囊炎)　以肩关节周围普遍疼痛为特点。

(二)关节活动受限

由于损伤和无菌性炎症导致关节周围结缔组织(肌腱、韧带、关节囊等)纤维排列紊乱、基质变性等原因导致功能下降,出现关节囊紧缩,肌腱、韧带弹性下降出现纤维化、短缩和硬化,使关节活动范围受限或出现关节僵硬。

肩关节诸关节活动范围均可受限,以冻结肩(粘连性肩关节囊炎)尤甚,存在各活动范围均受限。根据病变部位不同,各有侧重点:肩峰下滑囊炎外展外旋活动受限;冈上肌肌腱炎外展和旋转受限;肱二头肌长头肌腱炎外展、后伸和旋转受限;喙突炎外旋受限;肩袖病变除冈上肌肌腱炎外,冈下肌、小圆肌出现外旋受限,肩胛下肌出现内旋受限;肩锁关节病变多个活动范围受限,以外展受限明显;肩峰下撞击综合征外展受限;冻结肩(粘连性肩关节囊炎)各活动方向均受限,尤以外旋外展和内旋后伸最为明显。

(三)萎缩及痉挛

疼痛、关节活动受限等原因导致相关肌肉力量和围度下降,出现肌肉力量下降和肌肉萎缩。为维持肩关节稳定,非病变肌肉会持续收缩,造成相关肌肉痉挛。此现象或引发新的疼痛或病损。

(四)姿势不良

由于对疼痛的躲避,特别是一些特殊部位损伤,常需要特定体位缓解疼痛;肩关节活动范围受限,一些丧失的功能由躯干代偿提供,是造成姿势不良的两大主要原因。最常见的不良姿势有高低肩、翼状肩、功能性脊柱侧凸、上交叉综合征等。

(五)本体感觉下降

由于肌肉肌腱的病损,出现了肌肉、韧带或肌腱结构完整性和功能的缺失和活动能力的下降,导致肌梭神经元、高尔基小体、帕厅尼小体、凡蒂帕厅尼小体这些本体觉感受器功能下降,不能完成正常的本体感觉传输,导致本体感觉下降。

(六)作业能力下降

作业能力下降表现为日常生活能力的下降和社会参与的下降。日常生活能力包含吃饭、穿脱衣物、盥洗、如厕等方面;工作能力主要包括与肩部运动相关的工作不能或能力下降。

三、康复分期

1. 急性期　以逐渐加重的肩部疼痛表现为主,未出现明显关节僵硬,或有因疼痛导致的主动关节活动度受限,被动活动正常。此期一般持续 2.5 ~ 9.0 个月。主要任务是控制组织无菌性炎症反应,快速减轻疼痛、水肿,防止病情进展影响关节活动范围。

2. 僵硬期　此期肩关节以渐进性关节活动度下降为主要表现,疼痛仍存在或有缓解。主动和被动活动度均下降,主要影响肩前屈、外展、内旋和外旋,以外旋受限最为明显。此期一般持续 4 ~ 12 个月。主要任务是松解关节粘连,改善关节活动范围。

3. 缓解期　肩关节疼痛逐渐减轻或消失,活动范围逐渐恢复。此期一般持续 5 ~ 26 个月。未经治疗患者病程一般为 12 ~ 42 个月,平均 30 个月,即使有自限性,仍会有 60% 的病例关节活动度不能完全恢复正常。

四、康复治疗基础

(一)功能评定

1. 查体

(1)压痛点检查:患者取坐位,充分暴露肩部。检查者采用拇指滑动按压检查方法,由肩前部的胸锁关节开始,按照喙突至喙突外侧、肱骨小结节、结节间沟、肱骨大结节和肩锁关节的顺序仔细按压。而后按压肩外侧区的肩峰下。最后检查肩峰角下、冈下窝、冈上窝、上斜方肌、肩胛骨外侧缘和盂下结节等处。压痛点的定位及体表分布:肩前方压痛点主要有喙突、喙突外侧、小结节、结节间沟;肩外侧压痛点主要有冈上肌腱附着点(肩峰下)、肩峰下滑囊、肩峰角下(冈下肌腱和小圆肌腱);肩后方压痛点有冈上窝、冈下窝、肩胛骨内侧缘、肩胛骨外侧缘、肩胛上角、盂下结节。

(2)特殊检查

1)肩峰下滑囊炎:外展外旋试验,使肩关节最大程度外旋,然后外展,在外展过程中出现疼痛即为阳性。此实验过程中会挤压肩峰下滑囊,如产生疼痛说明有肩峰下滑囊病变。

2)冈上肌肌腱炎:Jobe 试验(空杯试验),即肩关节水平位内收 30°,冠状位外展 80°～90°,肩内旋、前臂旋前使拇指指尖向下,双侧同时抗阻力上抬。检查者于腕部施以向下的压力,患者感觉疼痛、无力者为阳性。0°外展抗阻试验:患者双上肢垂于体侧,外展 0°～15°时做外展抗阻。此试验无须过多抬肩,主要排查因肩峰下撞击引起的疼痛。

3)肱二头肌长头肌腱炎:Yergason 试验,中立位,屈肘 90°握拳,掌心向下,抗阻外旋时二头肌腱沟区疼痛为阳性,提示二头肌长头腱炎;Speed 试验,手心向上,前屈 90°,伸肘位,抗阻位屈肘,二头肌腱沟区疼痛和(或)压痛阳性,提示二头长头肌腱炎。

4)喙突炎:喙突撞击试验,肩关节在不同角度水平内收位,向前屈曲和内收时,出现疼痛并伴有咔哒声为阳性。

5)肩袖病变:冈上肌采用 Jobe 试验、0°外展抗阻试验。冈下肌、小圆肌采用外旋抗阻试验(external rotation resistence strength test,ERRS),患者肩处于内收位,屈肘 90°,肘部处于体侧并夹紧,嘱患者抗阻力将双肩外旋,使双手远离体侧。坠落试验(drop test),患者取坐位,肩关节在肩胛骨平面外展 90°,屈肘 90°,检查者使肩关节达到最大程度的外旋,然后嘱患者放松自行保持该位置。阳性者为患者无力保持最大外旋,手从上方坠落,至肩内旋,提示冈下肌、小圆肌损伤。肩胛下肌(肩内旋)内旋肌力采用 Lift off 试验(推背试验),患者将手背置于下背部,手心向后,然后嘱患者将手抬离背部,必要时可以适当给予阻力。阳性者为不能完成动作,提示肩胛下肌损伤。Napoleon 试验,患者将手置于腹部,手背向前,屈肘 90°,注意肘关节不要贴近身体,检查者将患者手向前拉,而嘱患者抗阻力做压腹部的动作,可能因姿势类似拿破仑的典型姿态而得名。两次对比,阳性者力量减弱或屈腕代偿,提示肩胛下肌损伤。

6)肩锁关节病变:交臂试验(cross-arm test),肩关节屈曲 90°内收,手臂越过身体中线,患手触摸对侧肩膀,动作过程出现疼痛为阳性,提示肩锁关节炎症或脱位。

7)肩峰下撞击综合征:Neer 征,检查者立于患者背后,一手固定肩胛骨,另一只手保持肩关节内旋位,使患肢拇指尖向下;然后使患肩前屈过顶。如果诱发出疼痛,即为阳性。该试验的机制是人为地使"肱骨大结节"与"肩峰前下缘"发生撞击,从而诱发疼痛。霍金斯试验(Hawkins test),检查者立于患者后方,使患者肩关节内收位前屈 90°,肘关节屈曲 90°,前臂保持水平,检查者用力使患侧前臂向下致肩关节内旋,出现疼痛者为试验阳性。该试验的机制是人为地使肱骨大结节和冈上肌腱从后外方向前内撞击肩峰、喙突、喙肩韧带形成的"喙肩弓"。疼痛弧(pain arc),肩外展表现出"疼痛弧",即肩外展 60°～120°时出现疼痛。

2.疼痛评定　根据患者疼痛对疼痛的自我感觉和对活动影响程度评分,疼痛程度低,对活动水平影响越小评分越高,总分 30 分。①无痛,30 分;②有时略微疼痛,活动无障碍,25 分;③轻度疼痛,普通活动无障碍,20 分;④中度疼痛,能够忍受,10 分;⑤高度疼痛,活动严重受限,5 分;⑥因疼痛而完全不能活动,0 分。

3.关节活动范围评定　根据患侧肩关节活动范围评分,分为前屈、外展、外旋、内旋、和后伸 5 个方向分别评分,总分 25 分。

（1）前屈：>150°为满分6分；120°~149°5分；90°~119°4分；60°~89°2分；30°~59°1分；<30°0分。

（2）外展：>150°为满分6分；120°~149°5分；90°~119°4分；60°~89°2分；30°~59°1分；<30°0分。

（3）外旋：>60°为满分5分；40°~59°3分；20°~39°2分；10°~19°1分；<10°0分。

（4）内旋：>60°为满分5分；40°~59°3分；20°~39°2分；10°~19°1分；<10°0分。

（5）后伸：>45度为满分3分；30°~44°2分；15°~29°1分；<15°0分。

4.肌力评定　根据Lovett分类法，徒手肌力检查肩关节五大肌群（前屈、后伸、内旋、外旋和外展）的肌力并进行综合评分，总分5分。

5.日常生活活动能力评定　根据7项ADL评分，每项根据完成难度由易到难分为5分、3分、0分，总分35分。

（1）穿上衣：容易完成5分；勉强、疼痛、困难3分；无法完成0分。

（2）梳头：容易完成5分；勉强、疼痛、困难3分；无法完成0分。

（3）翻衣领：容易完成5分；勉强、疼痛、困难3分；无法完成0分。

（4）系围裙：容易完成5分；勉强、疼痛、困难3分；无法完成0分。

（5）使用手纸：容易完成5分；勉强、疼痛、困难3分；无法完成0分。

（6）擦对侧腋窝：容易完成5分；勉强、疼痛、困难3分；无法完成0分。

（7）系腰带：容易完成5分；勉强、疼痛、困难3分；无法完成0分。

6.局部形态评估　根据肩关节有无脱位、畸形、假关节形成及其程度进行评分，总分5分。分别是无异常5分、轻度异常3分、中度异常2分、重度异常0分。

（二）治疗原理

1.急性期　提高痛阈，改善局部血液循环，加速渗出物的吸收，促进病变组织修复。

2.僵硬期　改善肩关节活动，松解粘连、促进关节功能恢复；增加本体感觉，增强运动能力。

3.缓解期　姿势调整，保持肩关节周围软组织张力平衡，减少损伤因素；提升日常生活和作业能力。

五、康复治疗

（一）治疗目标

1.短期目标

（1）急性期：去除诱因，控制组织无菌性炎症反应，快速减轻疼痛、水肿，防止病情进展影响关节活动范围。

（2）僵硬期：增加活动范围，改善和维持关节功能。

2.长期目标　提升本体感觉，恢复ADL和工作能力，重返社会。

（二）常规康复治疗方案

1.物理因子治疗　肩关节周围炎物理治疗作用主要是消炎、消肿、镇痛、防治或松解粘连，故常用的物理因子治疗主要有以下几种，建议选取3~4种应用，不宜重复、过度治疗。

肩关节周围
炎康复

（1）高频治疗：由于高频电流引起人体组织内微粒的运动，在组织内就可产生热效应，改善深部组织的血液循环，有利于亚急性和慢性炎症的吸收消散，解痉、镇痛，促进淋巴回流，提高免疫功能消炎、消肿，增强细胞免疫功能，中小剂量可促进组织修复；小剂量高频电作用于人体时，组织温度不高，没有温热感觉的前提下，出现细胞膜的通透性改变、细胞结构改变等非热效应，使白细胞吞噬活动加强，急性炎症发展受阻，以控制早期急性炎症。最常用的高频电治疗有超短波与微波，但治疗建议选取一种方法为宜（图1-10）。

1）超短波：排除禁忌证，严格按照操作规程操作。两电极对置于肩关节前后两侧，调节电流强度，以询问患者感觉为准使之符合治疗需要，急性炎症早期、水肿严重时，无热量 5 ~ 10 min/次，1 次/d；亚急性炎症，微热量 10 ~ 15 min/次，1 次/d；慢性炎症和其他疾病，微热量或温热量，15 ~ 20 min/次，每日 1 ~ 2 次，10 ~ 20 次为一疗程（图1-11）。

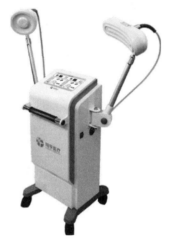 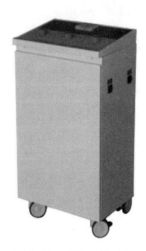

图 1-10　极超短波治疗机　　　　　图 1-11　超短波治疗机

2）微波：排除禁忌证，严格按照操作规程操作。非接触式聚焦辐射器对准肩部疼痛处，调节及强度标准及治疗方法同超短波（图1-12）。

（2）中频电疗：易于通过人体，能达到较深层组织，能扩张血管，促进血液循环，改善局部血液供给，提高组织活力，加速代谢废物和炎症物质排出，达到消炎、消肿作用；还能刺激神经肌肉兴奋和肌肉收缩，产生运动效应，可以缓解疲劳和防止肌肉萎缩；可扩大细胞与组织间的间隙，使粘连的结缔组织、肌纤维、神经纤维得到分离，软化瘢痕、松解粘连。常用的中频电疗法有电脑调制中频电疗法和干扰电疗法。电脑调制中频电疗法：15 cm^2 电极两个，对置于患肩前后或并置于疼痛部位，急性期以疼痛为主要症状时，选择止痛的处方，取感觉阈下或感觉阈；后期以粘连为主时，选择改善血液循环或松解粘连的处方，取感觉阈或感觉阈上。每日 1 次，15 ~ 20 次为一疗程（图1-13）。

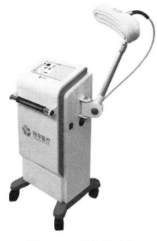

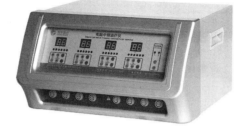

图1-12 微波治疗仪　　　　图1-13 电脑中频治疗仪

（3）超声波治疗：使用小剂量超声波治疗可通过机械效应减轻肩部肿胀、改变细胞膜的通透性、促进物质交换、提高组织细胞的再生能力。机械效应可使脊髓反射幅度和神经组织生物电活性降低，从而产生镇痛作用。超声波的空化作用可改变细胞膜的通透性，改变膜两侧钾、钙等离子的分布，改变神经电活动，加速组织修复过程，缓解疼痛。涂耦合剂，声头轻压治疗部位，调节剂量 0.5～2.5 W/cm²，移动法或固定法作用于治疗部位。移动法声头移动速度 2～3 cm/s，治疗时间 5～10 min，可酌情延长；痛点固定法每痛点固定 10～30 s。1 次/d，15～20 次为一疗程（图1-14）。

（4）温热疗法：利用加热的各种热源为介质（如水、蜡、泥、中药等），直接接触人体将热传递至体内以治疗疾病的方法，包括石蜡疗、干热敷、湿热敷、药物热敷、电热、泥疗、中药热熨等，是外源性的温热疗法，一般 40～45 ℃ 是取得治疗效果的最佳热度（图1-15）。

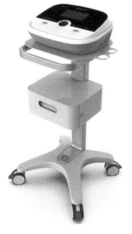
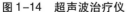

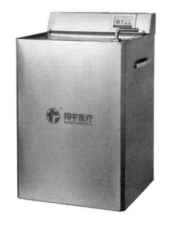

图1-14 超声波治疗仪　　　　图1-15 湿热敷治疗仪

（5）激光治疗：低强度激光照射能够产生抑菌作用，有消炎作用；低强度激光照射可使炎症组织5-HT含量减少,并使细胞的结构与功能发生变化,细胞膜的通透性发生改变,引起中枢神经的抑制可使痛阈升高,利于镇痛(图1-16)。

(6)冲击波:冲击波是能量的突然释放而产生的高能量压力波,具有压力瞬间增高和高速传导的特性,作用于人体后,通过力-化学信号转导产生生物学效应,促进生长激素释放,引起微血管新生及组织再生与修复。治疗间隔5~7 d,治疗次数3~5次,最晚在第5次治疗后进入休息期(图1-17)。

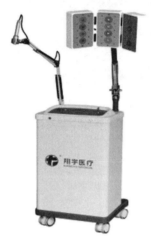 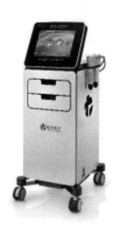

图1-16　智能疼痛治疗仪　　　　图1-17　体外冲击波治疗仪

2. 关节松动术　通过徒手的被动运动,治疗师利用较大的振幅、低速度的手法,使活动受限的关节附属运动恢复到正常生理状态,从而改善关节运动障碍的治疗。

(1)盂肱关节分离牵引

适应证:开始治疗;缓解疼痛;增加肩关节活动度。

患者体位:上肢休息位。

方法:站于患者躯干和外展上肢之间,以腋下的手用力(作用力垂直于关节窝平面)将肱骨向外侧边移动。

(2)盂肱关节长轴牵引

适应证:缓解疼痛,增加肩峰下间隙。

患者体位:仰卧,上肢略外展。

方法:外侧手握住肱骨远端,内侧手位于腋窝,拇指在腋前,外侧手向足的方向持续牵拉10 s,然后放松。

(3)前屈向足侧滑动

适应证:增加肩前屈。

患者体位:上肢前屈90°,屈肘,前臂自然下垂。

方法:双手十指交叉握住肱骨近端内外侧向足的方向牵拉肱骨。

(4)外展向足侧滑动1

适应证:肩关节剧烈疼痛或明显僵硬,外展<90°。

患者体位:上肢外展至最大幅度。

方法:双手拇指掌侧放在肱骨头上向足侧方向推动肱骨。

(5)外展向足侧滑动2

适应证:肩关节外展受限,外展>90°。

患者体位:肩外展90°,屈肘70°,前臂旋前放在治疗师前臂内侧。

方法:外侧手向外牵拉,内侧手向足侧方向推动肱骨。

(6)前向后方滑动

适应证:增加内旋、前屈。

患者体位:仰卧,上肢自然摆放。

方法:下方手握住肱骨远端,并将肱骨托起固定,上方手放在肱骨头上并使肱骨头向后方滑动。

(7)后向前滑动1

适应证:用于关节疼痛明显者,增加后伸、外旋。

患者体位:仰卧位,上肢放于体侧,屈肘,前臂旋前放于胸前。

方法:双手拇指推动肱骨头向前滑动。

(8)后向前滑动2

适应证:用于关节僵硬,增加后伸、外旋。

患者体位:俯卧;患肢休息位,以术者大腿支撑。

方法:垫枕以固定肩峰,面向头部站立,靠近床的下肢弓步,一手固定病患手于大腿上稍做分离,另一手尺侧缘置于肱骨近端后面,向前推动肱骨头,同时做弓步使整个前臂向前滑动。

(9)松动肩胛胸壁关节

适应证:增加肩胛骨活动范围,改善肩肱节律。

患者体位:健侧卧位,屈肘。

方法:上方手放于肩峰控制动作方向,下方手从上臂下穿过,固定肩胛骨内侧缘和下角,提起的肩胛下角,或是推动肩峰来松动肩胛骨。

3. 静态进展性牵伸　关节周围软组织的生物力学特性是在外力牵伸作用下表现出黏弹性,应力松弛是黏性部分的改变,组织应力下降。静态进展性牵伸就是应力松弛原理进行的治疗。其方法是利用特制支具进行牵伸,初始牵伸角度为主观感觉牵伸感但不感觉疼痛,每隔5 min增加关节角度,增加角度大小以患者主观感觉不出现明显疼痛为准。

4. 本体感觉训练

(1)运动末端最大离心收缩:关节在各运动方向的终末端,做无痛最大力量的离心收缩。患肢活动到能达到的某一最大范围,然后继续持续用力,治疗师固定患肢,大于患者力量做反方向运动实现患肢离心收缩,患者掌握离心收缩过程中力量的大小,以不出现疼痛为准,治疗师根据患者力量变化调整所施力量,避免损伤。

(2)肩关节负重闭链运动:患肢肘关节伸直,手掌支撑于固定面上,身体重心向患肢转移,以不出现疼痛为度,支撑手和重心不变的情况下向前、后、左、右或环形转动身体,使肩关节在闭链下做后伸、前屈、内收、外展或环转运动。

5.肌肉力量训练

(1)肩前屈肌群肌力1~3级

患者体位:健侧侧卧位,上肢放在体侧,伸肘。

方法:立于患者身旁,一手托住患者的肘关节,另一手托住患者的前臂。在训练的过程中治疗师根据患者肌力情况决定给予助力大小,1级肌力时给予助力帮助前屈肩关节,2~3级肌力时只帮助托起训练侧上肢,不予前屈肩关节助力。

(2)肩前屈肌群肌力4~5级

患者体位:仰卧位,上肢放在体侧,伸肘。

方法:治疗师立于患侧,一手握住前臂远端,另一手放在肱骨的远端,向下施加阻力,患者以肩部力量向正前方抗阻力屈曲肩关节至最大关节活动范围,然后回复原位,重复进行。

(3)肩外展肌群肌力1~3级

患者体位:仰卧位,训练侧上肢前臂中立位置于身旁。

方法:治疗师立于患侧,一手托住患者的肘关节,另一手托住患者的前臂。1级肌力时给予助力帮助外展肩关节,2~3级肌力时只帮助托起训练侧上肢,不予外展肩关节助力。

(4)肩外展肌群肌力4~5级

患者体位:仰卧位,上肢放在体侧,屈肘90°,前臂中立位。

方法:治疗师立于患侧,一手放在肱骨远端外侧向内施加阻力,另一手握住前臂远端掌侧,以保持稳定,患者抗阻力全范围外展上肢。

(5)肩后伸肌群肌力1~3级

患者体位:健侧侧卧位,训练侧上肢自然置于体侧。

方法:治疗师立于患侧,一手托住患者的肘关节,另一手托住患者的前臂。1级肌力时给予助力帮助后伸肩关节;2~3级肌力时只帮助托起训练侧上肢,不予后伸肩关节助力。

(6)肩后伸肌群肌力4~5级

患者体位:俯卧位,上肢放在体侧,伸肘。

方法:治疗师立于患侧。一手放在肩后面,固定肩胛骨,一手放在肱骨远端并向下施加阻力,患者抗阻力全范围后伸肩关节。

(7)肩内收肌群肌力1~3级

患者体位:端坐位,健侧上肢自然下垂置于体侧。

方法:治疗师立于患侧,一手托住患者的肘关节,另一手托住患者的前臂,使患者训练侧上肢外展90°,训练侧前臂中立位。1级肌力时给予助力帮助内收肩关节,2~3级肌力时只帮助托起训练侧上肢,不予内收肩关节助力。

(8)肩内收肌群肌力4~5级

患者体位:仰卧位,上肢外展90°,前臂中立位。

方法:治疗师立于患侧,一手放在肩后面固定肩胛骨,一手放在肱骨远端内侧并向外施加阻力,患者抗阻力全范围内收上肢。

(9)肩内旋肌群肌力1~3级

患者体位:仰卧位,肩关节外展90°,上臂放在治疗床上。

方法:治疗师立于患侧,一手握住患者的肘关节,另一手握住患者的前臂使前臂旋前向上。1级肌力时给予助力于前臂帮助内旋肩关节,2~3级肌力时只帮助固定训练侧上肢,不予内旋肩关节助力。

(10)肩内旋肌群肌力4~5级

患者体位:同上。

方法:治疗师立于患侧,一手握住肘关节内侧,保持稳定,一手握住前臂尺侧远端并施加阻力,患者抗阻力全范围内旋肩关节。

(11)肩外旋肌群肌力1~3级

患者体位:仰卧位,肩外展90°,上臂放在治疗床上,前臂垂直桌面向上。

方法:治疗师立于患侧,一手握住患者的肘关节内侧,一手握住患者的前臂远端。1级肌力时给予助力于前臂远端帮助外旋肩关节,2~3级肌力时只帮助固定训练侧上肢,不予外旋肩关节助力。

(12)肩外旋肌群肌力4~5级

患者体位:同上。

方法:治疗师面向患者站立,下方手握住肘关节内侧,保持稳定,上方手握住前臂远端背侧,并向足的方向施加阻力,患者抗阻力全范围外旋肩关节。

6.运动疗法

(1)钟摆运动:躯干前屈,上肢下垂,尽量放松肩关节周围的肌肉和韧带,然后做前后摆动训练,幅度逐渐增大,做30~50次,每日2~3次,逐渐增加摆动幅度和摆动数量。能力增加后做持物摆动练习,摆动同前,手持0.5~3.0 kg重物。幅度和重量要循序渐进,以不引发疼痛为宜。

(2)画圈运动:患者弯腰垂臂,甩动患臂,以肩为中心做由里向外、由外向里的画圈运动,用手臂的甩动带动肩关节运动,幅度由小到大,反复30~50次。

(3)肩梯运动:患者面向或侧向肩梯站立,患手上抬,扶于墙上,沿墙缓缓上爬,尽量抬高达到最大限度,徐徐向下返回原处,反复进行,逐渐增加高度。

(4)肩内收及外展运动:患者仰卧,两手十指交叉,掌心向上放于头后,先使两肘尽量内收,然后再尽量外展。

(5)拉滑轮运动:患者位于悬挂滑轮下方,双手分别握滑轮两侧的绳索,做交替循环下拉上举运动。

7.作业治疗　改善肩关节运动能力的作业训练,如拖地、使用熨斗、挂晾衣物、铲锹、挥拍、驾驶汽车等作业活动。

8.其他治疗　包括必要的药物治疗、局部封闭治疗、中医治疗等。

(三)治疗时序

1.急性期　主要任务是控制组织无菌性炎症反应,快速减轻疼痛、水肿,防止病情进展影响关节活动范围。主要的康复治疗有:物理因子治疗,包括一种无热量高频电治疗,一种止痛处方的中频电治疗,小剂量超声波治疗和激光治疗;关节松动治疗,以1~2级手法为主;以前后摆动和回旋画圈摆动为主的运动疗法;肩关节支持保护为主;中医治疗;必要时应用药物治疗和局部封闭治疗。

2.僵硬期　主要任务是松解关节粘连,改善关节活动范围。物理因子治疗以一种微热量超短波,一种松解粘连、缓解肌肉痉挛为主要处方的中频电疗,中小剂量超声波治疗,激光治疗,一种温热疗法;关节松动,以3~4级手法为主;静态进展性牵伸训练;根据实时情况进行主动助力、主动抗阻性肌肉力量训练;本体感觉训练;运动疗法以侧身单手爬墙、正身双手爬墙运动、肩内收及外展运动、拉滑轮运动为主;作业疗法训练改善日常生活能力和工作能力。

(四)注意事项

1.绝对禁忌证　骨折未愈合,恶性肿瘤,骨结核,重度骨质疏松症,关节脱位,严重感染,严重心脑血管疾病未稳定期等。

2.相对禁忌证　严重疼痛,关节不稳,急性损伤早期,传染病等。

3.其他注意事项　①适度手法与运动治疗,避免二次损伤。②避免理疗烫伤。

六、典型病例

(一)病历资料

患者李××,女,50岁,教师。

主诉:右肩痛伴活动受限2个月,加重1周。

现病史:患者自诉2个月前无明显诱因出现右肩部疼痛,为持续性钝痛,夜间、受凉及阴雨天时加重,右肩关节外展、旋前、旋后功能活动受限,穿脱衣物困难。病程中无发热,无心慌、胸闷及上肢麻木无力等症。间断行膏药外贴治疗,院外推拿按摩治疗,具体不详,无改善。近1周来感上述症状明显加重。今来我院就诊,门诊以"右肩周炎"收入院。

患者精神、睡眠差,饮食、二便正常;体重、体力无改变。

既往史:既往高血压病史10年,服用药物血压控制在135/80 mmHg,具体药物不详。否认结核、肝炎、疟疾等传染病史,否认手术、输血史,否认药物及食物过敏史。

专科检查:神志清,精神可,步入病房,痛苦面容,查体合作。心肺腹未查见异常,脊柱无畸形、压痛。右肩关节无畸形,局部肤色、肤温无改变,右肩关节前上压痛明显,周围广泛性压痛,Jobe试验(+),外展外旋试验(+),Neer征(+),0°外展抗阻试验(+),Yergason试验(-),外旋抗阻试验(-),Lift off试验(-),右肩关节前屈80°、后伸30°、外展40°,臂丛牵拉试验(-)。生理反射正常存在,病理反射未引出。

辅助检查:右肩关节X射线提示未见异常。

诊断:右肩关节周围组织炎。

(二)康复评估

1.查体　Jobe试验(+),外展外旋试验(+),Neer征(+),0°外展抗阻试验(+),Yergason试验(-),外旋抗阻试验(-),Lift off试验(-),右肩关节前屈80°、后伸30°、外展

20°,臂丛牵拉试验(-),根据查体情况判断病变部位应该在冈上肌。

2.肩关节功能评价 见表1-3。

表1-3 肩关节功能评价量表

项目	评分标准						得分	小计
1.疼痛 (30分)	无					30	5	5
	有时略微疼痛,活动无障碍					25		
	轻度疼痛,普通活动无障碍					20		
	中度疼痛,能够忍受					10		
	高度疼痛,活动严重受限					5		
	因疼痛而完全不能活动					0		
2.肩关节活动范围 (25分)		6	5	4/3*	2	1	0	
	前屈	≥150°	120°~149°	90°~119°	60°~89°	30°~59°	<30°	2	9
	外展	≥150°	120°~149°	90°~119°	60°~89°	30°~59°	<30°	1
	外旋		≥60°	40°~59°	20°~39°	10°~19	<10°	2
	内旋		≥60°	40°~59°	20°~39°	10°~19	<10°	2
	后伸			≥45°	30°~44°	15°~29°	<15°	2
3.肌力 (5分)	5级	4级	3级	2级	1级	0级		3	3
	5	4	3	2	1	0			
4.日常生活活动能力 (35分)		容易完成		勉强、疼痛、困难		无法完成			19
	穿上衣	5		3		0		0
	梳头	5		3		0		0
	翻衣领	5		3		0		3
	系围裙	5		3		0		3
	使用手纸	5		3		0		3
	擦对侧腋窝	5		3		0		5
	系腰带	5		3		0		5
5.局部形态(5分)	无异常		轻度异常		中度异常		重度异常	5	5
	5		3		2		0		
(备注:* 外旋、内旋、后伸为3分) 总分:41分								
评定者:×× 评定日期:××××								

(三)主要康复目标

1.短期康复目标(住院期间) 控制组织无菌性炎症反应,快速减轻疼痛、水肿,防止病情进展,增加关节活动至正常范围。

2.长期康复目标(出院后) 预防复发,完全恢复生活自理,回归家庭,回归社会。

(四)康复治疗方案

1.早期缓解疼痛治疗

(1)物理因子治疗:方法如下。①超短波:无热量 10 min/次,1 次/d;②电脑调制中频电疗法,选择止痛的处方,感觉阈上,1 次/d;③超声波治疗,剂量 0.5 W/cm² ,治疗时间 5 min,1 次/d。

(2)关节松动术:方法如下。①盂肱关节分离牵引、盂肱关节长轴牵引:1~2 级手法,间歇性牵引 7~10 s,中间休息 10 s,重复 5 次。②外展至最大幅度向足侧滑动、前向后方滑动、后向前滑动:2~3 级手法,每秒振动 2~3 下,连续 1~2 min。同一种手法每次治疗可以应用 2~3 次。

(3)肌力训练:无痛范围等长训练,收缩 10 s 后休息 10 s,重复 10 次为一组,每次练习 10 组。

(4)运动疗法:前后摆动运动、回旋画圈运动,无痛最大范围每次 30~50 个,每日 2~3 次;侧身单手爬墙训练;拉滑轮运动。

2.后期关节活动范围训练

(1)物理治疗:电脑调制中频电疗法,选择改善血液循环或松解粘连的处方,强度取感觉阈上,每日 1 次;超声波治疗,2.5 W/cm² 移动法,每次治疗时间 10 min。温热疗法,石蜡或湿热敷,温度 40~45 ℃,每次 20~30 min,每日 1~2 次。

(2)关节松动术:外展向足侧滑动、前屈向足侧滑动、前向后方滑动、后向前滑动、松动肩胛胸壁关节:3~4 级手法,每一种手法反复操作 1~2 min,同一种手法每次治疗可以应用 2~3 次。

(3)静态进展性牵伸:每次共计 30 min,每日 1 次。

(4)本体感觉训练:肩关节负重闭链运动,每次每个方向 20 个往复,每日 2 次。

(5)肌肉力量训练:根据肌肉力量级别,对肩关节相关肌群力量训练,以等张向心训练为主,特别注意外展肌群力量训练。

(6)运动疗法:正身双手爬墙运动、侧身单手爬墙运动、拉滑轮运动。

(7)作业治疗:穿衣训练、如厕训练、拖地、使用熨斗、挂晾衣物、挥拍、驾驶汽车等作业活动。

(五)出院评估

1.S(主观资料,subjective data) 患者疼痛消失,活动范围自如,不影响日常生活水平。

2.O(客观资料,objective data) Jobe 试验(-),外展外旋试验(-),Neer 征(-),0 度外展抗阻试验(-);肩关节活动范围基本正常:前屈 170°、外展 145°、外旋 65°、内旋 75°、后伸 55°。

3.A(评估,assessment) 肩关节功能评价疼痛 30 分;肩关节活动范围 24 分,外展略受限;肌力评价 5 分;日常生活能力 35 分;局部形态 5 分无变形(表1-4)。

表1-4　肩关节功能评价

项目	评分标准						得分	小计
1.疼痛 (30分)	无					30	30	30
	有时略微疼痛,活动无障碍					25		
	轻度疼痛,普通活动无障碍					20		
	中度疼痛,能够忍受					10		
	高度疼痛,活动严重受限					5		
	因疼痛而完全不能活动					0		
2.肩关节活动范围 (25分)		6	5	4/3 *	2	1	0	
	前屈	≥150°	149°~120°	90°~119°	60°~89°	30°~59°	<30°	6	24
	外展	≥150°	149°~120°	90°~119°	60°~89°	30°~59°	<30°	5	
	外旋		≥60°	40°~59°	20°~39°	10°~19°	<10°	5	
	内旋		≥60°	40°~59°	20°~39°	10°~19°	<10°	5	
	后伸			≥45°	30°~44°	15°~29°	<15°	3	
3.肌力 (5分)	5级	4级	3级	2级	1级	0级	5	5
	5	4	3	2	1	0		
4.日常生活活动能力 (35分)		容易完成		勉强、疼痛、困难		无法完成		
	穿上衣	5		3		0		5	35
	梳头	5		3		0		5	
	翻衣领	5		3		0		5	
	系围裙	5		3		0		5	
	使用手纸	5		3		0		5	
	擦对侧腋窝	5		3		0		5	
	系腰带	5		3		0		5	
5.局部形态(5分)	无异常		轻度异常		中度异常		重度异常	5	5
	5		3		2		0		
（备注：* 外旋、内旋、后伸为3分）　　　总分:99分								
评定者:××			评定日期:××××					

(六)康复宣教

(1)注意保护,防止肩部运动过劳,防止肩部暴力性运动,避免提举重物,谨防复发。

(2)调整不良姿势,改变不良习惯,抬头挺胸,避免圆肩含背,使肩关节运动处在正常的力学关系。睡姿以健侧卧位和仰卧位为主,避免患侧卧位对患侧压迫。

(3)注意保暖,避免受寒受风,不宜久居潮湿之地,夏季空调不宜直吹患肩。

(4)经常从事一些肩部力量和技巧性的体育运动活动,如跳广场舞、游泳等。

(5)平衡营养,合理膳食;调节情绪,心情愉悦。

第三节 下背痛

一、概述

下背痛(low back pain,LBP)是指下背、腰骶、臀或腿部一组疼痛的主观感觉,多发于 $L_4 \sim L_5$ 或 $L_5 \sim S_1$ 间及其邻近组织,是临床上常见的骨科疾患之一,是仅次于上呼吸道感染的第二位常见临床症状。下背痛不是一种诊断,而是以背部疼痛为代表的一组症候群或症状综合征。

(一)病因

1. 机械性(结构性) 如肌肉韧带损伤、椎间盘突出、椎关节退行性变、椎管狭窄、脊柱畸形、椎体前移、Scheuer-Mann 骨关节炎、骨折、蛛网膜炎和神经根鞘纤维化等。

2. 炎症性 血清反应阴性关节病(椎关节病、关节强直性脊柱炎、牛皮癣性关节炎和类风湿性关节炎)。

3. 感染 包括脓毒血症(椎间盘炎、骶髂关节炎、椎骨骨髓炎、腰大肌脓肿)、结核、真菌感染和病毒感染(带状疱疹)。

4. 肿瘤 原发性和转移肿瘤。

5. 代谢性 骨质疏松、软骨钙化、褐黄病和变形性骨炎等。

6. 其他 牵涉痛、心理因素。

(二)分型

下背痛根据病变特点分为如下 3 型。

1. 特异性下背痛 由于肿瘤、感染、骨折等具体的病理变化引起的下背痛。

2. 非特异性下背痛 引起疼痛的原因不明,无特异性病理变化,涵盖了以往的腰肌劳损、腰肌纤维组织炎、腰肌筋膜炎等急、慢性腰部病变。

3. 根性下背痛 又称坐骨神经痛,由于坐骨神经或神经根受到压迫、刺激所致,多数由腰椎间盘突出引起。

康复治疗只针对非特异性下背痛和根性下背痛,而不包含特异性下背痛,因此首先需要尽早排除特异性下背痛的可能。下列各项在排除中有重要意义:①初次下背痛的患者发病年龄小于20岁或大于55岁。②有明显创伤史或有骨质疏松可能的患者。③伴有胸痛。④伴有不明原因的体重下降。⑤伴有鞍区麻木或二便异常。⑥伴有进行性肌无力。⑦查体发现多项神经学阳性体征和直腿抬高试验阳性。⑧疼痛进行性发展或持续6周以上。

特异性下背痛仅占下背痛的1%左右,它有具体的病理变化,明确诊断后有其各自特殊的治疗方案。

二、康复问题

1. 疼痛　是下背痛最突出的症状,往往也是患者就医的最根本原因。由于不同的病变原因,表现出的疼痛特点也不一样。常于举重物、扭腰、前弯腰之后发生,在移动或清晨起床刚坐起身时,或在特定动作下症状可能会瞬间加剧。疼痛有可能只局限在特定的压痛点,也可能是大范围的疼痛,或伴有从下背部往腿部的放射性延伸。

2. 运动控制障碍　在腰椎功能活动过程中,腰椎的运动控制受损。具有一定的运动能力,但是却无法控制技术动作的准确性,所以也只能在特定的位置维持些简单的姿势。

3. 躯干活动受限　腰部活动会牵张受压神经根从而引起疼痛,其中以前屈位最明显。

4. 肌力下降　由于疼痛、制动、长期姿势不良等原因,会出现特定运动方向或躯干周围整体肌肉力量下降。

5. 姿势不良　即患者为缓解疼痛所采取的被动体位而形成的姿势性代偿畸形。较常见的是腰椎生理曲度变直和腰椎侧弯。当突出物在神经根外侧时,腰椎侧弯多凸向患侧;而当突出物在神经根内侧时,腰椎侧弯多凸向健侧。

6. ADL 功能下降　疼痛造成日常生活(洗漱、穿衣等)能力下降,对坐、站、行走、提物能力造成影响。

三、康复分期

1. 急性期　下背部疼痛持续时间小于 6 周。

2. 亚急性期　下背部疼痛时间大于 6 周小于 12 周。

3. 慢性期　下背部疼痛持续时间大于 12 周以上。

四、康复治疗基础

(一)功能评定

1. Quebec Task Force(QTF)分类法　按照患者症状的部位、神经检查的阳性体征、手术等情况将患者进行分类,分类编号越大,表示症状程度越重,造成的功能障碍越明显,引起的生活质量下降越突出。临床的下背痛患者绝大多数属于 QTF 背痛分类法中。

2. Oswestry 功能障碍指数问卷表(ODI)　是由 10 个问题组成,包括疼痛的强度、生活自理、提物、步行、坐位、站立、干扰睡眠、性生活、社会生活、旅游等 10 个方面的情况,每个问题 6 个选项,每个问题的最高得分为 5 分,选择第一个选项得分为 0 分,依次选择最后一个选项得分为 5 分。假如有 10 个问题都做了问答,记分方法是:实际得分/50(最高可能得分)×100%,假如有一个问题没有回答,则记分方法是:实际得分/45(最高可能得分)×100%,越高表明功能障碍越严重。

3. 特殊检查

(1)直腿抬高试验:患者仰卧位,双下肢伸直,检查者一手扶患膝使腿伸直,另一手托踝部轻轻上举,引起下肢放射性疼痛为阳性,并记录抬高度数。

（2）直腿抬高加强试验：直腿抬高引起疼痛时，再将足背屈，能加重疼痛时为阳性。主要目的用以区别绳肌紧张，直腿抬高可牵引绳肌紧张引起不适，但足背屈不增加疼痛。

（3）"4"字试验：患者仰卧位，患侧下肢屈髋、屈膝，并外旋髋，将足跟置于对侧膝部，检查者一手下压屈曲的膝部，另一手压对侧髂骨嵴，使骨盆有分离动作。如屈膝侧骶髂病变可引起疼痛，此试验为阳性。

（4）股神经牵张试验：又称跟臀试验，患者俯卧位，患侧膝关节屈曲90°，检查者一手按压臀部，另一手握踝部，使足跟尽量屈向臀部，使股神经拉紧。如果大腿前面疼痛，说明股神经病变；如果出现骨盆抬起，则说明骶髂关节病变。

（5）SLUMP试验：患者直立坐位，双手放于背部。首先，检查者引导患者向前弯曲脊柱，然后使头颈屈曲；接着，检查者把手放于患者头顶，患者进行伸膝、踝背屈的动作；最后，患者颈部回归到中立位。阳性结果为患者在脊柱弯曲时症状增加，伸膝时症状进一步增加，并且在颈部回归中立位时症状逐渐减轻。测试结果阳性可能是由于神经与其他组织粘连而引起了牵伸、疼痛或其他神经学症状或是存在椎间盘突出症。

（二）疼痛评定

1. 分级法　应用0～4五个等级对疼痛程度进行记录，具体如下，0度：不痛；1度：轻度痛，为间歇痛，可不用药；2度：中度痛，为持续痛，影响休息，需用止痛药；3度：重度痛，为持续痛，不用药不能缓解疼痛；4度：严重痛，为持续剧痛伴血压、脉搏等变化。

2. 数字分级评分法　数字分级评分法（numerical rating scale，NRS）用0～10代表不同程度的疼痛，0为无痛，10为剧痛。疼痛程度分级标准如下，0：无痛；1～3：轻度疼痛；4～6：中度疼痛；7～10：重度疼痛。

3. 视觉模拟评分法　视觉模拟评分法（visual analogue scale，VAS）是在纸上面一条10 cm的横线，横线的一端为0，表示无痛；另一端为10，表示剧痛；中间部分表示不同程度的疼痛（图1-18）。

0 cm：0分，无痛，无任何疼痛感觉。

1～3 cm：1～3分，轻度疼痛，不影响工作，生活。

4～6 cm：4～6分，中度疼痛，影响工作，不影响生活。

7～10 cm：7～10分，重度疼痛，疼痛剧烈，影响工作及生活。

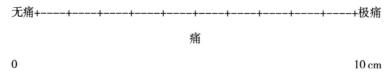

图1-18　视觉模拟评分法

（三）关节活动度评定

1. 量角器法

（1）屈伸、侧屈测量：患者取站立位，以第5腰椎棘突为轴心，与地面垂直线为固定臂，第7颈椎与第5腰椎棘突的连线为移动臂，用量角器测量腰椎屈曲、伸展、左右侧屈

4 个方向的关节活动度。腰椎屈曲正常活动范围为 0°~90°,伸展为 0°~30°,左右侧屈各为 0°~30°。

(2)腰椎旋转测量:患者取站立位,以非旋转侧的肩峰为轴心,起始位双肩峰连线为固定臂,终点位双肩峰连线为移动臂,用量角器测量腰椎左右旋转两个方向的关节活动度。左右旋转的正常活动范围各为 0°~30°。

(3)腰椎旋转测量:患者取站立位,以非旋转侧的肩峰为轴心,起始位双肩峰连线为固定臂,终点位双肩峰连线为移动臂,用量角器测量腰椎左右旋转两个方向的关节活动度。左右旋转的正常活动范围各为 0°~30°。

2.简易评分法 患者并腿直立位尽量前屈以手指最远能触及的下肢的位置进行评分,共分为 7 级。大腿下段为-1 级,髌骨为 0 级,小腿上 1/3 为 1 级,小腿中 1/3 为 2 级,小腿下 1/3 为 3 级,足背为 4 级,地面为 5 级。评分越高,躯干前屈范围越大。

3.电子测角器法 用电子测角器测量腰椎各方向活动范围。

(四)肌肉功能评定

1.肌力、耐力评定

(1)躯干屈肌的肌力:患者仰卧屈髋屈膝位,双手抱头能坐起为 5 级肌力;双手平伸于体侧能坐起为 4 级肌力;仅能抬起头部和肩胛为 3 级肌力;仅能抬起头部为 2 级肌力;仅能扪及腹部肌肉收缩为 1 级肌力。

(2)躯干伸肌的肌力:患者俯卧位,胸以上在床缘以外,固定下肢,能对抗较大的阻力抬起上身为 5 级肌力;能对抗中等阻力抬起上身为 4 级肌力;仅能抬起上身不能对抗阻力为 3 级肌力;仅能抬起头为 2 级肌力;仅能扪及腰背部肌肉收缩为 1 级肌力。

(3)躯干屈肌的耐力:患者仰卧位,双下肢伸直并拢抬高 45°,测量能维持该体位的时间正常值为 60 s。

(4)躯干伸肌的耐力:患者俯卧位双手抱头,脐以上在床缘以外,固定下肢,测量能保持躯干水平位的时间正常值为 60 s。

2.Kraus-Weber 评定法 评定躯干运动肌肉的能力。

(五)心理评定

慢性下背痛的发生发展,以及对各种治疗的反应,与患者心理状态密切相关,因此对这类患者进行心理评定是非常有必要的。世界卫生组织建议对慢性下背痛的患者采用 Zung 抑郁量表进行评估。

(六)Mckenzie 分类

根据患者在重复应力下的疼痛反应,将 LBP 分为 5 类。

1.紊乱综合征 该类患者症状需符合:①持续或间断的局部或者牵涉性疼痛;②疼痛是偶发的,有一个明确的起始,并随着时间而变化;③特定的姿势或运动会加重或改善疼痛的程度和分布。

查体上需符合:①腰椎活动度下降;②重复运动试验(即多次重复某个特定动作,如屈或伸)时,疼痛出现向心化或者离心化,即疼痛部位靠近或远离脊柱,并有活动度的改变。

2. 姿势综合征　该类患者症状需符合：①年轻；②长期坐位的生活方式；③长时间的姿势负荷引起时间依赖性的间歇、局部的疼痛；④症状多由久坐引起，绝不会由运动引起。

查体需符合：①腰部姿势异常；②姿势的矫正可以解除疼痛；③静态测试（即静态负荷下，如符合其日常习惯的坐姿）可以诱发或者解除疼痛；④腰椎活动度不受影响；⑤重复运动试验阴性。

3. 功能障碍综合征　该类患者症状需符合：①既往有紊乱综合征或者外伤史、持续性的不良姿势或者脊柱退行性改变；②疼痛呈间歇性，当负荷消除时疼痛即消失；③局部的疼痛，可伴有下肢放射痛。

查体需符合：①疼痛可反复由特定方向的运动引起；②一个或多个维度上的腰椎活动度下降；③特定的重复动作可诱发疼痛，但是不会加重症状。

4. 不确定性下背痛　是指受运动或姿势影响的下背痛，但是对于负荷的反应和上述3种分类均不符合。

5. 其他　是指与腰椎、骶髂关节不相关的下背痛，如社会心理学、神经生理学等相关的疼痛。

（七）治疗原理

（1）减少或消除能引起疼痛的感觉系统内细胞的自发性激动；干扰已受到伤害性刺激影响的感觉系统的信息传入；增加正常的抑制性机制的活动；影响大脑皮质对感觉信息的分析，或从较强的可接受的感觉刺激来抑制异常感觉"兴奋灶"，提高痛阈，抑制疼痛。

（2）利用对抗拉力、热效应和磁场效应促进突出物回纳和肿胀及炎症消散吸收，起到阻断恶性循环、营养调节和修复神经的作用。

（3）抑制因躯干肌肌力的减弱导致的腰椎生物力学结构失衡，反射性引起腰背肌持续痉挛、疼痛，局部充血水肿，纤维蛋白渗出增加，软组织产生粘连，进而产生的功能受限导致躯干肌肉失用性萎缩，防止肌力进一步下降，下腰痛进行性加重。

（4）调整腰椎后关节微细变化，如滑膜嵌顿、关节错缝等，减轻后关节的压力，缓解小关节刺激。

（5）恢复腰椎正常生理屈度，调节椎间隙及椎间孔，使神经根所受的刺激或压迫得以缓和。

（6）降低椎间压力负荷，有利于改善局部循环，使已外突的纤维环组织及后纵韧带等组织消炎、消肿，改变突出椎间盘与神经根的关系，以减轻和解除症状。

五、康复治疗

下背痛康复

（一）治疗目标

1. 短期目标　减轻或消除疼痛，恢复 ADL 和工作能力。

2. 长期目标　长期坚持运动训练，保持良好的姿势和生活习惯，根本解决导致下腰背痛的诱因，减少或避免复发。

(二)常规康复治疗方案

1. **休息**　急性腰痛患者疼痛较剧烈时,可指导患者短时间卧床休息,一般以 2~3 d 为宜。不主张长期卧床,绝对卧床不超过 1 周。严格的卧床休息不仅对腰痛的恢复无积极治疗作用,而且会使患者产生过多的心理负担等问题而延误功能恢复,造成慢性下背痛。

2. **腰围制动**　腰围多用帆布或皮革作为材料,内衬以钢片制成,上起肋弓,下达腹股沟,起保护支撑作用。腰围不应该长期使用,以免造成腰背部肌力下降和关节活动度降低,从而引起肌肉失用性萎缩,对腰围产生依赖性。一般不超过 1 个月。

3. **腰椎牵引**　腰椎牵引可以使椎间隙加宽,椎间盘所受的压力减小,甚至椎间盘可产生负压有利于突出物回纳;使椎管容积增加,减轻对神经根的压力;使关节突关节上下滑动关节间隙加宽,使后纵韧带张力明显增大,对突出物特别是中央型突出产生向腹侧的压力,有利于突出物的回纳;使松弛的黄韧带伸张,改善黄韧带血循环,增加了黄韧带与椎间盘之间的间隙;松解神经根周围粘连的软组织、缓解肌肉痉挛。临床上除用于治疗轻、中度的腰椎间盘突出症外,还可治疗腰椎小关节功能紊乱、急性腰扭伤、腰背肌痉挛、早期强直性脊柱炎、退行性骨关节病等。重度腰椎间盘突出、腰脊柱结核和肿瘤、骶髂关节结核、马尾肿瘤、急性化脓性脊柱炎、重度骨质疏松症、孕妇、腰脊柱畸形、较严重的高血压、心脏病及有出血倾向的患者应该禁用;后纵韧带骨化和突出椎间盘的骨化及髓核摘除术后的患者都应慎用(图 1-19)。

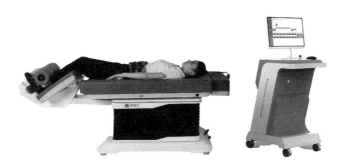

图 1-19　脊柱减压牵引系统

(1)慢速牵引:即小重量持续牵引,是最常用的方法,疗效肯定。持续牵引对缓解腰背部肌肉痉挛有明显效果,痉挛缓解后腰背痛会有所减轻。常用的慢速牵引有以下几种。

1)骨盆重锤牵引法:患者仰卧,屈髋屈膝,骨盆牵引带固定在髂嵴,通过床足端的支架滑轮放置牵引重锤,可从每侧 5 kg 开始,每 1~3 d 增加 1~2 kg。牵引时间可从 1 h 开始,逐渐增加至持续牵引。

2)动力骨盆牵引法:电动牵引床提供持续或间歇两种牵引方式,患者仰卧,用胸骨盆牵引带固定牵引重量,从体重的 60% 开始,逐渐增加至 80%,每次 15~30 min,每日

1次,15~20次为一疗程。

这些牵引的共同特点是作用时间长,而施加的重量小,大多数患者在牵引时比较舒适,在牵引中还可根据患者的感觉对牵引重量进行增加或减小。

(2)快速牵引:常用的是三维多功能牵引,该牵引器由计算机程序控制,在治疗时可完成3个基本动作:水平牵引、腰椎屈曲或伸展、腰椎旋转。牵引时可设定牵引距离,不设定牵引重量,牵引作用时间短(0.5~2 s),多在牵引的同时加正骨手法,一般只需1次牵引,牵引后卧硬板床,腰部腰围制动,卧床5 d(图1-20)。

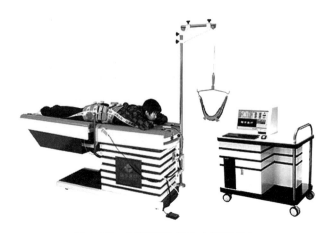

图1-20　颈腰椎治疗多功能牵引床

4.物理因子治疗　物理因子治疗可促进局部血液循环,缓解局部无菌性炎症,减轻水肿和充血,缓解疼痛,解除粘连,促进组织修复,兴奋神经肌肉等作用。临床常根据患者的症状、体征、病程等特点选用高频电疗、低中频电疗、药物离子导入、超声波、光疗、热疗、磁疗等。常用的有以下几种。

(1)低频调制中频电疗:腰骶部痛区并置,止痛处方,每次15~20 min,每日1次,15~20次为一疗程(图1-21)。

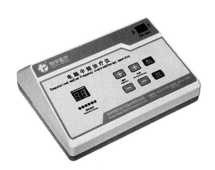

图1-21　电脑中频治疗仪

(2)超短波:腰腹对置或腰与患侧小腿后并置,无热或微热量,每次15~20 min,每日

1次,15~20次为一疗程。

（3）超声波:腰骶部坐骨神经走行接触移动法,强度0.8~1.5 W/cm²,每次10~15 min,每日1次,15~20次为一疗程。

（4）石蜡疗法:盘蜡法,敷于腰骶部和患侧下肢痛区,温度40~45 ℃,每次30 min,每日1次,15~20次为一疗程(图1-22)。

（5）磁疗:脉冲电磁疗,腰骶部放置治疗极,每次20 min,每日1次,15~20次为一疗程(图1-23)。

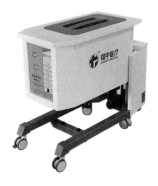 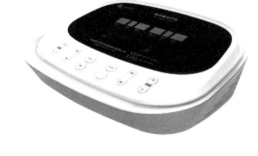

图1-22　电脑恒温电蜡疗仪　　　　　图1-23　脉冲磁治疗仪

5.手法治疗　常用的手法治疗主要有Maitland和McKenzie,主要作用是缓解疼痛、改善脊柱的活动度。

（1）Maitland关节松动术:根据脊柱关节运动的生物力学原理,在短时间内,周期性地对腰椎椎体和椎间盘实施拉、压力和切向力,随外载力的变化而改变,可使腰椎椎体、椎间盘组织上下、左右振动,能使椎间隙、椎间孔随椎体、椎间盘振动产生周期性变化。针对关节僵硬、活动受限、疼痛或麻木进行治疗,能使腰部有节律地、反复地被动活动,使腰部肌肉紧张与松弛交替出现的运动符合肌肉收缩与松弛交替进行的生理功能,有利于解除肌肉痉挛、缓解疼痛;关节松动术能直接牵拉关节和周围软组织,改善关节活动范围,恢复关节的正常活动。

1）垂直按压腰椎棘突

患者体位:去枕仰卧,腹部垫枕,双上置置于体侧,头转向一侧。

方法:治疗师面向患侧,下方手掌根部放于腰椎上,尺侧抵于拟松动椎体的棘突上,五指稍屈曲,上方手放于下方手腕背部。双手固定,上身稍前倾,借助上肢和上身力量向腹侧垂直按压棘突。

2）侧方位推腰椎棘突

患者体位:去枕仰卧,腹部垫枕,双上肢置于体侧,头转向一侧。

方法:治疗师面向患侧,双手拇指指尖相对,分别放在相邻棘突一侧,其余四肢自然分开。双手固定,上身稍前倾,借助上肢和上身力量向对侧推棘突。

3）垂直按压腰椎横突

患者体位:去枕仰卧,腹部垫枕,双上置置于体侧,头转向一侧。

方法:治疗师面向患侧,双手拇指指背相对接触放在拟松动椎体横突上,双手固定,上身稍前倾,借助上肢和上身力量向腹侧垂直按压横突。

4）腰椎旋转摆动

患者体位:健侧卧位,患侧在上,下肢屈髋屈膝,屈髋角度根据松动的节段而定,松动上腰段,屈髋角度偏小,松动下腰段,屈髋角度偏大。

方法:治疗师面向患者站立,一侧肘部放在患者肩前,另一侧肘部放在髂脊上,双手食指分别放在拟松动相邻椎体棘突上,同时反方向来回摆动。

5）腰骶关节前屈摆动

患者体位:俯卧位,腹部垫枕,头转向一侧,上肢垂于治疗床沿,下肢伸直。

方法:治疗师站在患者身体一侧,面向足部,内侧上肢伸直,掌根放在骶骨上端。内侧手固定,借助上肢力量向前并向下推动骶骨。

6）腰骶关节后伸摆动

患者体位:俯卧位,腹部垫枕,头转向一侧,上肢垂于治疗床沿,下肢伸直。

方法:治疗师站在患者身体一侧,面向头部,内侧上肢伸直,掌根放在骶骨下端。内侧手固定,借助上肢力量向前并向上推动骶骨。

7）骶髂关节侧方旋转

患者体位:俯卧位,头转向一侧,上肢垂于治疗床沿,下肢伸直。

方法:治疗师站在患者身体一侧,双手交叉,双手掌根部分别放置在对侧骶髂关节外侧的髂骨上。双手固定身体前倾,借助上肢力量向外侧并向下推动髂骨。

8）骶髂关节交叉旋转

患者体位:俯卧位,头转向一侧,上肢垂于治疗床沿,下肢伸直。左侧髋关节内旋,右侧髋关节外旋。向另一侧交叉旋转时方向相反。

方法:治疗师站在患者身体一侧,上方手放置在右侧髂峰的前侧面,下方手放在左侧骶髂关节外侧的髂骨上。上身前倾,上方手向上并向内提拉右侧髂峰,下放手向下并向外按压左侧髂骨,使双侧骶髂关节发生反向旋转。

（2）McKenzie疗法:应用McKenzie方法治疗下背痛的具体方法包括3个部分,即正确姿势的指导、缓解疼痛的姿势或运动方案及预防复发的方案。对于所有的下背痛患者,在治疗时都应该对患者的站立、坐位和卧位姿势进行指导。正确的姿势是指患者在长时间的静态体位下尽可能地使腰椎处于中立位。由于长时间的不良坐姿是下背痛的重要诱因,因此在姿势指导中,坐位姿势的指导尤为重要。正确坐姿的具体要求是用椅背和腰靠垫维持腰椎正常的前凸度,使得患者在腰部放松的状态下仍能较长时间保持腰椎的中立位,调整办公桌的高度及其与椅子之间的距离,使得患者在进行桌面工作时腰背仍有良好的支撑。指导患者尽管在正确的坐姿下工作,仍需要每小时变换姿势,而不能长时间地保持一个姿势静止不动。

缓解疼痛的方法包括判定治疗力的方向和治疗力的参数。一般根据评估结果已经可以确定每个患者特异性的治疗方向。在腰椎,治疗力的方向可以是伸展、屈曲或侧方三者之一,其中伸展力应用最多。①伸展力的应用:俯卧位、俯卧伸展位、俯卧伸展、俯卧伸展加压、持续伸展、站立位伸展、伸展松动术、伸展手法。②屈曲力的应用:卧位屈曲、站立位屈曲、抬腿站立位屈曲。③侧方力的应用:伸展位旋转松动术、伸展位旋转手法、持续旋转/屈曲位旋转松动术、屈曲位旋转手法、侧方移位的矫正、侧方移位的自我矫正。

上述治疗技术中有姿势的治疗、有患者的自我运动、有治疗师的手法治疗等,在具体患者的治疗时只选取最适合患者的 1 种,最多 2 种治疗技术。恰当地选择有效的治疗技术是治疗的关键。McKenzie 治疗方法的治疗因子是力,除了力的方向以外,还需要考虑力的大小、力的持续时间、力的重复次数及治疗频度等。根据患者的具体情况变换这些力的参数,可以是持续用力,如静止的姿势治疗持续 1 ~ 2 min,也可以是间断用力,如反复有节奏的手法治疗;可以是非负重体位,如俯卧位,也可以是负重体位,如站立位。与其他手法治疗的根本不同点在于,治疗师手的技术不是技术的重点,重点是给每位患者分析、选择并应用最恰当的力的方向与力的参数。

6. 运动疗法 运动疗法对缩短病程,减少慢性下背痛的发病率,改善功能有重要作用。一般来说,下背痛的急性期疼痛较重时,患者不进行特异性的腰背活动,只是尽可能保持日常活动,尽可能坚持工作,疼痛减轻后以及慢性下背痛的患者除了进行有氧运动以外,还应该着重于腰腹肌与腰背肌的训练和腰及下肢的柔韧性训练。主要根据 Kraus-Weber 评定法对躯干运动肌肉的能力评定结果,进行精准训练。

如果评定结果仅腰背肌减弱,进行脊柱伸展训练,共 6 种动作,每种动作进行 20 次,每次姿势维持 10 s,每日 1 次,做 2 周;如果评定结果仅腹肌减弱,进行 Williams 体操训练,共 6 种动作,每种动作进行 20 次,每次姿势维持 10 s,每日 1 次,做 2 周;如果腰背肌和腹肌均减弱,同时进行脊柱伸展训练和 Williams 体操训练,每日各 1 次,动作要求同前,做 2 周。

(1)脊柱伸展训练:训练方法如下。①挺胸:仰卧抬起胸部和肩部,吸气,放下,呼气。②半桥:仰卧两腿屈曲下,抬起臀部同时挺胸挺腰,吸气,放下,呼气。③桥:仰卧两腿伸直并拢抬起臀部,挺腰,吸气,放下,呼气。④俯卧抬上身:俯卧抬起上身,吸气,放下,呼气。⑤俯卧抬腿:俯卧两腿伸直,轮流抬高。⑥燕式:俯卧抬起上身两臂及两腿伸直(图1-24)。

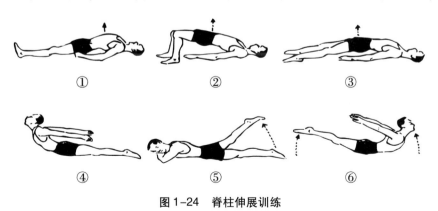

图 1-24 脊柱伸展训练

（2）William 体操：①把两膝拉向腋下；②摸脚尖；③把腰部用力向下压；④仰卧起坐（两腿半屈）；⑤腰部用力向上弓起；⑥下蹲起立，腰背微屈，两手不动（图 1-25）。

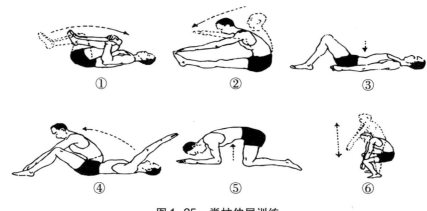

图 1-25　脊柱伸展训练

7.作业治疗　治疗方法如下。

（1）保持正确姿势：保持脊柱正常的生理曲线。

仰卧位：床垫不要太软，应充分支持体重在腰部，膝下可垫毛巾等物品。

坐位：座椅不要太低，桌面高度适宜久坐，应变换体位、动作方式、做放松运动。

立位：应抬头、挺胸、收腹，女性不宜穿高跟鞋。

（2）减少腰部受力：起坐时，不能只用腰部力量，应利用身体旋转、上肢支撑动作来完成；避免弯腰取物，应屈髋、屈膝下蹲来完成；提重物时，将物品贴近体干，减少脊柱负担，利用腿部、肩部力量，量力而行；转身时，不能扭腰。

（3）改善工作环境。

（4）预防：事先要做好准备活动；搬运物品时，双手持物，物品贴近体干，利用髋、膝的屈伸动作；选择适合的桌椅；活动中注意重心转移，避免腰部肌肉紧张。

8.其他治疗　包括必要的药物治疗、局部封闭治疗、中医治疗等。

（三）治疗时序

1.急性期或慢性发作期　急性期或慢性发作期的康复和其他外伤一样，遵照禁止 HARM 原则。

（1）H(heat，热敷)：在急性期，最初的 72 h 内，切忌立即用热敷（包括散热带、热水、蜡疗、烤灯等）。因为发生运动损伤处、软组织破裂处都会出现红肿的现象，筋膜、小血管、肌纤维的撕裂导致组织液增加，血液的流通不畅顺，过早热敷，会加剧出血及组织液渗出的程度，延误痊愈的速度。

（2）A(alcohol，酒精)：受伤后避免饮酒（包括红花油、刺激剂等）。酒精会加速血液循环，伤者患处的血液正处于滞胀的状态，若太多外来的血液涌至，但能够顺利流走的却不多，于是便会令肿胀恶化，产生更严重的后果。

（3）R(running，跑步)及其他运动：软组织损伤后，组织的修复有一个过程，在损伤发生 1 周内尽量不要进行大负荷的活动。受伤的部位继续活动可导致损伤组织继续出血或导致新的损伤,从而加剧损伤程度。

(4)M(massage,按摩):不过早按摩。按摩在运动损伤的后期恢复中起着重要的作用,可以刺激神经,解除肌肉痉挛,改善局部血液循环,加速肿胀的消退,利于损伤的修复。但是损伤的急性期禁止按摩,因为这样做会加剧受损组织的出血,导致非感染性炎症反应加重,使伤势恶化。

2.慢性期 慢性期遵循个体化原则、循序渐进原则、动静结合原则、长期预防原则。

(1)个体化原则:首先对患者进行全面检查,并对残存能力进行确切评估,根据患者的性别、年龄、病情特点、功能水平等制订个人康复训练计划,计划中至少包括每次康复训练的时间、每周康复训练的次数和每一动作重复次数等,实施过程中应密切观察康复效果,并及时调整训练内容。

根据具体病情有目的地确定运动方式,不同的运动方式可以有针对性地改善躯干肌的肌力或耐力,而且不同类型的 LBP 对不同的运动方式敏感性不同。如腰椎间盘突出症患者应以体操的拱桥式、俯卧式或者飞燕点水式运动为主,以加强背伸肌肌力训练;椎体滑脱症者应以体操的双屈腿运动、抱膝前滚运动为主,以加强腹肌肌力及放松腰背肌肌肉。

(2)循序渐进原则:训练量由小到大,动作由易到难。训练过程中应不断调整强度以满足日益改善的肌力,训练间隔宜恰当,尽量使后一次训练在前一次训练后超量恢复阶段内进行。训练间隔太短时,肌肉疲劳尚未完全恢复,继续训练将加重疲劳,以致引起肌肉劳损;间隔太长时,超量恢复已消退,就无从积累而无法使肌肉收缩力增强。

(3)动静结合原则:下背痛的康复治疗包括 2 个阶段,即疼痛控制阶段和训练阶段。前一个阶段为保护和休息,必要时应卧床,治疗重点是缓解疼痛、消除炎症,包括物理治疗(如热疗、冷疗、TENS 等)和体位安置等;后一个阶段为训练阶段,运动方法包括被动运动、主动助力活动、主动活动、增强肌力活动(包括等长、等张及等速训练)、肌耐力训练和牵张训练等。通过运动训练可增大关节活动度,增强肌力,增进静力性和动力性的运动耐力,使腰椎关节在较好的生物力学条件下进行活动,提高骨密度,改善全身状况和提高生活质量。

(4)长期预防原则:下背痛多为慢性病,故需长期坚持医疗体育锻炼才能收到效果。康复的最终目的是提高患者的生活质量,而不是单纯的肌力提高或活动度改善,为了取得持续的治疗效果,降低下背痛的复发率,应把训练常态化并长期坚持。

(四)注意事项

1.绝对禁忌证 椎体骨折未愈合,重度椎管压迫,脊柱结核或肿瘤,急性化脓性感染,重度骨质疏松,孕妇,严重脊柱畸形,严重高血压和心脏病,出血倾向患者等。

2.相对禁忌证 关节不稳,外伤早期,特异性下背痛,内脏牵涉痛,传染病等。

3.其他注意事项 ①适度手法与运动治疗,避免二次损伤或其他全身性疾病。②避免理疗烫伤。

六、典型病例

(一)病历资料

患者尹××,女,60岁,退休干部。

主诉:腰部及右下肢疼痛麻木1个月,加重10 d。

现病史:患者入院前1个月提重物后出现腰部疼痛不适,痛处固定,按之加重,坐、卧位转换时有短暂剧烈疼痛,右臀部及右下肢疼痛麻木胀痛,坐或站较长时间及遇阴雨天、劳累后加重。经休息后疼痛可缓解。无尿频、尿急及肉眼血尿。患者自行到某县医院做康复治疗,效果不明显。自行到药店购买口服药物(具体用药不详)效果不佳。最近10 d,患者因劳动强度大,时间长,腰及右下肢疼痛麻木加重,逐渐影响工作、生活。为进一步寻求系统性治疗去医院康复科门诊就诊,门诊以"下背痛"收入院。

既往史:患者否认高血压、心脏病;否认"肝炎、结核"病史;预防接种史不详、无药物、食物过敏史;无外伤、输血史。

专科检查:患者步入病房,脊柱生理曲度存在,无侧弯,坐卧位转换腰部疼痛,痛处固定,按之加重。$L_4 \sim S_1$棘间隙、椎旁压痛,叩击痛。右侧臀部环跳穴处压痛(+)。下肢肌力肌张力正常,各关节活动范围正常。右侧直腿抬高试验(+),双侧"4"字试验(-)。

辅助检查:腰椎正侧位DR检查示$L_2 \sim L_5$腰椎轻度骨质增生,CT示$L_4 \sim L_5$,$L_5 \sim S_1$椎间盘突出。

初步诊断:腰椎间盘突出症。

(二)康复评估(2019年7月20日)

1. QTF背痛分类　第4类。

2. Oswestry功能障碍指数问卷表　得分53%(表1-5)。

表1-5　Oswestry功能障碍指数问卷表结果统计(康复评估)

项目	得分	项目	得分
1.疼痛的程度	4	6.站立	3
2.日常生活自理能力	2	7.睡眠	2
3.提物	2	8.性生活	x
4.行走	1	9.社会活动	4
5.坐	3	10.旅行(郊游)	3
合计得分	24	最终得分	53%

3. 疼痛评定　视觉模拟评分法(VAS)评分7分,属重度疼痛。

4. 关节活动度评定　量角器法测得腰椎屈曲35°,伸展15°,左侧屈30°,右侧屈5°,左侧旋转25°,右侧旋转10°。

5. 肌肉功能评定

(1)躯干屈肌的肌力 2 级,耐力测试动作不能完成;躯干伸肌的肌力 3 级,耐力测试 5 s。

(2)Kraus-Weber 评定法:腰背肌和股后方肌柔软性下降,上背部肌群强度可,臀大肌强度差,上腹部肌群强度可,髂腰肌和下腹肌强度差,髂腰肌以外的腹肌强度差。

6. 心理评定　Zung 抑郁自我评价量表 56 分,为轻度抑郁。

7. Mckenzie 分类　功能障碍综合征。

(三)康复治疗方案

1. 腰椎牵引　动力骨盆牵引法从体重的 60% 开始,逐渐增加至 80%,每次 15 ~ 30 min,每日 1 次,15 ~ 20 次为一疗程。

2. 物理因子治疗

(1)低频调制中频电疗:腰骶部痛区并置,止痛处方,每次 15 ~ 20 min,每日 1 次,15 ~ 20 次为一疗程。

(2)超短波:腰腹对置或腰与患侧小腿后并置,无热或微热量,每次 15 ~ 20 min,每日 1 次,15 ~ 20 次为一疗程。

(3)超声波:腰骶部坐骨神经走行接触移动法,强度 0.8 ~ 1.5 W/cm^2,每次 10 ~ 15 min,每日 1 次,15 ~ 20 次为一疗程。

3. Maitland 关节松动术　垂直按压腰椎棘突、侧方位推腰椎棘突、垂直按压腰椎横突、腰椎旋转摆动、腰骶关节前屈摆动、腰骶关节后伸摆动,3 ~ 4 个手法,每个椎体重复 10 ~ 15 次,往复 2 ~ 3 次,1 次/d。

4. McKenzie 疗法　伸展力的应用选取持续伸展和伸展松动术;屈曲力的应用选取卧位屈曲和抬腿站立位屈曲;侧方力的应用选用伸展位旋转松动术、屈曲位旋转手法。

5. 运动疗法　进行脊柱伸展训练和 Williams 体操训练。

6. 作业治疗　保持正确姿势、减少腰部受力动作指导训练。

7. 其他治疗　包括必要的药物治疗、局部封闭治疗、中医治疗等。

(四)出院评估(2019 年 8 月 9 日)

1. S(subjective data,主观资料)　患者疼痛及放射痛症状消失,腰部活动自如,不影响日常生活水平。

2. O(objective data,客观资料)　$L_4 \sim S_1$ 棘间隙、椎旁压痛点消失,叩击不痛;右侧臀部环跳穴处压痛(-)。下肢肌力肌张力正常,各关节活动范围正常;右侧直腿抬高试验(-)。

3. A(assessment,功能评估)

(1)Oswestry 功能障碍指数问卷表:得分 8%(表 1-6)。

表 1-6　Oswestry 功能障碍指数问卷表结果统计 (出院评估)

项目	得分	项目	得分
1.疼痛的程度	1	6.站立	0
2.日常生活自理能力	0	7.睡眠	0
3.提物	1	8.性生活	x
4.行走	0	9.社会活动	0
5.坐	1	10.旅行(郊游)	1
合计得分	4	最终得分	8%

　　(2)疼痛评定:视觉模拟评分法(VAS)评分 0 分,无任何疼痛。

　　(3)关节活动度评定:量角器法测得腰椎屈曲 90°,伸展 30°,左侧屈 30°,右侧屈 30°,左侧旋转 30°,右侧旋转 30°。

　　(4)肌肉功能评定

　　1)躯干屈肌的肌力 5 级,耐力测试 60 s;躯干伸肌的肌力 5 级,耐力测试 60 s。

　　2)Kraus-Weber 评定法:腰背肌和股后方肌柔软性、上背部肌群强度、臀大肌强度、上腹部肌群强度、髂腰肌和下腹肌强度、髂腰肌以外的腹肌强度均正常。

　　(5)心理评定:Zung 抑郁自我评价量表 48 分,为正常。

　　4.P(plan,康复治疗计划)

　　(1)Oswestry 功能障碍指数问卷表(表 1-7):得分 8%。

表 1-7　Oswestry 功能障碍指数问卷表结果统计
2019 年 8 月 9 日

项目	得分	项目	得分
1.疼痛的程度	1	6.站立	0
2.日常生活自理能力	0	7.睡眠	0
3.提物	1	8.性生活	x
4.行走	0	9.社会活动	0
5.坐	1	10.旅行(郊游)	1
合计得分	4	最终得分	8%

　　(2)疼痛评定:视觉模拟评分法(VAS)评分 0 分,无任何疼痛。

　　(3)关节活动度评定:量角器法测得腰椎屈曲 90°,伸展 30°,左侧屈 30°,右侧屈 30°,左侧旋转 30°,右侧旋转 30°。

　　(4)肌肉功能评定:①躯干屈肌的肌力 5 级,耐力测试 60 s;躯干伸肌的肌力 5 级,耐力测试 60 s。②Kraus-Weber 评定法:腰背肌和股后方肌柔软性、上背部肌群强度、臀大肌强度、上腹部肌群强度、髂腰肌和下腹肌强度、髂腰肌以外的腹肌强度均正常。

（5）心理评定:Zung 抑郁自我评价量表 48 分,为正常。

（五）康复宣教

（1）注意保护,劳逸结合,避免提背重物,特别是弯腰搬重物;避免长时间弯腰和急转身等动作。

（2）调整不良姿势,改变不良习惯,不宜久坐、久站、久行,杜绝跷"二郎腿",持续坐位不宜超过 1 h。

（3）注意保暖,避免受寒受风,不宜久居潮湿之地,夏季空调不宜直吹腰背部。

（4）加强锻炼,坚持进行脊柱伸展训练和 Williams 体操训练。适当进行户外运动,如打太极拳、游泳等。

（5）平衡营养,合理膳食;调节情绪,心情愉悦。

第四节　脊柱相关软组织损伤

一、腰背肌筋膜炎

腰背肌筋膜炎(low back myofascial pain)是一种慢性劳损性疾病,多因寒冷、潮湿、慢性劳损而使腰背部肌组织、肌筋膜发生水肿、渗出及纤维性变,长期发展形成条索状结节,从而出现腰背部酸痛、弥漫性钝痛、肌肉痉挛和活动受限等一系列临床症状。

本病以出现腰背部、臀部弥漫性顿痛,并常能在广泛的痛区明确找出最痛点为主要表现,并伴有功能障碍和自主神经功能紊乱,是非特异性腰痛(NLBP)的主要病因。

当腰背部肌肉、筋膜处于超负荷时,突然扭转、屈伸会导致组织损伤,或长期单一负重姿势的体力劳动引起腰部肌肉及筋膜反复损伤,局部出现无菌性炎症从而存在粘连和瘢痕化。当肌肉收缩或痉挛时,周围的感觉神经纤维受到炎性物质刺激及周围组织的压迫而产生疼痛,引起局部组织缺血,使炎症反应加剧,从而出现持续性疼痛。

（一）康复问题

1.疼痛　主要表现为由肌筋膜深层组织引起的一种深层模糊的钝痛,两侧髂嵴上方及腰肌最为明显,这种疼痛可辐射至整块肌肉,并向外延伸至周围。晨起痛、日间轻、傍晚缓解,长时间不活动或过度活动时均可产生疼痛。查体时会出现压痛和向旁边辐射痛。

2.腰部肌力下降　疼痛导致神经抑制,腰部肌肉不发力,肌力降低。

3.腰部关节活动范围下降　腰部屈伸受限是患者另一个主要的问题,严重影响日常生活和步行。

4.扳机点　位于肌肉内的超应激位点或高张力点。

5.姿势异常　疼痛导致患者可能向无痛方向倾斜。

6.日常生能力降低　患者因为疼痛、关节活动范围下降导致严重的生活能力下降。

7.步行能力减退　长时间的疼痛和步行异常,是引起步行能力减退的原因。

（二）康复分期及适应证

1.急性期 一般在疼痛产生的早期,此时治疗是:运用休息制动、理疗等控制疼痛,减少炎症刺激,保护损伤组织的愈合

2.缓解期 大于1个月,继续保护损伤的组织,增加腰椎关节活动度和肌力,重建腰椎稳定性。

（三）康复治疗基础

1.功能评定

(1)问诊:问诊是指从患者面谈时获取与腰痛的有关资料。了解这一次患者的腰痛是何时开始,在什么情况下发生,是急性、亚急性或是慢性的腰痛。一般急性腰痛的疼痛程度较高,治疗师做客观检查时需要格外小心谨慎,检查时可能有很多限制(例如患者要卧床或转身有困难),应以先舒缓疼痛为首要考虑。亚急性或是慢性腰痛的患者已疼痛一段时间,也可能接受过一些治疗,因此要多问一些治疗反应、效果与进展情况的问题。感觉疼痛或疼痛增加时,患者是否刚睡醒(是否与睡姿、床垫有关),是否长时间伏案工作(是否坐姿有问题),是否刚弯身搬动重物。了解患者的疼痛与其他症状的分布范围与相互关系、性质、深度、强烈程度。应以人体图记录患者的疼痛与其他症状的分布范围与相互关系,例如患者有腰痛与下肢痛,当后仰时腰痛与下肢痛会同时出现,那么下肢痛有可能是牵涉痛,而下肢痛的范围也可以显示腰、骶神经根受影响。疼痛强度、深度可能提供是某个解剖组织出了问题的线索,例如刺痛和火灼感分布于某些周围神经供应的范围时,可能是神经受压(肌肉痛一般感觉较深、较分散)。疼痛的强烈程度,一般以疼痛评分量表显示。治疗师会询问患者现在休息静止时疼痛的强烈程度是多少,最差的情况时可以达到多少,以了解患者疼痛的强烈程度。

了解疼痛与其他症状的行为表现。哪些因素能引起或增加疼痛?哪些因素能舒缓或消除疼痛?①机械性的腰痛,是否与腰背活动和姿势有直接关系?长时间使用电脑后引发腰痛而躺下能舒缓的话,治疗师要检查患者的坐姿与患者的肌肉控制骨盆在正中对线的能力。②激惹性,是指患者的疼痛或症状有多容易引发或加剧?疼痛或症状有多强烈?会维持多久才会减轻或消退?对于激惹性高(很容易引发或加剧症状、症状强烈程度高、症状会维持颇长时间才会减轻或消退)的患者做客观检查时,治疗师需要格外小心谨慎。③24 h内的变化,是指患者在一天24 h内疼痛与其他症状的变化。患者是否因为疼痛而难以入睡;是否有夜间痛楚;是否指向"红色警示",例如炎症甚至癌症;是否因为痛楚而睡醒(可能与转换位置有关);患者使用的床垫是软或硬。如果患者的疼痛因某些活动而加剧,休息后会减轻,通常都可能只是机械性的腰痛。

了解患者的情绪、对病情的看法及对治疗的期望。疼痛会受负面情绪(例如患者极度担心是否有严重疾病)影响而加剧,治疗师应通过问诊了解患者的情绪状态,对自己病情的了解及对治疗的期望。例如患者需要经常弯腰工作,来治疗时只想接受被动式的治疗方法(例如电疗与按摩)而不愿意锻炼自己的躯干肌力、控制,也不改善工作时的身体姿势,很明显,患者的治疗效果将会很有限。

了解患者过去的病史。如果患者以往曾有腰痛,他过去的情况与治疗进展、方法是

怎么样？是否能为现在的检查和治疗提供线索？患者有没有其他疾病？接受过什么手术？正在使用什么药物？与现时的腰痛有没有关系或有什么影响？排除腰痛是由严重脊椎病理或非脊椎病理所引起的可能。找出有没有"红色警示"，以决定是否需要转介医生做进一步的检查试验。为客观检查找出禁忌证与需要实行预防的措施，并从以上的资料计划怎样进行客观检查。

（2）客观检查：在问诊的基础上，客观检查旨在确立患者的问题所在（例如活动或姿势可能怎样影响解剖结构，因而造成患者的症状），从而计划治疗方案（例如矫正肌肉控制与身体姿势）。

初学康复治疗师常犯的毛病是：执行客观检查时与问诊没有联系，问诊时得到的资料不能转为诊断假设，然后在客观检查当中予以确认或否定。在客观检查时，治疗师的临床推理是：当某个组织结构受压而令患者的症状重现时，那个组织结构便应该是导致症状的根源。但很多时候，治疗师很难去确立一个组织或结构病理的诊断，因为没有任何客观检查的试验是能够只令单一组织或结构受压，所有的试验都会影响很多组织或结构，或近或远。

所以，治疗师要保持开放态度，综合问诊与客观检查试验的结果，得出初步或较可能的诊断，然后选择及执行适当的治疗方法，评估患者对治疗的反应及初步诊断的正确性。

检查腰痛的患者，可以包括观察、关节检查、肌肉检查、神经检查、特殊检查及触诊。观察腰痛患者的姿势、活动及步态，这是最基本但又非常重要的检查。

（3）姿势：姿势是指身体各部分的相对位置，每一个关节都可能影响其他关节的位置与受压或张力的程度。正确姿势，是身体各关节受负荷最小时的位置，也是运用最少肌力便能维持的位置。任何增加关节负荷的位置都可以称为错误姿势。在肌力正常的情况下，短期的错误姿势并不会影响关节，因为只要通过改变姿势便能减轻关节受压或张力的程度。但当错误姿势变成惯性或时间过长，关节与肌肉便会产生病理性改变。那时关节可能变得僵硬或松弛，肌肉可能变得伸长或挛缩，肌力相应下降，错误姿势也就无法轻易地恢复正常，形成恶性循环。

1）标准站姿：理想或标准的站姿，是一条垂直的直线（重心线），通过耳郭、颈椎椎体、肩峰、胸部正中、腰椎椎体、髋关节后侧、膝关节略前及外踝略前。

骨盆对线：髂前上棘与耻骨联合成垂直线，髂前上棘较髂后上棘低13°。

但需要注意的是，现实中很多没有腰痛的"正常人"的站姿都达不到理想或标准。因此，若需要矫正腰痛患者的错误姿势时，能以达到较为理想或标准的姿势便可能已有疗效。

从侧面观察胸椎与腰椎的弯曲弧度是否增加或减少时，胸椎可分为3部分——上胸椎、中胸椎与下胸椎，腰椎可分为2部分——上腰椎与下腰椎。

2）错误站姿：颈椎、胸椎、腰椎与骨盆相连，检查错误的站姿时要从颈椎观察至骨盆，留意颈椎、胸椎或腰椎的弧度是否增加或减少，骨盆有没有前倾或后倾。骨盆前倾，腰椎的弧度增加（前凸），胸椎的弧度也可能增加（后凸）。骨盆前倾可能是因，胸椎的弧度增加可能是果；但胸椎的弧度增加也可以是因，导致骨盆代偿性前倾。

骨盆前倾：腰椎的弧度增加（前凸），腰椎小关节压力增加，腰椎椎体前滑力量增大,腹肌松弛或伸长,腰背肌紧张或缩短,髋关节屈曲缩短,髂腰肌紧张或缩短,臀大肌伸长和肌力减弱。

骨盆后倾:腰椎的弧度减少,腹肌紧张或缩短,腰背肌松弛或伸长,髋关节后伸,髂腰肌伸长,臀大肌紧张或缩短。

正确坐姿是坐着时,颈椎、胸椎、腰椎与骨盆保持正确的弧度和中立位。

最常见的错误坐姿是上颈椎伸展、下颈椎屈曲,胸椎后凸,腰椎屈曲与骨盆后倾。

(4)活动:检查腰痛患者的腰椎活动,包括前屈、后伸、左右旋转及左右侧弯。治疗师不单是看患者腰椎活动的幅度,重要的是观察胸椎与腰椎活动的程度——活动开始至完成及回复正中位置时是否顺畅? 有没有个别的关节活动受限或异常?

站立前屈,是腰椎在日常生活中最常见的活动。身体向前弯腰时,首先是骨盆向后移与髋关节屈曲,使身体重心能保持在支撑基础内。当髋关节屈曲时,腰椎的弧度开始减少、变平。腰椎在前屈时平均的活动度大概是 $40°\sim60°$,站立时腰椎有 $20°\sim30°$ 的后伸,到向前弯腰尽头时,腰椎约有 $20°$ 的前屈。腰椎大于 $25°\sim30°$ 的前屈,便是过度的前屈。

基于"身体会遵从物理定律,身体活动时会寻找最低阻力的路径——最大的活动幅度会在最松弛的关节中发生"的理解,治疗师要留意腰椎过度前屈是否发生在某些特别松弛的椎体关节,而另外的椎体关节却是特别僵硬?

身体从前屈回复至站立位置时,髋关节开始后伸,然后腰椎与髋关节同时一起后伸至完全站立。在正常向前弯腰尽头时,髋关节屈曲 $70°\sim80°$,腰椎前屈的活动度 $40°\sim60°$(从后伸至全屈曲),所以身体从前屈回复至站立位置时,髋关节的活动幅度应较腰椎的活动幅度为多。

步态评估:治疗前后的步行均需分析,对矫正步行均有帮助,才用定性和定量分析,临床多通过视觉观察,运用 RLA 八分法。有条件的可采用步态分析系统等设备。

(5)视觉模拟评分法(VAS):记录患者腰部静息和运动状态下的疼痛情况。

(6)日常生活能力(ADL)评估:采用基础性日常生活能力(basicactivities of daily living,BADL)和工具性日常生活能力(instrumental activities of daily living,IADL)。其中IADL 包括使用电话能力、上街购物、外出活动、食物烹饪、家务维持、洗衣服、服用药物、处理财务能力。①自己完全可以做;②有些困难;③需要帮助;④根本无法做。总分最低为 14 分,为完全正常;>14 分为有不同程度的功能下降;最高为 56 分。单项分 1 分为正常,2~4 分为功能下降,凡有 2 项或 2 项以上≥3 分,或总分≥22 为功能有明显障碍。

(7)关节活动度测量:躯干前屈,后伸,左侧屈,右侧屈,左旋,右旋,评估腰椎活动度是否降低。

(8)肌力测试:躯干前屈肌,躯干后伸肌,外侧腹肌,髋外展肌,髋后伸肌。

(9)特殊检查:站立位前屈测试,坐位前屈测试,长坐位测试,Gillet's 测试,"4"字试验。

(10)运动感觉评估:①肌节。L_2-屈髋;L_3-伸膝;L_4-踝背屈;L_5-踇指背伸;S_1-踝跖屈;S_2-膝屈曲。②皮节。L_1-腹股沟;L_2-大腿前侧;L_3-股骨内上髁;L_4-内踝;L_5-第二、三跖骨间;S_1-外踝。

(11)反射:膝反射,跟腱反射是否正常,巴宾斯基征是否阳性。

(12)其他评定:是否有麻木感、是否僵硬、是否无力、是否有减轻因子、是否有加重因子(坐、站、走)、是否有异常运动(疼痛弧、腰骶节律异常)。

2.治疗原理

(1)急性期:以疼痛管理,低负荷性主动运动为主。急性炎症结束的表现:训练后疼痛程度及范围减轻。

(2)缓解期:通过物理因子疗法镇痛消炎,手法治疗止痛,促进循环,促进淋巴回流,增加软组织长度,促进纤维重新排列,运动治疗提高患者肌力。此前的训练强度负荷可较上期增加。继续疼痛肿胀管理、脊椎低负荷灵活性,开始增加局部协调性、局部和全身耐力训练。

(3)功能恢复期:最大化脊椎屈伸旋转侧屈活动度训练(低负荷或高负荷),提升日常生活能力和运动表现能力,肌耐力训练,局部稳定性、局部和全身有氧耐力训练,无氧耐力,反应能力,快速力量等,最终使患者生活质量提高。

(四)康复治疗

腰背肌筋膜
炎康复

1.治疗目标

(1)短期目标:提高肌力,预防并发症,减轻疼痛和肿胀,减少炎症刺激,保护损伤组织的愈合,增加关节活动度,恢复独立和安全的转移,减少自我照料的帮助。

(2)长期目标:增加患者运动表现,提高患者生活质量,继续保护损伤的组织,增加腰椎关节活动度和肌力,重建腰椎稳定性,扩大椎间隙,减轻各种神经根压迫和刺激体征,尽可能恢复正常生理功能和工作能力,达到生活基本自理。

2.常规康复治疗方案

(1)运动治疗:缩肚脐,卷腹,桥式,猫式,驼式,平板支撑,侧向平板支撑,俯卧位后伸躯干。俯卧位屈髋屈膝双手尽量前伸,牵伸背部肌肉。

(2)手法治疗

1)肌筋膜放松术:双手交叉置于患者紧张肌肉两侧,缓缓下沉并向外打开,牵拉受累肌肉,维持90 s。

2)肌肉能量技术:患者屈髋屈膝顶于治疗师腹部,下肢往前顶2~4 s后放松,治疗师缓缓用交叉双手牵伸腰部肌肉。

3)扳机点放松术:通过触诊寻找患者腰部结节或条索状酸痛点,按压30~60 s后放松。

4)软组织松动技术:横向松动患者紧张肌肉,促进纤维组织重新排列。

(3)物理因子治疗

1)急性损伤:物理因子治疗方法如下。①超声波:脉冲模式。②短波或超短波:无热量(图1-26)。③毫米波:1~5 mW/cm^2(图1-27)。④磁疗法:静脉、脉冲磁或旋磁(图1-28)。⑤紫外线照射:弱红斑量照射(图1-29)。

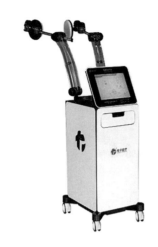

图1-26　短波治疗仪

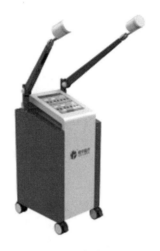

图1-27　毫米波治疗仪

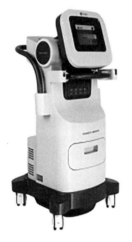

图1-28　磁振热治疗仪

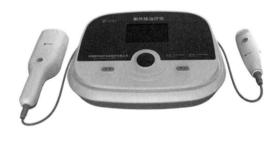

图1-29　紫外线治疗仪

　　2)亚急性、慢性损伤:物理治疗方法如下。①红外线(图1-30);②蜡疗:水浴法或蜡饼法(图1-31);③高频电疗:微热或温热量(图1-32);④超声波:水下法或直接接触法,小剂量或中剂量;⑤音频电疗:耐受量(图1-33)。

　　(4)中医传统治疗:推拿、拔罐、针灸等。

　　(5)心理治疗:用对患者有意义的方式解释疼痛(可以使用故事或隐喻);要诚实;解释疼痛"不是在你的大脑里,而是你的大脑与身体沟通的一种方式";解释说"我们需要找到一种让大脑安静下来的方法,使其不感知到威胁"。

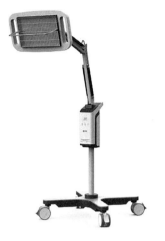

图1-30　频谱治疗仪

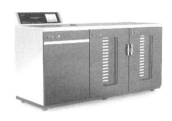

图1-31　电脑恒温电蜡疗仪

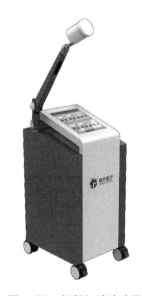

图1-32　极超短波治疗仪

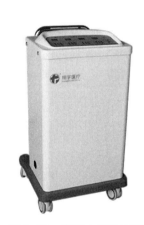

图1-33　电脑中频治疗仪

3.禁忌证

（1）运动治疗禁忌证：危重疾病需绝对休息者；严重心血管疾病；体位性低血压；高热；剧痛；运动时血压急剧升高者；心室室壁瘤；心传导异常；严重骨质疏松；运动器官损伤未妥善处理。

（2）手法治疗禁忌证：动脉硬化；血栓形成；栓塞；严重静脉曲张；急性静脉炎；蜂窝织炎；滑膜炎；脓肿；皮肤感染/皮炎；癌症；压力/运动会使病情恶化的急性炎症；骨折；开放伤后；全身性肿胀（肝、肾、心脏病）。

（3）电疗法禁忌证：怀孕；起搏器；心律失常；颈动脉窦上方；经颅恶性肿瘤上方；感觉减退。

（4）超声波疗法禁忌证：感觉减退；循环障碍；儿童骨骺区；恶性肿瘤附近。

（5）磁疗法禁忌证：起搏器、金属异物；严重心肺功能不全；孕妇；出血倾向。慎用于体质虚弱、老人、幼儿、高热、治疗后不适反应严重者。

（6）微波疗法禁忌证：缺血点；感觉减退；充满液体的器官（包括眼睛）；关节积液；潮湿位置；恶性肿瘤；感染；生殖器官；儿童骨骺区；起搏器、金属异物等。

（7）光疗法禁忌证：水肿增殖的瘢痕；动脉阻塞性病变；皮炎；感觉减退；开放伤口；循环障碍；恶性肿瘤。

（8）温热疗法禁忌证：急性炎症；感觉减退；开放伤口；循环障碍；恶性肿瘤。

（五）典型病例

1. 病历资料　患者陈××，男性，40岁，公职人员。

主诉：左侧腰背痛2月余，搬重物后加重6 h。

现病史：2个月前，患者运动后自觉腰部不适，未予重视，6 h前搬重箱子时腰背痛症状加重，疼痛出现于躯干屈曲和左侧屈时，躯干伸直及右侧屈时无明显症状。无大、小便失禁、发热、盗汗等症状。于门诊就诊，检查后，以"腰背肌筋膜炎"为诊断收治。患者目前精神尚可，体力正常，食欲正常，睡眠正常，体重无明显变化，大便正常，排尿正常。

既往史：既往无相关病史，否认肝炎、结核、疟疾病史，否认高血压、心脏病史，否认糖尿病、脑血管疾病、精神疾病史，否认手术史、输血史，否认食物、药物过敏史。

专科检查：神清，精神可，查体合作，心肺腹（－），腰部向一侧弯曲，腰椎的生理曲度减小，左腰部有明显的压痛点或叩痛点（伴左侧下肢放射痛）。腰部屈曲活动受限，直腿抬高试验（＋），左侧下肢有皮肤痛、温、触觉减退区，足趾感觉、血运、活动可。

2. 康复评估

（1）S（subjective，主观资料）：左下肢疼痛乏力，不能左右腿交替上楼梯，下楼梯很困难，双腿持续麻痹，搬箱子后疼痛加重。

（2）O（objective，客观资料）：X射线及磁共振显示患者腰椎弧度变大，双腿肌肉萎缩、脐以下知觉缺损，直腿抬高试验（SLR）（＋），前屈——指尖到髌骨上缘，后伸——指尖到后面大腿远端的1/3，旋转角度正常。左侧大腿出现疼痛，坐—站需轻微帮助，左右重心转移不佳，步态呈现轻微疼痛步态。血、尿、超声等相关检查指标正常。

（3）A（assessment，功能评估）：①下肢肌力股四头肌、臀大肌肌力4级，肌肉能力下降；②VAS评分静息2分，弯腰7分，提示患者屈曲躯干时疼痛明显；③坐至站的转移能力，坐站转换需少许帮助；④站立平衡3级；⑤步态患者左侧下肢支撑相变短，呈疼痛步态；⑥ROM（活动度）前屈70°，后伸10°，提示腰椎活动度受限；⑦左下肢有轻微感觉减退，右下肢感觉无明显减退；⑧Barthel评分95分，患者轻度依赖，少部分需要其他人帮助。

3. 主要康复目标

（1）短期康复目标（病程＜2周）：运用休息制动、理疗等减轻疼痛和肿胀，减少炎症刺激，保护损伤组织的愈合，增加腰椎活动度。

（2）长期康复目标（病程＞2周）：继续保护损伤的组织，增加腰椎关节活动度和肌力，重建腰椎稳定性，逐步参与家务活动。

4. 康复治疗方案　见表1-8。

表1-8 康复治疗方案

阶段	早期系统化康复方案
短期计划	1. 沟通:康复医生和康复治疗师与患者及家属做好康复训练前沟通及心理指导。患者接受康复训练的指导
	2. 训练前康复宣教:患者初步了解康复训练内容和注意事项等
	3. 康复训练项目 ● 第1天 (1)活动:予以绝对卧床休息,避免大强度活动 (2)理疗:方法如下。①超声波:脉冲模式。②短波或超短波:无热量。③毫米波:1～5 mW/cm²。④磁疗法:静脉、脉冲磁或旋磁。⑤紫外线照射:弱红斑量照射 ● 第2天至2周 (1)活动:逐渐增加运动强度 (2)理疗:中频电疗镇痛,应用频率为1 000～100 000 Hz的脉冲电流治疗患者疼痛 (3)手法治疗:方法如下。①肌筋膜放松术:双手交叉置于患者紧张肌肉两侧,缓缓下沉并向外打开,牵拉受累肌肉,维持90 s。②扳机点放松术:通过触诊寻找患者腰部结节或条索状酸痛点,按压30～60 s后放松。③软组织松动技术:横向松动患者紧张肌肉,促进纤维组织重新排列
长中期计划	1. 中频电疗镇痛:应用频率为1 000～100 000 Hz的脉冲电流治疗患者疼痛
	2. 肌筋膜放松术:运用交叉手势按压在患者紧张的软组织上方,嘱患者深呼吸放松,随着呼气手缓缓加压,维持90 s,放松梳理紧张的软组织,有效缓解肌肉紧张的不适感和疼痛感的一种放松方法
	3. 扳机点放松术:找到患者的紧张软组织的触发点,持续进行缺血性按压,维持60 s
	4. 核心稳定训练 (1)仰卧位四点训练:平躺,通过缩肚脐使骨盆处于后倾位置,双脚着地,双臂放在身体两侧。保持骨盆后倾的同时,慢慢抬起一条腿和另一只手臂,直到垂直于地板。回到起始位置,另一侧重复。为了增加难度,防止手和脚接触地面。每边重复15次,1次/d (2)仰卧位桥式运动:屈膝仰卧。慢慢抬起臀部离开平面。身体从膝盖到肩膀呈一条直线。坚持5 s,重复3组,每组10次。1次/d
	5. 超声波、超短波镇痛:应用超声波,超短波热效应,升温受累组织,促进局部循环,加速组织愈合
	6. 放松治疗:肌肉和结缔组织-大腿、髋周、下背部神经肌肉相关处理,本体感觉技术
	7. 疼痛教育:教育患者疼痛是认为身体某处存在威胁的神经性信号,改变患者的疼痛观念,让患者知道为什么会产生疼痛,从而帮助患者减轻和治愈疼痛
	8. 出院宣教:按照家庭治疗方案继续加强肌力、活动度、腰椎活动能力的训练,提高自我保护,减少疼痛再发生。①控制负重。②家属及照顾者教育,监督患者每日的日常训练,保证患者安全。③指导患者保持愉悦心情,积极主动自我康复训练。④避免做深蹲、重体力等活动。⑤合理饮食,适度训练,避免劳累

续表 1-8

阶段	早期系统化康复方案
回访及门诊复诊计划	1. 康复 1 个月内坚持住院期间训练方案
	2. 训练 1 个月后检查疼痛缓解情况,指导居家康复训练方案,增加活动度、肌力及步行能力
	3. 居家 ADL 及 IADL 方面建议,指导患者在恢复期间能够安全有效地完成生活自理活动
	4. 根据患者工作特点,给予特定的活动意见
	5. 门诊 1 个月复诊,提高患者步行能力、本体感觉及关节灵活性

5. 康复出院时评估

（1）S（subjective,主观资料）:上下楼梯时无明显不适。

（2）O（objective,客观资料）:患者双腿肌肉萎缩、脐以下知觉缺损,直腿抬高试验（SLR）（+）,前屈—指尖到髌骨下缘,后伸—指尖到后面大腿远端的 1/2,旋转角度正常。坐—站正常,左右重心转移正常,步态呈现正常模式。血、尿、超声等相关检查指标正常。

（3）A（assessment,功能评估）

1）下肢肌力:股四头肌、臀大肌肌力 5⁻级,肌肉能力下降。

2）VAS 评分:静息 0 分,弯腰 1 分,提示患者屈曲躯干时出现轻微疼痛。

3）坐至站的转移能力:正常。

4）站立平衡:3 级。

5）步态:正常。

6）腰椎 ROM（活动度）:前屈 80°,后伸 20°,提示腰椎活动度轻微受限。

7）下肢感觉无明显减退。

8）Barthel 评分:100 分,患者生活自理,无须他人帮助。

（4）P（plan,康复治疗计划）:①加强躯干屈曲伸直活动度;②增加腰背肌协调性;③适当建议患者做有氧训练,如游泳、慢跑等;④提高躯干的灵活性及本体感觉;⑤鼓励患者参与日常生活居家活动,适量外出步行。

（5）OP（occupational performance,活动表现）:患者可以独立完成上下楼梯等活动,腰椎前屈、后伸关节活动度可,患者表示愿意尝试做一些自主活动。

二、颈肌筋膜扳机点痛

颈肌筋膜痛是指因寒冷、潮湿、慢性劳损而使颈肩部肌筋膜及肌组织发生水肿、渗出及纤维性变,引起组织损伤和无菌性炎症,而出现的一系列临床症状。以慢性肌肉疼痛且伴有 1 个或多个触发点为主要特征的常见软组织风湿病。临床特征包括:①肌僵直;②可触及的肌肉硬结;③肌肉易疲劳性;④可伴发紧张性头痛;⑤出现扳机点痛。其中扳机点痛表现为骨骼肌或肌筋膜中可触及的紧张性条索上高度局限和易激惹的点,当压迫它时会产生广泛的压痛、痉挛和自主神经过反应等表现。可分为原发性和继发性,可发生于任何年龄,中年多见,女性多于男性。

颈肌筋膜扳机点痛（myofascial trigger point pain）一般出现在长期劳损和突然用力引

起的牵拉伤两种情况后,前者是持续过度牵拉而导致的慢性损伤,后者为突然的暴力使肌肉强烈收缩,肌肉或筋膜的纤维突然断裂而损伤。急慢性损伤在自我修复过程中,机化形成瘢痕并与周围组织器官发生粘连(筋膜、骨突、韧带、肌肉、神经等),血管受压,局部血运和体液代谢发生障碍,局部缺血、缺氧,周围组织的动态平衡关系受到影响。无菌性炎症的产生,致痛物质和激肽类物质的释放,运动时粘连的组织相互挤压或牵拉,都会导致疼痛的发生和加剧。

(一)康复问题(功能障碍)

1. 疼痛　为最常见的症状,多发生于肌肉损伤或过度使用后,表现为由肌筋膜深层组织引起的一种深部位、定位差的持续性酸胀痛或钝痛,这种疼痛可呈紧束感或重物压迫感辐射,并向外延伸至周围。本病最常累及的部位通常是颈后、肩胛、胸部,严重者可出现腰部不适。患者夜间痛醒、晨起多僵硬感,活动后疼痛有所减轻,劳累或傍晚又加重,也与情绪、气候环境有关。

2. 颈肩部肌力下降　扳机点痛影响肩部肌肉的额外损伤(斜方肌、菱形肌、肩胛提肌、胸锁乳突肌、斜角肌等)。

3. 扳机点　位于肌肉紧束中的痛觉敏感超应激位点或高张力点区域,可由触诊激活并诱发出放射痛,复制出和患者主诉一致(至少部分相同)的疼痛症状。扳机点的是否存在可鉴别肌筋膜痛。扳机点常有两种类型:活跃型扳机点在休息和运动时都有疼痛;潜伏或隐匿型扳机点只在压迫时才出现疼痛。扳机点常在紧张带上找到。

4. 感觉异常　常伴有自主神经反应,如皮肤滚动感、对触摸和温度高敏感、异常出汗、反应性充血、烧灼感和皮肤划痕症等。

5. 颈部关节活动度下降　来自扳机点的疼痛抑制,颈部关节活动度下降。

6. 头痛　颈肌筋膜扳机点痛也可诱发头痛。

(二)康复分期

1. 急性期　一般在疼痛产生的早期,大概在损伤后1个月内,疼痛明显易激惹,颈部关节活动障碍,有明显按压痛。

2. 缓解期　大于1个月,损伤的组织疼痛缓解,炎症消退,疼痛呈区域性分布,患者关节活动范围稍受限。

(三)康复治疗基础

1. 功能评定

(1)视觉模拟评分法(VAS):评估患者颈部静态和运动状态下的疼痛情况;疼痛的24 h变化;疼痛的位置、深度、类型等。

(2)姿势评估:颈椎与两肩的位置评估。

(3)日常生活能力(ADL)评估,采用基础性日常生活能力(BADL)和工具性日常生活能力(IADL)。BADL:常用日常生活动能力(Barthel指数)评定,包括进食、洗漱、修饰、穿脱衣、大小便控制、如厕、床椅转换、步行45 m、上下楼梯等,满分100分,>60分轻度障碍,40～60分中度障碍,<40分重度障碍。IADL:包括使用电话能力、上街购物、外出活动、食物烹饪、家务维持、洗衣服、服用药物、处理财务能力。①自己完全可以做;②有些

困难;③需要帮助;④根本无法做。总分最低为14分,为完全正常;>14分有不同程度的功能下降;最高为56分。单项分1分为正常,2~4分为功能下降,凡有2项或2项以上≥3分,或总分≥22,为功能有明显障碍。

(4)关节活动度测量:颈部前屈、后伸、左侧屈、右侧屈、左旋、右旋,评估颈部主被动活动度是否降低。

(5)肌力测试:测量颈部各方向肌力大小。

(6)运动感觉评估:内容如下。①肌节:C_4-耸肩;C_5-屈肘;C_6-伸腕;C_7-伸肘;C_8-中指屈曲;T_1-小指外展。②皮节:C_2-枕后;C_3-颈后;C_4-肩峰;C_5-肱骨外上髁;C_6-拇指第一指节掌侧;C_7-中指第一指节掌侧;C_8-小指第一指节掌侧;T_1-肱骨内上髁;T_2-腋窝反射。

(7)反射:肱二头肌肌腱反射、肱桡肌肌腱反射、肱三头肌肌腱反射是否正常,巴宾斯基征、霍夫曼征是否阳性、是否有踝阵挛等。

(8)特殊检查:上肢神经张力测试(桡神经、尺神经、正中神经)、翼韧带测试、Sharp Purser测试、Spurlings测试、颈椎牵引测试。

(9)其他评定:是否有麻木感、是否僵硬、是否无力、是否有减轻因子、是否有加重因子(坐,站,走)、是否有异常运动。

2.治疗原理 通过物理因子疗法镇痛消炎;手法治疗止痛,促进循环,促进淋巴回流,增加软组织长度,促进纤维重新排列;运动治疗提高患者肌力;最终使患者生活质量提高。

(四)康复治疗

1.治疗目标

(1)短期目标:提高肌力,预防并发症,减轻疼痛和肿胀,减少炎症刺激,保护损伤组织的愈合,增加关节活动度,恢复独立和安全的转移,减少自我照料的帮助。

(2)长期目标:恢复肌肉弹性,增加患者运动表现,提高患者生活质量,继续保护损伤的组织,增加颈椎关节活动度和肌力,重建颈椎稳定性,扩大椎间隙,减轻各种神经根压迫和刺激体征,预防复发,尽可能恢复正常生理功能和工作能力。

2.治疗分3个主要部分 ①矫正肌肉慢性过度负荷的促成因素;②消除激痛点(方法有MET技术、牵拉、药物注射和针灸等);③强化肌力训练。

3.常规康复治疗方案

(1)运动治疗:颈深屈肌训练、斜方肌训练、胸锁乳突肌牵伸、斜角肌牵伸、枕下肌群牵伸。

(2)手法治疗

1)肌筋膜放松术:双手交叉置于患者紧张肌肉两侧,缓缓下沉并向外打开,牵拉受累肌肉,维持90 s。

2)肌肉能量技术:患者后伸、侧屈、旋转至受限位,于受限位进行同向的等长收缩,维持2~4 s,放松后获得更大关节活动度,重复4~5次。

3)扳机点放松术:通过触诊寻找患者腰部结节或条索状酸痛点,按压30~60 s后放松。

4)软组织松动技术:横向松动患者紧张肌肉,促进纤维组织重新排列。

（3）物理因子治疗

1）急性损伤:治疗方法如下。①超声波:脉冲模式。②短波或超短波:无热量。③毫米波:1～5 mW/cm²。④磁疗法:静脉、脉冲磁或旋磁。⑤紫外线照射:弱红斑量照射。⑥低频或中频电疗。

2）亚急性、慢性损伤:治疗方法如下。①红外线:加速血液物质循环,增加新陈代谢。②热疗:采用蜡疗,促进血液循环,缓解肌肉痉挛及疼痛。③高频电疗:微热或温热量。④超声波:直接接触法,小剂量或中剂量。

（4）中医传统治疗:推拿、拔罐、针灸等。

（5）心理治疗:用对患者有意义的方式解释疼痛(可以使用故事或隐喻);要诚实;解释疼痛"不是在你的大脑里,而是你的大脑与身体沟通的一种方式";解释说"我们需要找到一种让大脑安静下来的方法,使其不感知到威胁"。

4.禁忌证

（1）运动治疗禁忌证:危重疾病需绝对休息者;严重心血管疾病;体位性低血压;高热;剧痛;运动时血压急剧升高者;心室室壁瘤;心传导异常;严重骨质疏松;运动器官损伤未妥善处理。

（2）手法治疗禁忌证:动脉硬化;血栓形成;栓塞;严重静脉曲张;急性静脉炎;蜂窝织炎;滑膜炎;脓肿;皮肤感染/皮炎;癌症;压力/运动会使病情恶化的急性炎症;骨折;开放伤后;全身性肿胀(肝、肾、心脏病)。

（3）电疗法禁忌证:怀孕;起搏器;心律失常;颈动脉窦上方;经颅;恶性肿瘤上方;感觉减退。

（4）超声波疗法禁忌证:感觉减退;循环障碍;儿童骨骺区;恶性肿瘤附近。

（5）磁疗法禁忌证:起搏器、金属异物;严重心肺功能不全;孕妇;出血倾向。慎用于体质虚弱、老人、幼儿、高热、治疗后不适反应严重者。

（6）微波疗法禁忌证:缺血点;感觉减退;充满液体的器官(包括眼睛);关节积液;潮湿位置;恶性肿瘤;感染;生殖器官;儿童骨骺区;起搏器、金属异物。

（7）光疗法禁忌证:水肿增殖的瘢痕;动脉阻塞性病变;皮炎;感觉减退;开放伤口;循环障碍;恶性肿瘤。

（8）温热疗法禁忌证:急性炎症;感觉减退;开放伤口;循环障碍;恶性肿瘤。

（五）典型病例

1.病历资料　患者张××,男,43岁,互联网企业在职。

主诉:左颈部疼痛伴活动受限2月余,今日晨起时颈痛症状加重。

现病史:2个月前患者左颈部疼痛伴活动受限,症状持续性发作,休息后缓解,当时未予以重视,近日来疼痛明显感觉加重。今晨患者起床后,自觉颈痛不能忍,伴活动不能,遂来我院门诊就诊。X射线示:C₃～C₄、C₄～C₅、C₅～C₆、C₆～C₇椎间盘轻微突出,颈椎椎体退行性改变。门诊以"颈椎筋膜炎"收治入院。近期病程中,患者一般情况可,无发热、咳嗽咳痰等,饮食及睡眠可,二便正常,体重未见明显增减。

既往史:无外伤史,否认肝炎、结核、疟疾病史,否认高血压、心脏病史,否认糖尿病、脑血管疾病、精神疾病史,否认手术史、输血史,否认食物、药物过敏史。

专科检查:神清,精神可,查体合作,心肺腹(-),颈部活动度受限,局部压痛明显,双手握力下降,颈部肌群肌力减退,上肢无明显肿胀,皮温稍高,无上肢麻木,颈部伸直时疼痛加重,左侧屈和右侧旋时,颈部屈曲,右侧屈及左侧旋时症状较轻微。

辅助检查:X 射线提示诊断:$C_3 \sim C_4$、$C_4 \sim C_5$、$C_5 \sim C_6$、$C_6 \sim C_7$ 椎间盘轻微突出,颈椎椎体退行性改变。

诊断:颈筋膜炎。

2.康复评估

(1)S(subjective,主观资料):患者主诉左颈部疼痛伴活动不能 2 个月余,今晨疼痛加重明显。

(2)O(objective,客观资料):X 射线示 $C_3 \sim C_4$、$C_4 \sim C_5$、$C_5 \sim C_6$、$C_6 \sim C_7$ 椎间盘轻微突出,颈椎椎体退行性改变。颈部活动度受限,局部压痛明显,双手握力下降,颈部肌群肌力减退,上肢无明显肿胀,皮温稍高,无上肢麻木,颈部伸直时疼痛加重,左侧屈和右侧旋时,颈部屈曲,右侧屈及左侧旋时症状较轻微。血、尿、超声等相关检查指标正常。

(3)A(assessment,功能评估)

1)颈旁肌力:胸锁乳突肌、斜方肌、颈后肌、头夹肌、颈夹肌肌力 4 级,肌肉能力下降。

2)VAS 评分:静息 2 分,后伸颈椎 7 分,提示患者伸颈时疼痛明显。

3)坐至站的转移能力:坐站转换需少许帮助。

4)站立平衡:3 级。

5)步态:患者左侧下肢支撑相变短,呈疼痛步态。

6)颈椎 ROM(活动度):前屈 35°,后伸 20°,左侧屈 30°,右侧屈 35°,左旋转 30°,右旋转 30°,提示颈椎椎活动度受限。

7)感觉无明显减退。

8)Barthel 评分:95 分,患者轻度依赖,少部分需要其他人帮助。

3.主要康复目标

(1)短期康复目标(病程<2 周):运用休息制动、理疗等减轻疼痛和肿胀,减少炎症刺激,保护损伤组织的愈合,增加颈椎活动度。

(2)长期康复目标(病程>2 周):继续保护损伤的组织,增加颈椎关节活动度和肌力,重建颈椎稳定性,扩大椎间隙,减轻各种神经根压迫和刺激体征,尽可能恢复正常生理功能和工作能力,逐步参与社会生活。

4.康复治疗方案　见表 1-9。

表1-9 康复治疗方案

阶段	早期系统化康复方案
短期计划	1.沟通:康复医生和康复治疗师与患者做好康复训练前沟通及心理指导。患者接受康复训练的指导
	2.训练前康复宣教:患者初步了解康复训练内容和注意事项等
	3.康复训练项目 ● 第1天 (1)活动:卧床休息,避免大强度活动 (2)理疗:方法如下。①超声波:脉冲模式。②短波或超短波:无热量。③毫米波:1~5 mW/cm²。④磁疗法:静脉、脉冲磁或旋磁。⑤紫外线照射:弱红斑量照射 ● 第2天至2周 (1)活动:逐渐增加运动强度 (2)理疗:中频电疗镇痛:应用频率为1 000~100 000 Hz的脉冲电流治疗患者疼痛 (3)手法治疗:方法如下。①肌筋膜放松术:双手交叉置于患者紧张肌肉两侧,缓缓下沉并向外打开,牵拉受累肌肉,维持90 s。②扳机点放松术:通过触诊寻找患者颈部结节或条索状酸痛点,按压30~60 s后放松。③软组织松动技术:横向松动患者紧张肌肉,促进纤维组织重新排列
长中期计划	1.中频电疗镇痛:应用频率为1000~100 000 Hz的脉冲电流治疗患者疼痛
	2.肌筋膜放松术:运用交叉手势按压在患者紧张的软组织上方,嘱患者深呼吸放松,随着呼气手缓缓加压,维持90 s,放松梳理紧张的软组织,有效缓解肌肉紧张的不适感和疼痛感的一种放松方法
	3.扳机点放松术:找到患者的紧张软组织的触发点,持续进行缺血性按压,维持60 s
	4.训练方法 (1)颈椎稳定训练 患者体位:坐位 屈:患者将双手置于前额,手掌施力,阻抗向前点头的动作,头不移动,保持平衡 侧弯:患者的手置于另一只手上,抵抗头部侧弯,患者努力把耳朵贴在肩上,由于力量的对抗,却贴不上 伸:患者双手置于头的后部,接近头的上部。对抗轴向伸展的力量,头不移动,达到平衡 旋转:患者的手在眼睛的上外侧施加阻力,阻抗患者转动头部看肩膀的力量 (2)等长抗阻活动 方法一: 患者体位:站立位。将一个篮球大小的充气球置于前额及墙中间,患者收缩下巴 过程:患者上肢开始活动,上肢逐渐进行负重活动,患者要头颈部要保持以上姿势 方法二: 患者体位:仰卧位。头部处于垫子的边缘;颈部无支持,保持中立位 过程:逐渐增加上肢的活动,在忍受的范围内,上肢进行负重活动。患者要保持头颈部处于以上安全的功能位

续表1–9

阶段	早期系统化康复方案
长中期计划	（3）动态的颈部屈曲：家庭训练中，强调头颈的屈曲，而不是把头抬起来 患者体位：仰卧位。如果患者不能收缩下巴、屈曲颈部使头部离开垫子。在患者的胸背部及头下垫一个楔形垫子或斜板，来减少头颈部重力的影响 过程：患者收缩下巴，屈曲颈部使头抬起。治疗师纠正患者使用胸锁乳突肌的错误运动模式。当患者的运动模式正确时，减小楔形垫或斜板的倾斜角度，对患者头颈部的屈曲进行阻力对抗 （4）中高级训练：进一步训练头颈部肌肉的稳定和控制能力 患者体位：站立位。在患者的头部和墙之间放一个篮球大小的充气球。或者患者坐在一个大型号的健身球上，滚动健身球，使胸背部平放在健身球上，颈部和头保持中立位，此时强调颈部屈肌的活动 过程：患者用胸背滚动此球，使球的中心到达头部，此时，强调颈部伸肌的活动。患者要将运动球来回在胸背部和头部滚动，来训练颈部伸肌和屈肌的稳定性。运动中，上肢可以活动，逐渐增加上肢的负重，不断提升难度
	5.超声波、超短波镇痛：应用超声波、超短波热效应，升温受累组织，促进局部循环，加速组织愈合
	6.放松治疗：肌肉和结缔组织–颈部神经肌肉相关处理，本体感觉技术
	7.疼痛教育：教育患者疼痛是认为身体某处存在威胁的神经性信号，改变患者的疼痛观念，让患者知道为什么会产生疼痛，从而帮助患者减轻和治愈疼痛
	8.出院宣教：①家属及照顾者教育，监督患者每日的日常训练，保证患者安全。②避免做深蹲，重体力等活动。③合理饮食，适度训练，避免劳累。④按照家庭治疗方案继续加强肌力，活动度，颈椎活动能力的训练，提高自我保护，减少疼痛再发生
回访及门诊复诊计划	1.康复1个月内坚持住院期间训练方案
	2.训练1个月后检查疼痛缓解情况，指导居家康复训练方案，增加活动度、肌力
	3.居家ADL及IADL方面建议，指导患者在恢复期间能够安全有效地完成生活自理活动
	4.根据患者工作特点，给予特定的活动意见
	5.门诊1个月复诊，提高患者颈椎本体感觉及关节灵活性

5.康复出院时评估

（1）S（subjective，主观资料）：颈椎活动时无明显不适，患者静息无疼痛，活动时轻度疼痛。患者自我感觉短期康复后的颈部功能每日有明显的进步，生活自理能力也不断提高。

（2）O（objective，客观资料）：颈部活动度受限改善，局部压痛程度减轻，颈部肌群肌力稍减退，上肢无明显肿胀，皮温正常，无上肢麻木，颈部伸直时疼痛较前缓解，颈部屈曲，右侧屈及左侧屈时无明显症状。血、尿、超声等相关检查指标正常。

（3）A（assessment，功能评估）

1）颈旁肌力：胸锁乳突肌、斜方肌、颈后肌、头夹肌、颈夹肌肌力4级，肌肉能力提升。

2）VAS评分：静息0分，后伸颈椎1分，提示患者伸颈时疼痛改善。

3）坐至站的转移能力：坐站转换无须帮助。

4）站立平衡3级。

5）步态无明显异常。

6）颈ROM（活动度）：颈后伸主动活动度0°～25°，被动活动度0°～30°，颈左侧屈主动活动度0°～20°，被动活动度0°～20°，颈左侧旋主动活动度0°～35°，被动活动度0°～20°，提示颈椎椎活动度受限。

7）感觉无明显减退。

8）Barthel评分：95分，患者轻度依赖，少部分需要其他人帮助。

（4）P（plan，康复治疗计划）：①加强颈伸直活动度；②增加颈部肌肉对疲劳的耐受能力；③提高颈椎的灵活性；④鼓励患者参与日常居家活动；⑤避免重体力活动；⑥适当进行增强肌力的训练；⑦进行感觉刺激训练，增加本体感觉能力；⑧家属及照顾者教育，监督患者每日的日常训练，保证患者安全。

（5）OP（occupational performance，活动表现）：患者可以独立完成上下楼梯等活动，颈椎前屈、后伸关节活动可，患者表示愿意尝试做一些自主活动。

（谭同才 李 澎）

第二章 | 骨折康复

第一节 概 述

骨折康复相关量表

骨折多由暴力造成,是创伤过程中非常常见的一种损伤。骨折产生的原因、机制、暴力大小、骨折累及部位、形态、合并软组织及血管神经损伤情况、并发症情况等也各不相同,故其愈合速度亦不相同。骨组织有皮质骨和松质骨两种形式,其中长骨干部主要由皮质骨组成,而长骨干骺端以及不规则骨主要由松质骨组成。其中骨质的完整性遭到破坏或其连续性中断时即称为骨折。最多见的骨折是皮质骨骨折,宏观上常表现为骨折的成角、移位等。因其骨组织的分布不同,造成不同部位骨折的愈合能力又有所不同。一般松质骨愈合的时间较皮质骨愈合时间更快。不同骨折部位其愈合时间不同,成人常见骨折的愈合时间见表2-1。

表2-1 成人常见骨折的愈合时间

上肢	愈合时间	下肢及躯干	愈合时间
锁骨骨折	1～2个月	股骨颈骨折	3～6个月
肱骨外科颈骨折	1～1.5个月	股骨粗隆间骨折	2～3个月
肱骨干骨折	1～2个月	股骨干骨折	3～3.5个月
肱骨髁上骨折	1～1.5个月	髌骨骨折	1～1.5个月
尺、桡骨干骨折	2～3个月	胫腓骨骨折	2.5～3个月
桡骨下端骨折	1～1.5个月	踝部骨折	1.5～2.5个月
掌骨骨折	3～4周	距骨骨折	1～1.5个月
指骨骨折	3～4周	脊柱椎体压缩骨折	1.5～2.5个月

骨折临床愈合标准:①骨折断端局部无压痛,局部无纵向叩击痛;②骨折断端局部无异常活动(主动或被动);③X射线片显示有骨折线模糊,有连续性骨痂通过骨折断端骨折线;④外固定解除后,上肢能平举1 kg重物达1 min,下肢在不扶拐平地连续走3 min,并不少于30步;⑤连续观察2周,骨折断端不发生畸形。

骨性愈合标准:①具备上述临床愈合的所有条件;②X射线片显示骨痂通过骨折线,骨折线消失或接近消失,皮质骨界限消失。

骨折临床处理的三大原则是复位、固定和康复治疗。这三者是有机结合、互相配合的过程，不能截然分开。骨折复位是骨折治疗的基础；复位后需要固定，只有牢靠固定，才能保持骨折不再移位并有利于骨折愈合及功能恢复，因此，固定是骨折治疗的关键；骨折治疗不仅要求愈合坚固，恢复原有的解剖形态及力学性能，而且要求患者早日恢复功能，重返社会，所以康复治疗是患者恢复功能的保证。

如骨折发生后处理不当或康复治疗不及时，会导致功能障碍的发生，致残率也相应增高，故早期正确的康复治疗尤为重要。早期正确的康复治疗可促进骨折的愈合，缩短住院时间，减少组织粘连，避免肌肉萎缩，增加关节活动范围，促进伤肢运动功能的恢复。

一、康复问题

(一)运动功能障碍

1. 肿胀　骨折后肢体肿胀是临床中十分常见的问题，其原因较多。在创伤或者手术后以及长期卧床后，在下地活动时易发生肢体的肿胀，可能主要有以下原因：①创伤或者手术局部炎症反应，创伤越严重，局部肿胀越明显。②长期卧床，下肢深静脉瓣膜功能下降，静脉回流阻力变化，一般四肢骨折后的肿胀多在 3 个月至半年完全恢复。③下肢深静脉血栓的形成或者骨筋膜隔室综合征时也会出现肿胀。其中髋部骨折易出现下肢深静脉血栓形成，导致下肢肿胀；前臂及小腿骨折并发血管及严重软组织损伤可引起骨-筋膜室综合征，导致局部肿胀。不同程度的肿胀都会影响肢体的功能恢复。

2. 关节活动受限　关节活动受限是骨折后最常见的问题之一，其主要的原因可能与创伤或手术后局部渗出，伤口瘢痕形成，以及局部制动或运动减少等方面有关。正常人制动 5~7 d 后，肌肉重量即开始明显下降，关节固定 4 周后则出现关节活动受限。而关节内及邻近关节的骨折最易造成关节活动受限。

3. 肌力下降及肌容积减少　骨折后主要因疼痛、神经损伤、制动等原因导致骨折局部及邻近肢体的肌肉废用，被固定或废用的肌肉由于缺乏中枢神经系统的兴奋刺激，不能产生正常的收缩力，不能改善自身的长度，表现为肢体活动受限、收缩力减退或丧失。

肌肉制动后出现的第一个变化是肌肉萎缩，即整个肌肉的重量和体积下降。肌肉重量和体积在制动后早期下降最快。当骨折后，可能因制动或者肢体活动减少，会导致骨折局部及邻近肢体的骨骼肌肌容积减少及肌力下降。

(二)感觉功能障碍

1. 疼痛　当骨折后因损伤会造成局部的急性疼痛，但也有部分骨折患者因损伤经久不愈，形成慢性疼痛。还有部分因骨折伴有神经损伤的患者，出现神经病理性疼痛。急性疼痛多见于骨折早期；慢性疼痛多见于骨折后反复感染或损伤经久不愈者；神经病理性疼痛多见于骨折伴神经损伤者。

2. 浅感觉减退　骨折伴神经损伤是造成局部浅感觉减退的主要原因，其浅感觉减退的部位为损伤该神经支配区。另外因手术切口损伤或切断了局部皮肤的感觉神经末梢，也会造成手术切口附近的浅感觉减退，大多在半年后能够恢复正常。

3. 本体感觉下降　当骨折后易造成患者运动系统本体感受器如肌肉、肌腱、关节等在内的感受器受损,而导致深感觉(即本体感觉)减退,影响运动功能。它主要包括 3 个方面的内容:①关节位置的静态感知能力;②关节运动的感知能力(关节运动或加速度的感知);③反射回应和肌张力调节回路的传出活动能力。前两者反映本体感觉的传入活动能力,后者反映其传出活动的能力。

(三)日常生活活动能力受限

骨折术后疼痛、关节活动受限、肌力肌耐力下降,导致患者不能完成进食、洗澡、穿衣、转移、步行及上下楼梯等日常生活所需的动作,造成患者日常生活活动能力下降。

(四)社会参与能力受限

骨折的患者不能正常移动、行走,影响患者处理日常生活琐事的能力,患者不能正常出行、购物、交友、学习新技能等,其社会参与能力受到限制。

二、康复分期

(一)血肿机化期

骨折后,骨折断端部位的骨细胞、骨膜及周围组织细胞坏死,坏死物的刺激,引起局部的创伤性炎症反应,同时骨本身及周围软组织的血管破裂、出血,形成血肿,伤后 6 ~ 8 h 开始凝结成含有网状纤维蛋白的血凝块。随着血肿内红细胞的破坏,纤维蛋白渗出,血肿被清除、机化并演变为肉芽组织,继而形成纤维性骨痂,而将骨折端初步粘连在一起。这一过程在骨折后 2 ~ 3 周内完成。在此期,康复治疗可采用抬高患肢、局部冷敷、弹力绷带加压包扎,以消肿、减少局部炎性渗出为主,同时给予骨折断端周围肌肉的等长运动锻炼,邻近肌肉进行等张运动,也可使用持续被动运动仪(CPM),以预防肌肉萎缩及关节挛缩。此期仅形成纤维连接,骨折端尚未稳定,避免进行对骨折断端造成剪切力的运动,肢体不能负重。

(二)原始骨痂形成期

骨折 24 h 后,骨折端附近的外骨膜开始增生、肥厚,逐渐骨化,产生新骨,形成外骨痂。与此同时,骨折端髓腔内的骨内膜,也以同样的方式产生新骨,形成内骨痂,二者不断生长,各自逐渐接近而会合。内、外骨痂与桥梁骨痂的融合即意味着原始骨痂的完全形成。这个阶段在伤后 6 ~ 10 周完成。此期,已形成原始骨痂,骨折断端趋于稳定,应加强骨折部位肌力及关节活动度练习,以等张及渐进性抗阻训练为主,可根据骨痂生长情况,逐渐开始小重量负重练习,涉及关节面的骨折开始负重时间应推后,但可在非负重下进行关节主动活动。

(三)骨痂成熟期

骨折的原始骨痂进一步改造,新生骨小梁逐渐增加,排列渐趋于规则,骨折端的坏死部分经过血管和成骨细胞、破骨细胞的侵入,完成清除死骨形成新骨的爬行替代过程,原始骨痂被改造为成熟的板状骨,达到坚固的骨性连接,骨髓腔也为骨痂所封闭。一般在伤后 8 ~ 12 周完成。此期,骨痂进一步稳定,X 射线片上骨折线消失,上肢可逐渐承重,下肢可逐渐由扶拐部分负重过渡到完全负重,以平衡训练、步行训练及本体感觉训练为主。

(四)骨性愈合与塑形期

根据人体的使用需要,骨结构按照力学原则重新改造。成骨细胞和破骨细胞继续作用,多余的骨痂被吸收。不足的部位通过膜内骨化而得到补充,以适应局部的负荷,对位好的骨折则最后骨折痕迹消失,髓腔重新开放。但是,错位明显的骨折,只能部分塑形。这一时期经过 2~4 年。此期,骨折已完全愈合,应加强肢体灵活性、协调性训练,可逐渐过渡到跑跳等高强度运动。

三、康复治疗基础

(一)功能评定

1. 伤口及局部软组织的情况　骨折术后早期行康复治疗前需评估伤口及损伤局部软组织情况,如开放性还是闭合性损伤,目前处于伤口愈合的哪个时期,局部是否有感染、有植皮,是否存在神经、血管损伤及肌腱的断裂等,可采用 AO 软组织损伤分型标准进行分级。只有了解了患者伤口及局部软组织情况,在康复治疗时才能避免因治疗而造成的再次损伤,影响软组织修复及伤口愈合。伤口愈合后,需了解手术瘢痕、肢体肿胀、软组织弹性等情况,才能有的放矢地开展康复治疗,提高疗效。

2. 骨折对位对线、骨痂形成情况检查

(1)骨折对位对线的评估:骨折后,骨折两端最理想的位置是达到解剖复位(骨折对位、对线良好,恢复原来解剖位置)。某些部位的骨折,虽未能达到解剖复位,但愈合后,肢体的功能无明显影响,这就称为功能复位。功能复位的标准:①旋转、分离移位必须要求完全纠正。②缩短移位要求成人下肢骨折移位不超过 1 cm,儿童处于生长发育期,下肢骨折缩短 2 cm 以内,若无骨骺损伤,可在生长发育中自行矫正。③成角移位具有生理弧度的骨折,可允许与其弧度一致的10°以内的成角。因成角与关节活动方向一致,日后可在骨痂改造塑形过程中得到矫正,而侧方成角与关节活动方向垂直,不能纠正,必须完全复位,否则关节内外侧受力不均,可继发创伤性关节炎和功能障碍。④侧方移位长骨干横骨折,骨折断端对位至少达1/3,干骺端对位应不少于3/4。同时也应与手术医生沟通,了解手术方式、内固定种类、术后骨折稳定性等方面。

(2)骨痂形成情况检查:骨痂的形成情况可以通过 X 射线片进行评估,常在骨折后 1 个月、2 个月、3 个月、6 个月、9 个月及 12 个月分别需复查 X 射线片,明确骨痂生长情况,不同时期 X 射线片表现不同。①血肿机化期:X 射线上可见清楚的骨折断端,此时无骨痂生成。②原始骨痂形成期:X 射线片上可见骨折断端密度增高,骨折线模糊,断端周围有致密的、无定形的骨质。③骨痂成熟期:X 射线片上可见骨折断端附近骨痂体积逐渐变小、致密,边缘清楚,骨折线消失,断端间有骨小梁通过。④塑形期:X 射线片上可见骨痂体积缩小,恢复到原来骨的形态。

但也存在骨折愈合缓慢或不愈合的情况。X 射线片上可表现为骨折线清晰可见,但骨折端没有过度分离,骨端表面没有囊腔,没有钙化及硬化。也可以表现为软骨成骨的骨痂出现晚而且少,并长期不能连成一片,骨折端的吸收更为明显,间隙愈显增宽,边缘也因吸收而模糊,呈绒毛状。在骨膜断裂的一侧,骨端可变得圆钝,但整个骨端并无硬化。

　　骨折愈合失败或骨折不愈合是指骨愈合过程停止。即骨折至少已过 9 个月,且连续 3 个月无任何迹象表明愈合有进展。X 射线片上可以有 3 种表现形式:①骨端硬化,髓腔封闭;②骨端萎缩疏松,中间存在较大的间隙;③骨端硬化,相互成为杵臼状假关节。

　　3. 关节活动度测定　临床上主要采用通用量角器检查法进行关节活动度测量。测量时注意应双侧进行对比,以及避免肢体的代偿而造成的测量误差,需分别测量关节的主动和被动活动度。

　　4. 肌力评定　骨折后常用徒手肌力测定法(manual muscle testing,MMT)进行肌力评定。但在评定时应注意若严重疼痛或骨折断端不稳定等,为肌力评定的禁忌证,若存在疼痛或关节活动受限明显,则应慎用。在肌力超过 3 级时,可使用专门的器械进行肌力测试。不同的肌肉、不同的收缩方式有不同的测试方法,其包括等长肌力检查、等张肌力检查及等速肌力检查。这里仅介绍躯干 3 级以上肌力的评定方法,四肢肌力评定具体方法详见第八章周围神经损伤康复。

　　5. 肢体长度、周径及力线的测量

　　(1)肢体长度的测量:在测量时应注意以下几点。①正确识别骨性体表标志。②两侧肢体应放于相同且对称的位置上。③测量骨性标志两点间直线的长度。④测量时应固定必要部分。⑤两侧肢体长度大多相等。但正常时,两下肢长度也可不相等,其相差不会超过 2 cm。

　　(2)周径的测量:上肢周径测量:上臂可在肩峰下 15 cm 平面测量;前臂可在尺骨鹰嘴下 10 cm 平面测量。下肢周径测量:大腿可在髂前上棘下 20 cm 平面或者髌骨上缘上 10 ~ 15 cm 处测量;小腿可在胫骨结节下 15 cm 平面或者髌骨下缘下 10 ~ 15 cm 处测量,也可以选择小腿肌腹的最大径处测量。测量时需左右对比,治疗前后对比。

　　(3)下肢力线的测量:肢体的力线与肢体的功能密切相关。骨关节畸形或它们之间关系异常,均会引起正常肢体力线的改变。因此,在临床工作中常需注意纠正力线的不正常状况,以利于肢体最大限度地发挥功能。

　　1)冠状面对线:下肢力线也称作下肢机械轴线,站立前后位时股骨头中心与踝关节中心的连线,通过膝关节中心。当膝内翻时,连线位于膝关节中心内侧;膝外翻时,连线位于膝关节中心外侧。

　　下肢负重轴也称身体纵轴线,与地面垂直,与下肢力线存在 3° 外翻夹角,骨盆越宽,此角越大,女性此角比男性大。当膝内翻时,膝关节中心外移,负重状态下膝关节内侧负重大于外侧,造成内侧关节软骨磨损;当膝外翻时,则造成外侧关节软骨磨损。

　　2)矢状面对线:在矢状面上,下肢力线是经过股骨头中心和踝关节中心之间的连线,经过膝关节中心。膝过伸时,连线位于膝关节前方。

　　6. 感觉功能评定　当骨折伴有神经损伤时需要对浅感觉进行评估,不伴有神经损伤的骨折易造成肌肉、肌腱、韧带及关节内的本体感受器受损,导致进行各种活动时身体及四肢所在位置感知的减退。本章节主要介绍疼痛及本体感觉的评定。

　　(1)疼痛的评定:临床上疼痛评定多采用 NRS、VAS、麦吉尔疼痛问卷(MPQ)等评定量表。

　　(2)本体感觉的评定:目前有较多先进的稳定和平衡测试分析仪器能对关节的本体

感觉进行综合测试和分析。比较简单的评定方法可采用多用关节测量仪进行测量。如膝关节本体感觉评定,可升降多用关节测量仪圆板或者让受试者站在升降台凳上(若患者不能下地站立负重,可采用卧位测量),使膝关节中心点正对圆心处,远端固定,以膝关节为轴心做屈伸运动。按要求屈到一定位置(角度)再返回原点,重复 3 次,要求被测者边运动边感受肌肉的收缩。之后,被测者闭上眼睛,再完成上述动作重复 5 次,记录前后两次的差值。也可采用等速肌力评估与训练系统进行精确评定。

7. ADL 能力评定 骨折患者由于制动或手术后组织粘连或瘢痕形成等原因,会出现疼痛、关节活动度减少、肌力下降、感觉减退等,会造成不同程度的 ADL 能力下降。骨折后对于基础性日常生活活动的影响上下肢亦有不同,上肢骨折后主要影响患者进食、梳妆、洗漱、洗澡、如厕、穿衣等,而下肢骨折主要是影响患者的转移及步行能力等。同时患者电话、购物、做饭、家事处理、洗衣、服药、理财、使用交通工具等工具性日常生活活动也可能受限。基础性日常生活活动常使用改良的 Barthel 指数量表进行评分,同时也会造成患者生活质量和社会参与能力的下降,可采用 SF-36 等生活质量评定量表进行评估。

另外,老年人还需对其心肺功能进行评定。

(二)治疗原理

1. 消肿止痛、促进伤口和骨折愈合 早期应用冷疗、气压、弹力绷带、红外偏振光、超短波/微波(有内固定或外固定者禁用)等治疗,消肿、止痛,减少局部渗出;应用氦氖激光、红外线等,消炎、改善血液循环、促进组织修复和创面愈合;应用低强度脉冲超声波、磁疗等促进骨折愈合。

2. 预防肌肉萎缩及关节挛缩 骨折后制动会造成局部肌肉萎缩及关节挛缩,早期可进行骨折部位的等长运动、邻近肌肉的等张运动以及 CPM 仪治疗,维持肌肉长度、减少组织间粘连,促进关节软骨再生和关节周围软组织的修复,预防肌肉萎缩及关节挛缩;后期伤口愈合后,可在相应肌肉上应用神经肌肉电刺激治疗,兴奋局部神经、肌肉,增强肌力。

3. 改善运动功能 通过关节活动技术、软组织牵拉技术、肌力训练技术等各种运动治疗,结合沙袋、弹力带等器材,增强下肢肌力、肌耐力,提高肌肉控制能力;同时应用关节松动技术、结缔组织松动技术等手法治疗,结合蜡疗、音频、超声波疗法、深层肌肉电刺激等治疗,软化瘢痕、松解粘连、放松紧张痉挛的肌肉,增加关节活动度,改善运动功能。

4. 恢复本体感觉功能 后期通过平衡训练、本体感觉训练,增强感觉统合刺激,改善平衡功能,恢复关节的位置静态感知能力及运动感知能力,提高患者本体感觉运动功能。

5. 加强脊柱的稳定性,恢复脊柱的正常力线 不稳定型脊柱骨折需行手术治疗恢复脊柱的力线,术后或保守治疗的脊柱骨折患者需佩戴脊柱矫形器加强脊柱的稳定性,限制脊柱的活动度,佩戴时间根据患者骨折部位、类型决定。

6. 提高步行能力 下肢骨折患者后期通过扶拐或助行器部分负重训练,逐渐过渡到完全负重及步行训练,结合下肢抗阻训练及等速肌力训练、本体感觉功能训练、关节活动度训练,调整下肢异常力线,进一步增强患者下肢肌力,改善关节活动度及本体感觉,进而提高患者步行能力,改善步态。

7. 改善日常生活活动能力 通过作业治疗和职业前训练,改善动作技能与技巧,增强体能,从而恢复至患者伤前的 ADL 能力及工作能力。

四、康复治疗

(一)治疗目标

1. 短期目标

(1)第一周:促进术后肢体肿胀消除,促进伤口愈合和血肿吸收,损伤关节在无痛范围内被动活动,邻近关节全范围主动活动,避免因制动引起邻近关节挛缩僵硬。

(2)第二周:促进术后肢体肿胀消除,促进伤口愈合和血肿吸收,损伤关节无痛范围内被动活动,角度在60°以内。邻近关节全范围主动活动。

(3)第三周:促进术后肢体肿胀消除,促进伤口愈合和骨折愈合,损伤关节无痛范围主动运动,角度在90°以内,邻近关节全范围活动。

(4)第四周:损伤关节被动关节活动度达120°,肢体肿胀消除,伤口愈合良好,邻近关节肌力恢复正常,可完成部分家务劳动,疼痛评分在3分以内。

2. 长期目标

(1)2个月恢复关节全范围活动,伤口愈合良好,关节无疼痛。

(2)4个月肌力恢复正常,无晨僵,关节稳定性和协调性正常,能完成绝大部分家务劳动。

(3)6个月回归社会与家庭。

(二)常规康复治疗方案

1. 运动治疗 运动疗法即通过治疗性运动保持和重新获得功能或防止继发性功能障碍的方法。通过不同的运动可以促进神经系统、肌肉、骨、关节系统的功能保持和恢复。

(1)促进肿胀消退:组织损伤后由于组织出血、渗出,出现外伤性炎症反应,加之疼痛等,肌肉出现痉挛,局部静脉、淋巴回流障碍、滞留,肿胀因此出现。这时需要适当进行肌肉的收缩运动,即进行肌肉的泵作用,促进血液循环,可以对肿胀的消退起到促进作用。

(2)保持和恢复关节活动度:人体关节可能因为关节疾病、外伤、手术、固定等原因出现骨性或纤维性活动范围受限,可以通过主动运动、被动运动、CPM、牵引、助力运动、关节松动术等方法去保持或回复关节活动度。

1)被动关节活动度训练:由治疗师或患者自己用健肢协助的关节活动度训练。在骨折康复中用于关节僵硬、关节疼痛、关节粘连术后的患者。在不引起病情加重或不加重疼痛的情况下,范围尽可能接近正常最大限度的活动范围(图2-1)。

2)主动关节活动度训练:不借助外力,患者自己能够主动进行练习或者利用简单辅助器械如体操棒、绳索、滑轮装置等进行锻炼。有条件者还可以进行水中运动,以利用水的浮力和温度,使动作更容易完成。开始训练时应先练习对抗肢体重量的训练,逐渐加强运动量,能够顺利完成后,再逐渐过渡到对抗阻力,增强肌力的训练。

3)助力运动关节活动度训练:当患者主动运动力量不够或有疼痛时,由治疗师通过滑轮和绳索装置等简单器械,或患者用健肢施加辅助力量进行关节活动的训练,兼有主动运动和被动运动的特点,其所加助力要随肌力增加而逐渐减少。

4)CPM:即在CPM仪上进行关节活动度的练习。其可以防治关节损伤、病变及关节制动所引起的关节挛缩、粘连,促进关节软骨再生和周围软组织的修复,还有改善血液循环、消除肿胀和疼痛的作用。在CPM的训练中,要注意观察,如果在关节活动达到终端时出现肌肉收缩意识时,应及时移行到主动运动的训练方式。

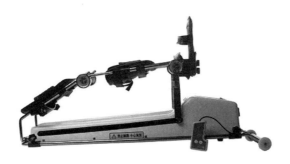

图2-1 智能关节康复器

5)持续牵引关节活动度训练:利用重力持续进行牵引的方法。使用牵引器具,将牵引的一端连接患肢,依靠牵引力使患肢维持在要求的位置,间隔一定的时间后去除牵引,放松患肢,如此牵引—放松反复进行。胶原纤维在载荷牵伸下可发生弹性延长和塑性延长,对关节进行持续一段时间的重力牵引,使挛缩和粘连的纤维组织产生更多的塑性延长以恢复关节活动度。此方法主要对出现肌肉挛缩所导致的关节活动度受限及关节活动受限刚出现的关节功能恢复有效。进行牵引的同时,在关节局部进行温热治疗,能显著地提高牵引的效果,并能减轻疼痛。牵引的程度以患者有轻度的能耐受的疼痛为宜。由于原发病的不同,对疼痛的耐受性不同,如痉挛性麻痹的关节挛缩能耐受很强的牵引力,而骨折固定所导致的关节挛缩和慢性类风湿关节炎的炎症期,对疼痛很敏感,同时要注意不要引起继发性损伤。

6)关节松动术:治疗师进行一些操作以达到被动关节活动度训练的目的,可以改善关节疼痛,维持或改善关节的活动度。基本方法有摆动、滚动、滑动、旋转、分离和牵引。一般关节手术或炎症早期应进行轻柔的关节活动,尽可能不引起疼痛或在适当的镇痛情况下进行,可选择主动运动、被动运动、助力运动等,有条件的可使用CPM。活动的幅度以患者可以耐受而没有很大的痛苦且每天有进步为原则;对于进行过关节松解手术的患者,应在渗血基本停止后即开始CPM治疗为好,或者进行缓和的主动运动;对于不能自主活动的患者,要进行被动的关节活动,以维持关节的活动度,以免出现关节僵硬、挛缩或关节软骨的退变等。在进行关节活动时,动作、手法要轻柔,不宜粗暴。

(3)增强肌力训练:在骨科患者中,几乎都需要进行肌力训练。一是因为骨科患者活动减少,需要维持现有的肌力,同时可以增加局部的血液循环,有利于患者的康复;二是对于肌力减退的患者,必须进行肌力锻炼以恢复肌力。

肌力训练是根据超负荷的原理,通过肌肉的主动收缩来改善或增强肌肉力量。超负荷原理是:使肌肉以最大强度收缩,重复一定次数或持续一定时间以引起适度的肌肉疲劳,以便通过超量恢复原理使肌肉纤维增粗,肌力增强。并且应掌握训练间隔时间,使后一次训练在前一次训练引起的超量恢复阶段内进行以便使超量恢复得以巩固与积累,达到训练效果。根据不同的肌力可选择不同的训练方法。①肌力 0 级的训练方法:可进行肌肉电刺激疗法及传递神经冲动练习。②肌力 1～2 级的训练方法:可采用肌肉电刺激疗法及肌电生物反馈电刺激疗法。③肌力 3～4 级的训练方法:主要进行肌肉的抗阻训练,以增加肌纤维的募集,从而促进肌力的较快增长。

(4)肌肉耐力训练:肌肉耐力是指肌肉发挥力量持续时间长短的能力。肌肉耐力训练是指肌力和 ROM 有所恢复时肌肉要有一定的耐力才能适应日常生活和工作的需要。

1)基本原则:使肌肉对抗 30%～40% 最大阻力做收缩训练,逐渐延长训练时间或重复次数,以重点训练慢纤维,增加肌肉有氧代谢酶活性,增加肌糖原储备及肌肉毛细血管密度,使肌肉能更持久地收缩。

2)训练方法:在一定的强度下,在相当的时间内(一般不少于 15～30 min)周期性地反复运动。可以进行肌肉的等张耐力训练、等长耐力训练和等速耐力训练来完成。①等张耐力训练:以 10 RM 的 60% 为负荷做运动,25 次为一组,重复 3 组,每日可进行 1～2 次。②等长耐力训练:以 20%～30% 最大等长收缩为负荷,逐渐延长持续时间至肌肉疲劳,每日进行 1 次。③等速耐力训练:以 100°/s 速度反复运动至力矩值下降至开始时的 50% 为止,重复 3 次,间歇 1～2 min,每日训练 1 次。④采用如步行、游泳、骑自行车、跳绳、登高、健身操、健身跑、划船等进行肌肉耐力训练。进行这些训练时要求达到一定的强度。心率与运动强度之间存在线性关系,通常将运动中允许达到的心率作为靶心率,靶心率=180(170)-年龄(岁)。一般采用中等运动强度。一般来说,除预备活动和整理活动外,运动持续时间为 15～60 min,其中到达靶心率的时间不少于 10 min。预备运动时间应在 10 min 左右,并要求心率增加 20 次/min 左右;整理运动持续 5～10 min。如有足够强度的运动,一次训练效应可维持 2～3 d,每周可练习 2～3 次,对于无运动习惯者应坚持每天运动。

2.手法治疗

(1)在关节周围行推拿手法如指揉法或掌根揉法以放松关节周围的软组织及关节囊。术后早期患者要注意伤口情况,在不影响伤口愈合的情况下放松软组织。术后恢复期患者如有瘢痕挛缩,予以手法松解瘢痕:与瘢痕方向呈斜向 45°相对按揉。

(2)软组织放松之后做关节松动训练,根据患者关节功能障碍情况选择手法强度,若患者以疼痛为主,则选择麦特兰德 1、2 级手法,若患者是以关节僵硬为主,则选择 3、4 级手法,做关节松动术时要注意发力点尽量靠近关节面,远端固定,在近端做滑动等手法。另外,术后早期康复的患者手法宜轻、慢,不可过重过快,防止影响骨折处的愈合。

(3)肩关节患者做手法治疗时若发现上肢神经张力过高,可以行神经松动术,分别为正中神经、尺神经、桡神经的松动。肩关节骨折术后康复可以运用螺旋对角线的 PNF 疗法以恢复肩关节稳定性。

(4)肌力训练:术后早期康复的患者以助力运动为主,恢复期患者可利用弹力带或者哑铃予以抗阻。

(5)手法之后用冰敷以消肿。

3.物理因子治疗

（1）电疗法

1）直流电疗法和直流电药物离子导入疗法：在直流电的作用下，体内的带电离子，水分和胶体微粒产生定向移动，从而产生一系列的生物学效应。①局部血管扩张，改善局部组织的血液循环，促进组织的再生和修复。②组织及细胞内水分和蛋白质发生改变，细胞膜的通透性发生改变，有利于组织炎症及肿胀的消散。③强度较大的直流电可使静脉血栓向阳极侧松脱，血管逐渐开放。④直流电可以促进骨痂生长，加速骨折的愈合。⑤利用直流电将药物导入体内，药物进入血液循环后，则在局部或全身发生药物本身的作用。

2）低频脉冲电疗法：应用频率 1 000 Hz 以下的脉冲电流治疗疾病的方法称为低频脉冲电疗法。低频脉冲电应用人体可产生一定生物学效应，有利于疾病的治疗和康复（图2-2）。①低频电脉冲治疗具有镇痛效果。②兴奋神经和肌肉。③促进局部血液循环。

3）中频电疗法：应用频率 1～100 kHz 的电流治疗疾病的方法称为中频电疗法。中频电疗法对人体组织作用较深，无电解作用（图2-3）。①对神经肌肉具有兴奋作用。②镇痛作用。③改善血液循环。

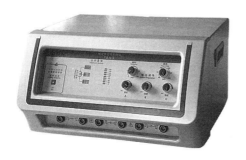

图2-2　经皮神经电刺激仪

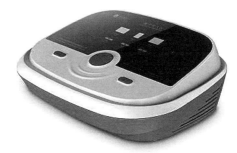

图2-3　电脑中频治疗仪

4）高频电疗法：应用频率为 100 kHz～300 GHz 的电流治疗疾病的方法称为高频电疗法（图2-4）。①通过产热可以改善局部血液循环、镇痛、消炎，增强机体免疫力，促进组织生长修复，降低肌张力，缓解痉挛。②通过非热效应可以促进神经纤维再生，使急性炎症迅速消退。

（2）光疗法

1）红外线疗法：应用波长 400～760 nm 的辐射线照射人体治疗疾病的方法称为红外线疗法。红外线的主要生物学效应是热效应，具有改善血液循环、消炎消肿、缓解痉挛、镇痛的作用。可用于软组织损伤、劳损、关节炎、神经炎、伤口愈合不良等治疗（图2-5）。

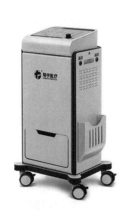

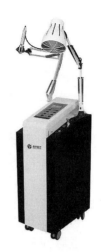

图2-4　短波治疗仪　　　　　　图2-5　智能疼痛治疗仪

2）紫外线疗法：应用波长为180～400 nm的人工紫外线治疗疾病的方法称为紫外线疗法。紫外线具有消炎、镇痛的作用，并可加速组织再生修复、促进伤口愈合等。可用于治疗静脉炎、急性神经痛、关节炎、感染、伤口愈合不良等（图2-6）。

3）激光疗法：应用激光治疗疾病的方法称为激光疗法。激光具有改善血液循环、消炎、镇痛、消肿，促进组织修复和创面愈合的作用。可用于治疗局部炎症、神经炎、神经痛等（图2-7）。

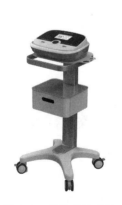

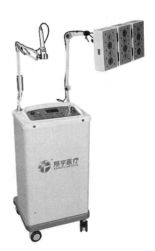

图2-6　紫外线治疗仪　　　　　　图2-7　智能疼痛治疗仪

（3）磁疗法：应用磁场治疗疾病的方法称为磁疗法。磁场作用于人体后可改变体内生物电流的大小和方向，影响体内带电离子运动和分布，改变神经的兴奋性和细胞膜的通透性，从而发生一系列的生物学效应。磁疗法具有镇痛、镇静、消炎、消肿、解痉、调节自主神经及血管功能等作用。在骨科应用广泛，可用于慢性炎症、慢性疼痛、软组织损伤及劳损、神经炎、神经痛等(图2-8)。

(4)传导热疗法:以已加热的导热介质作用于人体以治疗疾病的方法称为传导热疗法。各种传导介质作用于人体会产生温热效应,起到改善组织血液循环、促进组织修复、解痉、镇痛、消炎、消肿的作用。如石蜡疗法可用于软组织损伤恢复期、关节炎、慢性劳损、软组织挛缩、瘢痕增生等的治疗(图2-9)。

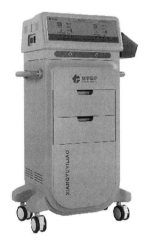
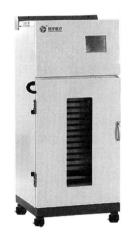

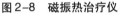

图2-8　磁振热治疗仪　　　　图2-9　电脑恒温电蜡疗仪

(5)冷疗:应用制冷物质和冷冻器械所产生的低温作用于人体以治疗疾病的方法称为冷疗。一般温度在0℃以上,不会引起组织破坏或组织细胞的死亡。冷疗可降低局部温度,使血管收缩,可减少局部渗出,具有防止肿胀、止血、镇痛、解痉、麻醉等作用。可用于急性软组织损伤、关节炎急性期、骨关节术后肿胀等的治疗(图2-10)。

(6)水疗:利用水的温度、压力、浮力和所含成分,以各种不同的方式作用于人体以治疗疾病的方法称为水疗法。按水温的不同,水的不同成分或形式以及压力或浮力的不同,水疗法可以分为很多种,不同种类的水疗法作用也不尽相同(图2-11)。

1)水的温度不同治疗作用不同。温热水具有解痉、镇痛促进炎症消散和发汗的作用;冷水具有刺激血管收缩和镇痛的作用。

2)水具有压力、浮力和冲击力。水中运动时,水的压力可对人体肌肉起到按摩作用,还可以压迫体表的血管和毛细血管,促进体液回流;水的冲击力可以引起人体的周围血管扩张,增强神经系统的兴奋性,促使神经血管功能的改善;水的浮力可使肌肉、骨骼的负荷减轻,肌张力下降,使关节处于松弛状态,以促进肢体功能的恢复。

3)可在水中加入不同的物质,如药物或气体等,作用于人体可产生不同的生理效应。因此可以利用水的不同作用,进行全身浸浴、局部浸浴、热水浴、温水浴、冷水浴、药浴、水中运动等。

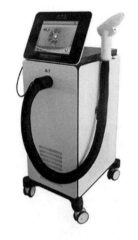

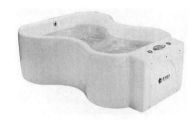

图2-10　低温冲击镇痛仪　　　　　图2-11　蝶形浴槽

4.作业疗法

（1）常规作业疗法

1）增强肌力练习：肌力练习在骨科病患中广泛应用，不同病情可进行不同的练习。主要练习类型如下。①主动等张练习：如使用锤子训练上肢肌力，使用橡皮泥训练手肌力等。②主动助力训练：上肢可借助悬吊带进行一些肌肉的等张收缩活动以练习上肢肌力。③主动牵拉练习：利用主动肌的力量牵拉拮抗肌。④被动牵拉练习：可增加关节的活动度。⑤抗阻练习等。

2）增加关节活动度和灵活性练习：可以指导患者进行关节的主动运动和被动运动练习。

3）增加耐力的练习：可进行一些低负荷，重复性练习，以增加肌肉的耐力。

4）增加协调性训练：指导患者反复地练习某个动作，逐渐使表现的动作与想象的动作吻合。

5）日常生活活动能力的训练：指导患者利用实际生活情况进行日常生活活动的训练，主要包括吃饭、洗漱、如厕、穿衣、脱衣等，教给患者一些技巧，必要时可配置辅助器具。

6）娱乐活动：指导患者参加一些适当的娱乐活动，根据患者病情和年龄的不同，选择不同的娱乐形式，如球类、跳绳、游戏、表演文艺节目、绘画、雕刻等。通过这些活动不仅可以使患者的机体功能得到锻炼，帮助患者调整情绪，还可以增加患者内在价值感和自尊感，增进患者与家人、朋友的关系，以利于患者身心的健康。

7）工作训练：工作训练是为最大程度使患者重返工作而设计的有目标的个体化治疗程序，是以真实的或模拟的工作活动作为手段。对患者的工作活动进行分析，评定患者身体功能状况，为患者设计工作活动，使患者体力得到恢复，肢体及器官功能得到改善，上班后能较快地适应工作和社会生活的要求。

（2）辅助具选择及使用

1）圆盘柱板：根据上肢功能障碍的关节不同，或将游戏盘升高以改善肩关节前屈功能。将游戏盘放在身体侧方治疗可改善肩关节外展功能。将游戏盘增大与患者的距离有利于患者伸肘功能的提高。让患者前臂在旋前或旋后位操作有利于改善前臂旋转功能。将游戏盘升高或降低，有利于改善伸腕和屈腕功能。当使用大圆盘时，患者的拇指腕掌关节和掌指关节伸直，指间关节屈曲位进行操作，若采用小圆盘，患者拇指应外展对掌位。

2）上肢悬吊架：治疗师用吊带悬吊患者的前臂于适当高度，调节臂的位置以固定或限制肩关节的活动范围，调节加载架上的砝码重量，以减轻臂的自重以利患者活动。利用悬吊架可以进行进食、洗脸、梳头等个人活动。

3）钉钉子作业：由锤子、钉子和木材组成。通过改变锤头的大小、重量、锤柄的形状和长度，钉子的大小、长度、木材质地等以改善上肢关节的肌力及关节活动度，此外也能改善上肢灵巧性和手眼协调性。

5. 矫形器

（1）矫形器是一种以减轻骨骼肌肉系统的功能障碍为目的的体外支撑、保护、矫正、辅助或替代装置，它借助外部机械结构对运动器官起辅助治疗及康复作用。矫形器可以完全制动一个关节或身体某一节段，限制某一方向的运动，控制活动度，辅助运动或减轻承重力。主要用于四肢、躯干等部位。

（2）配置矫形器主要是为了改善患者功能。矫形器通过限制肢体或躯干关节的异常活动以保持关节的稳定性，恢复肢体的承重或运动功能；预防、矫正肢体的畸形或防止畸形加重；通过对病变肢体的固定和保护，促进病变痊愈；通过某些装置代偿已经失去的肌肉功能或对肌力较弱的肢体或躯干予以一定的助力来辅助肢体产生运动。

（3）根据矫形器的安装部位可分为上肢矫形器、下肢矫形器、脊柱矫形器3类。不同部位的矫形器功能和适应证也不同。

6. 中医传统治疗 传统康复疗法以中医学理论为基础，以中医治疗方法为手段，以达到维持或改善功能，提高生活活动能力，并提高生存质量的目的。

（1）推拿：推拿是以中医学基础理论为指导，利用专门的手法及器械所产生的作用力直接作用于人体体表的特定部位，以达到调节人体生理功能和防病治病的一种疗法。推拿从中医学角度讲，有疏经通络、行气活血、理经整复、调整脏腑、扶正祛邪等作用。从现代医学角度讲，有解除肌肉痉挛，分离粘连组织，促进组织修复，改善血液循环，促进炎症介质的消散，并调节消化系统、免疫系统、神经系统等。此外，推拿可以作为中枢神经损伤后功能恢复训练的一种重要方法，促进机体的功能重组，在中枢神经可塑性方面必将发挥重要的作用。临床上可根据患者不同情况而选择相应的手法。①为促进血液和淋巴循环，促进消肿和创伤修复，应选择用手指或手掌的摩法和揉法，以及手背滚动法，手掌推法等。②促进组织粘连和挛缩松解可用拔法、拿法、捏法、引伸法等。③恢复组织解剖结构，改善关节活动度宜选择对关节的摇动、抖动、屈伸和轻巧的引伸手法。④调节神经和内脏功能或减轻损伤部位疼痛，应选用点穴按摩法。

（2）针灸：是一种以中医理论为指导，运用针刺和艾条来防治疾病的一种方法。中医学认为,针灸刺激人体的经穴后,能够疏通经络、扶正祛邪、调理脏腑、平衡阴阳;临床及实验研究表明,针灸具有功能调理、免疫调节、镇痛等作用。因此,在骨科创伤及疾病的康复中,针灸具有广泛的应用,如应用针灸的镇痛作用治疗颈肩腰腿痛、网球肘、肌筋膜炎、骨关节炎、神经痛、急慢性软组织损伤、术后痛、痛风等,还可以用针灸治疗改善包括中枢神经损伤和周围神经损伤后运动功能障碍、肌源性运动功能障碍等。

7. 心理治疗　康复心理治疗是心理治疗在康复领域的应用。骨科患者的康复应充分重视其心理及行为方面的康复,因为患者的心理变化会明显影响其康复过程和结果,还可能改变其残疾的结局。

(1)精神分析疗法:也称精神动力性治疗,在精神心理治疗上占有重要的地位。经典的精神分析理论认为人的精神活动分为 3 个层次:意识、前意识和潜意识。每个人的人格由 3 部分组成,即本我、自我和超我,心理健康是健康的第一标志。不健康的身心必给个人、家庭和社会造成灾难,在病患的恢复过程中更是如此。

精神分析疗法的程序分为 4 点。①倾诉:就是鼓励患者表白,尽情吐露内心的矛盾,以达到精神发泄,解除压抑。②解释:就是进行精神分析,推论出患者潜意识中存在的矛盾和内心冲突。③教育:对患者不良行为意识的改造。④影响:就是医生对患者进行感染和渗透,让患者领悟进而克服自己的防御反应,并建立起新的有利于疾病康复的行为和意识。

(2)行为疗法:又称行为矫正。它强调通过对环境的控制来改变人的行为表现。行为疗法是基于现代行为科学的一种非常通用的新型心理治疗方法。行为疗法是运用心理学派根据实验得出的学习原理,是一种治疗心理疾患和障碍的技术,行为疗法把治疗的着眼点放在可观察的外在行为或可以具体描述的心理状态上。人的所有行为都是通过学习而获得的,其中强化对该行为的巩固和消退起决定性作用。因此,学习与强化,是改变个人不良行为的关键。心理治疗的目的在于,利用强化使患者模仿或消除某一特定行为,建立新的行为方式,它通过提供特定的学习环境促使患者改变自我,摒弃不良行为。行为疗法主要包括系统脱敏疗法、厌恶疗法、满灌或冲击疗法、阳性强化疗法、发泄疗法、逆转意图疗法、阴性强化疗法、模仿疗法、生物反馈疗法等。

(3)当事人中心疗法:其主要观点认为心理障碍是因为满足个体基本需要的能力缺失、实现自我和理想自我发生矛盾所致。治疗时主要在于调整患者实现自我和理想自我的差距,调动患者的潜能。不追求特殊的策略和技术,其主要技巧就是倾听:开放式询问、释义、情感反应、鼓励、自我揭示等,而很少用影响性技巧。

(4)家庭治疗:其实将家庭作为一个整体进行心理治疗的方法,主要是协助患者家庭执行正常的家庭功能,改善家庭功能失调的状态。家庭治疗关注整个家庭环境对个体心理和行为塑造的重要作用。家庭治疗具有如下几个较为显著的特点。①强调从整体和系统的视角出发来考察问题,治疗的对象是家庭系统。②把着眼点放在此时此地,侧重于横向的考察,不纠缠于过去曾经发生过的历史事件。③治疗者不把自己的标准强加于别人,而是充分考虑和尊重患者家庭自己所做的选择。④主张对治疗的时限加以控制,通常在半年以下,属于短期治疗。治疗时,通常需要 1 名以上的治疗人员和所有的家庭成员。

（三）治疗时序

1. 愈合期康复（术后 2 个月）　促进伤口愈合，促进骨折愈合，防止形成粘连，恢复关节活动度，防止肌肉萎缩。

（1）第 1 周：小剂量紫外线以促进伤口愈合。受损关节进行无痛范围被动活动，单个方向 15 ~ 20 次，3 次/d，相邻关节全范围主动运动单个方向 15 ~ 20 次，3 次/d，训练完后进行冷疗，以防止肢体肿胀。

（2）第 2 周：无热量红光和小剂量紫外线治疗以促进伤口愈合和防止伤口感染。受损关节 VAS 疼痛评分 3 分以内的被动活动，在关节活动末端停留 30 s，3 次/d，1 次 20 min。相邻关节全范围活动。

（3）第 3 ~ 4 周：红外线治疗 3 次/d，1 次 15 min。在治疗师帮助患者做主动训练，让患者在辅助下做向心收缩，末端停留 5 ~ 10 s，再缓慢地离心回落，10 个 1 组，一次 5 组，3 次/d。受损关节的关节松动，治疗师固定肢体远端，施力部位在近端靠近关节面的位置，切忌在骨折处形成剪切力。肩关节骨折患者可以做上肢的神经松动，正中神经、尺神经和桡神经。单个神经 20 次左右，切记不可蛮力。

（4）第 5 ~ 8 周：红外线治疗 3 次/d，1 次 15 min。超声波治疗：肩关节采用直接接触移动法，中大剂量，1 次/d，每次 15 min。肘关节采用水袋法，中大剂量，1 次/d，每次 5 min。腕关节和手采用水下法或水袋法，小剂量，每日 1 次，每次 5 min。受限关节的关节松动，在关节受限处做 Maitland 4 级手法以改善关节活动度，肩关节患者可做神经松动以降低神经张力。根据患者情况，进行关节活动范围内抗重力主动肌力训练甚至抗阻肌力训练，以患者适度疲劳为度。此期，患者可在家做力所能及的家务。

2. 恢复期康复

（1）红外线治疗加速局部血液循环，软化瘢痕组织。3 次/d，15 ~ 20 min/次，距离皮肤 25 cm，以皮肤微红为度。增生性瘢痕或者疙瘩性瘢痕患者谨慎使用，以免促进瘢痕增生。

（2）关节松动术训练：根据患者功能情况，在关节运动受限方向做相应关节的 Maitland 4 级手法，若患者是以疼痛为主要问题，则将手法调整为 1、2 级。

（3）关节活动度训练：通过关节松动术、牵伸技术、MET、主动抑制和交互抑制等技术增加关节被动和主动活动度。

（4）肌力训练：采用等速训练器用慢速或中速的参数进行等速肌力的训练，此期患者除在医院接受专业的康复治疗之外，还应该在家增加主动力量训练，用弹力带采用向心收缩，等长保持，离心控制的方法进行训练。一天 3 ~ 5 次，1 次 10 组，1 组 10 个，1 个 10 s，每组结束休息 30 ~ 60 s，单次训练时间控制在 30 min 左右。

（5）稳定性和协调性训练：PNF 的螺旋对角线模式，上肢在闭链条件下对抗外力维持稳定能较好地训练上肢关节的稳定性。

（6）ADL 训练：随着患者关节活动度的增加、肌力的增强、关节稳定性和协调性及灵活性的逐渐增加，可以让患者在家做自己力所能及的家务，并逐渐回归家庭，回归社会。

（四）注意事项

1. 并发症的防治

（1）骨化性肌炎：骨化性肌炎又称为创伤性骨化，是由于关节扭伤、脱位和关节附近骨折，骨膜剥离形成骨膜下血肿，处理不当使血肿扩大、机化，并在关节附近软组织内广泛骨化，造成严重关节活动功能障碍，多见于肘关节和髋关节。骨化性肌炎早期会有红、肿、热、痛的表现，应避免早期对受累局部进行热疗、超声波、按摩等，可采取冰敷或者无热量超短波进行治疗；应缓慢、柔和地活动关节预防挛缩，避免暴力出现再次损伤，造成损伤进一步加重；应采用渐进性运动练习，不当的治疗会使骨化加剧；可预防使用抑制破骨药物，如依替磷酸二钠或非甾体抗炎药（如塞来昔布）等，预防骨化性肌炎的发生；如骨化组织严重影响了关节活动，可考虑进行手术切除，但必须等到骨化成熟或骨化静止后，方可实施。

（2）神经卡压：尺神经卡压使肘关节治疗过程中比较容易出现的并发症之一。患者一般会有手无名指和小拇指末端发麻。若患者只是一过性的症状，则在治疗过程中注意治疗强度并密切关注患者后续的反应。若患者出现持续性的手指麻木的症状，治疗立刻停止，让患者相对制动，避免主动运动，可以做被动的伸肘训练以减缓尺神经卡压的程度。另外可服用一些促进神经再生的药物，如维生素 B_1、维生素 B_6、维生素 B_{12}。一般在发现症状的早期用短期小中剂量的微波改善由于神经卡压引起的缺血、缺氧的作用。在损伤后 2~3 周用电刺激促进神经功能的恢复，预防神经肌肉的纤维化。若症状未减缓或进一步加重，则建议骨科治疗。

（3）骨-筋膜室综合征：若患者出现如麻木、肢体活动障碍、疼痛尤其是被动牵拉痛等多个骨-筋膜室综合征的典型症状，要高度警惕骨-筋膜室综合征的发生。骨-筋膜室综合征的进行性发展将导致肢体功能障碍，患肢截肢甚至威胁患者生命的可能。如若确诊，对其及时有效的治疗显得尤为关键，应动态观察患肢皮肤张力及局部肿胀的情况。目前，骨-筋膜室综合征的唯一有效治疗措施就是筋膜切开减压。

（4）复杂区域性疼痛综合征：若患者确诊为复杂区域性疼痛综合征，则需要多学科疼痛治疗，主要以患者的疼痛管理以及促进功能恢复为主。临床除了药物治疗和手术介入治疗以外，也可采用运动想象、镜像治疗、疼痛暴露、作业治疗及经颅磁刺激、经皮神经电刺激等物理因子治疗。患者的心理问题也可能导致病情加重，应适当进行心理疏导以减轻患者的心理负担。

（5）失用性骨质疏松症：属继发性骨质疏松症，主要因骨骼机械力减少，致全身性或局部性骨量丢失引起。骨折后局部制动及长期卧床易导致骨质疏松症的发生。

骨质疏松症的防治包括卧床体位、运动锻炼、物理治疗、药物治疗等综合方法，其中运动锻炼尤为重要。卧床宜采用半坐位，保持头高足低位；在损伤允许的情况下，应尽早进行主、被动运动，进行等长及等张肌力锻炼，尽早下床活动，避免局部长期制动，造成骨丢失及骨应力下降；物理治疗可采用神经肌肉电刺激或者电体操治疗促进肌肉被动收缩，应用低频脉冲电磁场提高局部骨密度；药物方面可适当补充钙剂及活性维生素 D_3，同时多晒太阳，促进钙吸收，如骨质疏松严重，必要时使用促进成骨或抑制破骨等治疗骨质疏松药物。

（6）下肢深静脉血栓形成（DTV）：下肢深静脉包括髂外静脉、股静脉、腘静脉、胫前静脉、胫后静脉，肌间静脉属于浅静脉，但与深静脉有连接。彩色多普勒超声是临床最常用的检查方法之一。下肢骨折后因处于全身高凝状态，加上肢体需要制动，下肢 DVT 风险较高，髋部骨折及髋膝关节置换术后下肢 DVT 较为常见。行气压治疗前，应完善下肢静脉彩超检查，排除 DVT 后再行治疗，避免因血栓脱落后引起肺栓塞的风险。

下肢深静脉血栓重在预防，主要的预防措施有：抬高下肢 20°～30°（略高于心脏水平），鼓励患者早期功能锻炼，指导督促患者定时进行下肢主被动运动，如踝泵运动、股四头肌等长收缩等活动，尽早下地活动；在确定无血栓形成的前提下，可利用肢体被动装置改善术后肢体血流淤滞，如循序减压弹力袜（GEC）、患肢空气压力治疗等；有邻近四肢或盆腔静脉周围的操作时动作应轻巧，避免内膜损伤；避免术后在小腿下垫枕，以影响小腿深静脉回流；保持大便通畅；如考虑 DVT 高危手术患者，必要时可适当预防使用低分子量肝素，降低 DVT 的发生。

下肢深静脉血栓的治疗主要包括一般治疗、抗凝治疗和溶栓治疗。为防止血栓脱落造成肺栓塞，早期可考虑置入可回收或临时下腔静脉滤器，同时给予抗凝治疗；必要时可行机械取栓清除术。

（7）创伤性关节炎：是创伤常见并发症之一，是创伤引起关节软骨的退行性改变，主要临床表现是关节疼痛、活动受限或障碍，多因下肢关节内骨折，造成关节软骨损伤，或因骨折后下肢力线异常，引起关节承重失衡等原因造成。创伤性关节炎后期可致关节畸形、强直，严重影响患者的生活质量，甚至使其丧失劳动能力。

创伤性关节炎的预防主要有以下措施：①手术应尽可能达到功能复位，关节面修复应可能平整，关节内骨折应避免过早负重而造成关节面塌陷。②学会关节保护措施。③佩戴矫形器，纠正下肢异常力线。④减轻体重，从而减少关节负荷。⑤调整和改变生活方式，减轻受累关节负荷，减轻或避免受患关节的进一步劳损。⑥加强关节周围肌肉力量训练，增强关节稳定性。

创伤性关节炎的治疗主要有以下方面：适当休息；应用辅助器具及佩戴矫形器或护具，支持、保护关节，减轻关节压力；急性期采用冷疗、无热量超短波、中低频等物理因子治疗，慢性期采用温热疗法、超声波治疗等，同时加强关节周围肌力训练；可选择口服非甾体抗炎药及营养关节软骨药物或关节腔内注射玻璃酸钠注射液等药物治疗，润滑关节，减轻炎性渗出；如保守治疗无效，严重影响日常生活、工作者，必要时可选择手术治疗。

（8）脊髓损伤、马尾综合征：严重的脊柱骨折伴脱位后常常伴有脊髓及神经的损伤，不同部位的脊柱骨折会造成不同平面的神经损伤，往往会造成损伤神经平面以下的感觉、运动减退或消失，严重影响患者的日常生活活动能力。具体的防治方法详见第九章脊髓损伤康复。

（9）下背痛：脊柱骨折患者需长期卧床或局部矫形器制动，或因骨折后造成脊柱力线的改变均易出现下背痛。主要的预防方法有：尽可能恢复脊柱的力线；早期可进行躯干等长肌力收缩练习；若脊柱稳定性不足应避免脊柱过度活动，造成骨折进一步加重；待脊柱稳定后尽早下地活动，加强核心肌力训练，增强脊柱的稳定性。若已出现下背痛，则可局部给予电疗、声疗、蜡疗等物理治疗,以及针灸、推拿等传统康复治疗,同时配合肌筋膜按摩手法、麦肯基技术等缓解局部症状;同时可通过悬吊训练评估患者的弱链,有针对性进行稳定性训练,放松紧张肌肉;如疼痛明显,可适当服用非甾体抗炎药或肌肉松弛药物缓解症状。

2. 物理治疗的注意事项　临床中骨折的物理治疗大多安全有效,但不同的物理治疗亦存在不同的禁忌证,在进行操作前应注意,避免医疗差错的发生。

(1)物理治疗的禁忌证:大部分物理因子治疗均禁用于骨折后局部有金属异物、心脏起搏器、妊娠、活动性结核、恶性肿瘤、出血倾向等,高频慎用于小儿骨骺处的骨折,其中低频脉冲电、超声波、脉冲磁场、光疗、蜡疗和压力治疗可用于骨折后局部有金属异物者,超声波、光疗、蜡疗和压力治疗还可用于装有心脏起搏器的患者。压力治疗禁用于静脉血栓形成者。

(2)治疗中的注意事项:①骨折术后早期康复以被动活动为主,或者不超过3分的疼痛以助力运动为主。②骨折术后早期以无热量或微热量的理疗为主,恢复期以红外线等热疗为主。③进行手法治疗要注意不要在患者骨折处形成剪切力,发力点尽量靠近关节面,进行关节松动时要固定远端。④治疗时要时刻关注患者的表情变化及询问患者关于治疗的感受,尤其在肘关节骨折患者治疗中,要密切关注肘关节骨化性肌炎和尺神经卡压的问题。如果患者出现肱骨内侧髁处的疼痛要尤其引起注意,评估手法强度是否要调整。如果患者出现小指和无名指的麻木要注意尺神经卡压,一过性麻木则可能为尺神经一过性卡压,手法强度略微调整即可。若为持续性麻木,则可能尺神经出现持续性卡压,此时,手法强度减小,若麻木加重,则手法暂停,并让患者主动伸肘,以减轻尺神经压力。⑤患者康复顺序,先增加关节活动度,再增加关节的稳定性,最后增加肌力。若患者功能恢复70%左右,可以让患者减少对手法的依赖,在家多练习以回归家庭,回归社会。⑥弹力绷带使用时避免缠绕过紧造成肢体缺血坏死;冰敷应避免直接接触皮肤,造成组织冻伤;伴有感觉功能下降的骨折患者行红外线或蜡疗等热疗时注意避免局部烫伤;肌力训练时避免憋气造成血压升高等。

第二节　上肢骨折

上肢创伤,无论是骨折、骨折伴脱位或严重的软组织损伤或血管神经损伤,都对骨科医师提出了严峻的挑战。上肢创伤后的肢体最终功能恢复情况,通常不仅取决于骨骼的情况,也取决于周围软组织的情况。上肢创伤,骨折术后早期和恢复期康复更是与患者愈后功能的恢复息息相关。

一、锁骨骨折

锁骨骨折是一种常见的骨折,占全身骨折的4% ~ 5%。锁骨干较细,有弯曲呈"S"形。内侧半弯凸向前,外侧半弯凸向后。内端与胸骨相连构成胸锁关节,外侧与肩峰相连构成肩锁关节,横架于胸骨和肩峰之间,是肩胛带与躯干唯一联系支架。锁骨位置表浅,易发生骨折。间接暴力造成骨折多见。跌倒时手或肘着地,外力自前臂或肘部沿上肢向近心端冲击;肩部着地更多见,撞击锁骨外侧端造成骨折。多发生于儿童及青壮年。间接暴力造成骨折多为斜行或横行,其部位多见于中段;直接暴力造成骨折因着力点不同而异,多为粉碎或横行。幼儿多为青枝骨折。

锁骨骨折临床治疗有手术和非手术的方法。幼儿青枝骨折用三角巾悬吊即可。有移位骨折用"8"字绷带固定1~2周。少年或成年人有移位骨折,手法复位"8"字石膏固定。锁骨骨折复位并不难,但不易保持位置,愈合后上肢功能无影响,所以临床不强求解剖复位。锁骨骨折合并神经、血管压迫症状、畸形愈合影响功能、不愈合或少数要求解剖复位者,可切开复位内固定。

（一）康复评定

1. 伤口及局部软组织的评估　伤口是否拆线,有无渗出,伤口处有无红肿或白色脓点。瘢痕有无增生,是否挛缩。局部软组织软硬程度,有无红、肿、热、痛。若伤口平整,无任何渗出,颜色与周围皮肤无异常,瘢痕没有突出体表,局部软组织无硬物感,则伤口及局部软组织愈合良好。若伤口有白色脓点出现,则要注意排除线头反应。若伤口经久不愈,有脓性液体流出伤口,伤口周围软组织红肿,则要注意是否感染,应立即去医院做进一步检查以确诊。

2. 骨折稳定性及愈合情况评估　对于锁骨近端1/3,中段1/3骨折,或没有移位或轻度移位的锁骨骨折,一般采取非手术治疗,利用吊带或8字绷带进行固定,4周后拍片复查,若显示骨折线模糊,有连续的骨痂通过骨折断端,则骨折愈合良好,可适当进行功能锻炼。

对于锁骨开放性骨折或合并有神经损伤,或经保守治疗不愈合,或不愈合且影响功能的>2 cm的短缩移位,或单纯浮肩伴有明显关节盂移位,则需进行手术。术后4周拍片复查,若显示骨折线模糊,或有连续的骨痂通过骨折线,则骨折愈合良好。

3. 关节活动范围测定　锁骨骨折术后相对制动或保守治疗制动都会造成肩关节功能障碍。肩关节各个运动方向的关节活动度都会受影响。如肩关节的前屈、后伸、外展、内收、内旋、外旋,所以在评估锁骨骨折患者的关节活动度的时候也应从这几个方面去评估,具体方法参考总论部分关节活动度评估的肩关节部分即可。

4. 肌力评定　锁骨骨折或者因为手术医源性因素或者是因为长时间制动引起的肌肉萎缩,二者都会导致肩关节各个方向运动的肌力减弱,如肩关节前屈、后伸、外展、内收、内旋、外旋肌群的肌力。另外也要评估肩胛稳定的肌群,如菱形肌、前锯肌。少部分患者因为长时间制动导致肘关节和腕关节各方向运动的肌力减弱甚至手部握力的减退,这部分患者根据实际情况进行相应的评估。

5. ADL能力评定　锁骨骨折一般只有上肢功能的受限,所以在改良Barthel指数评定量表中大小便控制、如厕、床椅转移、平地走、上下楼梯是不受影响的,所以在进行ADL能力评定时,重点评估进食、洗澡、修饰、穿衣。

（二）康复治疗

1.骨折术后康复

（1）术后1周内：①上肢相对制动并垫起高于心脏平面以消肿。②肩关节被动活动,外展不超过30°,前屈不超过60°。③紫外线照射骨折部位以促进伤口愈合。④未受累关节主动运动,如患者主动进行屈肘、伸肘、前臂旋前、旋后、腕关节背屈、掌屈、手的抓握。

（2）术后2~3周：①肩关节无痛范围被动活动,前屈和外展均不超过90°。②肩关节的关节松动,如可做盂肱关节的长轴牵引、分离牵引和关节滑动,另外也可做肩胛胸壁关节的关节松动。③肩关节前屈和外展的等长收缩练习。④超声波治疗,可软化瘢痕和促进骨折愈合。

（3）术后4~6周：①肩关节的关节松动,可做盂肱关节、肩锁关节、胸锁关节、肩胛胸壁关节的松动,应加强锁骨的松动,松动时不应引起3分以上的疼痛。②肌力训练,利用弹力带或徒手抗阻训练肩关节前屈、外展和内旋、外旋的肌力。③稳定性,增加闭链下的肩胛控制训练,站立位推墙训练,肩前屈90°撑在墙上,肘关节伸直,重心往前压,做肩胛骨的前伸和后缩。或者可以用弹力带做PNF螺旋对角线运动。④超声波治疗,可促进骨折愈合和软化瘢痕,如中频脉冲电治疗可刺激肌肉神经。⑤作业治疗,设计有关上肢和手功能的动作或作业项目来训练患者的ADL能力,让患者能充分利用起现有的上肢功能。

（4）术后7~12周：此期骨折愈合良好,手法和训练强度可加大,肩关节活动度和肌力基本恢复正常,多以主动训练为主,逐渐摆脱对手法的依赖,早日回归家庭,回归社会。

2.非手术治疗康复

（1）4周内：①促进骨折愈合,维持肩关节在外展30°或前屈60°范围内被动活动以防止关节囊粘连,避免做肩关节内收动作。②超声波治疗：小剂量超声波治疗促进骨折愈合。③早期肩关节相对制动,骨折肿胀区域可做冷疗以促进肿胀的快速消除。④做肩部肌肉的等长收缩防止肌肉萎缩。⑤上肢未受累关节的全范围主动运动。

（2）4~8周：①在复查确定骨折愈合良好的基础上,可增加肩关节的活动范围,在患者VAS评分3分以内的范围内都可以。进行肩关节、盂肱关节、肩胛胸壁关节的关节松动,动作轻柔缓和,在关节分离的前提下做关节滑动以增大关节活动范围。②肌力训练：进行肩关节各方向多点等长控制。如肩关节前屈30°、60°、90°。③稳定性：具体操作参考骨折术后康复第3阶段稳定性训练。④超声波治疗,可促进骨折愈合和软化瘢痕。如中频脉冲电治疗可刺激肌肉神经。⑤作业治疗,设计有关上肢和手功能的动作或作业项目来训练患者的ADL能力,让患者能充分利用现有的上肢功能。

（3）8~12周：①此期骨折基本愈合,关节松动,牵伸训练强度均可增加,但也不应引起患者过于剧烈的疼痛。②肌力训练,利用弹力带或哑铃进行肌力训练,遵循向心收缩、等长保持、离心控制的顺序。③作业治疗,在关节活动度和肌力恢复到差不多的时候,治疗重点以自我训练和作业治疗为主,以尽快回归家庭,回归社会。

（三）注意事项

（1）锁骨后有臂丛神经及锁骨下血管从肋锁间隙下经过,若暴力作用强大,骨折移位明显,局部肿胀严重,还应仔细检查上肢的神经功能及血供情况,以便对锁骨骨折合并神经、血管损伤做出正确诊断。或者术后康复时要注意患者有无这方面的问题,以免引起不必要的麻烦。

(2)在患者做康复期间要注意患者有无类似尺神经损伤的症状,因为臂丛的内侧束距离锁骨最近,因此其损伤最常见。内侧束损伤在肢体远端具有类似尺神经损伤的表现。或者有的患者在做康复的过程中会发生胸廓出口综合征的情况,要引起关注。

(3)锁骨骨折术后患者有一部分会发生骨不连,因此在给患者做治疗过程中要时刻关注患者的感受,手法轻柔缓和,不可暴力。

二、肩部骨折

肩部骨折包括肩胛骨骨折、肱骨头骨折、肱骨大结节骨折等。在上肢骨折中比较多见,对肩关节功能的影响也较大,肩部骨折术后康复的成功与否直接影响上肢功能。

(一)康复评定

1. 伤口及局部软组织的评估　参见锁骨骨折相关内容。

2. 骨折稳定性及愈合情况评估　骨痂的形成情况可以通过 X 射线片进行评估,常在骨折后前 1 个月、3 个月、6 个月、9 个月及 12 个月分别复查 X 射线片,明确骨痂生长情况,不同时期 X 射线片表现不同。①血肿机化期:X 射线上可见清楚的骨折断端,此时无骨痂生成。②原始骨痂形成期:X 射线片上可见骨折断端密度增高,骨折线模糊,断端周围有致密的、无定形的骨质。③骨痂成熟期:X 射线片上可见骨折断端附近骨痂体积逐渐变小、致密,边缘清楚,骨折线消失,断端间有骨小梁通过。④塑形期:X 射线片上可见骨痂体积缩小,恢复到原来骨的形态。

3. 关节活动范围测定　肩部骨折与锁骨骨折有相似之处,部位都在肩关节,所以无论是骨折术后相对制动还是保守治疗绝对制动都会造成肩关节各个方向的关节活动受限。具体评估参照锁骨骨折部分关节活动度评定。

4. 肌力评定　参见锁骨骨折相关内容。

5. ADL 能力评定　肩部骨折一般只有上肢功能的受限,所以在改良 Barthel 指数评定量表中大小便控制、如厕、床椅转移、平地走、上下楼梯是不受影响的,所以在进行 ADL 能力评定时,重点评估进食、洗澡、修饰、穿衣。

(二)康复治疗

1. 骨折术后康复

(1)术后 1 周内:①肩关节被动活动,外展不超过 30°前屈不超过 60°或者用 CPM 机设定角度进行慢速运动。②肩关节相对制动,患肢垫高以消肿。③肩部肌肉等长收缩以防止肌肉萎缩。④局部紫外线照射促进伤口愈合。⑤未受累关节全范围主动运动。

(2)术后 2～3 周:①关节松动,进行盂肱关节和肩胛胸壁关节的关节松动。若是肱骨头骨折,那么在松动盂肱关节的时候发力点靠近关节面,动作轻柔缓和。若是肩胛骨骨折,那么在松动肩胛胸壁关节的时候,发力点不要过于集中,以免对骨折断端有所影响。②肌力训练,进行肩部肌肉的多点等长控制,比如在肩关节前屈 30°、60°、90°。③超声波治疗,可软化瘢痕和促进骨折愈合。

(3)术后 4~6 周:参见锁骨骨折相关内容。

(4)术后 7~12 周:此期骨折基本愈合,关节活动度应恢复正常,肌力稍弱,后期加强肩关节肌力,上肢 ADL 和手功能的训练,以尽快地回归家庭,回归社会。

2.非手术治疗康复

(1)4 周内:①肩关节相对制动,若是肩胛骨骨折,则肩关节早期被动活动外展不超过 30°前屈不超过 60°。若是肱骨头骨折,则肩关节制动,患肢垫高以加快消肿。②肩部肌肉的等长收缩。③骨折部位的超声波治疗以促进骨折愈合。④未受累关节全范围主动运动,防止肌肉失用性萎缩。

(2)4~8 周:参见锁骨骨折相关内容。

(3)8~12 周:参见锁骨骨折相关内容。

(三)注意事项

(1)手法不可暴力,以患者感到软组织的牵拉感为度,早期可进行无痛范围的被动活动。

(2)有的患者第一次复查的时候 X 射线片显示骨折断端间隙变大了,大部分不是骨折移位而是血肿吸收导致的。

(3)注意肩关节稳定性的训练,治疗时注意从整体去评估。

三、肱骨干骨折

肱骨干上起肱骨外科颈下 1 cm 处,下达肱骨髁上 2 cm 处。骨折多见于成年人。不同平面骨折表现不同方向的移位。直接暴力多引起粉碎或横断骨折,间接暴力多为斜形或螺旋形骨折。中下 1/3 骨折并发桡神经损伤约占 2%。

肱骨干单处骨折、可手法复位者,考虑保守治疗,利用夹板或者石膏进行固定,复位后能够接近于解剖位置。肱骨干多段骨折、粉碎骨折或肱骨近端、远端关节附近骨折,涉及血管、神经损伤者,必须手术治疗。

(一)康复评定

1.伤口及局部软组织的评估 骨折术后早期行康复治疗前需评估伤口及损伤局部软组织情况,如开放性还是闭合性损伤,目前处于伤口愈合的哪个时期,局部是否有感染、有植皮,是否存在神经、血管损伤及肌腱的断裂等,可采用 AO 软组织损伤分型标准进行分级。只有了解了患者伤口及局部软组织情况,在康复治疗时才能避免因治疗而造成的再次损伤,影响软组织修复及伤口愈合。伤口愈合后,需了解手术瘢痕、肢体肿胀、软组织弹性等情况,才能有的放矢地开展康复治疗,提高疗效。

2.骨折稳定性及愈合情况评估 骨痂的形成情况可以通过 X 射线片进行评估,常在骨折后前 3 个月、6 个月、9 个月及 12 个月分别复查 X 射线片,明确骨痂生长情况,不同时期 X 射线片表现不同。①血肿机化期:X 射线上可见清楚的骨折断端,此时无骨痂生成。②原始骨痂形成期:X 射线片上可见骨折断端密度增高,骨折线模糊,断端周围有致密的、无定形的骨质。③骨痂成熟期:X 射线片上可见骨折断端附近骨痂体积逐渐变小、致密,边缘清楚,骨折线消失,断端间有骨小梁通过。④塑形期:X 射线片上可见骨痂体积缩小,恢复到原来骨的形态。

3. 关节活动范围测定　肱骨干骨折要根据损伤的具体位置去评估关节活动度。若肱骨干骨折部位靠近肱骨近端,则肩关节功能影响较大,在关节活动度评定时重点进行肩关节前屈、后伸、外展、内收、内旋、外旋的评定。若肱骨干骨折位置靠近肘关节,则肘关节功能影响较大,在关节活动度评定时重点进行肘关节屈伸功能的评定。若是肱骨中段骨折用髓内钉固定患者,对肩关节和肘关节都有影响,那么在进行关节活动度评定时需要肩关节和肘关节都要评估。对于长期制动引起更多关节功能障碍的患者在进行关节活动度评定时也要进行其他受累关节的评定。

4. 肌力评定　肱骨干骨折肌力评定其实和关节活动度评定有相似之处。根据具体骨折部位进行相应关节的肌力评定。若骨折部位靠近肱骨近端,则对肩关节影响较大,评定时重点进行肩关节的肌力评定。若骨折部位靠近肘关节,则对肘关节影响较大,评定时重点进行肘关节的肌力评定。若骨折用髓内钉固定患者,对肩关节和肘关节都会造成功能障碍,所以评定时肩关节和肘关节都要进行肌力评定。

5. ADL 能力评定　肱骨干骨折一般只有上肢功能的受限,所以在改良 Barthel 指数评定量表中大小便控制、如厕、床椅转移、平地步行、上下楼梯是不受影响的,所以在进行 ADL 能力评定时,重点评估进食、洗澡、修饰、穿衣。

(二)康复治疗

1. 骨折术后康复

(1)术后 1 周内:①术后肩部相对制动,卧床时做肩部肌肉的等长收缩练习,等长收缩一次 10 s,一组 10 次,单次训练 3～5 组,每天训练 3～5 次,具体数量依患者耐受。②站立位下弯腰,健手托住患侧肘部,做肩关节前屈,外展,内收不超过 30°的被动运动,各个方向一组 20 次,各个方向一次训练做 3 组,每天训练 3～5 次。③在肩关节固定的前提下,做肘关节和腕关节全范围主动运动,每次活动都要到达活动范围的末端,每个关节每次训练 15 min,3 次/d。④局部冷疗,每次 20 min,2～3 次/d。⑤局部亚红斑量紫外线。

(2)术后 2～3 周:康复治疗方法如下。①被动活动:肩关节前屈和外展无痛范围内被动活动,每个方向运动 20～30 次,分 2 组,不做肩关节的旋转运动。②关节松动术:做盂肱关节,肩胛胸壁关节的松动,以 Maitland 1,2 级手法为主,单个方向的松动 8～10 次,重复 3～5 组,可与软组织放松手法和关节被动活动组合起来交替使用。③CPM:将 CPM 机固定在上肢的近端和远端,在 VAS 评分不超过 3 分的范围内运动,速度为慢速,1 次/d,每次 30 min。④肌力训练:站立位,弯腰,患侧上肢垂于地面,主动做肩关节前后左右的摆动训练,速度慢,切勿利用惯性,每个方向一组运动 20 次,每次 3 组,3 次/d。⑤理疗:局部冷疗以消肿,一般在训练后进行,每次 10～15 min,2 次/d(根据每天训练次数)。伤口部位弱红斑量紫外线。

(3)术后 4～6 周:康复治疗方法如下。①关节松动术:做盂肱关节,肩胛胸壁关节的关节松动,以 Maitland 3～4 级手法为主。②神经松动术:若患者比较紧张或软组织张力较高,可做上肢的神经松动,主要是做正中神经、尺神经、桡神经的神经松动,每条神经做

15～20次即可。③PNF:做肩关节的螺旋对角线运动以增加肩关节的稳定性。④肌力训练:采用弹力带抗阻或者哑铃抗阻肌力训练,使相应肌肉缓慢向心收缩,再等长收缩保持5 s,最后再做离心控制,此为1个,10个一组,5组一次,3次/d。⑤爬墙或爬肩梯进行肩关节周围肌肉的牵伸防止肌肉和关节囊挛缩。⑥理疗:超声波治疗以促进骨折愈合和松解瘢痕。⑦作业治疗:根据患者现有功能设计日常生活中的动作,让患者更好地将自己的功能与生活结合起来。⑧功能性贴扎:在患肢肿胀部位利用无拉力的爪形贴以消肿。

(4)术后7～12周:手法和训练与上一时期基本类似,只是要求更高了。这一阶段关节活动度基本与正常相比相差不大,肌力要求恢复到一般生活,不影响工作,身体耐力较受伤时有较大提升。此阶段,患者可回归家庭,回归社会。

2.非手术治疗康复

(1)3～4周内:此期使用夹板外固定进行保守治疗,在夹板固定期间可做肩关节无痛范围的被动活动,让患者弯腰,健侧手托住患侧肘关节部位,健手带动患手做前屈、外展、内收的被动活动,活动时动作要缓慢、轻柔,患者骨折部位不应有疼痛,单个方向10个一组,2组1次,3次/d。

(2)4～8周:此期需要拍X射线片进行复查。若影像学显示骨折端有骨痂形成,且活动时骨折端无疼痛,则说明骨折愈合良好。后期锻炼的强度可略有提高。若此期复查结果跟之前相比无任何明显变化,则手法和锻炼强度维持不变。①关节活动度训练:关节松动术,做关节松动时用上臂和躯干固定上肢远端,双手固定肩关节近端,发力点尽量靠近关节面,不要在骨折端形成剪切力。每次关节松动15～20 min,2次/d。爬墙或者爬肩梯对挛缩的肌肉进行牵伸,每次15 min,3次/d。另外可试着增加肩关节旋转的练习。②肌力训练:让患者克服重力做关节运动,若患者无法完成,则进行仰卧位下助力运动,以患者不感疼痛为要点。③理疗:超声波治疗促进骨折愈合。中频脉冲电治疗以刺激神经和肌肉。红外线治疗加速局部循环,促进骨折愈合。

(3)8～12周:此期继续拍X射线片复查,看骨折端有无骨痂形成。若骨折愈合良好,关节松动还是依照之前阶段做。肌力训练可用弹力带进行抗阻肌力训练,遵循的原则是向心收缩,等长保持,缓慢离心。弹力带的松紧可让患者自己调节。另外,可利用弹力带进行肩关节稳定性训练,如PNF螺旋对角线运动。

(三)注意事项

(1)肱骨干骨折要注意是否合并有桡神经损伤,治疗前要进行全面详细的评估,治疗时要多种治疗方法并用以解决患者的功能障碍。

(2)肱骨干骨折做手法治疗时,手的发力点尽量靠近关节面,不要在骨折断端形成剪切力,以免影响骨折愈合。

(3)肱骨干骨折避免早期过早进行内旋训练,以免对骨折愈合造成影响。

四、肘部骨折

肘关节由肱骨下端和尺骨、桡骨上端构成,包括3个关节,即肱尺关节、肱桡关节和桡尺近侧关节。可做前屈、后伸运动,也参与前臂的旋前和旋后运动。肘关节骨折在日常生活中非常常见。包括肱骨远端骨折、桡骨头骨折、尺骨鹰嘴骨折、肘关节恐怖三联征等。肘关节骨折可采取保守治疗，也可采取手术治疗。非手术治疗适用于比较稳定没有移位的骨折，可采用石膏或支具固定4～6周，X射线片证实骨折愈合良好，开始功能锻炼计划。手术治疗适用于手法复位失败者，肘关节多处骨折并有肘关节脱位，或合并有肘部神经、血管伤和开放伤，需施行清创术或探查修复的患者，多用钢板或克氏针钢丝张力带内固定。肘关节功能占整个上肢功能的很大一部分，所以肘关节功能的好坏直接影响上肢功能。因此，肘关节骨折术后的功能康复显得尤为重要。

（一）康复评定

1. 伤口及局部软组织的评估　参见肱骨干骨折相关内容。

2. 骨折稳定性及愈合情况评估　参见肱骨干骨折相关内容。

3. 关节活动范围测定　肘部骨折主要影响肘关节功能，术后相对制动或者保守治疗早期绝对制动造成肘关节功能障碍，关节活动度减少，肌力下降，上肢ADL能力减弱。所以在进行肘关节活动度评定时要从肘关节屈曲和伸展进行评估，另外比如桡骨头骨折影响前臂旋转功能，所以在评估时也要进行前臂旋前、旋后功能的关节活动度评定。当然临床也有很多患者是因为长时间石膏固定制动造成前臂旋转功能受限，在评定时也要进行相应前臂旋转功能的评定。

4. 肌力评定　肘部骨折因术后相对制动或保守治疗绝对制动都会造成肘关节功能障碍，关节活动度减少，肌力减弱，上肢ADL能力下降。在进行肘关节肌力评定时需要进行肘关节屈曲和伸展功能的肌力评定，对于少数桡骨头骨折或因长期制动造成前臂旋前和旋后功能受限的患者也要进行前臂旋转功能的肌力评定。

5. ADL能力评定　肘部骨折一般只有上肢功能的受限，所以在改良Barthel指数评定量表中大小便控制、如厕、床椅转移、平地走、上下楼梯是不受影响的，所以在进行ADL能力评定时，重点评估进食、洗澡、修饰、穿衣。

（二）康复治疗

1. 骨折术后康复

（1）术后1周内：①上肢抬高，促进消肿。手用力握拳，10 s放松1次，10个一组，每次训练30个，3次/d。②弱红斑量紫外线照射伤口区域，促进伤口愈合。③肩关节全范围主动运动，防止因为肘关节制动导致的肩关节功能受限。④肘关节相对制动。

桡骨远端骨折康复

（2）术后2～3周：康复治疗方法如下。①肘关节无痛范围被动活动，防止肘关节囊粘连，10个一组，每次3～5组，3次/d。②CPM：CPM机设定小范围慢速运动，不引起患者疼痛为标准，每次30 min，2次/d。③手握弹力球，10 s放松一次，10个一组，每次训练30个，3次/d。④肌力训练：做上臂肌肉的等长收缩，维持10 s，一组10个，每次训练3～5组，3次/d。⑤若结痂脱落，则可以做超声波治疗促进骨折愈合。

（3）术后4～6周：康复治疗方法如下。①关节松动术：肱尺关节轴向的长轴牵引，关节滑动技术（包括肱尺关节、肱桡关节、桡尺近侧关节）手法轻柔缓和，发力点靠近关节面，切忌在骨折端形成剪切力。②肌力训练：徒手抗阻或弹力带抗阻肌力训练，采用向心收缩—等长保持—离心控制的顺序进行训练,训练过程中不应有疼痛。③ADL 训练:根据患者目前的功能状况设计作业治疗的目标和方案。④理疗:超声波治疗促进骨折愈合,此外还能松解瘢痕。中频脉冲电治疗刺激神经肌肉。⑤JAS 静态牵伸支具:手法治疗后可用 JAS 静态牵伸支具固定肘关节于受限位置,以患者感觉到牵拉感即可,强度无须太大,每次 15~20 min,每天 4~6 次。

(4)术后 7~12 周:此期关节活动度和肌力基本恢复正常,可增加上肢协调性的训练以帮助患者更好地回归家庭,回归社会。

2.非手术治疗康复

(1)4 周内:此期石膏或者支具固定,使肘关节制动。活动腕关节和肩关节,避免因肘关节制动引起相邻肩关节和腕关节的功能障碍。

(2)4~8 周:此期首先复查 X 射线片看骨折愈合情况如何,若 X 射线片影像学显示变化不大,则说明骨折愈合较慢,则继续石膏或者支具固定,康复内容较上一期一致。若 X 射线片影像学显示在骨折端有骨痂形成,则说明骨折愈合良好。康复内容可依据术后康复的 4~6 周的康复措施进行治疗,强度可根据患者反馈随时调整。

(3)8~12 周:此期患者根据复查结果调整康复方案。若骨折愈合不理想,或至今骨折未有变化,则可寻求骨科帮助。若骨折愈合良好,则康复方案参照术后康复第 4 期进行。

(三)注意事项

1.骨化性肌炎　肘关节骨折康复过程中尤其要注意骨化性肌炎的发生。骨化性肌炎早期会有红肿热痛的表现,应避免早期对受累局部进行热疗、超声波、按摩等,可采取冰敷或者无热量超短波进行治疗;应缓慢、柔和地活动关节预防挛缩,避免暴力出现再次损伤,造成损伤进一步加重;应采用渐进性运动练习,不当的治疗会使骨化加剧;可预防使用抑制破骨药物预防骨化性肌炎的发生;如骨化组织严重影响了关节活动,可考虑进行手术切除,但必须等到骨化成熟或骨化静止后,方可实施。

2.神经卡压　尺神经卡压使肘关节治疗过程中比较容易出现的并发症之一。患者一般会有手无名指和小拇指末端发麻。若患者只是一过性的症状,则在治疗过程中注意治疗强度并密切关注患者后续的反应。若患者出现持续性的手指麻木的症状,治疗立刻停止,让患者相对制动,避免主动的运动,可以做被动的伸肘训练以减缓尺神经卡压的程度。另外可服用一些促进神经再生的药物如 B 族维生素中的维生素 B_1、维生素 B_6、维生素 B_{12}。一般在发现症状的早期用短期小中剂量的微波改善由于神经卡压引起的缺血、缺氧的作用。在损伤后 2~3 周用电刺激促进神经功能的恢复,预防神经肌肉的纤维化。若症状未减缓或进一步加重,则建议骨科治疗。

五、前臂骨折

前臂骨折在骨折当中很多见,根据 AO 分型可分为 A 型(简单骨折)、B 型(楔形骨折)、C 型(复杂骨折)。比如日常常见的尺桡骨双骨折、尺骨单骨折、桡骨单骨折,此外还有比较特殊的小孩常见的骨折孟氏骨折、盖氏骨折。损伤原因大都是直接或间接暴力导致。

（一）康复评定

1.伤口及局部软组织的评估　参见肱骨干骨折相关内容。

2.骨折稳定性及愈合情况评估　参见肱骨干骨折相关内容。

3.关节活动范围测定　前臂骨折跟肱骨干骨折有相似之处,若前臂骨折位置靠近肘关节,则对肘关节影响较大,进行关节活动度评定时要重点评估肘关节屈曲和伸展运动。若前臂骨折位置靠近腕关节,则对腕关节影响较大,进行关节活动度评定时要重点评估腕关节掌屈,背屈、尺偏、桡偏、前臂的旋前和旋后功能是都要进行评定的。

4.肌力评定　前臂骨折肌力评定与骨折的具体位置有很大关系。若骨折位置靠近肘关节,对肘关节功能影响较大,则需要进行肘关节屈曲和伸展的肌力评定,若骨折位置靠近腕关节,则对腕关节功能影响较大,则需要进行腕关节掌屈和背屈的肌力评定。前臂旋转的肌力早期不建议评估,因为在抗阻进行前臂旋前、旋后时会影响骨折愈合。

5.ADL 能力评定　前臂骨折一般只有上肢功能的受限,所以在改良 Barthel 指数评定量表中大小便控制、如厕、床椅转移、平地行走、上下楼梯是不受影响的,所以在进行ADL 能力评定时,重点评估进食、洗澡、修饰、穿衣。

（二）康复治疗

1.骨折术后康复

（1）术后 1 周内:①若骨折断端在前臂上段,则对腕关节影响不大,肘关节较易形成功能障碍。所以早期可以主动活动肩关节和腕关节,做腕关节的掌屈、背伸,肩关节的前屈、后伸等动作。肘关节相对制动。②若骨折断端在前臂下端,则对肘关节影响不大,对腕关节影响较大,所以早期可以主动活动肩关节和肘关节,腕关节则相对制动。③若骨折断端在前臂中段,则对肘关节和腕关节影响都不是很大,所以早期可以被动活动肘关节和腕关节,主动活动肩关节。④做关节运动时发力点尽量靠近关节面,不能在骨折断端形成剪切力。⑤弱剂量紫外线促进伤口愈合。⑥前臂骨折早期尽量避免做前臂的旋前和旋后动作。

（2）术后 2~3 周:①超声波治疗,以促进骨折和伤口愈合。②可做前臂无痛范围内的旋前、旋后被动运动。③其余治疗参照第 1 阶段治疗即可。④进行无痛范围内的 ADL训练。

（3）术后 4~6 周:①若骨折断端在前臂上段,在复查 X 射线片显示骨折愈合良好的前提下,可以做肘关节的关节松动,关节的长轴牵引和滑动,发力点靠近关节,避免在骨折断端形成剪切力。②若骨折断端在前臂远端,在复查 X 射线片显示骨折愈合良好的前提下,可以做腕关节的关节松动,腕关节的分离牵引和滑动。③若骨折断端在前臂中段,则不影响肘关节和腕关节,治疗延续上一阶段即可。④此期可做前臂的旋前和旋后运动,也可做尺桡关节的松动(包括上尺桡关节和下尺桡关节),VAS 疼痛分值控制在3 分以内。⑤其余治疗延续上一阶段。

（4）术后 7~12 周:此期骨折愈合良好,受累关节的关节活动度,肌力和肌耐力都应恢复到原来的水平,所以此期康复的重点就是 ADL 训练(重点是手的精细动作训练)。

2.非手术治疗康复

(1)4周内:①若骨折断端在前臂上段,则前臂靠近肘关节处石膏固定或者支具固定制动。可以被动活动腕关节,主动活动肩关节。②若骨折断端在前臂下端,则前臂靠近腕关节处石膏固定或低温热塑板材固定制动。可以进行肩关节和肘关节的主动运动。③若骨折断端在前臂中段,则只需在前臂中段进行石膏固定制动,可做肩关节、肘关节和腕关节的主动运动。④禁止做前臂的旋前和旋后运动。

(2)4~8周:此期骨折愈合良好,前臂骨折受累关节的关节松动,以患者无痛为原则。也可做尺桡关节的关节松动以改善前臂的旋前、旋后功能,以患者无痛为原则。其余治疗延续上一阶段治疗,强度可有所增加。

(3)8~12周:此期骨折较上一期进一步愈合,治疗可参照手术后康复第4期。

(三)注意事项

(1)前臂骨折手术治疗患者,前臂旋转功能根据骨折愈合情况逐渐增加强度。保守治疗患者早期禁止做前臂旋转运动,根据复查结果再决定是否进行前臂旋转功能的训练,若复查X射线片示骨折线模糊,有连续的骨痂通过骨折断端,此时就可以增加前臂旋转功能的训练了。

(2)前臂骨折患者做手法时注意发力点要在骨折线近端,以免在骨折断端形成剪切力。

(3)前臂是骨不连的好发部位,所以在治疗时要注意评估患者是否为骨不连,手法强度要控制,避免引起不必要的麻烦。

六、腕部骨折

桡骨远端关节面分为两个小关节面,通过纵向矢状嵴与舟骨和月骨构成关节。桡骨远端的尺侧面有一个独立的关节面:乙状切迹,可容纳尺骨。当前臂旋转时,此处桡骨和腕骨围绕尺骨旋转。三角纤维软骨位于从桡骨远端边缘到尺骨茎突基底,稳定下尺桡关节和支撑尺侧腕骨。

腕部骨折在日常生活中很常见,比如 Colles 骨折、Smith 骨折、Barton 骨折、桡骨茎突骨折和尺骨茎突骨折等。腕部骨折会造成腕部和手部的功能障碍,直接影响 ADL 能力,影响患者的生活和工作。

(一)康复评定

1.伤口及局部软组织的评估　参见肱骨干骨折相关内容。

2.骨折稳定性及愈合情况评估　参见肱骨干骨折相关内容。

3.关节活动范围测定　腕部骨折术后相对制动或保守治疗石膏绝对制动,都会造成腕关节功能障碍,所以在进行腕关节的关节活动度评定时,要从腕关节掌屈、背屈、尺偏、桡偏、旋前、旋后进行评定,对于部分因石膏长时间固定制动引起手功能障碍者要进行掌指关节、近端指间关节、远端指间关节的评定。

4.肌力评定　腕部骨折主要会影响到腕关节的掌屈、背伸,前臂的旋前、旋后功能,另外还可能会影响到手的握力,所以在进行腕部骨折患者的肌力评定的时候要从上述几个方面进行评估。

5. ADL能力评定　腕部骨折一般只有上肢腕关节和手功能的受限,所以在改良Barthel指数评定量表中大小便控制、如厕、床椅转移、平地走,上下楼梯是不受影响的,所以在进行ADL能力评定时,重点评估进食、洗澡、修饰、穿衣。

（二）康复治疗

1. 骨折术后康复

（1）术后1周内:①给予腕关节正确的保护性制动(腕背伸30°)。②患肢垫高,减轻水肿和疼痛。③维持未受累关节的关节活动度,如肩关节、肘关节、掌指关节、指间关节。④进行手内在肌的训练。

（2）术后2~3周:①伤口完全愈合,开始瘢痕按摩。手法:环形按摩,垂直按压,推拉提捏,2~3次/d。另外可用筋膜刀进行局部瘢痕的松解。理疗可用超声波,既可以促进瘢痕的松解,又能促进骨折愈合。②缓慢地进行屈腕肌和伸腕肌的等长收缩训练。③开始进行腕关节的主被动活动练习,以患者无痛为标准。每次训练15~20 min。④其余未受累关节参照上一阶段治疗。

（3）术后4~6周:①增加尺偏、桡偏和前臂旋前、旋后练习。②开始进行阻力较轻的抗阻肌力训练。③患肢更多地参与日常生活动作。④其余训练参照上一阶段即可。

（4）术后7~12周:①此期强化腕关节的关节活动度和肌力,要求腕关节的关节活动度基本正常,可让患者自我牵伸,手放桌面,上肢伸直垂直于桌面,身体重心往下压,用身体重量进行腕关节的自我牵伸。腕关节肌力和手的握力基本恢复正常,进行腕关节和前臂及手的渐进抗阻练习。②恢复日常生活活动:写字、小物品的操控、吃、穿、处理个人卫生。③开始工作适应性训练,返回到此前的日常生活和工作。

2. 非手术治疗康复

（1）3~4周内:①对于简单、稳定的关节外骨折及部分关节内骨折,通常手法复位石膏或夹板固定即可获得较为满意的疗效。Colles骨折固定于掌屈5°~15°及最大限度尺偏位。Smith骨折固定于前臂旋后和腕关节背伸位,并用超过肘关节的石膏固定。Barton骨折外固定不容易稳定,在不能采用内固定的情况下,背侧Barton骨折固定于腕关节背伸及前臂旋前位,掌侧Barton骨折固定于腕关节掌屈及前臂旋后位。固定2周后改成腕关节中立位固定至4周。②进行未受累关节主被动运动:Colles骨折可主动活动肘关节和肩关节,被动活动掌指关节和指间关节。Smith骨折主动活动肩关节,被动活动掌指关节和指间关节,2周后换成腕关节中立位固定时主动活动肘关节。Barton骨折主动活动肩关节和肘关节,被动活动掌指关节和指间关节。

（2）4~8周:①进行桡腕关节的关节松动,动作轻柔缓和。②进行屈腕肌和伸腕肌的牵伸。③做屈腕肌和伸腕肌的等长收缩。④增加腕关节尺偏、桡偏和前臂旋前、旋后运动,控制在无痛范围。⑤进行手内在肌的训练,具体训练方法参照手术后康复第1阶段。⑥理疗:蜡疗,采用浸蜡法或刷蜡法松解腕部软组织。超声波,作用在骨折部位,以促进骨折愈合。

（3）8~12周:此期骨折已经愈合,手法和训练强度可适当增加。此期康复可参照手术后康复第4期。

(三)注意事项

注意三角纤维软骨复合体(TFCC)损伤,很多患者都同时伴有该部位的软组织损伤,治疗时要密切关注。治疗可结合超声波治疗、筋膜松解技术和贴扎技术。

七、典型病例

肱骨近端骨折康复

(一)典型病例一

1.病历资料

患者王××,女,45岁,因摔伤致右上臂疼痛,畸形伴活动受限2 h。

生命体征:T 36.7 ℃,脉搏82 次/min,心率20 次/min。

一般检查:均正常。

专科检查:右上臂肿胀,压痛,畸形,纵向叩击痛(+),可及骨摩擦音,右前臂及右手感觉,活动正常。右肱二、三头肌反射因疼痛无法检查,左侧肱二、三头肌反射及双侧膝腱、跟腱反射均正常。

辅助检查:X射线片报告——右肱骨近端骨折。

诊断:右肱骨近端骨折。

治疗计划:临床治疗——行肱骨近端骨折切开复位内固定术。

2.康复治疗

(1)术后1周内:①上肢抬高以促进上肢肿胀消除。②紫外线治疗促进伤口愈合。③肩关节无痛范围被动活动,活动范围不超过30°,肘关节和腕关节全关节范围被动活动。

(2)术后2~3周:①关节活动范围不超过90°的被动运动或者健侧肢体辅助下的主被动运动。②相邻关节的训练,同侧手、腕、前臂及肘关节的主动活动,主动握拳及屈伸肘关节。③肩关节的训练(保证在无痛范围内进行训练),关节活动度训练:进行主动助力练习,Codman环绕运动练习,屈伸、内外旋肩关节。④冷疗,术后3周内,在肩部康复治疗后要进行冷敷30 min。⑤疼痛、炎症控制,可应用NSAID等药物及理疗(冰敷、TENS、红外线等)控制疼痛、炎症。

(3)术后4~6周:①关节松动训练以增大肩关节活动度。②克服重力下完成关节活动范围活动。③利用爬墙,肩梯或滑轮进行肩关节活动度训练。④继续相邻关节的关节活动度和肌力训练。⑤ADL训练,让患者模拟梳头的动作,自己穿脱衣服,手的精细活动训练。

(4)术后7~12周:以维持肩关节活动度,增强肌肉力量和耐力为目标,以肩关节主动活动为主。①ROM训练:继续肩关节各方向活动度训练,可进行滑轮牵拉训练和爬肩梯等训练。②肌力训练:利用弹力带进行肩部肌群的等张收缩训练以增强肌力。③耐力训练:利用弹力带和哑铃进行肌肉耐力训练。④ADL训练:开始增加患侧手的日常生活能力训练(如穿衣、洗脸、梳头、洗澡、如厕等)。

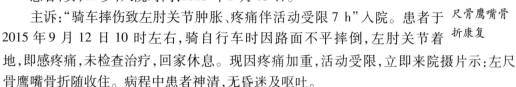

（二）典型病例二

1. 病历资料

患者，女，26岁，入院时间：2015年9月13日。

主诉："骑车摔伤致左肘关节肿胀、疼痛伴活动受限7 h"入院。患者于2015年9月12日10时左右，骑自行车时因路面不平摔倒，左肘关节着地，即感疼痛，未检查治疗，回家休息。现因疼痛加重，活动受限，立即来院摄片示：左尺骨鹰嘴骨折随收住。病程中患者神清，无昏迷及呕吐。

体格检查：T 36.6 ℃，P 80次/min，R 20次/min，BP 130/80 mmHg。脊柱无明显侧弯畸形，左肘关节肿胀，皮下血肿，畸形，鹰嘴压叩痛(+)，可及骨擦感，末梢循环可。

诊断：尺骨鹰嘴骨折。

患者于2015年9月15日上午在臂丛麻醉下行左尺骨鹰嘴切开复位内固定术，术程顺利，麻醉满意，术中出血约50 mL。安返病房，术后医嘱给予奥美拉唑保胃，氯诺昔康止痛，头孢唑啉消炎等治疗，抬高患肢，末梢血运良好。

2. 康复治疗

（1）术后1周内：①术后冰敷，加压包扎并抬高患肢以消肿。②肩关节，腕关节全关节活动范围内主动运动。③紫外线治疗促进伤口愈合。④肱二头肌和肱三头肌等长收缩防止肌肉萎缩。

（2）术后2~3周：①继续相邻关节全关节活动范围主动运动。②肘关节无痛范围被动活动，活动范围不超过90°。③活动后进行冰敷以消肿。

（3）术后4~6周：①关节松动术以继续增加肘关节活动度。②继续相邻关节全关节活动范围主动运动。③红外线，蜡疗以松解瘢痕及局部软组织。④进行伸肘和屈肘肌肌力训练。

（4）术后7~12周：①关节活动度训练，要求全关节活动范围。②弹力带抗阻伸肘和屈肘肌肌力训练。③ADL训练：在现有关节活动度范围内完成穿衣、梳头、洗脸等日常活动。④进行上肢关节负重训练以增加关节本体感觉。

（三）典型病例三

1. 病历资料

患者周××，女63岁。门诊以"右桡骨远端粉碎性骨折"收住我科。患者自诉3 h前行走时不慎摔倒，右侧腕部撑地，当时即感右腕关节疼痛剧烈、腕关节屈伸活动受限，腕关节畸形、渐肿胀不适，遂就诊于我院，门诊拍片提示：右侧桡骨远端粉碎性骨折，周围可见部分，骨片分离移位。建议住院治疗，患者及家属拒绝住院要求行手法复位，故门诊予以手法复位术后，拍片复查骨折位置稍欠佳，需进一步行手术治疗。

入院查体：T 36.5 ℃，P 80次/min，R 20次/min，BP 160/100 mmHg。右侧腕关节餐叉样畸形，腕关节肿胀明显，桡骨远端处有压痛及叩击痛，腕关节屈伸及旋转活动受限，心电图：窦性心律，ST-T异常，心率变异降低。空腹血糖8.6 mmol/L。糖化血红蛋白6.7%(3.8%~5.8%)。超敏C反应蛋白增高57.1 mg/L(0~10 mg/L)。头颅CT：颅内多发腔梗。胸部拍片：双下肺纹理增强，心影增大，主动脉结钙化，左下侧胸膜增厚。降钙素原检测升高 0.12 ng/mL(0~0.05 ng/mL)。

诊断:①右侧桡骨远端粉碎性骨折;②高血压病 3 级(极高危组);③2 型糖尿病;④冠心病。

治疗给予:首先手法复位,效果不佳。要求手术治疗,给予石膏外固定。给予活血化瘀,消肿止痛治疗。患者于 2014 年 12 月 3 日在臂丛+静脉全麻下行右侧桡骨远端粉碎性骨折切开复位内固定术。

2.康复治疗

(1)术后 1 周内:①术后冰敷,加压包扎并抬高上肢以消肿。②掌指关节和指间关节被动活动。③肘关节和肩关节全范围主动运动。④紫外线促进伤口愈合。

(2)术后 2~3 周:①肩关节和肘关节全范围主动运动。②掌指关节和指间关节全范围被动活动。③腕关节无痛范围被动活动。④活动后予以冰敷以消肿。

(3)术后 4~6 周:①下尺桡关节、桡腕关节、腕骨间关节松动以增加腕关节屈伸和旋转活动度。②红外线和蜡疗以松解瘢痕和局部软组织。③腕关节屈伸及前臂旋转力量训练。

(4)术后 7~12 周:①下尺桡关节、桡腕关节、腕骨间关节松动使关节达到全范围活动。②利用弹力带或者哑铃进行腕关节屈伸及旋转的肌力训练。③进行上肢关节负重训练以增加关节本体感觉。④ADL 训练:用毛巾和球形锁训练腕关节旋转功能,穿针及对指、对掌训练手的精细动作。

第三节　下肢骨折

胫骨平台骨折康复

下肢是指人体腹部以下部分,包括臀部、股部、膝部、胫部和足部。下肢骨分为下肢带骨和自由下肢骨。下肢带骨即髋骨,由髂骨、坐骨和耻骨形状不规则的 3 块扁骨组成;自由下肢骨包括股骨、髌骨、胫骨、腓骨及 7 块跗骨、5 块跖骨和 14 块趾骨。自由下肢骨借下肢带骨连接于躯干骨。骨与骨之间通过关节构成连接。股骨头和髋臼构成髋关节,股骨远端和胫骨近端构成膝关节,髌骨和股骨远端构成髌股关节,胫腓骨远端和距骨构成踝关节,距骨和跟骨构成距下关节等。以上部位出现骨折均属于下肢骨折。

下肢骨折康复

下肢的主要功能为负重、行走及跑跳,需要稳定性较高。下肢骨折多由暴力造成的,但也有病理性骨折和应力性骨折。下肢骨折发生率高,易合并多发伤及开放性损伤,当下肢发生骨折时,要求恢复下肢正常的轴线,避免后期骨关节炎的发生;要求坚强内固定;双下肢长度差应小于 2 cm。

根据骨折的不同部位,下肢常见的骨折包括骨盆骨折、股骨颈骨折、股骨粗隆间骨折、股骨干骨折、股骨髁上骨折、髌骨骨折、胫骨平台骨折、胫腓骨干骨折、踝关节骨折、距骨骨折、跟骨骨折、跖骨骨折、趾骨骨折等。

因受伤的机制不同、骨折的部位不同、骨折的类型不同、选择的固定方法不同、采用的手术方式不同、患者基础疾病等方面的不同,下肢不同部位的骨折其康复治疗亦有一定的差异。

一、骨盆骨折

骨盆骨折极为常见,多因重大交通事故、高处坠落、重物砸伤、地震致房屋倒塌等高能量损伤引起,体育运动时肌肉强烈收缩亦可发生骨盆撕脱性骨折。半数以上的骨盆骨折伴有并发症或多发伤,多合并盆腔脏器损伤,如膀胱、尿道和直肠损伤,失血性休克的发生率比四肢和脊柱骨折高约40%。根据致伤机制和原因,骨盆骨折可分为低能量损伤和高能量损伤两种。

1. 低能量伤　大部分为稳定性骨折,是指骨盆环连接性未遭到破坏的稳定性骨盆骨折,包括髂骨翼骨折、骶骨横行骨折、尾骨骨折、髂前上或下棘骨折、坐骨结节撕脱骨折、单一的坐骨支或耻骨支骨折。骨盆环连接性虽有破坏,但不在负重部位,对骨盆环的稳定性无明显的影响。包括同侧或双侧的坐骨支、耻骨支骨折、耻骨联合分离。

2. 高能量伤　大多为不稳定性骨折,也指邻近骶髂关节的骨折或骶髂关节脱位;前后环同时骨折包括骶髂关节脱位、髂骨后部骨折合并耻骨上下支骨折、骶髂关节脱位或髂骨后部骨折合并耻骨联合分离、前后环多处骨折。

不同类型的骨盆骨折其治疗方案的选择亦不相同,稳定性骨盆骨折多采用保守治疗,如骨盆悬吊牵引、股骨髁上牵引和手法复位等;部分稳定性和不稳定性骨盆骨折多采用外固定支架或内固定治疗。康复治疗多在需保守治疗或手术后或合并脏器损伤及大出血患者血流动力学稳定后开始进行。

（一）康复评定

1. 心肺功能评定　老年患者或伴有胸部外伤的患者,除需观察患者的心率、血压、呼吸等一般生命体征外,还要了解患者在伤前和伤后的心脏和呼吸功能状况,可采用心功能分级及简易的肺功能测定进行评定。

2. 伤口及局部软组织的评估　保守治疗的骨盆骨折应评估局部软组织情况,了解损伤局部有无明显肿胀及出血等。手术患者需了解手术切口的愈合情况,局部是否存在红肿、伤口有无渗出等。在行康复治疗过程中也需动态评估伤口情况,避免伤口渗出增多,影响伤口愈合。

3. 疼痛评定　可采用 NRS 或 VAS 对患者进行疼痛评分,了解患者伤后或术后的疼痛情况,必要时可适当使用非甾体抗炎药。康复治疗过程中也需关注患者疼痛情况,了解是否因运动量过大而造成患者疼痛加重的情况。

4. 骨折稳定性及愈合情况评估　了解骨盆骨折的分类对于骨盆稳定性判断有一定指导意义。目前,比较常用的方法有 Tile、Young-Burgess 和 Letoural 等分类方法,这里仅介绍 Tile 分型。Tile 认为作用在骨盆上的暴力分为外旋暴力、内旋暴力和垂直剪切力3种。根据3种外力作用方向、骨盆垂直面的稳定性及后环结构的完整性,将骨盆骨折分为3型,并进一步分为各亚型。Tile B 型和 Tile C 型骨盆骨折属于不稳定性骨盆骨折(表2-2)。

表2-2　Tile 分型

Tile 分型	内容		
A 型:稳定(后弓完整)	A1:撕裂损伤	A2:髂骨翼或前弓骨折	A3:骶尾部横骨折
B 型:部分稳定 (旋转不稳定,垂直稳定)	B1:翻书样损伤	B2:侧方挤压,同侧骨折,耻骨联合交锁	B3:双侧损伤
C 型:不稳定 (旋转和垂直不稳定)	C1:单侧前后复合损伤	C2:双侧损伤(一侧半骨盆垂直稳定,另一侧不稳定)	C3:双侧完全不稳定损伤

除了解患者骨盆骨折的分型外,还应充分与手术医生沟通,结合术前及术后影像学资料,了解手术后骨盆稳定性,分别于术后1个月、2个月、3个月、6个月、9个月、12个月复查 X 射线片,了解骨痂生长情况,为选择合适的康复治疗提供依据。

5.关节活动范围评定　主要评定患侧髋关节的屈髋、伸髋、内收、外展、内旋、外旋的主被动关节活动范围,明确髋关节活动受限情况,但对于骨折未固定或不稳定的骨盆骨折,暂不进行关节活动范围评定。

6.肌力评定　主要评定屈髋、伸髋、内收、外展、内旋、外旋肌、腰背肌、腹肌肌群的肌力,但对于骨折未固定或不稳定的骨盆骨折,暂不予以肌力评定,待骨折稳定后或术后再进一步评定。

7.步态评定　训练患者行走时,除评测患者的一般步态,如步长、步幅、步频、步宽等以外,还应仔细观察患者的行走时站立相和摆动相步态,有条件者可采用三维步态分析仪精确分析、评估。

8.ADL 能力评定　骨盆骨折患者早期需卧床治疗,必然造成其转移、步行、上下楼梯等日常生活活动能力受限,可采用改良的 Barthel 指数进行评定。

(二)康复治疗

骨盆骨折后无论是非手术治疗或手术治疗,其康复治疗原则是不变的,无论处于哪一阶段,康复治疗都需要考虑3个方面的因素,即保持体能、训练肌肉和锻炼关节活动度。总体康复方案的制订首先在于体力的维持与自身情况的改善,训练的重点在于髋关节活动度的恢复与维持,以及腰腹肌与髋关节周围肌群的肌力训练。

对于低能量损伤引起的无移位骨盆骨折,可采用非手术治疗,患者卧床休息,待骨折愈合后可下地负重行走。稳定性骨盆骨折(A 型)卧床休息2～3周便可起床活动,4～6周骨折愈合或接近愈合。部分稳定性骨盆骨折(B 型)可采用保守或手术治疗。

不稳定型骨盆骨折患者无论是非手术治疗或手术治疗,根据不同骨折的情况,卧床时间可能短则1～2周,也可能长达3个月以上,这也带来了康复方案的不确定性。

无论是非手术治疗或手术治疗后的康复方案,均需以骨盆环的稳定、骨盆骨折愈合的情况及患者的自身感受为基础,动态观察和评估,实时调整康复方案,以下康复方案仅为总体原则,每个阶段的治疗需根据患者具体情况进行适当调整。

而下肢负重的时间必须从患者骨折类型、手术方式的选择、术后骨折稳定情况、自身骨密度、骨折愈合情况等多方面因素综合考虑,必须与手术医生充分沟通,切勿过早负重而造成内固定断裂、松动或再次骨折等后果。

1. 骨盆骨折非手术康复治疗 卧床休息期间应在髋关节微屈位下进行双下肢膝、踝关节主动活动,以不引起疼痛或轻微疼痛为度。另应尽量避免患侧髋关节过度前屈、外展、外旋引起疼痛。

(1)伤后2周内,需卧床休息。

1)踝泵练习:用力、缓慢、全范围反复屈伸踝关节,5 min/组,1~2 组/h。

2)等长收缩训练:伤后早期可进行患侧骨盆周围肌群(如屈髋、伸髋、外展、内收、内旋、外旋等肌群)及腰腹肌的等长收缩训练,训练时以不增加疼痛为前提,每组肌群收缩10 s后休息5~10 s,重复10次为一组,10组/次,3~5次/d,以预防肌肉萎缩,同时促进下肢血液循环。

3)抗阻训练:患侧未受累肌群如伸膝、屈膝、踝背屈、跖屈肌群以及健侧下肢各肌群,可在仰卧位下,肢体远端以沙袋、弹力带等作为负荷进行抗阻训练,每组肌群训练10~15次/组,组间休息30 s,4~6组/次,2~3次/d。如伴有髂前下棘的撕脱性骨盆骨折,应避免患侧行伸膝抗阻训练;如伴有坐骨骨折应避免患侧行屈膝抗阻训练。

4)同时强化上肢肌力,以维持基本身体素质,为体位转移和下地扶拐行走等做准备。但必须在床上进行,必须确保训练时骨盆无受力和移动。

5)物理因子治疗:可根据患者局部软组织、疼痛等情况,选择以下适合的物理因子对症治疗(表2-3)。

表2-3 骨盆骨折非手术早期物理因子治疗

作用	治疗项目	部位	剂量	时间及频次	注意事项
减轻局部肿胀	冰敷/冷疗	骨折局部肿胀明显处	以患者自我感觉舒适为度	20~30 min/次,2~3次/d	注意防止冻伤
消炎、消肿	超短波或微波治疗	骨盆骨折处	急性期无热量,亚急性期少热量	12~15 min/次,2~3次/d	
减轻局部血肿	超声波治疗	局部青紫处	强度0.3~0.5 W/cm², 占空比20%~50%、移动法	5~10 min/次,1~2次/d	
促进骨折愈合	低强度脉冲超声治疗	骨盆骨折处	强度30 mW/cm²、占空比20%、固定法	20 min/次,1次/d	
止痛、缓解肌肉紧张	经皮神经电刺激/干扰电治疗	疼痛处	以患者自我感觉舒适为度	20 min/次,2次/d	
预防深静脉血栓形成	空气波压力治疗	双下肢		20~30 min/次,2~3次/d	
预防肌肉萎缩	神经肌肉电刺激治疗	患侧股四头肌、胫前肌	以患者自我感觉舒适为度	20 min/次,2次/d	

6)作业治疗:教会患者床上排便、翻身、转移、穿衣等方法。

7)矫形器:可选配骨盆固定带局部固定。

8)如老年人发生骨盆骨折,需加强肺功能训练,预防肺部感染,维持患者体力。

(2)伤后3~4周:须由医生确定骨折愈合情况,方可开始练习。

1)髋关节活动度练习:患侧下肢行CPM治疗,逐渐被动活动髋关节,整个治疗过程控制在无痛或轻微疼痛范围内,开始速度应缓慢,30~60 min/次,2~3次/d。先练习髋关节屈伸,再练习内、外旋,最后练习外展内收。同时也可逐渐摇高床头,逐渐坐起训练,如累及坐骨支骨折,坐起时患侧臀部应在无痛或轻微疼痛下逐渐过渡到坐位完全负重。不稳定型骨盆骨折,建议在4周后再逐渐进行坐起训练。

2)由骨盆周围肌群的等长收缩训练过渡到多角度等长训练:在屈髋关节活动范围内,每间隔20°~30°选择一个角度,伸髋、髋外展、内收的间隔角度可适当减小,每个角度用力保持收缩10 s,共训练2~5个角度/次(依据不同的关节),重复用力收缩10次/组。

3)如仅累及一侧骨盆骨折,且骨盆环相对稳定,则可在健侧负重、患侧不负重下扶拐站立练习。

4)继续上一阶段中的3)、4)、7)治疗;根据患者症状,可适当选取上述物理因子治疗对症处理。

(3)伤后6~8周:练习如下。

1)根据骨盆骨折愈合情况,逐渐进行髋关节周围肌群的抗阻训练。训练肌群为屈髋、伸髋、髋外展、内收、外旋、内旋、腹肌及腰背肌等,要求动作缓慢、有控制、无痛或微痛,可采用沙袋、弹力带等器材,逐渐增加阻力和次数,除训练患者骨盆周围肌群地向心收缩外,还应进行离心收缩锻炼,10~20次/组,组间间隔30 s,2~4组/次,2~3次/d。有条件者亦可采用等速肌力训练仪进行训练。

2)根据骨盆骨折愈合情况,与手术医师沟通后,方可逐渐开始站立负重训练。负重重量逐渐由:1/4体重→1/3体重→1/2体重→2/3体重→4/5体重→100%体重逐渐过渡。可在体重秤上让患腿负重,以明确部分体重负重的感觉。逐渐至可达到患侧单腿完全负重站立,5~10 min/次,2次/d。使用腋杖辅助行走,患肢不负重。不稳定性骨盆骨折负重时间应适当延后。

3)完全负重后,开始前后、侧向跨步练习。要求动作缓慢、有控制、身体稳定下练习。力量增强后可双手提重物或在踝关节处加沙袋为负荷,或者利用台阶增加训练难度进行训练。10~20次/组,组间间隔30 s,2~4组/次,2~3次/d。

4)下肢平衡及关节稳定性训练。开始由静态平衡逐渐过渡到动态平衡训练,并可利用平衡垫、平衡球或8点星形偏移平衡方法或上肢负重的方法,进行动态平衡及本体感觉训练,有条件者可利用平衡训练设备进行视觉反馈的平衡训练(图2-12)。

(4)伤后8~12周:此阶段以加强患者骨盆周围耐力训练为主,可结合一些器械,如弹力带、下肢功率车、等速肌力训练仪进行训练,亦可让患者自行练习。可逐渐让患者行跑、跳等运动,进一步恢复患者的运动能力。

2.骨盆骨折术后康复治疗 骨盆骨折外固定或内固定术后,需与手术医师充分沟通,了解患者术后骨盆的稳定性,根据患者骨盆稳定情况决定康复方案。如患者术后骨盆稳定性好,则可早期开始逐渐行坐起及负重训练;但如经手术后骨盆骨折仍无法完全复位,骨盆环稳定性仍不佳时,坐起及负重训练需根据骨盆愈合情况适当延后,此时可适当参照非手术康复方案进行。这里仅介绍术后稳定的骨盆骨折康复方案。

（1）卧床期:术后 1~2 周,此期的康复目标应以减轻疼痛、控制炎症、促进伤口愈合、维持髋关节活动度、预防相关并发症发生为主。

1）肌力训练:①术后即可开始进行患侧骨盆周围肌群（如屈髋、伸髋、外展、内收、内旋、外旋等肌群）及腰腹肌的等长收缩以及踝泵练习,每组肌肉收缩 10 s 后休息 10 s,重复

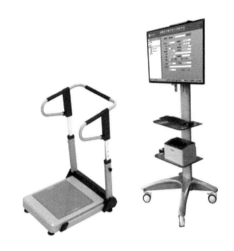

图 2-12 平衡功能训练及评估系统

10 次为一组,10 组/次,5~10 组/d。②床外股四头肌肌力练习:仰卧位,双膝下垫枕以使髋微屈,双小腿悬于床外,踝部以沙袋、皮筋等作为负荷,做伸膝动作,20~30 次/组,组间休息 30 s,4~6 组/次,2~3 次/d。③适当加强上肢肌力,以维持基本身体素质,为体位转移和下地扶拐行走等作准备。

2）维持及改善髋关节活动度训练:术后次日患侧下肢便可开始行 CPM 治疗,活动角度控制在无痛或轻微疼痛范围内,开始速度应尽量缓慢,避免加重伤口渗出,30~60 min/次,2~3 次/d。先练习髋关节屈伸,再练习内外旋,最后练习外展内收,预防关节挛缩。

3）坐起训练:术后逐渐摇高床头,在无痛或轻微疼痛范围内逐渐坐起训练,直至完全坐直。

4）物理因子治疗:可根据患者局部软组织及疼痛等情况,选择以下适合的物理因子对症治疗（表 2-4）,并预防相关并发症发生。

表 2-4 骨盆骨折术后卧床期物理因子治疗

作用	治疗项目	部位	剂量	时间及频次	注意事项
减轻局部肿胀	冰敷/冷疗	伤口及肿胀部位	以患者自我感觉舒适为度	20~30 min/次,2~3 次/d	注意防止冻伤
止痛、促进伤口愈合	氦氖激光/红外偏振光	手术切口部位		5~10 min/次,1~2 次/d	氦氖激光照射需暴露照射部位,并佩戴护目镜
止痛、缓解肌肉紧张	经皮神经电刺激	疼痛处	以患者自我感觉舒适为度	20 min/次,2 次/d	

续表2-4

作用	治疗项目	部位	剂量	时间及频次	注意事项
预防深静脉血栓形成	空气波压力治疗	双下肢		20～30 min/次,2～3 次/d	
预防肌肉萎缩	神经肌肉电刺激治疗	患侧股四头肌、胫前肌	以患者自我感觉舒适为度	20 min/次,2 次/d	

5)作业治疗:教会患者床上排便、翻身、转移、穿衣等方法。

(2)活动期:术后2～3周的康复目标应以恢复关节活动度,维持现有肌力,早期下地活动为主。

1)肌力训练:根据骨盆骨折愈合情况,逐渐增加髋关节周围肌群的抗阻训练的阻力。训练肌群为屈髋、伸髋、髋外展、内收、腰背肌及腹肌为主,要求动作缓慢、有控制,无痛或微痛,可采用沙袋、弹力带等,逐渐增加阻力和运动量。先练习髋关节屈伸,再练习内、外旋,最后练习外展、内收。除训练患者骨盆周围肌肉的向心收缩外,还应进行离心收缩的锻炼,10～20 次/组,组间间隔30 s,2～4 组/次,2～3 次/d。亦可采用等速肌力训练仪进行训练。

2)关节活动度训练:如患者存在髋关节活动受限等问题,通过评估患者髋关节活动受限方向及角度,有针对性地给予患者主、被动髋关节活动度训练,必要时进行适当的肌肉拉伸及关节松动训练。

3)继续给予坐起训练,可由长腿坐位逐渐过渡到端坐位。

4)根据患者此阶段存在的问题,适当选取卧床期的物理因子治疗方案对症治疗。

(3)负重期:术后3～6周,此期的康复目标应以逐渐负重,增强下肢肌力,改善平衡协调性为主。

1)根据骨盆骨折愈合情况,逐渐开始负重训练。负重重量逐渐由:1/4 体重→1/3 体重→1/2 体重→2/3 体重→4/5 体重→100% 体重逐渐过渡。可在体重秤上让患腿负重,以明确部分体重负重的感觉。负重过程中以患者无痛及轻微疼痛为宜。5～10 min/次,2 次/d。如累及髋臼内的骨盆骨折,患侧负重时间应延后,术后8 周内应限制性负重。

如有外固定支架的患者,根据复查骨盆 X 射线片,了解骨折愈合的情况,在此阶段可考虑去除外固定支架,由手术医生决定去除支架的具体时间。

2)完全负重后,开始前后、侧向跨步练习。要求动作缓慢、有控制、身体稳定下练习。力量增强后可双手提重物或在踝关节处加沙袋为负荷,或者利用台阶增加训练难度进行训练。10～20 次/组,组间间隔30 s,2～4 组/次,2～3 次/d。

3)下肢平衡及关节稳定性训练。开始由静态平衡逐渐过渡到动态平衡训练,并可利用平衡垫、平衡球或8 点星形偏移平衡方法或上肢负重的方法,进行下肢动态平衡及本体感觉训练,有条件者可利用平衡训练设备进行视觉反馈的平衡训练。

4）如此期患者仍存在髋关节活动受限的问题,需有针对性地进行肌肉拉伸及关节松动训练。在活动前可给予局部蜡敷 30 min,活动结束后局部给予冰敷 20～30 min,减少因活动后造成局部损伤加重。

（4）步行期:术后 7～12 周,此期的康复目标应以恢复步行功能、改善髋周及下肢肌耐力、恢复患者的日常生活活动能力及运动能力为主。

骨盆骨折手术后患者可以根据医师评定结果,如果骨折内固定稳定或仅存在单侧骨盆骨折且未影响骨盆环的稳定性,可以提早进入步行期训练。

1）步行训练:此阶段患者开始应在双拐辅助下患侧下肢逐渐负重行走,逐渐过渡到完全负重行走及完全独立步行,步行训练中应在无痛或轻微疼痛范围内进行,逐渐改善患者步态。

2）在负重期的基础上进一步加强下肢平衡及关节稳定性训练,逐渐提高训练难度。

3）加强骨盆周围肌耐力训练:可结合一些器械,如弹力带、下肢功率车、等速肌力训练仪进行训练,亦可让患者自行练习。并逐渐让患者行跑、跳等运动,进一步恢复患者的运动能力。

二、髋部骨折

常见的髋部骨折包括股骨颈骨折及股骨粗隆间骨折,二者的发生是内外因素综合作用的结果。尤其老年人,主要与骨质疏松导致的骨质量下降有关,当遭受轻微扭转暴力则可发生骨折。多数情况下是在走路滑倒时,身体发生扭转倒地,间接暴力传导。股骨颈骨折青少年发生较少,常需要较大暴力才会引起,且不稳定型更多见,有移位的股骨颈骨折易造成股骨头坏死。而粗隆部的骨骼结构主要是由松质骨组成,骨折常为粉碎型,其四周包围着丰富的肌肉层,血运丰富,骨骼的营养较股骨头优越,无论何种类型的骨折,均极少发生不愈合,也很少发生股骨头缺血坏死等合并症。主要的问题是常遗留有髋内翻、下肢外旋和短缩畸形。二者均多发生于老年人,由于骨折患者失去行走能力,患者可由于长期卧床发生并发症而导致死亡,如肺炎、肺栓塞、压疮、尿路感染、深静脉血栓形成等,造成治疗及康复的困难。故准确的复位和可靠的内固定常是老年人髋部骨折成功治疗的关键。其主要有以下治疗方案。

非手术治疗适宜于无明显移位的骨折、稳定性骨折、年龄过大、全身情况差,或合并有严重心、肺等功能障碍者。可卧床休息 6～8 周,辅以患肢牵引,予石膏或矫形器进行有力的外固定,穿防外旋鞋。

手术治疗适宜于不稳定性骨折,有移位的骨折,用手法复位、牵引复位难奏效者,陈旧性骨折不愈合等。其手术方法包括内固定和人工关节置换术。

髋关节人工关节置换术的康复评定及康复方案详见第四章。

（一）康复评定

髋部骨折后的康复评定中对患者心肺功能、伤口及局部软组织、疼痛、步态、ADL 评定参见骨盆骨折。其余与骨盆骨折不同的康复评定有以下几方面。

1.下肢的长度及周径测量 髋部骨折后需进行双下肢长度的测量,了解下肢是否存在短缩;动态测量双侧大腿根部(平会阴)、髌上和髌下 10 cm/15 cm 的周径,前后对比,了解髋部肿胀情况及动态观察患侧下肢是否出现深静脉血栓。

2.骨折稳定性及愈合情况评估　应充分与手术医生沟通,了解患者病情及手术方式,结合术前及术后影像学资料,分别于术后 1 个月、2 个月、3 个月、6 个月、9 个月、12 个月复查 X 射线片,了解骨痂生长情况、是否有延迟愈合或不愈合、有无假关节及畸形愈合的情况、有无骨化性肌炎的形成,为选择合适的康复治疗提供依据。存在骨质疏松的髋部骨折老年患者,下地负重时间应适当推后。

3.关节活动范围评定　主要评定患侧髋关节的屈髋、伸髋、内收、外展、内旋、外旋的主被动关节活动范围,明确髋关节活动受限情况,但对于骨折未固定或不稳定的髋部骨折,暂不进行关节活动范围评定。

4.肌力评定　主要评定屈髋、伸髋、内收、外展、内旋、外旋肌的肌力,但对于骨折未固定或不稳定的髋部骨折,暂不予以肌力评定,待骨折稳定后或术后再进一步评定。

（二）康复治疗

髋部骨折的致残率和致死率较高。伤后卧床时间较长,为预防并发症促进骨折愈合和避免功能障碍,应早期开始进行功能锻炼。无论是非手术治疗或手术治疗后的康复方案,均需以骨折稳定性、髋部骨折愈合的情况及患者的自身感受为基础,动态观察和评估实时调整康复方案,以下康复方案仅为总体原则,每个阶段的治疗需根据患者具体情况进行适当调整。

1.非手术治疗的康复方案

(1)卧床期:此期的康复目标主要以维持有效牵引,恢复下肢正常力线,消肿止痛,预防相关并发症的发生。

1)患肢行皮牵引或骨牵引,注意维持有效牵引和患肢的功能位,患肢置于外展 10° ~ 15°,中立位,行下肢垫软枕,观察牵引装置是否在同一轴线上,稍抬高患肢高于心脏,加强静脉回流。一般需要牵引 8 周或 8 周以上。

2)肌力训练:①行患肢股四头肌、腘绳肌等肌群的等长收缩锻炼及足趾屈伸、踝关节背屈、跖屈、旋转运动,收缩时保持 10 ~ 15 s,10 ~ 15 次/组,3 组/次,5 ~ 10 次/d,以促进静脉回流和防止肌肉萎缩及深静脉血栓形成;②利用床上吊环,屈曲健侧膝关节,用健足蹬床,保持患肢在牵引下抬高臀部运动,5 次/组,组间休息 30 s,3 ~ 5 组/次,3 ~ 5 次/d,要求保持整个臀部平衡,不能歪斜,抬离床面 15° ~ 30°;③健侧下肢各肌群可利用弹力带或沙袋进行渐进性抗阻训练,10 ~ 15 次/组,3 组/次,3 次/d;④利用床上吊环抬高上身及扩胸运动,10 次/组,胸背部抬离床面 >30° 以上,5 次/组,组间休息 30 s,3 ~ 5 组/次,3 ~ 4 次/d。

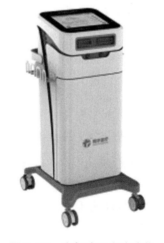

3)物理因子治疗:参见骨盆骨折非手术治疗的康复方案,治疗部位更改为髋部,空气波压力治疗可选择大小腿分段式气压套筒(图 2-13)。

图 2-13　空气波压力治疗仪

4)按摩肢体由远端到近端,消肿、预防深静脉血栓形成。

5)作业治疗:教会患者床上排便、翻身、转移、穿衣等方法。

6)矫形器:可选髋矫形器局部固定。

7)如老年人发生髋部骨折,需加强肺功能训练,教会患者咳痰的方法,预防肺部感染,维持现有体力。

(2)下床活动期:此期的康复目标主要以恢复髋关节主动活动范围,逐渐下地活动,恢复步行能力,改善步态等。

1)负重训练:复查 X 射线片,根据患者髋部骨折愈合情况,逐渐开始下地负重,具体负重方法参照骨盆骨折。

2)髋关节活动度训练:如患者存在髋关节活动受限,需进行髂腰肌及股直肌等肌肉的拉伸训练,必要时行髋关节松动训练。

3)步行训练:年轻人使用双拐,老年人使用助行器,开始由不负重过渡到逐渐负重行走,最后完全独立步行。

4)下肢平衡训练及髋关节稳定训练参见骨盆骨折康复中的训练方法。

2. 手术治疗的康复方案 髋部骨折后不同手术方式的选择,其下地负重时间亦有所不同,如股骨颈骨折行空心螺钉术后,下地负重时间应推后至术后 2 ~ 3 个月,避免骨折不愈合造成股骨头坏死;如股骨颈骨折行髋关节置换术后,早期即可下地负重行走;如股骨粗隆间骨折行股骨近端防旋髓内钉(PFNA)手术后,术后可早期负重;如股骨粗隆间骨折行动力髋螺钉(DHS)手术,术后下地负重时间应有所推后至术后 4 ~ 8 周不等。如患者存在骨质疏松,术后其负重行走时间应适当推后。另外,其负重时间还须从患者骨折类型、术后骨折稳定情况、自身骨密度、骨折愈合情况等多方面因素综合考虑,必须与手术医生充分沟通,切勿一概而论,避免因过早负重而造成内固定断裂、松动或再次骨折等后果。其负重重量应由 1/4 体重→1/3 体重→1/2 体重→2/3 体重→4/5 体重→100% 体重逐渐过渡。可站在体重秤上让患腿负重,以明确部分体重负重的感觉,负重过程中以患者无痛及轻微疼痛为宜。

髋部骨折手术治疗的物理因子选择可参见骨盆骨折手术的方案,其治疗部位选择髋部。以下为髋部骨折术后常规的康复方案。

(1)术前康复训练:术前患肢行皮牵引或骨牵引,注意维持有效牵引和患肢的功能位,患肢置于外展 10° ~ 15° 中立位,行患肢肌收缩训练,下肢垫软枕,观察牵引装置是否在同一轴线上。

(2)术后第 1 天:嘱患者做患肢的股四头肌等长收缩,足趾屈伸以及踝关节的背屈、跖屈、旋转运动,以促进静脉回流和防止深静脉血栓形成。给予局部冰敷治疗。

(3)术后第 2 ~ 3 天:引流管拔除后,即可在床上半坐位练习股四头肌等长收缩及屈髋、屈膝关节主动活动,幅度由小逐渐增大;对于不配合运动的患者,协助从患者的足跟部开始做小腿、大腿肌肉压力递减的挤压运动,15 min/次,3 次/d。

(4)术后第 4 天:开始使用 CPM 行髋、膝、踝三关节被动活动,起始角度以患者所承受的最小角度为宜,逐日增加角度,每次 30 ~ 60 min/次,2 次/d。

(5)术后 1 周:除继续进行上述功能锻炼外,可增加坐位、站立位功能锻炼。

（6）术后2周：可扶拐或助行器下地不负重行走（老年伴骨质疏松的患者应推迟下床活动时间）。

（7）术后3~4周：复查X射线片，根据骨痂生长情况，决定负重站立时间，嘱患者扶拐或助行器进行部分负重练习，但负重重量应控制在感到疼痛范围之内，具体练习方法参见骨盆骨折。

（8）术后6~12周：X射线片显示有大量骨痂生长后方可逐渐过渡到完全负重。可行提踵、半蹲起立练习，以增加负重肌的肌力，做髋部肌肉的抗阻屈伸训练，注意髋关节关节活动度，进行髋、膝关节的主动屈伸活动，如患者存在髋关节活动受限，需进行髂腰肌及股直肌等肌肉的拉伸训练及髋关节松动训练。下肢平衡及髋关节稳定训练方法参见骨盆骨折。

三、股骨干骨折的康复

股骨干骨折是指转子下、股骨髁上这一段骨干的骨折。股骨干是人体最粗、最长、承受应力最大的管状骨。由于股骨的解剖和生物力学特点，需遭受强大暴力才能发生股骨干骨折，同时也使骨折后的愈合与重塑时间延长。股骨干血运丰富，一旦骨折，常因失血量大而出现休克前期甚至休克期的临床表现。股骨肌肉是膝关节屈伸活动的重要结构，导致股骨干骨折的暴力同时也使周围肌肉、筋膜损伤，再加上出血后血肿机化、粘连、骨折的固定等，使肌肉功能发生障碍，从而导致膝关节活动受限。

成人的股骨干骨折近年来多采用手术内固定治疗。对于不愿意接受手术或存在手术禁忌证的，可行持续牵引8~10周。卧床期间，要加强肌肉收缩训练，预防肌肉萎缩、关节粘连和深静脉血栓形成。床旁X射线平片证实骨折愈合后，可逐渐下地活动。下面主要介绍股骨干骨折内固定术后的康复评定及康复方案。

（一）康复评定

股骨干骨折术后的康复评定中对患者心肺功能、伤口及局部软组织、疼痛、骨折稳定性及愈合情况、下肢长度、步态、ADL评定参见骨盆骨折及髋部骨折。

下肢周径的评定需动态测量双侧髌上10 cm/15 cm、髌骨正中及髌下10 cm/15 cm的周径，前后对比；关节活动范围测定主要评定患侧膝关节屈伸的主、被动关节活动范围，如为股骨上段骨折还需测量屈髋、伸髋、内收、外展、内旋、外旋的主、被动关节活动范围；肌力评定主要评定伸膝及屈膝肌群肌力，如为股骨上段骨折还需测量屈髋、伸髋、内收、外展、内旋、外旋肌群的肌力。但骨折未固定或明显疼痛的患者不予评估。

（二）康复治疗

股骨干骨折后不同手术方式的选择，其下地负重时间亦有所不同，交锁髓内钉固定较锁定加压钢板负重时间相对较早。交锁髓内钉固定术在内固定稳定的情况下允许早期负重，粉碎性骨折术后允许在6周内耐受负重。但负重时间还须从患者骨折类型、术后骨折稳定情况、自身骨密度、骨折愈合情况等多方面因素综合考虑，必须与手术医生充分沟通，切勿一概而论，避免因过早负重而造成内固定断裂、松动或再次骨折等后果。

1. 术后 2 周内

(1)抬高患肢高于心脏,消肿、促进静脉回流。

(2)肌力训练:以加强患侧股四头肌及腘绳肌肌力为主,维持其余肌群肌力为辅,预防肌肉萎缩,维持现有肌力。①术后前 3 d 行股四头肌等长收缩;②足趾屈伸、踝背屈、跖屈、内外翻、旋转主动运动;③术后 4 d 股四头肌、腘绳肌肌力锻炼逐渐过渡到多角度等长训练;④同时进行双侧髋屈伸、内收、外展、踝背屈、跖屈、内外翻、足趾屈伸、健侧膝屈伸的抗阻训练,患侧膝屈伸训练逐渐由多角度等长训练过渡到抗阻训练。具体训练频次参见骨盆骨折手术治疗方案中的肌力训练内容。

(3)关节活动度训练:①术后次日即开始使用下肢 CPM 机;②同时主被动屈伸患侧膝关节至最大角度,15 次/组,3 组/次,3 ~ 5 次/d;③上下左右推动髌骨,推动至髌骨最大活动度,反复推动 20 ~ 30 次,3 组/d,维持髌骨活动度,避免关节粘连。

(4)物理因子治疗的选择及治疗方法参见骨盆骨折术后康复方案中内容,其治疗部位更改为股骨干。

(5)辅助器具:术后即可使用弹力绷带由大腿远端向大腿近端在伤口或肿胀局部螺旋反折行加压包扎,消肿、减少局部渗出,持续包扎,避免过紧造成局部缺血。

(6)作业治疗参见骨盆骨折术后康复内容。

(7)早期扶双拐或助行器,患肢不负重下地行走。

2. 术后第 2 ~ 4 周

(1)加强膝关节关节活动度训练:①自我牵伸法,如膝关节屈曲活动受限,端坐位于床边,开始利用自身重力屈膝,逐渐过渡到利用健侧小腿辅助患侧屈膝练习,在可耐受的疼痛范围内尽可能长时间牵拉,逐渐增加屈膝角度;如患者被动屈膝角度大于90°,可采用俯卧位进行自我牵伸,也可利用弹力带进行自我牵伸。②可采用膝关节松动训练,改善膝关节活动度,1 ~ 2 次/d。

(2)继续加强患侧股四头肌及腘绳肌抗阻训练,可适当加强 0° ~ 20°范围的伸膝抗阻锻炼,加强股四头肌内侧头肌力,也可采用股四头肌训练仪进行锻炼。有条件者可借助等速肌力训练系统进行更有效的锻炼。

(3)根据骨折愈合情况,扶双拐下患肢部分负重站立练习,以不出现疼痛或轻微疼痛为原则。

3. 术后 6 ~ 12 周　复查 X 射线片,根据骨折愈合情况,逐渐增加负重重量及负重时间,过渡到完全负重。逐渐进行自主负重下蹲活动,并适当增加患肢活动及适应工作、生活的能力。骨折完全愈合后可加强行走训练,在斜坡或台阶上进行,并借助器械如功率自行车等训练;同时加强患侧下肢平衡、本体感觉和稳定性训练。

4. 术后 12 周后　本阶段主要强化肌力及关节稳定性,逐渐、全面恢复日常生活各项活动。

(1)可自我加强下肢肌力及控制练习。静蹲练习:随力量增加逐渐加大下蹲的角度,尽可能长时间维持,5 ~ 10 组/次,2 ~ 3 次/d;跨步练习:包括前后、侧向跨步练习,20 次/组,组间休息 45 s,4 ~ 6 组/次,2 ~ 3 次/d;患侧单腿蹲起练习:要求缓慢、用力、有控制,20 ~ 30 次/组,组间休息 30 s,2 ~ 4 次/d。

（2）逐渐加强下肢肌耐力及速度、协调性、灵敏性训练。

四、膝部骨折

膝关节由股骨下端、胫骨上端和髌骨构成，是人体最大、最复杂的关节，属于滑车关节。因以上部位骨折均可能涉及关节内损伤，其康复评定及康复治疗有类似之处，故将股骨髁、髌骨、胫骨平台骨折均归纳为膝部骨折，此部分将其统一讲解。

股骨髁骨折可损伤关节面或改变下肢负重力线，多需手术切开复位内固定。髌骨骨折是临床常见的一种骨折类型，其发生率较高，约占全部骨折的10%，以中壮年多见。引起髌骨骨折的暴力可分为直接暴力和肌肉牵拉暴力。暴力直接作用于髌骨，如跌倒时跪地，髌骨直接撞击地面，常致髌骨粉碎性骨折；间接暴力较多见，由于肌肉的强力牵拉，常致髌骨横行骨折。胫骨平台骨折约占全部骨折的4%，粉碎性骨折居多，闭合复位困难可并发半月板损伤和韧带损伤。关节内骨折后应尽可能恢复其完整性，如治疗不当可引起膝关节功能障碍，出现创伤性膝关节炎。

（一）康复评定

膝部骨折后的康复评定中对患者心肺功能、伤口及局部软组织、疼痛、骨折稳定性及愈合情况、下肢长度、步态、ADL评定参见髋部骨折。

下肢周径的评定需动态测量双侧髌上10 cm、髌骨正中及髌下10 cm的周径，前后对比；关节活动范围测定主要评定患侧膝关节屈伸的主被动关节活动范围；肌力评定主要评定伸膝及屈膝肌群肌力。

（二）康复治疗

因膝部骨折后易造成膝关节活动受限，无论是选择手术或非手术治疗方案，均应在骨折稳定前提下尽可能加强膝关节活动度训练，最小限度地减少膝关节功能受限的发生。

1. 非手术治疗的康复方案　膝部稳定性骨折可采用非手术治疗，手法复位后采用石膏托或者可调式膝关节矫形器固定，股骨髁及胫骨平台骨折后固定4~5周；髌骨骨折伸直位固定3~4周。在石膏固定期间练习股四头肌、腘绳肌等长收缩及踝泵练习，每天500~1 000次，预防深静脉血栓及下肢肌肉萎缩；每次膝关节活动前去除石膏托或打开膝关节固定铰链后，行膝关节伸屈活动练习，维持膝关节活动度，预防膝关节挛缩，治疗结束后再佩戴上石膏托或固定膝关节铰链。

髌骨骨折固定4周后，可在伸直位的外固定保护下进行负重站立训练，固定在伸膝位上逐渐扶双拐行走。骨折稳定去除外固定后加强膝关节活动度锻炼，具体参见股骨干骨折术后2~3周的关节活动度训练方法，加强自我牵伸及活动。涉及负重关节面的骨折，建议根据骨折稳定性及愈合情况在2~3个月后逐步开始进行步行训练，后期加强下肢稳定性、肌耐力及本体感觉等训练。

2. 手术治疗的康复方案

（1）术后2周内：抬高患肢高于心脏，其肌力、关节活动度训练、物理因子治疗、作业治疗及早期下地活动的方法同股骨干骨折，其中弹力绷带的包扎可采用膝关节的"8"字缠绕法进行加压包扎。因髌骨未涉及下肢负重力线,故在髌骨稳定的内固定术后可早期在可耐受范围内负重训练。但髌骨骨折术后膝关节的活动度训练,应在限制范围内活动,应根据手术中评估骨折固定的稳定性,以确定早期可以允许多少活动度,在其安全范围内逐渐活动,4~6周后增加膝关节活动范围,以防止骨折移位。但股骨髁及胫骨平台骨折,无论骨折类型和固定策略的复杂性如何,术后应立即进行膝关节一定范围的活动以防止关节僵硬,可采用 CPM 机辅助患者被动活动。早期可进行髌骨的自我活动练习,进行上、下、左、右的推动。

(2)术后 4~6 周:膝部骨折最易造成创伤性膝关节炎及膝关节活动受限,应加强膝关节的活动度训练,具体方法参照股骨干骨折术后中的膝关节活动度训练;继续强化以股四头肌及腘绳肌为主的相关肌群肌力。髌骨骨折内固定患者可穿戴铰链式膝关节矫形器控制屈膝角度,扶双拐患肢负重下地行走逐渐过渡到使用单拐行走。

(3)术后 6~12 周:除继续加强上述肌力及关节活动度训练外,股骨髁及胫骨平台骨折术后患者逐渐开始行负重站立训练,根据骨折稳定性在可耐受范围内,由小重量逐渐过渡到完全负重,但暂不扶拐患肢负重行走。如果涉及股骨及胫骨关节面的骨折,负重时间应根据骨折愈合情况适当推后。髌骨骨折术后此期可根据骨折愈合情况,脱拐独立步行,逐渐使膝关节屈曲达 130°以上。

(4)术后 3 个月:复查 X 射线片,根据股骨髁及胫骨平台骨折术后愈合情况逐渐进行负重步行训练。

(5)术后 4~6 个月:加强患侧下肢各组肌群的主动与抗阻训练,患侧上肢持手杖步行,提高下肢稳定性、负重能力、耐力和行走能力。

五、小腿骨折

小腿骨折在长骨骨折中最常见,约占全身骨折的 12%。胫腓骨双骨折、粉碎性骨折及开放性骨折居多,软组织损伤较重,治疗复杂。胫骨干骨折有多种损伤机制。可大致分为直接暴力和间接暴力。高能量损伤所致骨折的粉碎程度更重,相关软组织损伤更广,预后也更差。扭转骨折发生于足部固定而躯体扭转情况下,通常造成螺旋骨折。这类骨折多为低能量创伤所致,骨折稳定,移位较少,软组织损伤较轻。三点或四点折弯应力的直接损伤通常造成横断骨折或短斜形骨折并伴楔形折块。折弯作用点间距越大,传导应力越大,骨及软组织的损伤也越严重。巨大外力作用于很小区域时,直接创伤也可造成碾挫伤,骨折多粉碎并伴严重软组织损伤。小腿骨折易造成腓总神经损伤,本部分内容的康复方案中不涉及伴有腓总神经的小腿骨折,伴有腓总神经的小腿骨折相关内容详见第八章周围神经病损的康复。

根据 AO 分型通常将胫腓骨骨折分为单纯、蝶形和粉碎骨折。

(一)康复评定

小腿骨折后的康复评定中对疼痛、骨折稳定性及愈合情况、步态、ADL 评定参见髋部骨折。

小腿骨折后的伤口及软组织损伤又分为开放性和闭合性软组织损伤,其中开放型小腿骨折的软组织损伤通常采用 Gustilo–Anderson 分型。① Ⅰ 型:清洁伤口,<1 cm。② Ⅱ 型:裂伤,>1 cm,不伴广泛软组织损伤、撕脱。③ Ⅲ 型分为 3 个亚型,Ⅲ A 型:广泛裂伤(>10 cm),局部软组织覆盖充足或高能量创伤,无论伤口大小;Ⅲ B 型:广泛软组织缺损,需要局部或游离皮瓣覆盖,通常合并严重污染;Ⅲ C 型:血管损伤,需要修复。闭合型小腿骨折的软组织损伤常采用 Tscherne 分型。① 0 型:间接暴力损伤,不伴软组织损伤。② Ⅰ 型:中低能量损伤,表浅擦伤或挫伤。③ Ⅱ 型:高能量损伤,显著的肌肉挫伤及皮肤深层擦伤及筋膜室综合征风险。④ Ⅲ 型:高能量损伤,伴有皮下脱套伤,有间隔血管损伤可能。

下肢长度的测量以测量小腿长度为主,测量从膝关节至外踝尖的长度,双侧对比;下肢周径的评定需动态测量双侧髌下 10 cm/15 cm、踝关节的周径;胫腓骨干骨折关节活动范围测定主要评定患侧踝关节屈伸的主、被动关节活动范围;肌力评定主要评定踝背屈、跖屈、内外翻肌群的肌力。

(二)康复治疗

因小腿骨折制动后易造成跟腱挛缩,无论是选择手术或非手术治疗治,均应在骨折稳定前提下尽可能将踝关节固定在功能位,加强踝关节背屈活动度训练,预防跟腱挛缩。

如伴有软组织严重损伤或植皮、皮瓣转位的小腿骨折,康复锻炼时应注意避免加重软组织损伤或伤口渗出加重。植皮或皮瓣转位后早期应避免局部皮肤或肌肉过度牵拉,而导致植皮区不存活。

1.非手术治疗的康复方案　非手术治疗主要适用于稳定性的小腿骨折。手法复位后可采用长腿石膏托或小腿矫形器或允许膝关节活动的髌腱负重的小腿免负重矫形器。利用外固定维持骨折对位、对线。如小腿骨折手法复位失败,软组织损伤严重,合并骨–筋膜室综合征者应选择跟骨骨牵引治疗。

小腿骨折采用的物理因子治疗可参见骨盆骨折中非手术康复方案,其治疗部位为小腿。待小腿局部肿胀有所消退后,可扶双拐早期患肢不负重行走,如使用允许膝关节活动的髌腱负重的小腿免负矫形器则可早期下地行走;如采用其余外固定,需固定 6～8 周后根据骨折愈合情况逐渐负重,并去除外固定,逐渐过渡到完全负重行走。

在去除外固定前,应在不影响骨折稳定性的前提下,进行踝关节背屈、跖屈及内、外翻主动活动,每个方向的活动尽可能达到踝关节最大活动范围,以踝背屈活动为主,预防跟腱挛缩及踝关节活动受限。同时还应进行患侧足趾的屈伸主动活动。如外固定为超膝关节或踝关节固定,踝背屈、跖屈、膝屈伸肌群肌力锻炼以等长收缩为主,以预防深静脉血栓及下肢肌肉萎缩。如短时间去除外固定不影响小腿骨折稳定性,则可临时去除外固定活动膝或踝关节,维持关节活动度,预防膝关节挛缩,治疗结束后再佩戴上外固定。

2.手术治疗的康复方案　小腿骨折后负重时间须从患者骨折类型、手术方式的选择、术后骨折稳定情况、自身骨密度、骨折愈合情况等多方面因素综合考虑,必须与手术医生充分沟通,切勿一概而论,避免因过早负重而造成内固定断裂、松动或再次骨折等后果。负重方法参见骨盆骨折康复。

(1)术后 2 周内:抬高小腿高于心脏,其物理因子治疗、作业治疗方法同股骨干骨折术后康复方案。其中术后早期弹力绷带的包扎可采用小腿的螺旋反折形包扎法进行加压包扎。物理因子治疗的治疗部位为小腿骨折处。肌力训练以踝关节背屈、跖屈、内翻、外翻肌群肌力为主,以患肢伸膝、屈膝肌群肌力训练为辅,逐渐由主动训练过渡到抗阻训练。关节活动度训练,术后即可开始使用踝关节CPM机治疗,逐渐过渡到踝关节主动活动。术后小腿肿胀逐渐消退后,早期即可扶双拐患肢不负重下地活动。

(2)术后4~6周:继续上述肌群的抗阻肌力锻炼,加强跟腱拉伸。根据骨折愈合情况,进行渐进性负重站立训练,过渡到扶双拐患肢逐渐负重下地行走。

(3)术后8~12周:根据小腿骨折愈合情况,逐渐完全负重行走,提高下肢稳定性、负重能力、耐力和行走能力。

六、踝部骨折

左踝关节骨折康复

踝部骨折是骨科常见的损伤,踝关节的关节面比髋、膝关节的关节面小,但负担的重量与活动却很大,故易发生损伤,占全身骨折的3.83%,多见于青少年。踝部骨折多由间接暴力引起,如外翻、内翻或外旋等。根据暴力作用的大小、方向和受伤时足的位置而产生不同类型和程度的骨折。骨折发生的原因为内翻、外翻、外旋及垂直压缩。踝关节是负重关节,骨折均为关节内骨折,若对位不好,将形成创伤性踝关节炎,致伤踝僵硬、疼痛,行走困难。

根据不同的受伤机制,分为内翻(内收)型、外翻(外展)型、外旋和纵向挤压骨折几种类型。

内翻(内收)型、外翻(外展)型、外旋骨折均可分为Ⅲ度。Ⅰ度:单纯骨折,多不移位或移位较少;Ⅱ度:暴力较大,引起内外踝双踝骨折;Ⅲ度:强大暴力,在内外踝骨折,同时距骨撞击胫骨后缘,发生后踝骨折(三踝骨折)。

纵向挤压骨折为高处坠落,足跟垂直落地时,可致胫骨前缘骨折,伴踝关节向前脱位。如果暴力过大,可造成胫骨下关节面粉碎骨折。凡严重外伤,发生三踝骨折时踝关节完全失去稳定性并发生显著脱位,称为Pilon骨折。

(一)康复评定

踝部骨折后的康复评定中对疼痛、骨折稳定性及愈合情况、步态、ADL评定参见髋部骨折。

下肢周径的评定主要动态测量双侧踝关节周径,明确肿胀情况;踝部骨折的关节活动范围测定主要评定患侧踝背屈、跖屈、内外翻的主被动关节活动范围,如踝部骨折未固定暂不给予评定;肌力评定主要评定踝背屈、跖屈、内外翻肌群的肌力,如踝部骨折未固定暂不给予评定。

采用美国足踝外科协会(American Orthopaedic Foot and Ankle Society,AOFAS)评分系统评价踝关节功能。该评分从力线(10分)、疼痛程度及频次(40分)及日常生活中患足十项功能的保留程度(50分)进行评价,满分为100分;其中90~100分为优,80~90分为良,70~79分为可,<70分为差。

(二)康复治疗

1.非手术治疗的康复方案　无移位骨折或有移位稳定性骨折手法复位后用小腿石

膏或踝足矫形器将踝关节固定于背屈90°中立位,抬高患肢,可采用踝关节"8"字绷带包扎法进行加压包扎。伤后1～2周待肿胀消退外固定松动后,可更换或调整一次外固定,外固定时间一般为6～8周。在外固定固定期间,需加强踝背屈、跖屈、内外翻肌群的等长收缩练习,在踝关节固定的情况下每个方向主动收缩5～10 s,放松5～10 s,每次训练总时间≥10 min,每天至少进行3～4次。同时进行股四头肌肌力锻炼,并进行趾间关节、跖趾关节、膝关节的主动活动。踝关节肿胀逐渐消退后,可使用双拐患肢不负重下地行走。6～8周去除外固定后由渐进性负重行走训练,逐渐过渡到完全负重,后期加强踝关节稳定及控制训练。

2. 手术治疗的康复方案　踝关节骨折内固定手术要求尽可能解剖复位,下地负重时间需根据患者具体情况决定。

(1)术后2周内:抬高小腿高于心脏,其物理因子治疗、作业治疗方法同股骨干骨折术后康复方案。其中术后早期弹力绷带可采用踝关节"8"字绷带包扎法进行加压包扎。物理因子治疗的治疗部位为踝关节处。

肌力训练及关节活动度训练参见小腿骨折术后的康复治疗。如合并有踝关节韧带损伤术后应同时给予踝足矫形器固定保护,限制踝关节活动,具体康复参见踝部非手术治疗的康复方案。踝关节肿胀逐渐消退后,可使用双拐患肢不负重下地行走。

(2)术后4～6周:如患者踝部骨折并伴有韧带损伤者,此期逐渐进行踝关节内、外翻及旋转主动活动,以不引起疼痛为宜,逐渐改善踝关节活动度。继续上述肌群的抗阻肌力锻炼,加强跟腱拉伸。根据骨折愈合情况,进行渐进性负重站立训练,过渡到扶双拐患肢逐渐负重下地行走。踝关节内骨折负重及行走时间应适当推迟。

(3)术后8～12周:复查X射线片,根据踝关节骨折愈合情况,逐渐完全负重行走,加强踝关节稳定及控制训练,提高下肢稳定性、负重能力、耐力和行走能力。

七、足部骨折

足部骨折是指发生于足部距骨、跟骨、跖骨及趾骨部位的骨折。在足底,由骨和关节形成了内纵弓、外纵弓和前面的横弓,这是维持身体平衡的重要结构。足弓还具有弹性,吸收震荡,负重、完成行走,跑、跳等动作。足部骨折若破坏了这一结构将产生严重功能障碍,因此足部骨折的治疗目的是尽可能恢复正常的解剖关系和生理功能。

距骨是足部主要负重骨之一,对踝关节的活动有非常重要的作用。距骨骨折较少见,多由直接暴力压伤或由高处堕落间接挤压所致,后者常合并跟骨骨折,距骨可在横的平面发生骨折,也可形成纵的劈裂骨折,骨折可呈线状、星状或粉碎性。距骨骨折后常发生缺血性坏死和创伤性关节炎。

跟骨骨折为跗骨骨折中最常见的,约占全部跗骨骨折的60%。多由高处跌下,足部着地,足跟遭受垂直撞击所致。跟骨为松质骨,血液循环供应比较丰富,骨不连者甚少见。但如骨折线涉及关节面或复位不良,后遗创伤性关节炎及跟骨负重时疼痛者很常见。

跖骨与趾骨骨折在临床上十分多见,约占全身骨折的7%,其中2/3为趾骨骨折,1/3为跖骨骨折,籽骨骨折则极为少见。

（一）康复评定

足部骨折后的康复评定中对疼痛、骨折稳定性及愈合情况、步态、ADL 评定参见髋部骨折。

下肢周径的评定主要动态测量双侧踝关节、足背最高点的周径，明确肿胀情况；跟骨、距骨骨折的关节活动范围测定主要评定患侧踝背屈、跖屈、内外翻的主、被动关节活动范围，如涉及距骨或趾骨骨折，则主要评定足趾的关节活动范围，但足部骨折未固定均暂不给予评定；跟骨、距骨骨折的肌力评定主要评定踝背屈、跖屈、内外翻肌群的肌力，如涉及距骨或趾骨骨折，则主要评定足趾的肌力，但足部骨折未固定均暂不给予评定。

（二）康复治疗

1. 非手术治疗的康复方案

（1）距骨骨折：无移位的骨折应以石膏靴或踝足矫形器固定 6 ~ 8 周。有移位的骨折：①距骨头骨折石膏靴或踝足矫形器在足跖屈位固定 6 ~ 8 周，待骨折基本连接后再逐渐矫正至踝关节 90°功能位，再固定 4 ~ 6 周。②距骨体骨折严格固定 10 ~ 12 周。③跟骨牵引 3 ~ 4 周，再手法复位，然后改用石膏靴或踝足矫形器严格固定 10 ~ 12 周。在骨折未坚实愈合前，尽量不要强迫过早承重。

（2）跟骨骨折：有无移位的跟骨骨折均使用小腿石膏托或踝足矫形器固定 4 ~ 6 周，如后结节骨折需固定于跖屈位。在临床愈合后拆除外固定，但一般在伤后 12 周以后逐渐下地行走。

（3）跖骨骨折：无移位的骨折可获得满意复位者伤后或复位后患肢以小腿石膏或踝足矫形器固定 4 ~ 6 周。

（4）趾骨骨折：无移位的趾骨骨折或有移位的多根趾骨骨折在复位后，用超过足趾远端的石膏托板或足矫形器固定 2 ~ 3 周即可进行功能训练。

以上足部骨折在固定期间抬高患肢；可于弹力绷带"8"字加压缠绕踝及足部促进肿胀消退；行冰敷、超短波、气压消肿，低频止痛，超声波、磁疗促进骨折愈合等物理因子治疗；外固定固定下行踝关节背屈、跖屈、足趾伸屈等肌群的等长收缩运动；肿胀消退后，早期可扶双拐患肢不负重行走，也可穿戴髌韧带负重的小腿免负荷矫形器早期下地行走；根据骨折愈合情况，按上述时间去除外固定后，加强踝关节活动度锻炼，患肢逐渐负重至完全独立步行。距骨及跟骨骨折下地负重时间不宜过早，避免引起足弓的塌陷，出现负重疼痛。

2. 手术治疗的康复方案　踝关节骨折内固定手术要求尽可能解剖复位。

（1）术后 2 周内：抬高小腿高于心脏，其物理因子治疗、作业治疗方法同股骨干骨折术后康复方案。其中术后早期弹力绷带可采用踝关节"8"字绷带包扎法或足部螺旋包扎法进行加压包扎及伤口冰敷。物理因子治疗的治疗部位为足部骨折处。

肌力训练及关节活动度训练应以加强踝关节背屈、跖屈、足趾伸屈肌群的肌力及关节活动度为主，辅以加强患侧下肢髋及膝关节周围的肌群肌力，具体参见小腿骨折术后的康复治疗。距骨骨折术后给予石膏或踝足矫形器固定 2 ~ 3 周后，逐渐开始踝关节主被动活动，在此期间可加强足趾主动活动。足部肿胀逐渐消退后，可使用双拐患肢不负重下地行走。

（2）术后4～8周：此期锻炼方法同小腿骨折术后康复方法，跟骨骨折以患侧前足着地，距骨及趾骨骨折以患侧足跟着地扶双拐，不通过骨折部位负重行走。跟骨骨折可在术后6周进行渐进性负重训练，逐渐过渡到完全负重，以不引起患者疼痛或轻微疼痛为度。距骨、跖骨、趾骨骨折此期暂不行负重站立练习。

（3）术后12周后：复查X射线片，根据足部骨折愈合情况，逐渐部分负重过渡到完全负重行走，加强踝关节稳定性、控制、平衡及本体感觉训练，提高下肢稳定性、负重能力、耐力和行走能力。

八、典型病例

（一）典型病例一

1. S（subjective data，主观资料）

（1）基本资料：患者李某，女性，70岁，退休。

（2）现病史：患者2 d前因跌倒后出现左髋部疼痛，不能活动，遂至医院急诊科就诊，X射线提示左侧股骨粗隆间骨折。收入骨科住院治疗，完善相关检查后，在全麻下行"左股骨粗隆间骨折内切开复位内固定术"。术后给予抗感染、伤口换药等对症处理，现为术后第3天，局部已拔除引流管。现为求进一步康复治疗，遂转我科。患者神清，表情痛苦，左下肢轻度肿胀，左下肢活动时伤口疼痛，食纳差，小便可，大便未解。

（3）既往体健：无特殊病史。

（4）个人史：右利手，爱好跳舞。

（5）预期目标：正常走路，能跳舞。

2. O（objective data，客观资料）　生命体征平稳，神清、精神可、表情痛苦，心肺腹（-），脊柱、右侧肢体及左侧上肢无畸形、活动自如。左髋外侧切口，长约10 cm，局部无明显发红、无渗出，左髋局部肿胀，左下肢无短缩，左髋关节活动受限，左下肢肌力下降，因疼痛查体不配合。

辅助检查：术前X射线片提示左侧股骨粗隆间骨折。术后X射线片提示左侧股骨粗隆间骨折术后改变，内固定在位。腰椎骨密度检查提示：严重骨质疏松，T值$L_1 \sim L_4$：-2.8，$L_2 \sim L_5$：-3.0。

临床诊断：①左侧股骨粗隆间骨折；②严重骨质疏松。

功能诊断：①左髋疼痛；②左髋运动功能受限；③日常生活活动能力受限；④社会参与能力受限。

3. A（assessment，功能评定）

（1）评定

1）心肺功能：患者生命体征平稳，心肺功能正常，咳嗽、咳痰能力好。

2）伤口及局部软组织的情况：左髋外侧切口，长约10 cm，伤口局部无明显发红、无渗出，左髋局部肿胀。

3）疼痛评定：VAS疼痛评分左髋静息疼痛2分，活动疼痛4分。

4)骨折稳定性:患者左侧股骨粗隆间骨折 AO 分型为 A 1.1 型稳定性,已行左髋 PFNA 手术治疗,与手术医生沟通,患者存在骨质疏松,内固定稳定性相对较差,建议下地负重时间稍推后。

5)下肢长度及周径:双下肢全长(大转子至外踝):左 71 cm、右 72 cm。双下肢周径如下。大腿根部(平会阴):左 54 cm、右 50 cm;髌上 10 cm:左 46 cm、右 44 cm;髌骨正中:左 35.5 cm、右 35 cm;髌下 10 cm:左 34 cm、右 34 cm。

6)关节活动度:左髋关节活动度降低:前屈 A/P 10°/90°,后伸 A/P 0°/15°,外展 A/P 20°/40°,内收 A/P 15°/35°,外旋 A/P 5°/25°,内旋因手术后及疼痛未测量,余关节活动度正常。

7)肌力评定:患者因疼痛不能完成肌力评定。

8)ADL 能力评定:改良 Barthel 指数 45 分。

(2)主要问题:左髋疼痛、左髋运动功能受限、日常生活活动能力受限、社会参与能力受限。

(3)康复目标

1)近期目标

术后 1 周:消肿止痛,手术部位疼痛缓解 2~3 分,左髋关节活动度改善 10°~20°,左髋关节周围肌力达 2~3 级;患者学会床上排便、自行穿衣及床椅转移等方法。

术后 2~4 周:左髋部肿胀基本消退,手术部位疼痛基本完全缓解,左髋关节活动度改善 10°~30°,左髋关节周围肌力达 3~4 级;可扶助行器站立,左下肢可负重 25~30 kg。出院后家庭康复或门诊进行康复训练。

2)远期目标

术后 4~6 周:左髋关节活动度基本恢复到正常;左髋关节肌力达 4 级;左下肢可完全负重,并在助行器辅助下行走 15~20 min。

术后 7~12 周:左髋关节活动度及肌力达到或接近正常;学会骨质疏松的运动方法;可社区独立持续行走 30 min 以上;完成日常生活活动,可进行基本的舞蹈动作,回归家庭。

4. P(plan,康复治疗计划)

(1)术后 1 周内

1)抬高左下肢,远端高于心脏。

2)物理因子治疗:左髋部冰敷,15~20 min/次,3~4 次/d,消肿止痛;红外线照射,左髋部,30 min/次,2 次/d,促进伤口愈合;经皮神经电刺激,左髋部,20 min/次,2 次/d,止痛,改善局部循环;空气压力治疗,双下肢,由远端到近端挤压,30 min/次,2~3 次/d,预防深静脉血栓;神经肌肉电刺激,双侧股四头肌,20 min/次,2 次/d,预防肌肉萎缩;CPM 治疗,左下肢髋、膝、踝三关节被动活动,起始角度以患者所承受的最小角度为宜,逐日增加角度,每 1~2 min 一个运动周期,30 min/次,2 次/d,预防关节挛缩。

3)运动疗法:在床上行左侧股四头肌等长收缩,每次收缩 10 s 后休息 5 s,10 次/组,10 组/次,3~5 次/d,逐渐过渡到左髋关节主动屈伸、外展、内收练习;加强踝关节主动屈伸、内外翻及右下肢各肌群弹力带抗阻训练,10 次/组,3 组/次,3 次/d;采用简易呼吸训练器或腹部放置沙袋,进行呼吸训练,预防肺部感染。

4)教会患者床上排便、自行穿衣及床椅转移等方法。

阶段治疗后评估:疼痛评分左髋静息疼痛 0 分,活动时疼痛 2 分;双下肢周径如下。大腿根部(平会阴):左 52 cm、右 50 cm;髌上 10 cm:左 45 cm、右 44 cm;髌骨正中:左 35 cm、右 35 cm;髌下 10 cm:左 34 cm、右 34 cm。左髋关节活动度:前屈 A/P 60°/100°,后伸 A/P 5°/15°,外展 A/P 30°/40°,内收 A/P 30°/40°,外旋 A/P 10°/30°,内旋 A/P 5°/25°。左髋关节肌力:屈髋 2^+ 级、伸髋 2 级、外展 2^+ 级、内收 2^+ 级;患者已学会床上排便、自行穿衣及床椅转移等方法。

(2)术后 2~4 周

1)继续上述 1)~3)方案。

2)物理因子治疗:暂停冰敷及红外线治疗,继续给予空气压力、神经肌肉电刺激、CPM、经皮神经电刺激治疗;增加低强度脉冲超声波治疗,左侧股骨粗隆骨折处,固定法,强度 30 mW/cm²,频率 1.5 MHz,占空比 20%,20 min/次,1 次/d;低强度脉冲磁场治疗,强度为 0.2~0.3 T,20 min/次,1 次/d,预防骨质疏松、促进骨折愈合。

3)肌力训练进阶:左髋部肌力训练改为多角度等长收缩训练结合等张肌力训练,在整个关节活动范围内,每隔 20° 做一组等长训练,每个角度用力收缩 10 s,休息 10 s 后重复,用力收缩 10 次;其余部位肌力训练按上述方案进行,逐渐增加阻力。

4)术后 3 周开始行负重训练:使用助行架辅助,在体重秤上让左下肢负重,负重重量由 1/4 体重→1/3 体重→1/2 体重逐渐过渡。负重过程中以患者无痛及轻微疼痛为宜。5~10 min/次,2 次/d,逐渐过渡到助行器辅助下左下肢脚尖着地行走。

阶段治疗后评估:疼痛评分左髋静息疼痛 0 分,活动时疼痛 1 分。左下肢肿胀明显消退,双下肢周径如下。大腿根部(平会阴):左 51 cm、右 50 cm;髌上 10 cm:左 43.5 cm、右 44 cm;髌骨正中:左 35 cm、右 35 cm;髌下 10 cm:左 33.8 cm、右 34 cm。左髋关节活动度:前屈 A/P 100°/120°,后伸 A/P 10°/15°,外展 A/P 40°/40°,内收 A/P 40°/40°,外旋 A/P 25°/40°,内旋 A/P 23°/35°。左髋关节肌力:屈髋 3 级、伸髋 3 级、外展 3^+ 级、内收 3^+ 级,左下肢可负重 30 kg。可出院后家庭康复或门诊进行康复训练。

(3)术后 4~6 周

1)复查左髋 X 射线片,左髋部骨折线开始模糊,内固定在位、稳定。

2)继续加强左侧髋关节活动度及肌力训练,适当牵伸髂腰肌、臀大肌、内收肌群、外展等髋关节周围肌群,改善关节活动度;行左髋部及膝部的等速肌力训练或腿部推举器械训练,以开链运动为主。

3)继续负重训练:在体重秤上左下肢负重,负重重量由 1/2 体重→2/3 体重→4/5 体重→100% 体重逐渐过渡。5~10 min/次,2 次/d。

4)在助行器保护下,左下肢部分负重行走。

5)结合 OT 训练,加强左下肢控制训练。

阶段治疗后评估:左髋部疼痛已缓解;左下肢肿胀已消退,双下肢周径如下。大腿根部(平会阴):左 50 cm、右 50 cm;髌上 10 cm:左 43.8 cm、右 44 cm;髌骨正中:左 35 cm、右 35 cm;髌下 10 cm:左 33.8 cm、右 34 cm。左髋关节活动度:前屈 A/P 100°/120°,后伸

A/P 10°/15°,外展 A/P 40°/40°,内收 A/P 40°/40°,外旋 A/P 25°/40°,内旋 A/P 23°/35°。左髋关节肌力:屈髋 4 级、伸髋 4 级、外展 4⁺级、内收 4⁺级,左下肢可完全负重,并在助行器辅助下行走 15 min。

(4)术后 7~12 周

1)复查左髋 X 射线片,左髋部骨折线已模糊,有大量骨痂生长。

2)加强左下肢肌力及肌耐力训练,行提踵、半蹲起立、靠墙静蹲等练习,利用弹力带或器械进行训练。

3)左下肢平衡及本体感觉训练,如单脚支撑站立、平衡垫上静态或动态站立等。

4)独立步行,纠正异常步态。

5)通过日常生活活动能力的训练,指导患者利用实际生活情况进行日常生活活动的训练,并让患者开始行一些基本的舞蹈动作练习。

6)患者存在骨质疏松,教会患者小负荷冲击性运动,如提踵、踏步等动作;渐进性抗阻训练,靶向易骨折部位如脊柱的核心肌群及髋周肌群进行针对肌力的训练,也可行太极拳、八段锦等健身体操或者舞蹈锻炼;加强平衡训练,避免跌倒,造成再次骨折;以上运动建议坚持每天至少运动 30 min,3~4 次/周。

阶段治疗后评估:左髋关节活动度:前屈 A/P 120°/120°,后伸 A/P 15°/15°,外展 A/P 45°/45°,内收 A/P 45°/45°,外旋 A/P 40°/45°,内旋 A/P 35°/45°;左髋关节肌力:屈髋 5 级、伸髋 5⁻级、外展 5 级、内收 5 级;学会骨质疏松的运动方法;左下肢可完全独立行走 30 min 以上。

治疗体会:该患者为稳定性髋部骨折,行 PFNA 手术后早期可下地活动,但因患者存在严重骨质疏松,与手术医生沟通了解术中情况后,下地负重时间有所推后;另外患者为严重骨质疏松,康复过程中需配合治疗骨质疏松药物,并教会患者骨质疏松的运动方法,坚持锻炼,改善平衡功能,提高骨密度,避免二次骨折的发生。

(二)典型病例二

1.S(subjective data,主观资料)

(1)基本资料:患者刘××,男,34 岁,教师。

(2)现病史:患者 5 d 前骑摩托车不慎摔伤(约 30 km/h 速度),左膝着地,即感左膝剧烈疼痛,活动不能,无明显出血,随即被送往当地医院,急诊行左膝 X 射线片提示:左胫骨平台粉碎性骨折。入骨科住院治疗,完善相关检查后,急诊行"左胫骨骨折钢板螺钉内固定术",术后给予消肿、止痛等对症治疗。术后 2 d 拔除引流管,病情好转后出院。现术后 4 d,患者目前左膝关节仍存在疼痛、肿胀、活动受限,为求进一步治疗,到医院住院康复治疗。

(3)既往体健,否认特殊病史。

(4)个人史:右利手,爱好打羽毛球。

(5)预期目标:正常行走,能打羽毛球。

2.O(objective data,客观资料)　生命体征平稳,左膝关节伤口敷料清洁干燥,无明显渗出,左膝肿胀,左膝皮温较高,伤口周围压痛(+),左足背动脉搏动正常。左下肢轻触觉及针刺觉正常,左膝关节活动受限,余关节活动度正常,肌力测试因膝关节疼痛肌力未评估。

辅助检查:外院 X 射线片提示左侧胫骨平台粉碎性骨折。MRI 提示左侧胫骨内外侧平台均见骨质中断,平台下陷,左膝外侧副韧带增粗伴信号增高,前后交叉韧带及内侧副韧带形态信号无异常,膝关节周围软组织肿胀。

临床诊断:左侧胫骨平台术后。

功能诊断:①左膝疼痛;②左膝运动功能受限;③日常生活活动能力受限;④社会参与受限。

3. A(assessment,功能评定)

(1)评定

1)心肺功能:患者生命体征平稳,心肺功能正常。

2)伤口及局部软组织的情况:左膝内外侧切口,分别长约 10 cm、15 cm,伤口局部无明显发红、无渗出,左膝局部肿胀明显,无引流管,未拆线。

3)疼痛评定:VAS 疼痛评分左膝静息疼痛 3 分,活动疼痛 4 分。

4)骨折稳定性:患者左侧胫骨平台骨折 Schatzker 分型为 V 型,已行左膝胫骨内外侧钢板螺钉内固定手术治疗,与手术医生沟通,患者内固定稳定性好。

5)下肢长度及周径:双下肢全长(大转子至外踝),左 75 cm、右 75 cm。双下肢周径如下。髌上 10 cm:左 53 cm、右 50 cm;髌骨正中:左 44 cm、右 38 cm;髌下 10 cm:左 42 cm、右 40 cm。

6)关节活动度,左膝关节活动度:伸膝 A/P 20°/0°,屈膝 A/P 20°/30°,余关节活动度正。

7)肌力评定:患者因左膝疼痛不能完成肌力评定。

8)ADL 能力评定:改良 Barthel 指数 70 分。

(2)主要问题:左膝疼痛、左膝运动功能受限、日常生活活动能力受限、社会参与能力受限。

(3)康复目标

1)近期目标

术后 1 周:消肿止痛,手术部位疼痛缓解至 2～3 分,左膝关节主动活动度达 30°～40°,左膝关节肌力达 2～3 级;患者学会扶拐左下肢不负重行走。

术后 2～4 周:左膝肿胀基本消退,手术部位疼痛基本缓解,左膝关节主动活动度达 90°～100°,左膝关节周围肌力达 3～4 级。

2)远期目标

术后 4～6 周:左膝关节活动度主动活动度达 120°～130°;左膝关节伸屈膝肌力达 4 级;左下肢负重 35 kg 左右,扶双拐左下肢不负重行走 15～20 min。出院后家庭康复或门诊进行康复训练。

术后 7～12 周:左膝关节活动度及肌力达到或接近正常;提高左下肢本体感觉及控制力,左下肢可完全负重,扶双拐左下肢部分负重行走 10 min。

术后 18 周:左下肢完全负重步行,逐渐开始小负荷运动,重返工作岗位。

4. P(plan,康复治疗计划)

(1)术后1周内

1)抬高左下肢,远端高于心脏。

2)左膝弹力绷带加压包扎。

3)物理因子治疗:冰敷,左膝,15～20 min/次,4次/d;空气压力治疗,双下肢,由远端到近端挤压,20～30 min/次,2～3次/d,消肿、预防深静脉血栓;氦氖激光照射,左膝伤口处,10 min/次,2次/d,促进伤口愈合;经皮神经电刺激,左膝,20 min/次,2次/d,止痛,改善局部循环;神经肌肉电刺激,双侧股四头肌,20 min/次,2次/d,预防肌肉萎缩。

4)肌力训练:在床上行左侧股四头肌等长收缩,每次收缩10 s后休息10 s,重复10次为一组,每次训练10组,2～3次/d;辅以加强左髋踝关节主动运动及右下肢各肌群渐进性抗阻训练,10次/组,每次训练3组,2～3次/d。

5)关节活动度训练:CPM治疗,左下肢,起始角度以患者所承受的最小角度为宜,逐日增加角度,每1～2 min一个运动周期,30 min/次,2次/d,预防关节挛缩;左膝放于床边,利用自身重力进行软组织牵伸,改善左膝关节活动度;自行上、下、左、右推动髌骨。

6)使用双腋杖左下肢不负重站立及步行训练。

7)教会患者正确使用腋杖、如厕、自行穿衣及床椅转移的方法。

阶段治疗后评估:疼痛评分左膝静息疼痛2分,活动时疼痛3分。双下肢周径如下。髌上10 cm:左52 cm、右50 cm;髌骨正中:左42 cm、右38 cm;髌下10 cm:左41.6 cm、右40 cm。左膝关节活动度:伸膝A/P 10°/0°,屈膝A/P 40°/50°。左膝关节肌力:伸膝2$^+$级、屈膝2$^+$级;患者可扶双拐左下肢不负重站立及短距离行走。

(2)术后2～4周

1)继续上述1)～5)方案,患者膝关节仍肿胀,继续间断冰敷及弹力绷带治疗,同时使用肌内效贴。

2)物理因子治疗:增加低强度脉冲磁场治疗,左侧胫骨平台,强度为0.2～0.3 T,20 min/次,1次/d,预防骨质疏松、加速骨折愈合;左膝伤口愈合后,增加低强度脉冲超声波治疗,左侧胫骨平台处,固定法,强度30 mW/cm^2,频率1.5 MHz,占空比20%,20 min/次,1次/d,促进骨折愈合;超声波治疗,左膝手术切口处,移动法,强度0.7 W/cm^2,频率3.3 MHz,占空比50%,10 min/次,1次/d,软化瘢痕、消除血肿。

3)加强关节活动度训练,在上述5)治疗方案中进阶,行左膝关节松动技术治疗,进行股胫关节及髌股关节等的向后滑动及侧方滑动等,Maitland Ⅱ～Ⅲ级手法,10 min/次,2次/d;在活动前松动瘢痕,改善肌筋膜与皮肤和肌肉之间的粘连,并进行左侧股四头肌及腘绳肌群的牵伸,每次牵伸应达到关节最大活动范围,牵伸时间应尽可能长,每日治疗2次,牵伸时可配合主动拮抗训练,进一步改善关节活动度;牵伸前可配合蜡疗,30 min/次,2次/d,牵伸后可给予局部适当冰敷,20 min/次,2次/d。

4)肌力训练:以加强左侧股四头肌及腘绳肌肌力训练为主,开始以开链运动为主,逐渐可使用弹力带或器械训练。

阶段治疗后评估:疼痛评分左膝静息疼痛0分,活动时疼痛1分。双下肢周径如下。髌上10 cm:左49.8 cm、右50 cm;髌骨正中:左38.6 cm、右38 cm;髌下10 cm:左

39.4 cm、右 40 cm。左膝关节活动度:伸膝 A/P 5°/0°,屈膝 A/P 90°/100°。左膝关节肌力:伸膝 3⁺级、屈膝 3⁺级;患者可扶双拐左下肢不负重较长距离行走。

（3）术后 4~6 周

1）复查 X 射线片,患者左侧胫骨平台处骨折线开始模糊,有少量骨痂生长。

2）肌力及关节活动度训练在术后 2~4 周基础上进阶,左侧伸膝及屈膝肌力训练,采用等速肌力训练仪,20 min/次,2 次/d。

3）逐渐开始负重站立训练:在体重秤上左下肢负重,负重重量由 1/4 体重→1/3 体重→1/2 体重逐渐过渡。5~10 min/次,2 次/d,负重站立时以无痛为原则。

4）加强左膝本体感觉训练,行左膝多角度等长收缩训练。

阶段治疗后评估:左膝疼痛已缓解;左下肢肿胀已基本消退;左膝关节活动度,伸膝 A/P 0°/0°、屈膝 A/P 120°/130°;左膝关节肌力,伸膝 4 级、屈膝 4 级;左下肢负重 35 kg 左右,扶双拐左下肢不负重行走 15 min。可出院后家庭康复或门诊进行康复训练。

（4）术后 7~12 周

1）复查 X 射线片,患者左侧胫骨平台处骨折线已模糊,有部分骨痂生长。

2）继续加强负重站立训练:无痛状态下继续负重训练,从 1/2 体重→2/3 体重→4/5 体重→100% 体重逐渐过渡,并过渡到扶双拐左下肢部分负重行走。

3）肌力及关节活动度训练在上一阶段进阶训练,加强左侧股内侧头肌力训练,行终末端小范围伸膝训练;逐渐过渡到闭链训练,行腿部推举训练等。

阶段治疗后评估:左膝关节活动度,伸膝 A/P 0°/0°、屈膝 A/P 145°/150°;左膝关节肌力接近正常;左下肢本体感觉及控制力有所提高,左下肢完全负重,扶双拐左下肢部分负重行走 15 min。

（5）术后 12~18 周

1）复查 X 射线片,患者左侧胫骨平台处骨折线已消失,有大量骨痂生长。

2）左下肢完全负重独立步行,纠正异常步态。

3）加强左下肢肌耐力训练,可行靠墙静蹲等训练,借助健身器材进行左侧股四头肌肌耐力训练,如功率自行车等。

4）加强左下肢平衡及本体感觉训练,如单足站立、平衡垫站立、足跟足尖行走,或采用星形平衡训练等。

5）后期以强化整体功能为主,提高下肢的灵活性、协调性及反应训练,逐渐重返运动,及时纠正错误动作和运动模式。

阶段治疗后评估:左膝关节活动度及肌力已基本恢复正常,左下肢已能完全负重步行,可进行小负荷运动,已重返工作岗位。

治疗体会:该患者青年男性,为左侧内外侧胫骨平台骨折并伴有平台下陷,虽手术稳定性较好,恢复了关节内的平整性,但为关节内骨折,伤及关节面,故在 3 个月后再完全负重行走,过早负重行走有造成骨折塌陷,损伤关节软骨的风险,避免创伤性关节炎的发生。另外患者为关节内骨折,易造成膝关节活动受限,应早期加强膝关节主被动活动,避免关节挛缩,影响膝关节活动。

第四节　脊柱骨折

一、概述

(一)脊柱的解剖及功能

脊柱通常由24块相互分离的椎体、5块相互融合的骶椎和4块相互融合的尾骨组成。其主要功能是支撑人体于直立位,允许运动和活动,保护脊髓、马尾、脊膜和血管。脊柱的"三柱"理论将脊柱分为前、中、后柱,"前柱"为前纵韧带、椎体和椎间盘的前2/3,"中柱"为椎体和椎间盘的后1/3及后纵韧带,"后柱"包括关节突关节,关节囊,上、下棘突间韧带和黄韧带(图2-14)。椎体部主要起到承重作用,椎间盘结构提供椎间运动、缓冲功能,附属韧带、关节突等限制椎间过度运动。

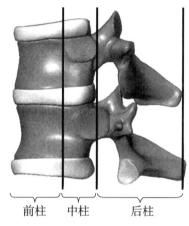

前柱　中柱　　后柱

图2-14　脊柱的"三柱"理论

脊柱骨折常按照解剖部位、损伤机制、骨折形态进行分类。根据临床上不同需求,上述分类方法常被结合起来使用,以便对骨折进行清晰的定位和定性,利于治疗的开展。本章节主要介绍脊柱的骨折,不涉及脊柱骨折伴脊髓损伤的内容,脊髓损伤内容详见第九章脊髓损伤康复。

(二)脊柱骨折的分类及其特点

1.按解剖部位分类　解剖部位分类法能迅速明确发生在颈、胸、腰、骶、尾椎部位的骨折,但在大部分情况下无法体现骨折的类型及严重程度,临床上仅用于脊柱骨折位置及范围的判断,适用于一些特殊解剖部位的骨折。

2.按损伤机制分类　①压缩骨折:脊柱受到过屈和垂直暴力所致(图2-15)。②旋转骨折:暴力作用于脊柱使之发生侧屈的同时产生旋转移位,胸腰段($T_1 \sim L_2$)多见。③屈曲-分离骨折:脊柱自后柱断裂,且产生前柱压缩,多见于汽车安全带损伤。④伸展-分离骨折:脊柱呈过伸位承受外力,颈椎多见。

3.按骨折稳定性分类　①稳定性骨折:脊柱"后柱"完整的骨折。②不稳定性骨折:累及"中、后柱"的骨折。

4.按骨折形态分类　①压缩性骨折:椎体呈楔形变。②爆裂性骨折:椎体呈粉碎性,骨折块向四周移位。③Chance骨折:脊柱"三柱"横向骨折(图2-16)。④骨折脱位型:脊柱骨折,合并有椎体的移位和关节突关节的脱位或骨折。⑤脱位:脊柱关节单纯脱位而无骨折,颈腰椎多见。

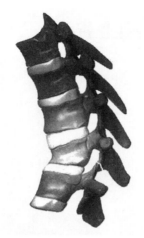
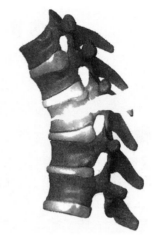

图2-15 压缩骨折　　　　　　图2-16 Chance 骨折

虽然现在的脊柱骨折分型较以前更为精细、合理,为治疗提供了更可靠的依据,但每个临床个体都有其独特的病理特点,不能完全依靠某一种骨折分型而决定治疗方式,而应该全面评估患者的总体状态。

（三）非手术治疗

1.外固定矫形器　通常用于限制脊柱的活动,防止骨折再移位。常用的有颈托、颈部矫形器、胸腰矫形器、头颈胸矫形器等。

2.牵引复位　通常有枕颌带牵引、颅骨牵引、牵引床牵引等方式。根据患者病情可酌情选用牵引治疗。

对伴有非进展性神经损伤的脊柱骨折采用非手术治疗往往能获得较好疗效。虽然有人提出对伴有非进展性神经损伤的脊柱骨折应尽量采取非手术治疗,但考虑到长期卧床带来并发症的风险,为促进早日下床活动、减少并发症而充分权衡后更多的学者提倡手术治疗。

（四）手术治疗

1.手术目的　①保护脊髓、神经,解除脊髓神经所受的压迫,利于神经功能的恢复;②恢复和重建椎体的高度和生理形态;③建立稳定的脊柱环境,为早期下床活动和康复锻炼提供条件;④防止迟发性创伤后脊柱畸形和神经功能障碍;⑤最大限度地保留脊柱的运动功能。脊柱骨折患者在复位固定手术后,建议尽早下床活动,以减少长期卧床所致并发症。

2.手术指征　①椎体或椎管破坏所致不完全脊髓损伤;②椎管占位>50%;③脊柱后凸角>30°;④多节段不连续脊柱骨折均视为手术治疗的指征;⑤任何进展性的脊髓或马尾神经功能损伤均为积极治疗的绝对手术指征,尤其是存在脊髓马尾和圆锥受损的患者。如果没有手术禁忌证,应当积极早期手术,提倡在伤后 24~72 h 内进行手术。

3.手术方式　脊柱骨折后常采用的手术方式有:后路椎板减压、经椎弓根钉棒系统椎体撑开复位术,颈前路减压撑开融合术及脊柱微创手术等。治疗脊柱骨折的微创手术主要为经皮椎体成形术、经皮椎体后凸成形术、经皮钉棒复位固定术、椎间融合术和内镜下椎间融合固定术等。

（五）康复评定

1. 伤口及局部软组织的评估 脊柱骨折常为闭合型损伤,局部软组织损伤相对较轻,但应注意手术后伤口愈合情况,大多数情况下手术切口愈合较好,局部存在软组织感染、脊柱术后脑脊液漏、低蛋白血症及糖尿病等问题都可能造成患者手术伤口愈合差或切口感染的情况,应动态观察评估伤口情况。

2. 骨折稳定性及愈合情况评估 通过脊柱的 X 射线或 CT 等检查,评估脊柱骨折后的稳定性,是否有脱位、是压缩性还是爆裂性骨折、是否有脊柱中柱及后柱的损伤等,对于脊柱骨折康复方案的制定有一定的指导作用。同时应充分与手术医生沟通,了解患者病情及手术方式,结合术前及术后影像学资料,分别在骨折或术后 1 个月、2 个月、3 个月、6 个月、9 个月、12 个月复查 X 射线片,了解骨痂生长情况,为选择合适的康复治疗提供依据。

3. 关节活动范围测定 脊柱骨折后会导致不同程度的脊柱关节活动范围受限,早期因疼痛及脊柱稳定性不足一般不进行脊柱关节活动范围评定,待后期脊柱稳定后再进行脊柱的关节活动度评定。

4. 肌力评定 躯干的肌力主要通过测试颈腰椎的前屈、后伸、左右侧屈及左右旋转等几个动作,一般在脊柱骨折稳定后根据损伤的部位再予以评定,避免加重脊柱不稳。

5. ADL 能力评定 脊柱骨折患者会造成不同程度的 ADL 能力下降。其中 BADL 常使用改良的 Barthel 指数量表进行评定,IADL 常用社会功能活动性量表(FAQ)进行评定,同时也会造成患者生活质量和社会参与能力的下降,可采用 SF-36 等生活质量评定量表进行评估。

老年人还需评定其心肺功能,注意肺部感染的发生。

二、上颈段骨折

（一）分类

上颈椎骨折主要是寰椎、枢椎的骨折,病因常为暴力直接作用于头部,部分上颈椎骨折往往合并寰枕、寰枢关节的脱位。

1. 寰椎骨折 又称 Jefferson 骨折(图 2-17),是一种比较少见的上颈椎损伤,其发生率占整个颈椎损伤的 2% ~4% 。自上而下的传导暴力是造成寰椎骨折的主要作用方式,如头部遭重物击中、跌倒、交通肇事及跳水等运动型损伤。这种骨折常常引起骨折块分离移位呈现出爆裂状,因此又称为寰椎爆裂性骨折。根据其骨折机制和移位特点,此类损伤较少合并严重的神经损伤。但是当小骨折块嵌入椎管或是合并有横韧带损伤或齿突骨折时可以合并严重的颈髓损伤,导致四肢瘫痪,甚至是立即死亡。

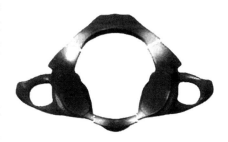

图 2-17 寰椎骨折

2. 齿状突骨折 齿状突骨折是累及寰枢椎区域稳定性严重损伤,其发病率约占颈椎损伤的10%。由于特殊的解剖结构,不愈合发生率较高。头颈部屈曲性损伤是引起齿突骨折的主要原因(图2-18)。

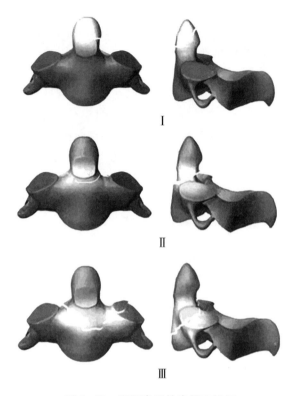

图2-18 不同类型的齿状突骨折

3. 枢椎椎弓骨折 又称为Hangman骨折,较为少见,发生于交通肇事和日常生活工作事故。其损伤机制主要为上颈椎突然遭受过度伸展和(或)压缩暴力,导致枢椎椎弓骨折。骨折常常发生在椎弓根或椎弓峡部,有时会累及侧块和寰椎。如合并脊髓损伤多为严重的四肢瘫痪和呼吸困难,存活者极少。对于稳定性骨折采用非手术治疗,以枕颌带牵引2~3周,再以头颈胸石膏或矫形器固定2~3个月。不稳定或是有压迫脊髓的骨折于损伤后采取手术治疗,行枕颈融合或颈2~3椎体间融合术。

(二)康复治疗

因上颈段涉及较多神经及血管,对伴有非进展性神经损伤的颈椎骨折常采用非手术治疗的方法,往往能获得较好的疗效,上颈段非稳定性骨折多采用非手术治疗,这里仅介绍上颈段骨折后非手术治疗的康复方案。

上颈段骨折
康复

1. 愈合期

(1)矫形器的使用:上颈段骨折后恢复脊柱的力线及稳定性尤为重要,采用非手术治疗需选择颅骨牵引或者合适的颈胸矫形器予以保护、固定。上颈段主要的功能为旋转颈椎和活动头枕部,故矫形器应主要限制颈部的旋转活动。根据患者骨折稳定性可选择以下适合的矫形器,并根据骨折愈合情况,佩戴8~12周。

1) 塑膜颈部矫形器:可控制颈部屈伸、侧屈、旋转,适用于颈椎骨折、脱位、颈椎骨折术后,慎用于开放性颈椎损伤的患者(图 2-19)。

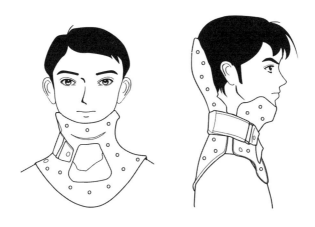

图 2-19　塑膜颈部矫形器

2) 屈伸旋转控制式颈胸矫形器:适用于颈椎稳定性骨折、颈椎骨折或脱位术后等患者,慎用于不稳定性骨折的患者(图 2-20)。

3) 屈伸侧屈旋转控制式颈胸矫形器:可控制颈椎的屈伸、侧屈和旋转。适用于颈椎、上段胸椎的骨折、脱位及术后的患者,慎用于颈部皮肤、枕部、下颌不能忍受压力的患者。

4) 哈罗式颈胸矫形器:适用于颈椎不稳定性骨折,尤其是 $C_1 \sim C_3$ 椎体不稳定性骨折患者,慎用于颈椎骨折合并颅骨骨折的患者(图 2-21)。

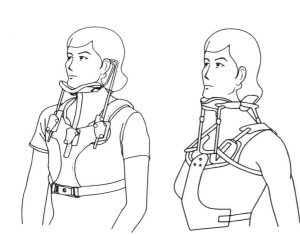

图 2-20　屈伸旋转控制式颈胸矫形器

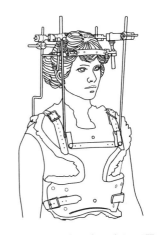

图 2-21　哈罗式颈胸矫形器

(2) 物理因子治疗:上颈段骨折可佩戴矫形器行超短波治疗,上颈段,15 ~ 18 min/次,1 ~ 2 次/d,改善局部血液循环、镇痛,缓解肌肉痉挛;以及低强度脉冲磁场,可促进骨折愈合。后期颈椎相对稳定后,理疗时可取下矫形器增加经皮神经电刺激疗法或者调制中频电疗法或者干扰电疗法 20 min/次,1~2 次/d,或者红外偏振光照射,用于上颈段局部镇痛。但早期佩戴有金属支条的矫形器者禁用高频电疗法。

（3）作业治疗:在此阶段主要以恢复日常生活活动为主。向患者宣教如何保持在适当的颈椎中立位。早期要求 24 h 佩戴颈胸矫形器,保证脊柱稳定后即可早期下床活动,可以开始进行卫生间的转移训练,如果需要可以给予适当的帮助,直到患者能独立完成。应当鼓励患者增加每日坐位的耐受力。应依据疼痛和疲劳进行康复。一旦出院,要教育患者保护颈椎。

（4）运动疗法:患者早期应尽量避免提举重物及肩部以上活动,因为肩关节的许多肌肉附着于颈椎。伤后 2 周可逐渐开始双上肢活动,双上肢活动不超过肩关节 90°水平。颈椎骨折稳定后可通过等长收缩加强颈部的前屈、后伸、侧屈等肌力训练,每次肌肉收缩 10 s 后休息 10 s,重复 10 次为一组,每次训练 10 组,3~5 组/次,2~3 次/d,预防肌肉萎缩。长期卧床的老年患者及行颅骨牵引的患者还应加强呼吸训练等,注意预防肺部感染。

2.稳定期　伤后 8~12 周,此期颈椎骨折趋于稳定,应以加强颈椎的关节活动和肌力为主,进一步恢复颈椎的稳定性和柔韧性,可进行以下康复治疗。

（1）矫形器治疗:此期继续佩戴矫形器至伤后 12 周,根据骨折愈合情况,决定后期是否需要更换为颈托继续保护。

（2）物理因子治疗:此期颈椎骨折相对稳定,行物理因子治疗时可取下矫形器进行治疗,其选择的物理因子疗法参见愈合期的治疗方法。另颈部肌肉紧张者可加用石蜡疗法等改善局部循环、缓解局部软组织紧张、痉挛。

（3）加强颈部肌群的肌力及肌耐力练习:加强患者头后大小直肌、头上下斜肌、头半棘肌、头夹肌、胸锁乳突肌、斜方肌、菱形肌等肌群的肌力及肌耐力锻炼,逐渐进行颈部前屈、后伸、侧屈、旋转等动作的等长抗阻或等张收缩锻炼,逐渐增加阻力。同时可配合悬吊训练系统进行弱链测试,并有针对性地进行稳定肌群训练、感觉运动协调训练、活动及动力训练等。另外还可通过器械,如弹力带、脊柱功能测试训练系统等进行器械抗阻训练。

（4）改善颈椎关节活动度训练:上颈段骨折易影响颈椎的旋转运动,如患者存在颈部活动受限,通过评估颈椎主、被动活动度,了解其受限部位及程度,有针对性地采用颈椎的关节松动训练、软组织拉伸技术、麦肯基技术等,1~2 次/d,改善颈椎的关节活动度。治疗前可配合蜡疗,30 min/次,2 次/d,改善局部血液循环,缓解肌肉紧张、痉挛。治疗后可局部冷敷,20 min/次,预防手法活动后局部损伤、渗出加重。

三、下颈段骨折

下颈段骨折指第 3~7 颈椎骨折,是颈椎损伤最多的部位。各种暴力,包括伸展、屈曲、旋转、压缩和剪切等都可能导致低位颈椎骨折或骨折脱位,通常合并不同程度的脊髓损伤和神经根损伤。下颈椎脊髓损伤严重程度虽然不如高位颈椎伴脊髓损伤程度严重,同样可造成四肢瘫痪,甚至危及生命。这里仅介绍未伤及神经及脊髓的下颈段骨折。

（一）非手术治疗的康复方案

下颈段的主要功能是完成颈椎的屈伸及侧屈运动,当其出现骨折后,如无明显移位且颈椎稳定性尚可,可选择保守治疗,选择以限制颈部屈伸及侧屈运动为主的颈胸矫形器进行保护固定,矫形器选择可参见上颈段骨折中矫形器的使用。除理疗部位更换为下颈段外,其余非手术治疗的康复方案参见上颈段骨折。

（二）手术治疗的康复方案

当有颈椎椎体骨折或脱位、失稳时,建议进行手术治疗,避免造成脊髓或神经损伤。此时的康复方案如下。

1. 愈合期

（1）术后4周内:此期的目标为保护手术部位,减少疼痛和炎症,保持上肢灵活性,教育患者颈椎应保持在中立位,逐渐增加胸椎活动度。在此期间要求患者24 h佩戴颈托,以固定颈椎和促进软组织与骨的愈合。

1）物理因子治疗:冷疗/冰敷治疗(术后早期使用),手术切口处,15~20 min/次,3~4次/d,止痛、减少局部炎症渗出。氦氖激光照射或红外偏振光治疗,手术伤口处,10 min/次,1~2次/d,止痛、促进伤口愈合。经皮神经电刺激疗法,颈项部,20 min/次,1~2次/d,局部消炎止痛、缓解肌肉痉挛。低强度脉冲超声波治疗,颈椎骨折处,固定法,强度30 MW/cm²,频率1.5 MHz,占空比20%,20 min/次,1次/d或隔日1次;也可给予低强度脉冲磁场治疗,强度为0.2~0.3 T,20 min/次,1次/d,预防骨质疏松、促进骨折愈合。

2）运动疗法:术后早期即可在颈托保护下下地活动。颈部肌肉等长收缩运动,参见上颈段骨折愈合期的运动方法。3周内,应该鼓励在肩关节水平以下的手臂运动,包括肘、腕、手指的屈伸训练,肩关节水平以上的训练应该避免。

3）作业治疗:参见上颈段骨折愈合期的作业治疗。

（2）术后4~8周:此期的目标为防止瘢痕组织形成,增加上肢力量和耐力,增加胸椎活动度。复查X射线片,再次评估患者功能,继续保护手术部位和适当的制动,如骨折稳定进一步加强,可增加一定运动量。

在术后4周的基础上继续强化锻炼。开始进行超过90°的肩关节被动活动度训练;在可耐受下进行轻柔的颈椎主动活动度训练(进行颈椎屈伸、侧屈及旋转运动,直至最大活动范围),行颈椎固定后可能会丢失一部分颈椎主动活动范围,不要求全范围活动;进行强化颈深屈肌练习(在坐位或站位下,收下颌同时后伸颈椎,维持5~10 s/次,重复10次,2~3组/次);上肢在肩关节上举不超过90°内渐进性抗阻训练(肱二头肌抗阻训练及肩关节等长收缩训练);躯干协同肩胛骨稳定性训练;胸椎区域轻柔的松动训练;胸椎主动活动度训练(如肩胛后缩运动);颈椎位置觉和本体觉训练(可进行颈部运动控制练习、提高姿势稳定性的平衡训练等)。

2. 稳定期（术后9周后） 此期的目标为恢复颈部力量,改善肩胛胸壁关节的力学关系,在维持脊柱中立位下进行多平面、多方位的上肢运动。

在愈合期的基础上,进行超过肩关节水平90°以上的训练,可进一步加强颈部肌群力量,颈椎等长训练可以在屈伸、侧屈及旋转各个平面进行。应该注意的是,须在颈椎中立位进行加强颈部肌肉力量的训练。如颈椎各方向的等长收缩训练。前屈:患者把两手放在前额,头部向前用力,头与手保持相对位置不动;后伸:患者双手交叉放在头后,使头向后用力,头与手保持相对位置不动;侧弯:患者将一手放在头的一侧,头与手对抗,头与手保持相对位置不动;旋转:患者将手放在侧脸,向同侧做转头运动,但头保持相对位置不动。同时加强胸椎肌肉训练,如菱形肌及斜方肌的中下部,可通过坐位或站位时使用划船练习或拉力器增加轻度阻力来增加难度。行本体感觉神经促通技术可以用来增加胸椎椎旁肌肉及肩胛胸旁肌肉的力量;颈部进行渐进性抗阻训练可通过增加力量及重复次数来提高肌群耐力。如患者颈椎活动受限明显,可行颈胸椎关节松动训练及麦肯基技术,改善进一步颈椎活动度。另外,还可通过增加下肢不稳定的支撑面,进一步加强躯干控制,如在足下放置泡沫垫或平衡垫等。

四、胸腰椎骨折

胸椎压缩性
骨折康复

腰椎爆裂性
骨折康复

胸腰段骨折多由暴力伤害如交通意外事故和工伤事故造成的胸腰椎骨折和脊髓损伤。胸腰椎脊柱骨折的发病率要高于颈椎骨折,是所有脊柱骨折中最为常见的。据统计,有 75% 的胸腰段损伤发生在 $T_{11} \sim L_2$。

(一)非手术治疗的康复方案

1. 愈合期(伤后 8 周内)

(1)矫形器的选择及使用:如无明显移位且脊柱稳定性尚可的骨折,需绝对卧床休息 6 周左右,之后根据骨折情况定制适合的胸腰骶矫形器,可下床活动;但如无胸腰骶矫形器的保护及固定,则需至少绝对卧床 12 周,防治骨折进一步加重,并在床上进行锻炼,预防并发症发生。

1)胸腰骶矫形器:适用于胸腰椎稳定性骨折患者。①屈伸控制式胸腰骶矫形器:对胸腰椎提供 2 个前后三点力作用控制胸腰椎屈伸。适用于老年骨质疏松,以预防和治疗压缩性骨折导致的胸椎后凸的患者,慎用于不稳定胸椎骨折患者(图 2-22)。②前屈控制式胸腰骶矫形器:限制脊柱前屈,达到使胸椎过伸展的目的。适用于胸腰椎压缩性骨折;慎用于胸腰椎不稳定骨折患者,或需要限制脊柱过伸的疾患,如腰椎滑脱的患者(图 2-23)。③屈伸侧屈控制式胸腰骶矫形器:不仅控制脊柱屈伸,还控制脊柱的侧屈。适用于胸腰椎稳定性骨折患者;慎用于不稳定性胸腰椎骨折患者(图 2-24)。④屈伸侧屈旋转控制式胸腰骶矫形器:与胸腰骶部全面接触,控制胸腰部屈伸、侧屈、旋转。适用于胸腰部骨折及骨折脱位术后;慎用于胸腰部皮肤不能忍受压力的患者(图 2-25)。

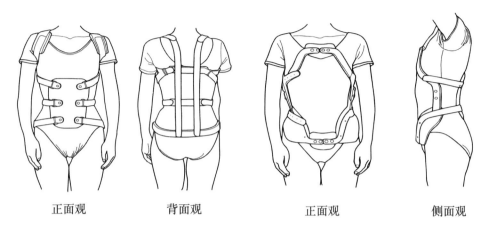

正面观　　　　　　背面观　　　　　　正面观　　　　　　侧面观

图 2-22　屈伸控制式胸腰骶矫形器　　　　图 2-23　前屈控制式胸腰骶矫形器

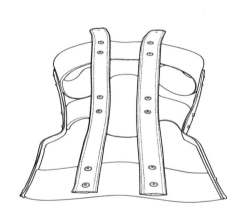

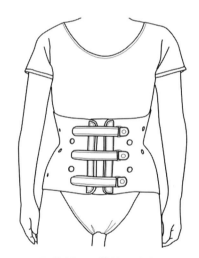

图 2-24　屈伸侧屈控制式胸腰骶矫形器　　　图 2-25　屈伸侧屈旋转控制式胸腰骶矫形器

　　2)腰骶矫形器:适用于腰椎稳定性骨折患者。①屈伸控制式腰骶矫形器:通过前后三点力学原理和提高腹内压限制腰椎前屈和后伸。适用于轻度腰椎压缩性骨折、腰椎滑脱等患者,慎用于腰椎不稳定骨折患者(图 2-26)。②屈伸侧屈控制式腰骶矫形器:增加了侧支撑条,不仅控制腰椎的屈伸,而且还控制腰椎侧屈。适用于轻中度腰椎压缩性骨折、腰椎滑脱等患者,慎用于腰椎不稳定性骨折患者(图 2-27)。③屈伸侧屈旋转控制式腰骶矫形器:与腰骶部全面接触,控制腰部屈伸、侧屈、旋转。适用于腰骶部骨折及骨折术后、腰椎滑脱等患者,禁用于腰骶部不能忍受压力的患者。

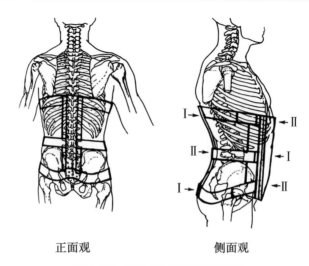

正面观 　　　　　　　　　侧面观

图 2-26　屈伸控制式腰骶矫形器

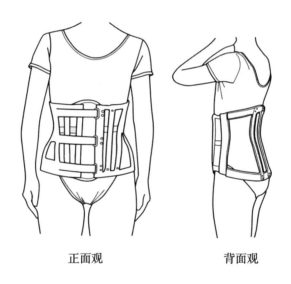

正面观 　　　　　　　　　背面观

图 2-27　屈伸侧屈控制式腰骶矫形器

（2）物理因子治疗:给予超短波治疗,胸腰段骨折部位,根据损伤时间选择不同剂量,急性期无热量,亚急性期少热量,12~18 min/次,1~2 次/d,10 d/疗程;等幅中频电治疗或经皮神经电刺激或干扰电,胸腰段骨折部位,20 min/次,1~2 次/d,10 d/疗程,局部消炎止痛、缓解肌肉痉挛。低强度脉冲超声波治疗,胸腰段骨折处,固定法,强度30 mW/cm²,频率 1.5 MHz,占空比 20%,20 min/次,1 次/d 或隔日 1 次;也可给予低强度脉冲磁场治疗,强度为 0.2~0.3 T,20 min/次,1 次/d,预防骨质疏松、促进骨折愈合。空气压力治疗及电体操治疗,双下肢,20 min/次,1~2 次/d,预防深静脉血栓及肌肉萎缩。

（3）运动治疗:等长收缩锻炼（平卧位,屈髋屈膝,腰背部垂直向床面用力或做桥式运动）,每次用力收缩 10 s 后休息 5 s,重复 10 次为一组,每次训练 10 组,3~5 组/次,2~

3次/d,双下肢进行等张收缩锻炼,预防肌肉萎缩;长期卧床的老年患者还应加强呼吸训练,注意预防肺部感染、深静脉血栓及尿路感染的发生。

(4)作业治疗:通过作业训练,教会患者如何穿脱和正确使用矫形器,教会患者轴向翻身、转移、在床上排便、穿衣等正确的方法,避免错误姿势加重脊柱不稳定;让患者正确认识伤病,缓解创伤后的情绪障碍。

2.稳定期(受伤9周后) 复查骨折X射线片,了解骨折愈合情况,再次评估患者功能。此期脊柱骨折后相对较为稳定,此期应以加强胸腰椎关节活动和肌力为主,进一步恢复脊柱的稳定性和柔韧性,防止下腰痛的发生。在愈合期的基础上进行以下训练。

(1)加强肌力训练:采用核心肌力训练方法,加强患者多裂肌、盆底肌、腹横肌、腰方肌等核心肌群训练,训练强度由稳定到非稳定、由静态到动态、由徒手到负重。训练步骤:稳定性训练→稳定性+力量训练→整合稳定性训练→爆发性稳定性训练,每组重复次数10次以上,持续时间在20 s以上,练习组数在2~3组,1次/d。同时可配合悬吊训练系统进行弱链测试,并有针对性地进行稳定肌群训练、感觉运动协调训练、活动及动力训练等。另外还可通过器械,如弹力带、脊柱功能测试训练系统等进行器械抗阻训练。

(2)改善胸腰椎关节活动度:通过评估胸腰椎受限部位及程度,有针对性地采用胸腰椎的关节松动训练、胸腰部软组织拉伸技术等,1~2次/d,改善胸腰椎的关节活动度。治疗前可配合蜡疗,30 min/次,2次/d,改善局部血液循环,缓解肌肉紧张、痉挛。

(3)如老年骨质疏松的胸腰椎骨折患者,应通过OT训练教会患者节能的方法(如正确的站姿、坐姿、卧姿、上下床、弯腰、推拉物品及搬运等),指导患者家属进行适当的环境改造,并做好健康宣教。

(二)手术治疗的康复方案

当脊柱骨折或脱位、失稳时,根据骨折情况选择后路经椎弓根钉棒系统椎体撑开复位术或经皮椎体成形术等手术治疗,避免长期卧床带来的并发症风险,尽早下床活动。以下为常规术后的康复方案,但术后是否需佩戴腰围或胸腰骶矫形器,以及下床活动的时间,需由手术医生根据手术情况决定。

1.愈合期

(1)术后4周内:此期的目标为保护手术部位,减少疼痛和炎症,保持下肢灵活性,教育患者应保持脊柱处于中立位,学会轴线翻身,维持腹部稳定性训练。在此期间要求患者下床时佩戴胸腰骶矫形器或者腰骶矫形器(根据患者骨折部位决定),以保护、固定脊柱和促进软组织与骨的愈合。

1)物理因子治疗:参见下颈段骨折手术治疗愈合期的物理因子治疗方案,其治疗部位更换为胸腰椎骨折部位,余治疗强度、频率不变。双下肢可采用空气压力治疗及电体操治疗,20 min/次,1~2次/d,预防深静脉血栓及肌肉萎缩(图2-28)。

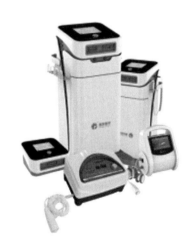

图2-28 空气波压力治疗仪

2)运动治疗:此阶段不推荐进行高强度腹部稳定性训练。但应尝试不同体位下轻微的腹横肌及盆底肌收缩。患者可以进行大口叹气或更有力的呼气训练,如"吹灭蜡烛"来激活其他辅助支撑的腹肌。同时进行多裂肌等长收缩锻炼(具体方法参见胸腰段骨折非手术治疗愈合期中运动疗法)。在矫形器保护下,早期下床进行步行活动,并利用弹力带在床上加强下肢肌力锻炼。

3)作业治疗:参见胸腰椎骨折非手术治疗中愈合期的作业治疗方法。

(2)术后5~10周:此期的目标为改善骨折术区瘢痕和周围软组织的活动性,增加脊柱的活动水平,维持及改善脊柱的稳定性,改善胸椎、上下肢运动受限,教育患者尽量减少坐位时间,增加步行时间。这一阶段骨痂开始形成,此阶段应注重脊柱肌肉的运动觉和对脊柱的保护作用,而不是强调增加肌肉力量,应强调的是每个动作的正确模式。

此阶段应复查 X 射线片,再次评估患者功能,继续保护手术部位和相对制动,如骨折稳定性进一步加强,可增加一定运动量。

1)如患者胸腰部仍存在疼痛,可局部给予经皮神经电刺激 20 min/次,1~2 次/d,缓解局部疼痛。

2)加强脊柱的稳定性、力量的恢复训练。可行腹横肌、多裂肌及盆底肌等核心肌群的等长收缩;腹式呼吸;仰卧位下步行训练;四点跪位下激活多裂肌、腹横肌和腰椎椎旁肌肌群训练。此阶段后期可以进行双桥运动、坐位垂直划船、站立位卧推墙等练习。

3)加强平衡及本体感觉训练,在稳定及不稳定的表面对患者进行全面的训练。可坐在训练球上活动上、下肢;仰卧位躺在泡沫滚筒上运动;平衡垫或平衡板上的站位运动。当患者脊柱具备适度稳定性时,可开始常规的力量及恢复训练。

4)维持手术瘢痕和软组织柔韧性,在不破坏组织恢复进程的前提下治疗师可运用软组织技术保持瘢痕和软组织的柔韧性。瘢痕组织在愈合过程中会发生挛缩,这可能导致瘢痕部位张力较高从而影响其柔韧性。可以利用上、下肢等张软组织牵伸,腘绳肌牵伸,也可采用肌内效贴,减轻局部张力,后期可进行屈髋肌、股四头肌牵伸训练、弓箭步蹲起、背阔肌牵伸等动作,腰椎屈曲训练需在脊柱骨折稳定后方可进行。在进行牵伸练习时,不可过度追求关节活动度。髋关节能代偿腰椎活动度受限,因此应尽可能牵伸髋周肌肉,保持其灵活性。

2.稳定期(术后11周以后) 此阶段的目标:返回工作岗位;继续上阶段的进阶训练;进行技能训练;逐渐开始抗阻训练。

在此阶段,患者可能开始重返工作岗位,对于一些久坐不动的工作或无须大量活动的工作,应该改变其工作内容及工作方式。患者应该能独立自我照顾和完成有一定难度的家庭运动项目。

在上阶段运动基础上进行进阶,增加核心稳定性运动,如斜板或者平板支撑、侧方平板支撑运动。应避免腰椎过度旋转、屈曲或伸展。在此阶段,应注重加强脊柱稳定性的肌肉训练而非活动度训练。在患者能够耐受的范围内逐级增加稳定性训练难度。例如:增加重复次数,使用弹力带抗阻或改变接触面积等。不建议患者进行复杂的负重练习,建议患者在适当的体位和支撑下进行轻微负重和器械运动。应注意举过头顶的负重练习,会增加脊柱的轴向负荷和压力。此阶段可以逐步增加耐力和有氧运动,对于有条件者,可进行水疗,建议多进行有氧运动和抗阻运动。水的浮力可以减少脊柱负荷,可以帮助患者完成部分负重的核心运动和肢体抗阻运动。

五、典型病例

(一)典型病例一

1. S(subjective data,主观资料)

(1)基本资料:患者刘××,男性,31 岁,工人。

(2)现病史:患者 1 周前在工地上班,不慎被重物砸伤,自觉颈部疼痛,活动受限,四肢活动正常,无明显麻木,遂至医院急诊科,行 X 射线片提示齿状突骨折。入医院脊柱外科,给予屈伸旋转控制式颈胸矫形器固定,3 d 后患者病情稳定,转入康复科行康复治疗。患者目前自觉颈部疼痛,颈椎活动不能。

(3)既往体健,否认特殊病史。

(4)个人史:右利手,爱好打牌。

(5)预期目标:减轻疼痛,颈椎活动正常,能正常上班。

2. O(objective data,客观资料)　生命体征平稳,佩戴屈伸旋转控制式颈胸矫形器固定,表情痛苦;上颈段压痛。

辅助检查:X 射线片及颈椎 CT 三维重建提示,齿状突骨折,未见明显移位。颈椎 MRI 提示,枢椎椎体信号改变,考虑骨折,脊髓未见明显受压。

临床诊断:齿状突骨折。

功能诊断:①颈部疼痛;②颈部运动受限;③日常生活活动能力受限;④社会参与能力受限。

3. A(assessment,功能评定)

(1)评定

1)局部软组织情况:患者上颈段局部无明显红肿,局部存在压痛及叩痛。

2)骨折稳定性:患者为齿状突骨折,骨折分型为 Ⅱ 型,无明显移位,为稳定性骨折。

3)ROM 评定:四肢 ROM 均正常,颈部 ROM 因骨折未愈合未进行评定。

4)肌力评定:四肢肌力均正常,颈部肌力因骨折未愈合未进行评定。

5)视觉模拟疼痛(VAS)评分:颈部 6 分。

6)ADL 评定:改良的 Barthel 指数 75 分(进食 10 分+洗澡 0 分+修饰 3 分+穿衣 5 分+控制大便 10 分+控制小便 10 分+如厕 5 分+转移 15 分+行走 12 分+上下楼梯 5 分)。

(2)主要问题:颈部疼痛、颈部运动功能受限、日常生活活动能力受限、社会参与能力受限。

(3)康复目标

1)近期目标

伤后 3 周内:消肿止痛(疼痛评分颈部疼痛下降至 0~1 分),保持上肢灵活性,逐渐加强上肢的运动和灵活性训练,提高直立耐受,增强日常生活活动能力及心肺功能,教育患者颈椎应处于中立位。出院后进行家庭康复锻炼或门诊康复训练。

伤后 4 ~ 8 周:增加上肢肌力及肌耐力,增加胸椎活动度,逐渐改善颈椎活动度。

2)远期目标

伤后 9 ~ 12 周:恢复颈部力量,改善颈椎活动度,加强颈椎稳定性,在保持中立位的情况下,上肢能完成多维度运动。

伤后 12 周后:恢复到受伤前的肌力及肌耐力,进一步改善颈椎活动度。重返工作岗位、家庭和社会。

4. P(plan,康复治疗计划)

(1)伤后 3 周(患者已受伤 10 d)

1)继续颈胸矫形器固定,维持颈椎的稳定性,避免骨折移位造成神经损伤,教会患者正确穿戴及使用矫形器,并保持颈椎处于中立位,学会佩戴矫形器进食、穿衣、如厕、修饰等日常生活活动。

2)物理因子治疗:超短波治疗,颈后部,少热量过渡到温热量,15 ~ 18 min/次,2 次/d,10 d/疗程;经皮神经电刺激治疗,20 min/次,1 ~ 2 次/d,10 d/疗程,消炎、止痛;低强度脉冲超声波治疗,固定法,强度 30 mW/cm^2,频率 1.5 MHz,占空比 20%,20 min/次,1 次/d,促进骨折愈合。

3)颈部肌肉轻度等长收缩锻炼,每次肌肉收缩 10 s 后休息 10 s,重复 10 次为一组,每次训练 10 组,3 ~ 5 组/次,3 次/d。保持颈椎中立位下,拉伸胸大肌、胸小肌。

4)翻身训练、呼吸训练,2 次/d。

5)佩戴颈胸矫形器下地活动,双上肢肩关节水平以下的活动,加强双下肢功能训练,能步行 15 ~ 20 min。

6)健康宣教,心理疏导,让患者认识该伤病,缓解患者焦虑情绪。

阶段治疗后评估:颈后部疼痛评分 1 分,患者已掌握穿戴矫形器正确方法,在矫形器保护下能完成基本的日常生活活动,能独立步行 20 min 左右。患者可出院,进行家庭康复锻炼或门诊康复训练。

(2)伤后 4 ~ 8 周:复查颈椎 X 射线片(张口位),明确颈椎骨折愈合情况,决定运动强度。

1)继续佩戴矫形器,开始进行超过 90°的肩关节被动活动度训练,独立步行大于 30 min 以上。

2)上肢在肩关节上举不超过 90°内渐进性抗阻训练(肱二头肌抗阻训练及肩关节等长收缩训练,维持 5 ~ 10 s/次,重复 10 次,2 ~ 3 组/次)。

3)进行强化颈深屈肌练习(在坐位或站位下,收下颌同时后伸颈椎,维持 5 ~ 10 s/次,重复 10 次,2 ~ 3 组/次)。

4)胸椎区域轻柔的松动训练;胸椎主动活动度训练(如肩胛后缩运动)。

5)颈椎位置觉和本体觉训练(可进行颈部运动控制练习、提高姿势稳定性的平衡训练等)。

6)6 周后在可耐受下进行轻柔的颈椎主动活动度训练(进行颈椎屈伸、侧屈及旋转运动,直至最大活动范围),不要求全范围活动。

阶段治疗后评估:颈后部疼痛已缓解;颈椎主动活动度:前屈 40°、后伸 40°、左右侧屈

30°,左右旋转20°。颈部肌力:前屈3级、后伸2⁺级、左右侧偏2⁺级、左右旋转2级。

(3)伤后9~12周

1)进行超过肩关节水平90°以上的训练。

2)可进一步加强颈部肌群力量,颈椎中立位行颈椎等长收缩训练,如颈椎前屈、后伸、侧弯、旋转等各方向的等长收缩训练。

3)加强胸椎肌肉训练,如菱形肌以及斜方肌的中下部,可通过坐位或站位时使用划船练习或拉力器增加轻度阻力来增加难度。

4)患者颈椎活动受限,以旋转受限为主,可行颈胸椎关节松动训练,Maitland Ⅲ级手法,上颈段旋转摆动、垂直按压横突等手法进行松动,10 min/(次·d),以及麦肯基技术,进一步改善颈椎活动度。

5)颈椎悬吊训练,评估弱链,加强颈部稳定性训练,放松紧张肌肉。

6)加强下肢平衡及本体感觉训练,增加下肢不稳定的支撑面,进一步加强躯干控制,如在足下放置泡沫垫或平衡垫等。

阶段治疗后评估:颈椎主动活动度,前屈60°、后伸50°、左右侧屈50°,左右旋转60°。颈部肌力,前屈4级、后伸3⁺级、左右侧偏4级、左右旋转3级。

(4)伤后13周后:进一步训练以及重复可耐受的上肢抗阻运动,可在健身房行坐位或站立位划船练习、引体向上等抗阻运动,以及功能性训练活动等。

阶段治疗后评估:颈椎疼痛、活动度及稳定性基本完全恢复。

治疗体会:患者为高位颈段骨折行保守治疗,应加强头颈胸矫形器保护,避免骨折移位出现骨折;上颈段功能主要为旋转功能,后期外固定去除后可能会造成颈椎活动受限,特别是旋转功能,后期可行关节松动术或麦肯基技术改善其活动度。

(二)典型病例二

1. S(subjective data,主观资料)

(1)基本资料:患者张××,女性,72岁,退休人员。

(2)现病史:1 d前,患者搬重物时突然出现背部疼痛,活动受限,翻身及体位改变时疼痛,无双下肢麻木、无力等不适,无大小便失禁,随即到医院门诊行脊柱X射线片提示:T_{11}椎体轻度压缩性骨折,收入医院脊柱外科,完善相关检查,排除手术禁忌证后,行经皮椎体成形术,术后2 d患者病情平稳转入医院康复科治疗。患者现感腰背部疼痛,活动时疼痛加重,表情痛苦,饮食及二便正常。

(3)既往史:骨质疏松病史6年,未予治疗。余否认特殊病史。

(4)个人史:右利手,爱好唱歌、书法。

(5)预期目标:减轻疼痛,能正常活动。

2. O(objective data,客观资料) 生命体征平稳,神清,精神可,表情痛苦,佩戴胸腰骶矫形器固定,心肺腹检查(−),四肢无畸形、活动自如。下胸段及上腰段两侧椎旁肌肌紧张、压痛、叩痛,以T_{11}椎体棘突压痛、叩痛明显,双下肢感觉、肌力、肌张力均正常。

辅助检查:术前X射线片示T_{11}椎体压缩性骨折,约压缩1/3。术后X射线片示T_{11}椎体压缩性骨折术后改变,椎体高度部分恢复。腰椎骨密度示L_1~L_4 T值−3.5;髋部骨密度示全部 T值−3.1。

临床诊断:胸椎压缩性骨折术后(T_{11}椎体),骨质疏松症。

功能诊断:①腰背部疼痛;②胸腰部运动功能受限;③日常生活活动能力受限;④社会参与能力受限。

3. A(assessment,功能评定)

(1)评定

1)心肺功能评定:心肺功能正常,咳嗽、咳痰能力可。

2)伤口及软组织情况:患者胸椎局部无明显红肿,局部存在压痛及叩痛。

3)骨折稳定性:患者为T_{11}压缩性骨折,压缩程度1/3,无明显移位,骨折稳定性相对较好,现已行经皮椎体成形术,与手术医生沟通,患者骨强度较差,建议术后给予超高腰围保护。

4)ROM评定:四肢ROM均正常,胸腰椎ROM因疼痛及骨折未愈合未进行评定。

5)肌力评定:四肢肌力均正常,胸腰部肌力因疼痛及骨折未愈合未进行评定。

6)视觉模拟疼痛(VAS)评分:腰背部静息疼痛3分,活动时疼痛5分。

7)ADL评定:改良的Barthel指数45分(进食10分+洗澡0分+修饰5分+穿衣5分+控制大便10分+控制小便10分+如厕0分+转移5分+行走0分+上下楼梯0分)。

(2)主要问题:腰背部疼痛、胸腰部运动功能受限、日常生活活动能力受限、社会参与能力受限。

(3)康复目标

1)近期目标

术后2周:消肿止痛,腰背部疼痛评分静息疼痛达1~2分,活动时疼痛达2~3分;预防肺部感染;教会患者正确穿戴超高腰围、轴线翻身的方法;在腰围保护下能完成基本的日常生活活动;无痛下能行走10 min左右。

术后3~4周:腰背部疼痛基本缓解,静息时无疼痛,活动时疼痛1分;患者掌握正确的弯腰、搬重物、节能及预防跌倒的方法;无痛下行走20~30 min。出院后进行家庭康复锻炼或门诊康复训练。

2)远期目标

术后5~10周:加强脊柱肌力及稳定性,维持腰背部软组织柔韧性;提高平衡与本体感觉,改善脊柱功能。

术后11周后:改善胸腰椎关节活动度,提高腰背部肌力,学会并掌握预防骨质疏松及自我锻炼的方法;避免出现再次骨折,回归正常生活、家庭及社会。

4. P(plan,康复治疗计划)

(1)术后2周内

1)建议患者佩戴超高腰围尽早下床活动,在无明显疼痛下逐渐增加步行距离。

2)物理因子治疗:超短波治疗,腰背部骨折处,少热量过渡到温热量,15~18 min/次,2次/d,10 d/疗程;经皮神经电刺激治疗,20 min/次,2次/d,10 d/疗程,消炎、止痛;低强度脉冲超声波治疗,T_{11}椎体体表投影处,固定法,强度30 mW/cm^2,频率1.5 MHz,占空比20%,20 min/次,1次/d,促进骨折愈合。

3)呼吸训练,可采用腹部放置沙袋或使用呼吸训练器进行锻炼,20分/次,维持肺活量,预防肺部感染。

4)肌力锻炼:腰背部核心肌力及双下肢肌力锻炼,维持 5～10 s/次,10 次/组,3～5 组/次,2 次/d。

5)作业治疗:教会患者正确穿戴超高腰围、轴线翻身的方法,教会患者佩戴腰围时正确从床上坐起、上厕所、穿鞋袜及正确的坐姿等方法。

阶段治疗后评估:腰背部疼痛评分静息疼痛 2 分,活动时疼痛 3 分,患者已掌握穿戴腰围的正确方法,在腰围保护下能完成基本的日常生活活动,无痛下能行走 10 min 左右。

(2)术后 3～4 周:继续超高腰围保护下下床活动,逐渐增加步行时间及距离;继续术后 2 周内的 2)～4)的治疗方法;患者髋部骨密度低,靶向髋周肌群,利用弹力带进行渐进性抗阻训练,10 次/组,3～5 组/次,2 次/d;教会患者正确的弯腰、搬重物的方法,教会患者节能及预防跌倒的方法。

阶段治疗后评估:腰背部疼痛(VAS)评分静息疼痛 0 分,活动时疼痛 1 分,患者已掌握正确的弯腰、搬重物、节能及预防跌倒的方法,无痛下能行走 20 min 左右。患者可出院,进行家庭康复锻炼或门诊康复训练。

(3)术后 5～10 周

1)加强脊柱的稳定性、力量的恢复训练。腹横肌、多裂肌及盆底肌等核心肌群的等长收缩训练;仰卧位下步行训练。此阶段后期可以进行双桥运动、站立位卧推墙等练习,以上动作,10 次/组,3～5 组/次,2 次/d。

2)加强平衡及本体感觉训练,坐在训练球上的活动上、下肢;仰卧位躺在泡沫滚筒上运动;平衡垫或平衡板上的站位运动。

3)6 周后适当拉伸腰背肌、屈髋肌、股四头肌、腹直肌等,每组肌群拉伸 1～2 min/次,3～5 次/组,2 次/d,不过度追求关节活动度,维持腰背部软组织柔韧性。

阶段治疗后评估:腰背部疼痛已缓解;胸腰椎活动度:前屈 40°/50°、后伸 20°/25°、左右侧屈 25°/30°,左右旋转 25°/30°。躯干肌力:前屈 3 级、后伸 2⁺级、左右侧屈 4 级、左右旋转 4 级。

(4)术后 11 周后

1)加强腰背部软组织牵伸,行胸腰椎关节松动术(如采用 Maitland Ⅲ级手法,对胸腰椎关节突关节进行垂直按压棘突、侧方推棘突等手法治疗),10～15 min,2 次/d,改善胸腰椎活动度,同时在治疗前配合蜡疗,30 min/次,2 次/d,缓解腰背肌紧张。

2)给予核心肌力训练(如双桥、单桥、卷腹等动作),维持 5～10 s/次,10 次/组,3～5 组/次,2 次/d,增强核心肌力,加强脊柱稳定性,促进脊柱功能恢复。

3)患者骨质疏松严重,教会患者针对骨质疏松的锻炼方法,踏步、提踵等冲击性负重运动;靶向躯干及髋部肌群的渐进性抗阻运动;进行平衡训练,预防患者跌倒再次出现骨折,要求患者每周至少运动 3～4 次,每次运动至少 30 min 以上。行太极拳或健身操等运动。

4)要求患者坚持服用抗骨质疏松药物,做好健康宣教,适当对家庭环境进行一定改造,如增加扶手、防滑垫等,预防再次出现骨折。

阶段治疗后评估:腰背部疼痛已缓解;胸腰椎活动度:前屈 75°/80°、后伸 30°/30°、左右侧屈35°/35°,左右旋转45°/45°。躯干肌力:前屈4$^+$级、后伸4级、左右侧屈4$^+$级、左右旋转4$^+$级;患者已掌握预防骨质疏松及自我锻炼的相关知识。

治疗体会:患者为胸椎压缩性骨折行经皮椎体成形术,因患者存在严重骨质疏松,故建议患者术后佩戴超高腰围保护;另需配合使用治疗骨质疏松药物,并教会患者自我运动的方法,预防跌倒,增加骨量,预防患者再次出现骨折。

(万 里 李 超 蒋宛凌)

第三章 | 关节炎康复

第一节 骨关节炎

关节炎康复
相关量表

骨关节炎(osteoarthritis,OA)指由多种因素引起关节软骨纤维化、皲裂、溃疡、脱失而导致的以关节疼痛为主要症状的退行性疾病。

目前 OA 的病因尚不明确,其发生与年龄、肥胖、炎症、创伤及遗传因素等有关。OA 好发于中老年人群,发病率高,65 岁以上的人群 50% 以上为 OA 患者。累及部位包括膝、髋、踝、手和脊柱(颈椎、腰椎)等关节。导致 OA 发病的相关因素较多,女性、肥胖和关节损伤与膝关节 OA 发病有关;年龄、性别及某些特殊职业是手部 OA 发病的危险因素;年龄、性别是髋关节 OA 发病的相关因素。髋、膝关节 OA 的发病率均随年龄增加而增高,且女性发病率高于男性。

病理特点为关节软骨变性破坏、软骨下骨硬化或囊性变、关节边缘骨质增生、滑膜病变、关节囊挛缩、韧带松弛或挛缩、肌肉萎缩无力等。长期以来 OA 被认为是关节软骨的疾病,而最新研究认为它是一种累及骨、滑膜及关节周围支持结构的疾病。软骨的破坏,增加了关节中碎片数量,这些碎片及其分解代谢的介质被滑膜吞噬细胞清除,引起滑膜增生肥大,从而引起临床上关节肿胀、炎性疼痛的症状。这些滑膜炎症在 OA 的早期及晚期均可出现,形成一个恶性循环,加重了 OA 的发展。OA 另外一个重要的病理特点是软骨下骨的改变。骨赘形成、骨重塑、软骨下骨硬化及骨摩擦是软骨下骨的几个重要改变,其不仅发生于 OA 的晚期,更发生于 OA 的进展期,甚至早于软骨破坏。因此,软骨下骨的改变可以引起软骨的破坏。

OA 分为原发性和继发性。原发性 OA 多发生于中老年人群,无明确的全身或局部诱因,与遗传和体质因素有一定的关系。继发性 OA 可发生于青壮年,继发于创伤、炎症、关节不稳定、积累性劳损或先天性疾病等。

一、康复问题

1.关节疼痛及压痛　关节疼痛及压痛是 OA 最为常见的临床表现,发生率为 36.8% ~60.7%,疼痛在各个关节均可出现,其中以髋、膝及指间关节最为常见。初期为轻度或中度间断性隐痛,休息后好转,活动后加重;疼痛常与天气变化有关,寒冷、潮湿环境均可加重疼痛,OA 晚期可以出现持续性疼痛或夜间痛。关节局部可有压痛,在伴有关节肿胀时尤其明显。

2. 关节活动受限　常见于髋、膝关节。晨起时关节僵硬及发紧感,俗称晨僵,活动后可缓解。关节僵硬持续时间一般较短,常为几分钟至十几分钟,极少超过 30 min。患者在疾病中期可出现关节绞锁,晚期关节活动受限加重,最终导致残疾。

3. 关节肿大　关节肿大以指间关节 OA 最为常见且明显,可出现 Heberden 结节和 Bouchard 结节。膝关节因骨赘形成或滑膜炎症积液也可以造成关节肿大。

4. 肌力减退　常见于膝关节 OA。关节疼痛和活动能力下降可以导致受累关节周围肌肉萎缩,肌肉减退。

5. 运动功能障碍　因关节疼痛、活动受限、肌力减退,该关节运动功能下降。手关节炎的患者无法抓握,髋膝关节炎患者负重等能力减退。

6. 心理障碍　早期因疼痛等原因影响睡眠,导致患者情绪改变,易焦虑抑郁。中、晚期慢性疼痛、疲劳乏力、功能丧失、活动力下降等功能问题更加导致情绪调节障碍。

7. 日常生活能力减退　早期关节疼痛导致基本生活能力下降,如髋膝关节早期出现疼痛步态,晚期关节活动受限及畸形导致力线改变,基本步行能力无法维持。

8. 社会参与能力下降　手、脊柱等关节炎的患者从事上肢活动的工作能力下降,膝、踝关节炎患者无法步行太长距离,正常社区活动参与能力下降。

二、康复分期

(一)OA 的影像学分级

OA 的影像学分级评分系统有多种,但是 Kellgren-Lawrence 分级评分系统是最为广泛采用的方法,可应用于膝关节、髋关节及手部关节等,具体如下。

0 级:X 射线片上完全正常,没有关节间隙的狭窄,没有反应性的骨变化。

Ⅰ级:有可疑的关节间隙狭窄现象,有可能出现骨赘,但较轻微。

Ⅱ级:X 射线片上明确出现小的骨赘及可能的关节间隙狭窄。

Ⅲ级:具有大量中等程度的骨赘,明确的关节间隙狭窄,有些软骨下骨硬化,并可能出现关节骨性畸形。

Ⅳ级:出现大量大的骨赘,严重的关节间隙狭窄,明显的软骨下骨硬化,并出现明显的关节骨性畸形。

在 0 级到Ⅰ级间膝关节正位片显示的胫骨平台部分下陷,平台下骨小梁分布不均匀,呈不均衡的泡沫状改变。

(二)根据患者的症状、体征及影像学检查分期

一般将 OA 分为 4 期。

1. OA 的初期　关节在活动后稍有不适,活动增加后伴有关节的疼痛及肿胀,在 X 射线及 MRI 检查上看不到明显软骨损害迹象。

2. OA 的早期　活动多后有明显的疼痛,休息后减轻,X 射线观察,改变较少,只有 MRI 可见软骨轻度损害,同位素检查,被损关节可见凝聚现象。

3. OA 的中期　骨软骨进一步损害,造成关节畸形,功能部分丧失,X 射线可见关节间隙变窄,关节周围骨的囊性变,有时有游离体出现。

4. OA 的晚期　骨的增生、软骨的剥脱以及导致功能完全丧失,关节畸形明显,X 射线示关节间隙变窄,增生严重,关节变得粗大,甚至造成骨的塌陷。

三、康复治疗基础

骨性关节炎康复

(一)功能评定

1. 疼痛评定　临床上多使用视觉模拟评分量表(visual analogue scale,VAS)和数字评分量表(numerical rating scale,NRS)。

VAS 基本的方法是使用条游动标尺,正面是无刻度 10 cm 长的滑道,"0"端和"10"端之间有一个可以滑动的标定物,"0"分表示无痛,"10"分代表难以忍受的最剧烈的疼痛,背面有"0~10"的刻度。临床使用时,将有刻度的面背向患者,患者根据疼痛的强度滑动标定物至相应的位置,疼痛测量尺的背面是有具体的刻度,根据标定物的位置可以直接读出疼痛程度指数。临床评定以"0~2"分为"优","3~5"分为"良","6~8"为"可",大于"8"分为"差"。

NRS 基本方法是用 0~10 代表不同程度的疼痛。应该询问患者疼痛的程度,做出标记,或者让患者自己写出一个最能代表自身疼痛程度的数字。此方法在临床上较为常用。临床评分为 0 分无痛;1~3 分轻度疼痛(疼痛不影响睡眠);4~6 分中度疼痛;7~9 分重度疼痛(不能入睡或者睡眠中痛醒);10 分剧痛。

2. 关节活动范围评定　目前国内外的测量,均使用通用量角器进行。在测量时,让受试者处于一定的体位,固定轴心,确定固定臂与移动臂后,让受试者做相应的关节运动,并对其移动度数进行测量,测量时应分别对主动关节活动范围及被动关节活动范围进行测量,以明确受限原因。

3. 关节肿胀的评定　可选用关节围度测量。围度的测量工具为皮尺,以膝 OA 为例,让患者下肢处于放松体位,肌肉放松,用皮尺分别在膝关节髌骨最高点、髌上和髌下 5 cm、10 cm 处测量并记录其读数。

4. 肌力评定　可选用徒手肌力评定(MMT)与器械肌力评定,按照肌肉收缩类型可分为等长肌力评定、等张肌力评定与等速肌力评定。

5. 下肢力线的评定　下肢力线是影响骨性关节炎发生发展的重要因素,目前测量下肢力线的方法有目测、量角器测量、X 射线片拼接法、全下肢 X 射线测量、躯体 X 射线测量系统、Photoshop 图像处理技术。上述方法各有优缺点。

6. 关节稳定性的评定　采用体格检查和影像学技术,关节三维动态运动分析系统等测定关节的稳定性,如膝 OA 患者可采用后者不同速度行走时膝关节运动学参数进行评估,来测定膝关节的动态稳定性。

7. 本体感觉和平衡功能评定　应用仪器如平衡仪等,或应用临床试验:如膝骨关节炎踏阶试验(加拿大)及单腿站立平衡检测(伊朗)。

(1)踏阶试验:要求患者赤脚,以患腿站立支撑(在测试过程中不动),健腿完成上下一级阶梯的动作,在 15 s 内尽最大能力重复,最后计算其完成次数,在整个过程中,双手无支撑。完成次数越多其平衡能力越好(图 3-1)。

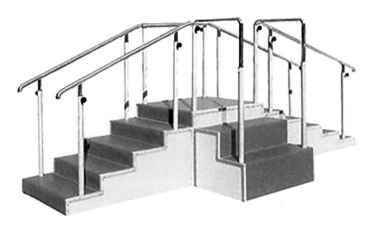

图 3-1　踏阶实验

（2）单腿站立平衡检测：要求患者赤脚，以其中一腿支撑站立于平衡仪感应平板上，双手放于身体两侧或做叉腰动作，站立 10 s，通过仪器记录患者前后、左右移动角度，每侧下肢分别测试 3 次，取平均值为最终结果。其移动角度越大则代表其平衡能力越差（图 3-2）。

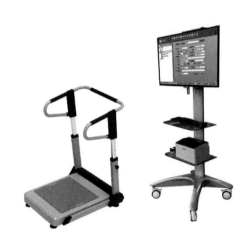

图 3-2　平衡功能训练及评估系统

8. 步态分析　应用观察法和足印法，来观察患者全身姿势，包括动态（步行）和静态（站立）姿势的情况；节段性运动测定和动力学分析来进行步行时特定关节或运动中心的多维动态分析和力的分析，如同步摄像分析和三维数字化分析和足测力板等（图 3-3）。

9. 心理评定　分为自评和他评量表。常用自评量表有自评抑郁量表（SDS）、焦虑自评量表（SDS）、症状自评量表（SCL-90）等。他评量表须在心理师要求下测试，结果的分析更复杂些。

10. ADL 及生活质量评定 根据患者情况对患者进行社会参与相关评定。如职业评定、生存质量评定。其中简明健康调查量表 SF-36 是目前国外使用最多的评定量表(图3-4)。

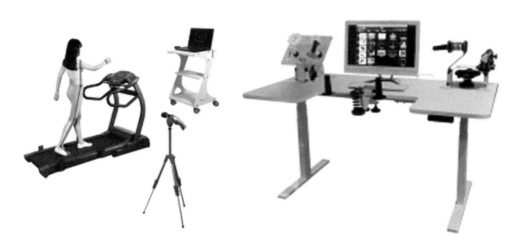

图3-3 步态分析评测训练系统   图3-4 智能反馈康复训练系统

11. OA 常用评定量表 针对下肢患者(包括美国、巴西、日本、泰国等)以应用西部安大略省和麦克马斯特大学 OA 指数(WOMAC)最为广泛,而国内对活动能力评定所使用的测试量表主要有站立行走测试(香港)、Lysholm 膝关节评分标准(大陆)、JOA 髋关节功能判定标准等。

(二)治疗原理

OA 治疗目的是减轻或消除疼痛,矫正畸形,改善或恢复关节功能,改善生活质量。

OA 的总体治疗原则是依据患者年龄、性别、体重、自身危险因素、病变部位及程度等选择阶梯化及个体化治疗。

阶梯化为基础治疗,适用于所有 OA 患者;早期患者,依据患者的需求和一般情况,可选择适宜的基础治疗方案;病情加重,进入第二层药物治疗,在考虑患者发病的部位及自身危险因素的基础上,选择正确的用药途径及药物种类;病情进一步加重。在基础治疗和药物治疗无效的前提下进行手术治疗,手术方案需依据患者病变部位、病变程度、一般情况及自身意愿综合考虑。

根据 OA 阶梯化治疗来看,可与临床分期相对应,更易于康复治疗方案的制订。

四、康复治疗

(一)治疗目标

1. 短期目标 ①OA 初级及早期:炎症急性期,减轻或消除关节疼痛,阻止和延缓疾病的进展;保护关节,减轻受累关节的负荷。②OA 中期:恢复关节功能,改善关节活动度、增强肌力和全身耐力。防止关节畸形。

2. 长期目标 改善步态和步行能力;改善日常生活活动能力,提高生活质量。

（二）常规康复治疗方案

1. 健康教育　医务工作者应通过口头或书面形式进行 OA 的知识宣教,根据每日活动情况,建议患者改变不良的生活及工作习惯,避免长时间跑、跳、蹲,同时减少或避免爬楼梯、爬山等。肥胖者应该减重,减轻体重不但可以改善关节功能,而且可减轻关节疼痛。

2. 运动治疗

（1）肌力训练:骨关节炎患者应该进行肌力训练,目的是增强肌力,防止失用性肌萎缩,增强关节稳定性。以膝关节为例,训练方法如下。①等长训练可改善肌张力、提高肌力及静态耐力。股四头肌等长收缩训练:仰卧,伸直膝关节进行股四头肌静力性收缩。每次收缩尽量用力并坚持尽量长的时间,重复数次以肌肉感觉有酸胀为宜。②抬腿训练股四头肌(直抬腿):仰卧床上,伸直下肢抬离床面约 30°,坚持 5 ~ 10 s,每 10 ~ 20 次为一组,训练至肌肉有酸胀感为止。臀部肌肉:侧卧或俯卧,分别外展及后伸大腿进行臀肌收缩训练。训练次数同上。③静蹲训练:屈曲膝、髋关节,但不小于 90°,作半蹲状,坚持30 ~ 40 s,每 10 ~ 20 次为一组。④抗阻肌力训练,利用皮筋、沙袋及抗阻肌力训练设备进行抗阻肌力训练。如股四头肌抗阻肌力训练可用股四头肌训练仪进行抗阻肌力训练,随肌力增强逐渐增加阻力（图 3 - 5）。⑤等速运动训练:有条件可以进行等速肌力训练(图 3-6）。

（2）低强度有氧运动:采用正确合理的有氧运动方式可以改善关节功能,缓解疼痛。①水中步行训练及游泳是一项很好的有氧运动,可以减轻体重对于关节的负荷,有利于肌肉的锻炼,可以增强体质。②慢走:缓慢步行有利于软骨的代谢及防止肌肉失用性萎缩。③其他:打太极拳、练八段锦、练瑜伽等。均可改善 OA 患者的疼痛程度、运动功能和灵活性。

（3）感觉运动训练:可显著改善 OA 患者的运动功能、平衡功能等。

（4）灵活性/柔韧性训练:可改善 OA 患者的疼痛程度、功能障碍、关节活动度和僵硬症状。如髋 OA 患者的柔韧性训练,可进行髋周肌肉的自我拉伸,臀大肌的拉伸方法有:双腿摆成二郎腿的姿势,左腿弯曲,右腿搭在左腿膝盖上,脖子和肩膀保持放松,双手抱住左腿的大腿,将双腿拉向胸部位置,保持拉伸姿势 10 ~ 20 s,可根据自我耐受程度适当延长时间。每天至少需要 10 ~ 15 min 的柔韧性练习。

（5）普拉提运动:强调在人体中立位的身体姿势基础上,通过大脑意识控制,流畅的身体动作和正确的呼吸达到增强身体的控制和平衡能力的全身运动。可改善关节的疼痛程度、运动功能。

（6）综合运动训练:目前并没有一种单一的运动疗法能使 OA 患者达到最大的临床治疗效果,所以还是要以综合运动为主,才能更好地改善患者的功能问题。

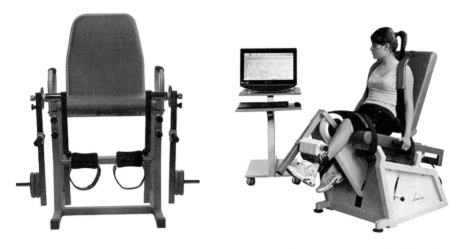

图 3-5 股四头肌训练器　　图 3-6 等速肌力评测及康复训练系统

3. 手法治疗

（1）关节松动手法：OA 初早期时，出现关节肿胀、疼痛时，使用 Maitland 分级中的Ⅰ、Ⅱ级手法；当 OA 中晚期，出现关节粘连和僵硬时，可采用Ⅲ、Ⅳ手法。

（2）关节活动训练：适当的关节活动可以改善血液循环，改善关节软骨的营养和代谢，维持正常关节活动范围。关节活动包括以下几种。①关节被动活动：可以采用手法及器械被动活动关节。②牵引：主要目的是牵伸挛缩的关节囊及韧带组织。③关节助力运动和主动运动：在不引起明显疼痛的范围内进行主动或辅助关节活动，如采用坐位或卧位行下肢活动等。

（3）牵伸训练：可改善关节挛缩和软组织功能问题。如手 OA 患者常见轻度弯曲位来减轻疼痛，从而导致屈肌腱挛缩。牵伸训练时，应缓慢进行，每次维持 20～30 s，5～10 次一组，每天 2～3 组，持续进行 1 周或更长时间。

（4）其他训练：如改善关节疼痛及稳定性训练可使用神经肌肉促进技术（PNF）、肌肉能量技术等。

4. 物理因子治疗

（1）高频电疗（短波、超短波）：消除炎症，缓解疼痛。处于急性炎症阶段，患者关节肿痛、关节腔有积液时，主要针对关节炎症，采用无热量超短波或脉冲短波。8～15 min，10 次一疗程。当处于慢性炎症阶段，关节腔无积液，常用微热量超短波或连续短波。12～15 min，10 次一疗程。

（2）温热疗法：促进炎症吸收及组织愈合和解痉止痛。蜡疗、红外线、局部温水浴等。20～30 min/次，1～2 次/d。

（3）经皮神经电刺激疗法（TENS）：改善血液、淋巴循环；促进炎症吸收，缓解疼痛。15～20 min/次，1～2 次/d。

（4）低频（电刺激治疗）治疗：刺激神经、肌肉，防止肌肉萎缩。15～20 min/次，1～2 次/d（图 3-7）。

（5）超声波等治疗：松解粘连、缓解肌肉痉挛和改善局部代谢。常用的频率为 1～5 MHz，强度为 0.5～1.5 W/cm²。10～15 min/次，15～20 次一疗程。

（6）磁疗法：消肿镇痛。低强度磁场（20～100 mT）到中强度磁场（100～200 mT）。20 min/次，1 次/1～2 d，15～20 次一疗程。

（7）生物反馈疗法：肌电生物反馈可缓解疼痛，缓解肌肉痉挛。20 min/次，1～2 次/d，15～20 次一疗程（图3-8）。

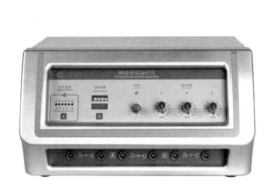 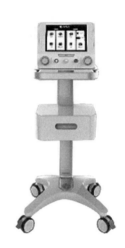

图3-7　神经肌肉低频电刺激仪　　　　图3-8　肌电生物反馈刺激仪

5. 作业疗法

（1）常规作业疗法：基础性日常生活活动能力训练，自理生活训练，如手骨关节炎患者，进行抓握训练；如髋膝骨关节炎患者需进行床椅转移和如厕训练，上下楼梯训练等。日常生活基本自理后，需进行工具性 ADL 训练，如烹饪、购物、外出活动等。

（2）辅助具选择及使用

1）生活自助具：对于手部骨关节炎患者，如腕掌关节、掌指关节、远侧和近侧指间关节 OA 患者，使用粗柄式汤勺更有利于抓握和进食；借助长柄取物器、穿袜或穿鞋自助具等均会给日常生活带来便利。

2）助行器：手杖、拐杖、步行器适用于髋或膝关节 OA 患者，可减轻因下肢负重、步行引起的关节疼痛。轮椅适用于髋、膝负重时疼痛剧烈，不能行走的患者。

（3）家庭环境改造：根据患者病情及经济情况，尽可能评估有利和不利因素，使患者功能能实现最大化。当严重髋关节 OA 和膝关节 OA 患者，出现疼痛、关节活动和肌肉无力，只能依靠轮椅时，如厕需坐式马桶等。而如果运动功能严重缺失时，在家中配置可以升降和转移患者的装置是有益的。

6. 矫形器　应用矫形器可减轻疼痛、解除关节负荷、恢复关节对线和改善关节功能。如膝 OA 患者可佩戴髌股束带、软式膝矫形器、踝-足矫形器等。手 OA 患者可佩戴手部夹板等。

7. 中医传统治疗　针灸（通经活络、止痛）、中药足浴（消肿止痛、活血化瘀）、推拿按摩(改善血液循环,降低炎症反应,松解粘连,防止关节挛缩、僵硬,改善关节活动度等)。

8.心理治疗 针对患者存在的抑郁焦虑进行心理辅导、康复知识教育,促使其心理状况改善有助于减轻疼痛。

(三)治疗时序

治疗时序以 OA 患者临床分期与病情发展情况来确定采取何种治疗方案。

1.OA 发病前期 以预防性运动为主。当关节有轻度不适,怕冷,肌肉无力,关节活动有摩擦感或响声的现象,但按诊断标准尚未构成骨关节炎或有超出正常范围的发育性关节内外翻畸形。此时要对患者做好宣教内容,减少骨关节炎高危人群向患者群转变。

(1)良好的饮食习惯:多吃含蛋白质多的食物,如奶制品、豆制品、水产品等。补充钙和维生素 D 是提高骨密度的基础治疗。因为骨密度降低是骨关节炎的易感因素之一。

(2)适当锻炼:肥胖和过度锻炼均危害骨关节。减轻体重,从而减轻关节承重负担;而有 OA 前期症状者尽量不负重站立和步行;避免剧烈运动或爬楼梯;适当锻炼以缓解关节僵硬,改善肌肉功能来保护关节。可做些中、低强度的有氧运动,如水中运动、慢走等。

(3)注意保暖:关节受凉可引起局部血液运行减慢甚至障碍。注意保暖可以减少骨关节炎的发生。

(4)积极治疗原发病:骨质疏松、关节创伤等原发病都可引起骨破坏、关节面损伤,应尽早治疗。

2.OA 初期和早期 以基础性治疗为主。炎症急性发作期,严重疼痛时辅以药物治疗。关节多表现为疼痛肿胀,偶有不适,无明显功能障碍。主要的康复治疗有以下几种。①使用物理因子、针灸等方法缓解疼痛,消除肿胀。②关节活动度训练:在无痛范围内,以被动运动或助力运动为主。邻近关节主动运动。③肌力训练:初期以等长训练或等速训练为主,早期可加入等张训练或组合训练。④关节松动训练:使用 Maitland 分级中的Ⅰ、Ⅱ级手法。⑤功能性训练:如膝 OA 患者可进行水中的步行训练等综合运动。⑥炎症期时行助行器辅助下基础性 ADL 康复治疗。如下肢 OA 患者为了不增加膝关节炎症反应,需严格按照康复治疗方案进行,可在助行器辅助下步行。

3.OA 中期 需采取修复性治疗,配合药物治疗以及修复后及时进行基础治疗。此时关节已出现明显不适,功能部分丧失,甚至可出现关节形态改变。

(1)使用物理因子、针灸等方法缓解疼痛,消除肿胀。

(2)关节松动训练:使用 Maitland 分级中的Ⅰ、Ⅱ级手法改善疼痛,Ⅲ、Ⅳ手法改善粘连和关节僵硬。

(3)肌力训练:以等速训练为主。可增加抗阻训练、等张组合训练。

(4)关节活动训练:以被动和主动运动为主。

(5)牵伸训练:可自我牵伸及被动牵伸。

(6)感觉运动训练:可使用平衡仪等仪器训练。也可做踏阶运动等本体感觉训练。

(7)功能性训练:如膝 OA 患者上下台阶训练等。

(8)工具性 ADL 训练:如手 OA 患者烹饪训练等。

4.OA 晚期 进行重建性治疗,此时更需配合基础性治疗,维持和保证患者的功能,再在术后及时介入康复。此时关节僵硬、畸形,已出现严重功能障碍,ADL 已严重下降。在基础治疗和药物治疗无效的前提下可在医生建议下采取重建治疗,如进行手术治疗,手术方案需依据患者病变部位、病变程度、一般情况及自身意愿综合考虑。术后康复内容可参考其他章节。而保守治疗者可进行如下训练。

(1)关节松动训练:使用 Maitland 分级中Ⅲ、Ⅳ手法改善粘连和关节僵硬。

(2)肌力训练:以抗阻训练为主,加入少负荷、多重复的肌肉耐力训练。

(3)牵伸训练:以抗阻训练为主,加入少负荷、多重复的肌肉耐力训练。

(4)借助辅具或矫形器 ADL 训练:如膝 OA 患者配备护膝辅具静息步行等活动。

(5)家庭环境改造:如髋、膝 OA 患者关节严重受限时,需在家中改造使用坐式马桶等。

(四)注意事项

1.疼痛　患者急性期出现疼痛反应这是常有的现象,我们要做好疼痛教育。让患者对于自身疼痛不必过分关注,以免影响正常生活作息,引起进一步的情绪问题。再者严格控制治疗后患者的疼痛反应,以免加重炎症反应。

2.关节肿胀　运动治疗时注意运动强度,以患者身体能够耐受,不引起局部关节疼痛、肿胀为限。在做完运动或有关节疼痛发热时,及时进行冷疗,如冰敷。

3.关节不稳　通常发生在下肢 OA 患者中,多为关节周围韧带功能不全和肌力不足造成。康复训练中要加强肌力训练和感觉运动训练,保持膝关节稳定性。注意在关节不稳时或有炎症时,慎用抗阻训练,以免加重关节破坏。

4.关节畸形、挛缩　关节周围软组织挛缩和关节解剖结构的改变易导致这种症状,可进行关节松动和牵伸训练,但在关节炎急性炎症期时、关节肿胀时应避免进行牵伸训练,其可能导致关节囊破裂。

5.日常生活　合理饮食,控制体重。适当运动,防止关节过度运动和负重,避免长时间爬楼梯、爬山。

五、典型病例

患者马××,女,67 岁。

主诉:反复左膝关节疼痛伴活动受限 3 年,加重 15 d。

现病史:2 年前开始出现右膝关节反复疼痛,为持续性钝痛,疼痛可因体位改变而诱发,劳累时加重,休息后可缓解,由于病情较轻未特殊治疗。于 2 周前再发,伴右下肢乏力、活动受限,晨起出现右膝关节僵硬,时间少于 30 min,活动后改善,近 1 周出现静息痛,休息不能缓解。

既往史:既往体健。

辅助检查:X 射线检查见关节间隙变窄,关节边缘有骨赘形成,关节面不平。

专科检查:神志清醒,被动卧床,双肺呼吸音清,未闻及干、湿啰音及胸膜摩擦音。心音有力,心律齐。患病以来无畏寒、发热,无午后潮热,无间歇性跛行,无消瘦。右膝关节皮肤无明显红肿及窦道,右膝关节局部压痛,局部皮肤温度无明显升高,右膝关节活动疼痛,右膝关节研磨试验(+),浮髌试验(−)。前后抽屉试验、侧方应力试验(−)。双侧脐踝线,双侧大腿、小腿周径无异常。

临床诊断:右膝关节骨关节炎。

(二)康复方案

1. S(subjective data,主观资料)　患者主诉反复左膝关节疼痛伴活动受限 3 年。近 2 周出现疼痛且不能缓解,伴右下肢乏力,步行困难。

2. O(objective data,客观资料)　X 射线检查见关节间隙变窄,关节边缘有骨赘形成,关节面不平。专科检查中右膝关节研磨试验(+),浮髌试验(−)。前后抽屉试验、侧方应力试验(−)。

3. A(assessment,功能评定)

(1)VAS 评分:静息 3 分,步行 8 分,提示患者步行时膝关节疼痛明显。

(2)BMI:24.5 kg/m^2,提示患者体重过重。

(3)肢体围度膝关节上 10 cm:L/R 47/46.2 cm,膝关节下 10 cm L/R 44/43.8 cm。右侧肢体股四头肌萎缩。

(4)ROM(活动度):主动活动度 0°~75°,被动活动度 0°~87°,屈曲活动受限。

(5)股四头肌肌力 4 级,腘绳肌肌力 4 级,提示肌力下降。

(6)本体感觉/平衡测定:单腿站立平衡试验 7 s,少于 10 s,提示平衡能力下降。

(7)步态评估:患者呈疼痛步态,患侧肢体支撑相短,躯干重心偏健侧,健侧较患侧步长短。

(8)心理评定:SAS 评分 0.52,为轻微型焦虑。

(9)ADL 评定:Barthel 评分 80 分,患者轻度依赖(如厕、转移、步行、上下楼梯),少部分需要其他人帮助。

(10)IADL 评定:FAQ 评分 7 分,显示患者不能独自外出,维持家务、自行购物等活动困难。

(11)HSS 评分 63 分,其中活动痛、行走距离、上下楼梯困难明显。

(12)膝关节 WOMAC 量表评定:总积分 80 分。WOMAC 骨关节指数 74 分,关节压痛 2 分,关节肿胀 1 分,关节活动度 3 分,患者重度障碍。

4. P(plan,康复治疗计划)

(1)康复目标

1)短期康复目标(5~7 d):减轻疼痛和肿胀,增加屈曲主动活动度至 90°左右,能完成功能性活动,提高肌肉力量和耐力,稳定关节时受累关节恢复稳定的生物力学关系,避免关节畸形。

2)长期康复目标(1~3 个月):右膝关节主、被动活动度基本正常,保持姿势和平衡能力得到提高,日常生活能力和社会参与能力提高,能进行社区内独立步行等,且能使用交通工具外出参与社会活动。

(2)康复治疗方案

1)治疗时间(1~5 d)

康复宣教:康复医生和护士与患者沟通平常生活习性,指导患者合理饮食和了解康复训练。物理治疗师指导患者正确的运动习惯,矫正患者不恰当的运动方式。作业治疗师指导患者如何在助行器帮助下完成穿衣、如厕等生活自理能力的训练。患者在指导过后可以按照正确方法完成如厕及穿衣活动。

治疗计划:①物理因子治疗。②关节松动训练。做分离、长轴牵引、前后向滑动。③肌力训练。等速肌力训练:采用无阻力屈伸模式;股四头肌等长收缩训练:患者仰卧位,伸直膝关节进行股四头肌静力性收缩,每次收缩尽量用力 10 s 或更长的时间,重复数次以肌肉感觉有酸胀为宜;抬腿训练股四头肌(直抬腿):仰卧床上,伸直下肢抬离床面约30°,坚持 5 ~ 10 s,每 10 ~ 20 次为一组;臀部肌肉:侧卧或俯卧,分别外展及后伸大腿进行臀肌收缩训练,训练次数同上。④关节活动训练。患者仰卧位,将右下肢悬于床外,腘窝处垫一软垫,治疗师握住患者小腿,将其缓慢屈曲;将右下肢靠墙的平滑面上,左腿放于右腿上,在重力作用下缓慢屈曲右下肢。⑤感觉运动训练。患者立于平衡板上,治疗师在患侧保护,让患者做左、右、前、后的重心转移,并保持平衡。⑥步行训练。在姿势镜前,让患者戴软式护膝辅具进行迈步训练。⑦ADL 训练。指导患者转移、如厕等安全、节省能量的方法。

2)治疗时间(7 ~ 15 d)

患者表现:疼痛有所缓解,步行时 VAS 评分 3 分,主动活动度达 94°,被动活动度达 105°。

治疗计划:①物理因子治疗。②关节松动训练。做分离、长轴牵引、前后向滑动。③肌力训练。等速肌力训练:采用主动抗阻模式;静蹲训练:屈膝、髋关节,但不小于90°,作半蹲状,坚持 30 ~ 40 s,每 10 ~ 20 次为一组;股四头肌抗阻肌力训练:患者坐位,右小腿绑 2 ~ 5 磅沙袋或弹力带进行抗阻肌力训练,随肌力增强逐渐增加阻力,保持10 s,10 ~ 15/组,1 ~ 3 组;臀部肌肉力量训练:侧卧或俯卧,分别外展及后伸大腿进行臀肌收缩训练,训练次数同上。④关节活动训练。患者俯卧位,治疗师一手固定大腿远端不抬离床面,一手握住患者小腿,将其缓慢屈曲;将右下肢靠在墙的平滑面上,左腿放于右腿上,在重力作用下缓慢屈曲右下肢。⑤柔韧度训练。股四头肌和腘绳肌拉伸训练。⑥感觉运动训练。患者双下肢站于平衡垫上,做膝关节屈伸运动,治疗师须在患侧保护。在平衡杠内让患者做右下肢单腿站立训练并保持平衡。⑦步行训练。进行踏步训练。⑧上下楼梯训练。

(三)出院评估(1 个月后)

1.S(subjective data,主观资料) 患者静息和步行无明显疼痛,患者自我感觉短期康复后的膝关节功能每日有明显的进步,生活自理能力也不断提高。

2.O(objective data,客观资料) 同上。

3.A(assessment,功能评定)

(1)VAS 评分:静息 0 分。步行距离约 1 km 左右,疼痛 3 分。

(2)BMI:23.9 kg/m²,体重有所下降。

(3)肢体围度:膝关节上 10 cm L/R 47/46.7 cm,膝关节下 10 cm L/R 44/43.8 cm。右侧肢体股四头肌围度有所增加。

(4)ROM(活动度):主动活动度0° ~ 120°,被动活动度-125° ~ 0°。

(5)股四头肌肌力 5 级,腘绳肌肌力 5 级。

（6）本体感觉/平衡测定：单腿站立平衡试验大于 10 s。

（7）步态评估：基本正常。

（8）心理评定：SAS 评分 0.3，正常。

（9）ADL 评定：FIM 评分 124 分，上下楼梯需要监护。

（10）IADL 评定：FAQ 评分 3 分，基本正常。

（11）HSS 评分 92 分。

（12）膝关节 WOMAC 量表评定：总积分 22 分。WOMAC 骨关节指数 20 分，关节压痛 1 分，关节肿胀 0 分，关节活动度 1 分。

4. P(plan，康复治疗计划)

（1）肌力训练：①静蹲训练，屈膝、髋关节，但不小于 90°，作半蹲状，坚持 30～40 s，每 10～20 次为一组；②股四头肌、腘绳肌抗阻肌力训练，同上；③臀部肌肉力量训练，侧卧或俯卧，分别外展及后伸大腿进行臀肌收缩训练。训练次数同上。

（2）关节活动训练：患者坐位，将双手握住右小腿处，往臀部屈曲。3～5 个/组，1～2 组。

（3）感觉运动训练：患者双腿交替踏步训练。

（4）功能性训练：患者做踩直线或侧向行走。

（5）中、低强度的有氧运动。

（6）健康宣教。

（四）出院指导

（1）出院宣教：按照家庭治疗方案继续加强肌肉力量、耐力和柔韧性，活动度，关节稳定性训练，步行能力的训练。

（2）家属及照顾者教育，监督患者的日常训练，保证患者安全。

（3）定期复查，适当运动。

第二节 类风湿性关节炎

一、概述

类风湿性关节炎(rheumatic arthritis，RA)是一种病因未明的，以对称性、多发性周围关节炎为特征的一种慢性系统性疾病。经常伴有关节外器官受累及血清类风湿因子阳性，可以导致关节畸形及功能丧失。

现有研究证据已证实 RA 发病与遗传以及自身免疫因素的相关性，近年来病毒或细菌感染性病因也引起了人们的广泛关注，其他因素例如寒冷、潮湿、疲劳、营养不良、创伤、精神因素常为本病的诱发因素。世界各地、所有种族皆有 RA 发生，患病率 0.3%～5.3% 不等。女性患病率为男性的 2～3 倍，青春期和更年期是两个发病高峰期。

1. 病理特征 RA 的病理特征是滑膜增殖和赘生，关节软骨及软骨下骨侵蚀。增生的炎症组织像恶性肿瘤一样，破坏关节内和关节周围组织，造成临床所常见的关节畸形和功能失常。特征性的病理变化:滑膜细胞释放白介素和生长因子所介导的由巨噬细胞、单核细胞所产生的白介素Ⅱ,促进花生四烯酸代谢为白三烯、前列腺素和血管胺等炎症介质,从而促使滑膜炎症发生。

2.诊断　本病诊断缺少特异性方法。目前多参照美国风湿病学会(American College of Rheumatology,ACR)1987年的类风湿关节炎修正的诊断标准(表3-1),其中7条中具备4条且前4条持续时间为6周以上即可诊断为RA。2010年ACR/EULAR类风湿关节炎分类标准的问世,为RA的诊断、治疗掀开了新的篇章。新标准采用积分形式对疾病进行诊断,要求确定是否具有关节炎证据,并增加了ACPA检测。废除了原标准中晨僵、皮下结节、对称性关节炎及X射线平片等项。较之1987年标准,新标准更加注重RA的早期诊断。类风湿因子(RF)、抗环瓜氨酸肽(CCP)抗体等是诊断RA必需的血液学检查(表3-1)。

类风湿性关节炎诊断条件如下。①晨僵(≥1 h)。②3处以上关节(软组织)肿胀。③手关节(近端指间关节、掌指关节或腕,软组织)肿胀。④对称性肿胀(软组织)。⑤皮下小结。⑥血清类风湿性因子阳性。⑦影像学显示手或腕关节侵蚀或关节周围骨质稀少。①~④条须持续6周以上,②~⑤条须为医师亲眼所见,7条中具备4条才能诊断类风湿性关节炎。

表3-1　2010年ACR/EULAR关于RA新的分类标准

关节受累	得分(0~5分)	血清学(至少需要1条)	得分(0~3分)
1个大关节	0	RF和ACPA均阴性	0
2~10个大关节	1	RF和(或)ACPA低滴度阳性	2
1~3个小关节(伴或不伴大关节受累)	2	RF和(或)ACPA高滴度(超过正常值3倍以上)阳性	3
4~10个小关节(伴或不伴大关节受累)	3		
>10个关节(至少1个小关节受累)	5		
急性时相反应物(至少需要1条)	得分(0~1分)	症状持续时间	得分(0~1分)
CRP和ESR均正常	0	<6周	0
CRP或ESR增高	1	≥6周	1

注:总得分6分以上可确诊RA。

二、康复问题

(1)RA的起病方式差异很大。多数病例为隐匿发病,在数周至数月过程中逐渐出现一处以上小关节疼痛、僵硬,进而逐渐肿胀、压痛并有红或微蓝色改变。

（2）关节受累特点是多关节性和对称性,肩、肘、腕、掌指、近端指间关节、膝、踝、跖趾关节均可受累,但远端指间关节常可幸免。

（3）关节僵硬症状明显,尤其是晨起和长期不活动后,症状可持续 1 h 以上,临床上称之为"晨僵"。

（4）功能障碍:因关节疼痛、活动受限、肌力减退,多数患者运动功能受限,日常生活活动能力下降。

（5）关节外症状:除上述关节症状外,很多病例尤其是血清阳性者还会出现一系列关节外症状,包括周身乏力、低热、睡眠不良、情绪障碍、体重减轻、皮下结节、掌红斑、心包炎、末梢神经病及巩膜表层炎等。

（6）其他:需要注意的是,也有20%左右病例是在 1 d 或数天中"急性"起病的,个别病例可在某日醒后突发急性全身性 RA,应注意与其他一些急性疾病鉴别。无论如何起病,最终多数病例都会发生关节畸形和不同程度的功能障碍。

三、康复分期

根据 X 射线片所见关节破坏程度,美国风湿病学会（American College of Rheumatology,ACR）将 RA 分为四期（见表 3-2）。

表 3-2　美国风湿病学会建议的 RA 分期

分期	关节结构变化
早期（Ⅰ期）	轻度骨质疏松,但无软骨或者骨破坏
中期（Ⅱ期）	骨质疏松,软骨或骨轻度破坏,关节间隙变窄,运动受限,肌萎缩
晚期（Ⅲ期）	软骨和骨破坏,关节畸形,如半脱位、尺侧偏或过伸,明显肌萎缩
末期（Ⅳ期）	具有晚期各项表现,加纤维性或骨性强直

除了以上根据 X 射线片所见关节破坏程度来分期,根据 RA 患者的日常生活及工作受限程度的不同,也可以将 RA 患者总体功能分级进行如下分类。

Ⅰ级:一般日常活动,包括自身照顾、职业工作及业余活动完全不受限制。

Ⅱ级:能完成一般自身照顾和职业工作,但业余活动受限制。

Ⅲ级:能完成一般自身照顾活动,但职业和业余活动受限制。

Ⅳ级:一般自身照顾、职业及业余活动均受限制。

四、康复治疗基础

（一）功能评定

1. RA　风湿活动性的评估。

2. 疼痛　疼痛是 RA 患者特征性症状之一。临床上常用视觉模拟评分法（visual analogue scale,VAS）来进行评定。针对关节压痛时进行评定时也可以用 Ritchie 关节指数法,即手法压迫指定关节,无压痛记为 0 分;有压痛记为 1 分;有压痛且压迫时患者有躲避反应记为 2 分;有压痛且压迫时患者不仅躲避还回缩记为 3 分,各关节评定累计即为 Ritchie 指数。

3. 肌力　疼痛、关节积液、畸形、挛缩以及炎症等因素都会导致 RA 患者肌力下降,重度 RA 患者肌力可以比正常人减少 33% ~ 55%,因此肌力检查也是一个重要的评定项目。由于 RA 常常累及指间、掌指等关节,一般并不应用常规的徒手肌力检查法进行肌力评定。手部肌力检查多采用握力计、捏力计法,测定 3 次,取平均值。当小关节肿胀、畸形、挛缩以及疼痛明显时,金属的握力计也不再适用,此时可以采用血压计法:应用汞柱式血压计,将袖带卷折充气形成内压为 30 mmHg(4 kg)的气囊,令患者用手在无依托情况下紧握此气囊,所得数减去 30 mmHg(4 kg)即为实测握力值。

4. 关节活动度　RA 患者的首要特点即关节疼痛、僵硬,而无论是关节周围软组织炎症、疼痛、挛缩、痉挛还是关节自身的炎症、肿胀、疼痛、积液、粘连乃至畸形或强直,都将导致不同程度的关节活动范围受限。对于 RA 患者而言,比较特殊的是一些小关节的关节活动度检查,如有天鹅颈畸形时,可以采用"铁丝图"(wiregram)的方法进行检查,即利用可塑性金属丝将小关节活动范围描绘于纸上,可用于康复治疗前后对比。当然,目前也有一些电子角度计可以用于小关节的关节活动度测量,但临床应用尚未普及。

5. 步态分析　疼痛、关节畸形、关节周围组织挛缩都可以引起 RA 患者步态异常。常见的 RA 异常步态包括:疼痛步态、两腿不等长步态、髋关节活动受限步态、膝关节活动受限步态、马蹄足畸形步态、关节不稳步态等。

6. 日常生活活动评定　RA 患者的躯体性 ADL 常有不同程度受限,一般可应用改良 Barthel 指数(MBI)进行评定。也可采用功能病损信号评定法(SOFI 评定法),总分越高,病损程度越重。

7. 生活质量评定　RA 患者的生活质量可用 Meenan 的关节炎影响测定量表(the arthritis impact measurement scale, AIMS)。

(二)康复治疗原理

急性期康复的重点是关节休息,以减轻疼痛、控制炎症、避免关节负重为主;亚急性期是维持关节活动度,进行适当的主动和被动运动,以不加重疼痛为度;慢性期以预防和矫正畸形为主。

五、康复治疗

(一)康复目标

1. 短期目标　减轻疼痛及僵硬,减轻炎症,增强并维持肌力和耐力,预防肌肉萎缩,维持关节活动范围。

2. 长期目标　增加骨密度,改善步态,提高 ADL 能力,增加社会参与,提高生活质量。

(二)常规康复治疗方案

1. 运动治疗

(1)全身及局部的休息:当关节处于肿痛急性炎症阶段、全身症状严重的时候,应卧

类风湿性关节炎康复

床休息或活动关节制动。休息时应注意肢体尽量放在正常生活的正确位置上,同时可以对各个关节做一些轻柔的推拿按摩。现代的 RA 治疗理念是休息与运动相结合,缺一不可。休息是 RA 治疗的第一步。就康复的角度而言,在休息期间必须注意保护关节功能,虽然某些非功能性体位可以降低关节内部压力面使疼痛减轻,但若持续过久,则会导致关节周围组织挛缩、粘连,使得关节功能受损,这与治疗的初衷也是背道而驰的。正确的康复治疗应该是在适当休息的基础上,结合了物理治疗、作业治疗及心理治疗的综合康复治疗。

(2)主动关节活动度训练:在受累关节可耐受范围内进行,宜 3~4 次/d,每次活动不同的关节。训练前可对相应关节进行湿热敷等治疗(注意不可过热,以免加重症状)。训练时尽可能进行全范围训练,常用的有关节体操训练,方法如下。①指关节:双手指握拳与手指平伸交替进行。为增加关节活动范围,可让患者将双手放在一平面上(如床头桌面),松拳时尽量使两手贴近平面。②腕关节:两手合拳,反复交替用力向一侧屈伸;单手手腕做旋转动作。③肘关节:手掌向上,两臂向前平举,迅速握拳及屈曲肘部,努力使拳达肩,再迅速伸肘,然后两臂向两侧平举,握拳和屈肘运动如前。④肩关节:一臂由前方从颈旁伸向背部,手指触背,同时另一臂从侧方(腋下)伸向背部,手指触背,尽量使两手手指在背部接触。⑤踝关节:坐位,踝关节分别做屈伸及两侧旋转运动。⑥膝、髋关节:下蹲运动与向前抬运动。每日 2 次,早、晚各 1 次,每次 10~15 min(图 3-9)。

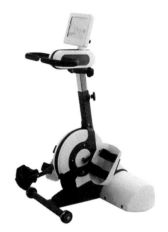

图 3-9 多关节主被动训练仪

(3)有氧耐力训练:常用项目为行走、慢跑、骑自行车、游泳、划船等低冲击性有氧活动,可有效提高 RA 患者的功能水平。应用时根据关节炎症活动性和心肺功能确定强度,当关节炎症稳定时,通常用最大心率的 60%~85% 为靶心率,并从低水平(60%)开始。根据患者具体情况每天维持 20~30 min 的有氧耐力训练。

(4)娱乐性活动:娱乐性活动内容应根据患者的兴趣爱好和能力及其病情而定。骑自行车和中等量的步行是较好的选择。具有跑、跳动作的运动不适合下肢负重关节有炎症渗出者,球类运动只适合于关节炎症已控制者。

(5)水疗法:水中运动有助于改善患者的肌力及关节活动范围,并可有效缓解疼痛及肌肉痉挛。水可以给予患者适宜的浮力、压强及阻力,能够减少体重对下肢的负荷,改善关节肿胀并促进回流,还可以进行适当的抗阻练习。

2. 手法治疗

(1)被动关节活动度训练:在受累关节无法达到充分活动时进行。在被动关节活动度训练前可先做热疗,训练时活动范围和运动量以患者仅感到稍有疼痛和稍有引起或加重关节肿胀为限。训练后,疼痛不应持续 3~4 h,否则应减量或暂停活动。此外,应注意避免加重畸形可能的情况,如手腕病变者应防止过于强力的抓握或提捏。在做关节松动手法时,要根据患者关节活动受限的程度选择合适的松动级别。每日 2 次,每次 15~20 min。

（2）牵伸训练：在患者有肌腱、关节囊等挛缩时考虑进行牵伸训练。根据患者情况选择被动牵伸、持续机械被动牵伸或重复机械牵伸。训练前为减少疼痛，可应用温热疗法、超声波疗法或系列夹板。注意，急性炎症期，不做被动牵伸；中等量至大量积液、关节不稳定、生物力学紊乱的关节避免牵伸；晚期患者过度牵伸可引起关节囊破坏。每日2次，配合关节活动度训练一起，每次 10～15 min，牵伸到终末端保持 10～15 s。

（3）保持和增强肌力的训练：方法如下。①等长收缩训练：RA 患者肌力减退和功能受限十分多见，卧床休息后更易发生。因此，必须通过等长收缩训练保持或加强肌力，一般采用短暂等长收缩训练，每日 2～3 次，每次收缩持续 5～10 s。两次收缩间歇时间 20 s，重复 1～6 次。②动力性抗阻训练：对于 RA 患者可进行轻柔的，在不引起疼痛的关节活动范围内进行的动力性伸屈、外展、内收、内外旋的抗阻训练，并和休息交替进行。注意，阻力应从小量开始，缓慢增量，训练不应引起患者疲劳，若出现疲劳则需要较长时间的休息。每日2次，每个方向抗阻 5～10 个。

3. 物理因子治疗　根据患者的情况和治疗需要，建议选择 2～3 种理疗。

（1）热疗法：热疗的主要作用是减轻疼痛、缓解痉挛，还有助于增加胶原纤维的黏弹性，改善肌肉及关节周围组织的柔韧性，常用于辅助肌力及 ROM 练习。临床常用的浅层热疗法包括热敷、蜡疗、热气浴以及温水浴等。每日 2 次，每次 20 min。深层透热疗法还有消炎作用，主要指短波、超短波、微波治疗。每日 1 次，每次 15 min。热疗可以有效缓解疼痛，RA 炎症活动期应用热疗应慎重（图 3-10）。

（2）冷疗法：用于关节急性炎症期，或者在关节活动训练完后，可起到镇痛、镇静、消炎、消肿、降低肌痉挛的作用。根据情况每日 2～3 次，每次 15～20 min。

（3）电疗法：除前述几种高频电疗外，低、中频电疗及直流电疗法也常用于 RA 的治疗，如抗风湿药物的直流电离子导入以及用于镇痛的感应电疗法、间动电疗法、TENS、干扰电疗法等，还有用于增强肌力的正弦调制中频电疗法及等幅中频正弦电疗法等。每日 1 次，每次 20 min。

（4）声疗法：主要指超声波治疗用于镇痛、软化瘢痕、缓解挛缩。每日 1 次，每次 15 min。

（5）光疗法：红外线可用于镇痛、消炎、改善局部血液循环、促进渗出物吸收、降低肌张力；紫外线可用于急性炎症期治疗；弱激光用于镇痛、消炎（图 3-11）。

（6）磁疗法：可用于急性炎症期，旨在镇痛。每日 2 次，每次 20 min。

4. 作业治疗

（1）常规 OT：作业治疗的目的主要是维持日常生活活动能力，包括进食、梳妆、更衣、写字及一些家务劳动训练等。应详细了解患者的病情、嗜好、兴趣、职业、家庭状况等之后，根据康复治疗目的决定作业项目。如：①功能性的作业疗法以增大关节活动范围、增强肌力、预防畸形及矫正畸形为目的。②ADL 指导有进食、取物、梳洗、穿脱衣服、进出浴池、上下楼梯等训练，还可选择编织、叠纸、画画等练习。在训练过程中应注意减少用力。作业训练的选择需要考虑患者的兴趣，针对其综合应用能力进行训练。RA 患者女多男少，所选作业治疗可偏重针织、裁剪等一些活动。对有可能再就业的患者，还要给予相应的职业康复训练（图 3-12）。

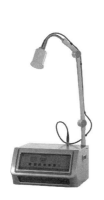
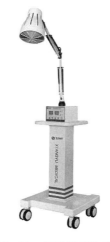
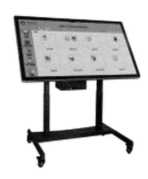

图 3-10 极超短波治疗仪　图 3-11 智能疼痛治疗仪　图 3-12 数字 OT 评估和训练系统

（2）辅助器具的选择：为了达到生活自理，有时需要设计制作些生活辅助用具，如长柄牙刷、粗把的梳子、食具等。

（3）家庭环境改造：回归家庭后，如患者膝关节活动度受限或坐站转移、行走困难，需进行家庭改造。如卫生间和楼梯旁增加扶手等。

5. 矫形器的应用　RA 患者常有手足畸形，必要时可应用夹板或矫形器以使关节处于最佳功能位，减轻炎症及疼痛，预防关节挛缩及畸形。RA 患者常用矫形器包括：主要为手和腕设计的上肢矫形器，包括静态夹板、功能性腕夹板、拇指夹板、环形夹板、动力夹板；常用的下肢矫形器，包括足-踝矫形器、膝矫形器；脊柱矫形器主要用于支撑不稳的脊柱、限制活动及减轻疼痛；还有帮助步行的助行器具，例如拐杖或手杖。

6. 中医疗法　RA 属于中医"痹症"的范畴。中医治疗对 RA 常有较好的辅助作用。常用的治疗方法有针灸（通经活络、止痛）、中药足浴（消肿止痛、活血化瘀）、火罐治疗（活血化瘀）、推拿（舒筋活络）等。

7. 药物治疗　用药原则为选用可迅速控制炎症，预防关节损害的药物；用药要安全，药价不昂贵，可长期使用，以求在发病 1～2 年内控制疾病；必要时可根据情况联合用药。①非甾体抗炎药（NSAID）：可选择应用对乙酰氨基酸、萘普生、布洛芬、双安芬酸等。②糖皮质激素：NSAID 疗效不佳者短期加用泼尼松；重症者，可短期使用中至大剂量泼尼松或地塞米松。③慢作用抗风湿药：包括甲氨蝶呤、金诺芬、柳氮磺胺吡啶、青霉胺和雷公藤多苷片等。④药物关节腔内注射：可采用糖皮质激素对病变关节进行关节腔内注射，但每一关节注射次数<3 次/年。

8. 手术治疗　手术治疗 RA 主要包括滑膜切除术、关节清理术、肌腱延长术、关节融合术、关节成型术、关节切除术和人工关节等。早期进行滑膜切除术和关节清理术可以控制骨质破坏。其他手术治疗主要用于纠正关节强直和畸形。

9. 心理治疗　RA 是一个慢性病程，患者可能终其一生都要在与疼痛及功能损伤的对抗中度过，对其生活方式、自我形象、家庭生活、性功能及工作都会带来不同程度的影响。在康复治疗过程中必须给予适当的心理支持。

10.康复宣教　RA患者功能的维持与患者对整个治疗的依从性是密不可分的,在康复教育中应包括介绍疾病知识,RA可能对生活、工作及业余活动造成的影响及怎样在日常生活中保护关节、节约能量。我们给患者的康复方案中至少应该包括下列注意事项:一天中适时休息;避免长期处于同一位置;尽量降低受累关节的应力,如拿东西时可以掌心,前臂同时将东西托起,开启瓶盖时,可以用腕力,右手开,左手关,必须拿重物时,可以将其化整为零,分别拿取,并使重物尽量靠近躯干;及时处理疼痛;关节疼痛时尽量避免过度使用及负重;超重者须减肥;生活中可借助一些辅助器具以节约能量;必要时应用矫形器。

(三)治疗时序

1.急性期　急性期康复的重点是关节休息,以减轻疼痛、控制炎症、避免关节负重。使用铺有褥垫的硬板床,枕头不宜太高,让关节处于最佳的功能位置,仰卧时前臂保持旋后位,髋关节、膝关节尽量保持伸展位,尤其是在夜间,踝关节保持0°位置。关节腔有急性炎性积液时,关节可用夹板或支架短期固定,制动时间不超过2周,且每天应解除制动数次。经治疗后关节疼痛减轻,全身症状改善进入稳定期后即可进行适当运动。

2.亚急性期　维持关节活动度,进行适当的主动和被动运动,以不加重疼痛为度;维持和增强肌力训练;增强有氧训练,改善心肺功能;恢复正常ADL功能;配合各种理疗治疗。

3.慢性期　以预防和矫正畸形为主。此时患者关节活动度有一定受限,肌力下降,所以辅助器具和矫形器的使用,家居环境的改造对于患者回归正常ADL显得尤为重要。晚期RA的治疗主张内科、外科并举,对于晚期RA的治疗是改善生活质量控制病情发展最为关键的一环。RA发展至此,已非单纯内科治疗所能奏效,此时,外科治疗也是一种行之有效的方法。因此晚期RA关节畸形、功能障碍,可考虑外科手术治疗,以尽可能恢复或重建功能。

(四)注意事项

类风湿性关节炎的康复治疗有以下特点:①该病为全身消耗性疾病,器官、脏器功能低下,对训练耐受性差。②因为疼痛,使患者对康复训练的积极性受到一定影响。③关节炎症的存在使运动疗法的应用受到一定限制。④由于关节畸形多变且可合并其他病变,故缺少一定的康复模式,康复治疗应因人而异。⑤患者的病情常有反复,故康复治疗计划亦应随时修改。除关节部位的表现外,还有各种关节外表现,因此,应充分考虑其他器官系统受累的情况,对康复治疗做合理的安排。⑥患者的一些症状常与其他结缔组织疾病重叠存在,因此,对康复治疗应全面考虑、统一安排。

在治疗过程中,我们需要注意以下事项:①对关节、周围软组织等局部状态(如炎症所处阶段、关节破坏程度、肌力、软组织论所等情况)应做细致评定,对每一关节应根据上述评定进行针对性运动,同时还要考虑患者心肺功能和全身情况,以建立运动时间、强度、频率等运动处方,并除外潜在的对关节有害的训练。②注意关节炎症所处阶段,急性期应以休息为主,每日仅允许数次主动地关节活动度训练和等长收缩训练,避免过度牵伸关节周围软组织;亚急性期运动次数可增多;慢性期则可考虑各种运动疗法。③区别关节疼痛的类型。炎性疼痛时,仅能进行关节活动度训练;力学结构性紊乱性疼痛时,轻者可行关节活动度训练、等长收缩训练、等张收缩训练及低冲击性有氧训练,重者仅做关节活动度训练和等长收缩训练。④训练前采用冷疗、热疗或轻柔的按摩等缓解肌肉痉挛和疼痛,以利于运动疗法的进行。⑤应注意老年患者合并的其他疾病和退行性改变。⑥注意运动过度的信号。每次运动后,须有适当的休息时间。一般运动后若轻度疼痛并且夜间休息后缓解者,表明运动量合适;若疼痛持续 2 h 以上,有过度疲劳感,虚弱感加重,关节活动度降低,关节肿胀增加,则说明运动量过度,应做适当调整。

六、典型病例

（一）基市资料

患者李××,女性,50 岁。

主诉:因"多关节肿痛 10 余年,行走困难半年"于门诊就诊。

现病史:患者 10 年前出现双手指关节肿痛,伴晨僵,于当地院诊断为"类风湿性关节炎"。予以药物(具体不详)治疗效果不佳,症状反复发作。患者半年前出现膝关节疼痛影响行走,伴有双手多指畸形。病程中患者精神一般,饮食睡眠尚可,二便正常,体重无明显下降。

既往史:既往无特殊疾病、外伤、手术史,否认肝类、结核、血吸虫史,否认药物过敏史。

辅助检查:双手关节和膝关节 X 射线检查显示骨质疏松,软骨或骨轻度破坏,关节间隙变窄;血清类风湿因子阳性。

专科检查:神志清醒,血压正常,患病以来无畏寒、发热,体重下降。双手及腕关节、膝关节肿胀伴活动受限。四肢张力正常,双上肢肌力 3 级,双下肢肌力 3 级,呈屈膝站立位。膝关节研磨试验(−),前后抽屉试验、侧方应力试验(−),直腿抬高实验(−),病理反射(−)。

临床诊断:类风湿性关节炎。

（二）康复方案

1. S(subjective data,主观资料) 患者女性,50 岁,主诉为"多关节肿痛 10 余年,行走困难半年"。

2. O(objective data,客观资料) 患者 10 年前出现双手指多关节的肿胀并伴有疼痛,同时有晨僵症状,于当地院诊断为"类风湿性关节炎",服用相关药物治疗不佳。患者半年前出现膝关节疼痛影响行走,伴有双手多指畸形。

3. A(assessment,功能评定)

(1)患者 RA 活动性评估:处于中度活动期。

(2)VAS:7 分。

(3)握力 13 kPa。

(4)ROM 测量:双手多手指畸形 MP 屈 30°,伸 −30°;PIP 屈 40°,伸 −30°;DIP 屈

20°,伸 -20°;腕关节背伸 20°,掌屈 10°;膝关节屈 40°,伸 -15°;踝关节背屈 15°,趾屈 20°。

(5)步态:因膝关节疼痛明显,患者呈疼痛步态,患者双支撑相时间和患侧站立相相对延长,行走受限明显。

(6)ADL 评估:改良 Barthel 指数(MBI)评定结果见表 3-3。

表 3-3　改良 Barthel 指数(MBI)评定结果

ADL	MBI(入院当天)	ADL	MBI(入院当天)
进食	5	用厕	0
个人卫生	1	床椅转移	0
洗澡	1	平行地走 45 m	0
穿衣	2	坐轮椅	3
大便	10	上下楼梯	0
小便	10	总得分:32	

(7)SOFI 评定:手 3 分;上肢 2 分;下肢 2 分。

(8)总体功能分级 Ⅳ级:一般自身照顾、职业及业余活动均受限制。

(9)生活质量评定:Meenan 的关节炎影响测定量表(AIMS)。活动度 4 分;体力活动 5 分;灵巧度 5 分;家务活动 4 分;社会活动 4 分;ADL 能力 4 分;疼痛 4 分;抑郁 4 分;焦虑 4 分;总分:38 分。

4. P(plan,康复治疗计划)

(1)康复问题

1)医疗问题:多关节肿胀、疼痛明显,需要处理和预防并发症问题,如肺部感染、压疮、骨质疏松。

2)康复问题:步行、ADL、功能训练、心理调整、出院规划、康复宣教。

(2)主要康复目标

1)近期目标(0~4 周):稳定病情、减轻疼痛和肿胀,预防并发症、改善步行功能及实现 ADL 部分自理。

2)远期目标(5 周以上):利用各种辅助器具和矫形器改善手功能和步行能力,维持和加强肌力训练,ADL 完全自理,回归社会。

(3)理疗:①温热治疗(蜡疗或热敷),每日 2 次,每次 20 min。②直流电离子导入疗法,每日 1 次,每次 20 min。③磁疗,每日 2 次,每次 20 min。

(4)运动治疗

1)关节主动活动训练:方法如下。①指关节:双手指握拳与手指平伸交替进行。为增加关节活动范围,可让患者将双手放在一平面上(如床头桌面),松拳时尽量使两手贴近平面。②腕关节:两手合拳,反复交替用力向一侧屈伸,单手手腕做旋转动作。③踝关节:坐位,踝关节分别做屈伸及两侧旋转运动。④膝、髋关节:仰卧位膝关节主动屈伸和直腿抬高运动。每日 2 次,早、晚各 1 次,每次 15～20 min。⑤被动关节活动训练:被动关节活动前配合热疗,在疼痛耐受范围内选择合适的松动手法,主要做腕关节、手指及膝关节的被动屈伸,改善功能。每日 2 次,每次 15～20 min。

2)维持肌力训练:方法如下。①等长收缩训练:一般采用短暂等长收缩训练。每日 2～3 次,每次收缩持续 5～10 s,两次收缩间歇时间 20 s,重复 1～6 次;②动力性抗阻训练:对于 RA 患者可进行轻柔的,在不引起疼痛的关节活动范围内进行的动力性伸屈、外展、内收、内外旋的抗组训练,并和休息交替进行。注意,阻力应从小量开始,缓慢增量,训练不应引起患者疲劳,若出现疲劳则需要较长时间的休息。每日 2 次,每个方向抗阻 5～10 个。

3)站立训练,2 次/d;从 20% 体重负重开始。

4)辅助步行训练,10 min/次,2 次/d。

(5)作业治疗:包括进食、取物、梳洗、穿脱衣服、进出浴池、上下楼梯等训练,还可选择编织、叠纸、画画等练习。在训练过程中应注意减少用力。每日 1 次,每次 30 min。

(6)心理治疗:及时给患者进行心理干预。可以进行一些放松疗法。或者进行一些身心愉悦的治疗性活动。

(三)出院评估(入院 1 个月后)

1.S(subjective data,主观资料)　患者女性,50 岁,主诉“多关节肿痛 10 余年,行走困难半年”。

2.O(objective data,客观资料)　同上。

3.A(assessment,功能评定)

(1)患者 RA 活动性评估:处于中度活动期。

(2)VAS:3 分。

(3)握力 14 kPa。

(4)ROM 测量:数值如下。双手多手指畸形 MP:屈 60°,伸 0°;PIP:屈 70°,伸 0°;DIP:屈 40°,伸 0°;腕关节:背伸 40°,掌屈 20°;膝关节:屈 100°,伸 0°;踝关节:背屈 25°,趾屈 25°。

(5)步态:疼痛步态消失。

(6)ADL 评估:改良 Barthel 指数(MBI)评定 65 分。

(7)SOFI 评定:手 5 分;上肢 8 分;下肢 8 分。

(8)总体功能分级 Ⅱ级。能完成一般自身照顾和职业工作,但业余活动受限制。

(9)生活质量评定:Meenan 的关节炎影响测定量表(AIMS)15 分。

(四)出院宣教

比如疼痛处理的方法、省力的方法,以及一些辅助器具的使用方法、饮食注意事项等。

第三节 强直性脊柱炎

一、概述

强直性脊柱炎（ankylosing spondylitis,AS）是一种主要以中轴关节慢性非特异性炎症为主的全身性、进行性、风湿性疾病,可累及其他关节和内脏器官,病因未明。由于 AS 的血清学检验类风湿因子多为阴性反应,故临床将其归于血清阴性脊柱病。AS 患病率与种族、地区、性别、年龄等密切相关。AS 具有隐匿性,病程发展缓慢,早期不易诊断,因此临床的误诊漏诊率较高。X 射线片检查具有诊断价值,患者有特征性的骶髂关节改变以及脊柱"竹节样"改变。AS 患者后期出现脊柱后突畸形、关节强直等功能障碍,致残率高,严重影响患者的生活质量。因此,早诊断、早治疗、早康复是控制该病发展并降低病残率的关键措施。

（一）病因

很可能在遗传因素的基础上受环境因素（包括感染）等多方面的影响而致病。遗传因素在 AS 的发病中具有重要作用。一般认为和 HLA-B27 有直接关系,HLA-B27 阳性者 AS 发病率为 10% ~20% ,免疫因素也是其中一个病因,有人发现 60% 的 AS 患者血清补体增高,大部分病例有 IgA 型类风湿因子,血清 C4 和 IgA 水平显著增高。创伤、内分泌、代谢障碍和变态反应等亦被疑为发病因素。

（二）发病机制

某些微生物（如克雷伯杆菌）与易感者自身组织具有共同抗原,可引发异常免疫应答。使四肢大关节,以及椎间盘纤维环及其附近结缔组织纤维化和骨化,以及关节强直。

（三）临床表现

1. 初期症状　对于 16 ~25 岁青年,尤其是青年男性。强直性脊柱炎一般起病比较隐匿,早期可无任何临床症状,有些患者在早期可表现出轻度的全身症状,如乏力、消瘦、长期或间断低热、厌食、轻度贫血等。由于病情较轻,患者大多不能早期发现,致使病情延误,失去最佳治疗时机。

2. 关节病变表现　AS 患者多有关节病变,且绝大多数首先侵犯骶髂关节,以后上行发展至颈椎。少数患者先由颈椎或几个脊柱段同时受侵犯,也可侵犯周围关节,早期病变处关节有炎性疼痛,伴有关节周围肌肉痉挛,有僵硬感,晨起明显。也可表现为夜间痛,经活动或服止痛剂缓解。随着病情发展,关节疼痛减轻,而各脊柱段及关节活动受限和畸形,晚期整个脊柱和下肢变成僵硬的弓形,向前屈曲。

（1）骶髂关节炎:约 90% AS 患者最先表现为骶髂关节炎。以后上行发展至颈椎,表现为反复发作的腰痛,腰骶部僵硬感,间歇性或两侧交替出现腰痛和两侧臀部疼痛,可放射至大腿,无阳性体征,直腿抬高试验阴性。但直接按压或伸展骶髂关节可引起疼痛。有些患者无骶髂关节炎症状,仅 X 射线检查发现有异常改变。约 3% AS 患者颈椎最早受累,以后下行发展至腰骶部,7%AS患者几乎脊柱全段同时受累。

(2)腰椎病变:腰椎受累时,多数表现为下背部和腰部活动受限。腰部前屈、背伸、侧弯和转动均可受限。体检可发现腰椎脊突压痛,腰椎旁肌肉痉挛;后期可有腰肌萎缩。

(3)胸椎病变:胸椎受累时,表现为背痛、前胸和侧胸痛,最常见为驼背畸形。如肋椎关节、胸骨柄体关节、胸锁关节及肋软骨间关节受累时,则呈束带状胸痛,胸廓扩张受限,吸气咳嗽或打喷嚏时胸痛加重。严重者胸廓保持在呼气状态,胸廓扩张度较正常人降低50%以上,因此只能靠腹式呼吸辅助。由于胸腹腔容量缩小,造成心肺功能和消化功能障碍。

(4)颈椎病变:少数患者首先表现为颈椎炎,先有颈椎部疼痛,沿颈部向头部、臂部放射。颈部肌肉开始时痉挛,以后萎缩,病变进展可发展至颈胸椎后凸畸形。头部活动明显受限,常固定于前屈位,不能上仰、侧弯或转动。严重者仅能看到自己足尖前方的小块地面,不能抬头平视。

(5)周围关节病变:约半数AS患者有短暂的急性周围关节炎,约25%有永久性周围关节损害。一般多发生于大关节,下肢多于上肢。肩关节受累时,关节活动受限,疼痛更为明显,梳头、抬手等活动均受限。侵犯膝关节时则关节呈代偿性弯曲,使行走、坐立等日常生活更为困难。极少侵犯肘、腕和足部关节。

此外,耻骨联合亦可受累,骨盆上缘、坐骨结节、股骨大粗隆及足跟部可有骨炎症状,早期表现为局部软组织肿、痛,晚期有骨性粗大。一般周围关节炎可发生在脊柱炎之前或以后,局部症状与类风湿关节炎不易区别,但遗留畸形者较少。

3. 关节外表现　AS的关节外病变,大多出现在脊柱炎后,偶有骨骼肌肉症状之前数月或数年发生关节外症状。AS可侵犯全身多个系统,并伴发多种疾病。

(1)心脏病变:以主动脉瓣病变较为常见。临床有不同程度主动脉瓣关闭不全者约1%;约8%发生心脏传导阻滞,可与主动脉瓣关闭不全同时存在或单独发生,严重者因完全性房室传导阻滞而发生阿-斯综合征。当病变累及冠状动脉口时,可发生心绞痛。少数发生主动脉瘤、心包炎和心肌炎。

(2)眼部病变:长期随访,25%AS患者有结膜炎、虹膜炎、眼色素层炎或葡萄膜炎,后者偶可并发自发性眼前房出血。虹膜炎易复发,病情越长发生率愈高,但与脊柱炎的严重程度无关,有周围关节病者常见,少数可先于脊柱炎发生。眼部疾病常为自限性,有时需用皮质激素治疗,有的未经恰当治疗可致青光眼或失明。

(3)耳部病变:在发生慢性中耳炎的AS患者中,其关节外表现明显多于无慢性中耳炎的AS患者。

(4)肺部病变:少数AS患者后期可并发上肺叶斑点状不规则的纤维化病变,表现为咳痰、气喘,甚至咯血,并可能伴有反复发作的肺炎或胸膜炎。

(5)神经系统病变:由于脊柱强直及骨质疏松,易使颈椎脱位和发生脊柱骨折,从而引起脊髓压迫症。如发生椎间盘炎则引起剧烈疼痛。AS后期可侵犯马尾,发生马尾综合征,而导致下肢或臀部神经根性疼痛,骶神经分布区感觉丧失,跟腱反射减弱及膀胱和直肠等运动功能障碍。

(6)淀粉样变:为AS少见的并发症。

(7)肾及前列腺病变:与 RA 相比,AS 极少发生肾功能损害,但有发生 IgA 肾病的报告。AS 并发慢性前列腺炎较对照组增高,其意义不明。

二、康复问题（功能障碍）

1.关节疼痛　以腰、骶部位的疼痛伴有腰背部的僵硬感居多,僵硬感晨起为明显,也可表现为夜间痛,经活动或口服药物可减轻。也有以膝、踝、足跟、坐骨神经痛起病的。随着病情变化,骶部疼痛加重,脊柱疼痛严重,并伴有全身关节疼痛,疼痛呈持续性不间断疼痛。

2.脊柱关节活动度受限　随着病情发展,关节疼痛减轻,而各脊柱节段及关节活动受限和畸形,晚期整个脊柱和下肢变成僵硬的弓形,向前屈曲。

3.肌力减退与感觉异常　因疼痛和脊柱关节活动受限,患者常全身无力、消瘦、肌肉萎缩或部分消失、感觉异常和脏器功能下降。

4.步态异常　中后期的 AS 患者头部活动明显受限,常固定于前屈位,不能上仰、侧弯或转动。严重者仅能看到自己足尖前方的小块地面,不能抬头平视。侵犯膝关节时则关节呈代偿性弯曲,使行走、坐立等日常生活更为困难,且行走时呈佝偻步态。

5.日常生活活动能力、社会生活或职业能力下降　AS 常导致疼痛、脊柱关节活动度受限、关节肿胀、感觉异常、肌力减退、步态异常等功能障碍,进一步导致患者的心理功能、日常生活活动能力、社会生活或职业能力下降。

三、康复分期

1.早期　初始阶段,有腰背部和骶髂部疼痛,腰骶关节黏着感和晨僵,骶髂关节 X 射线片正常或仅有轻度炎症改变。此时患者以疼痛为主,脊柱活动多无困难。康复治疗的目的主要是保持脊柱等近中轴各大关节的正常活动。除姿势治疗外,可用运动疗法、各种温热疗法、水疗、泥疗等来缓解疼痛,消除炎症反应,1~2 次/d。

2.中期　炎症已从骶髂关节扩展到脊柱胸段、腰段,可波及髋、膝、肩等大关节。关节疼痛,脊柱活动受限,但尚未完全强直,治疗仍可获得脊柱一定的柔软性。此期康复治疗除继续应用消除炎症、缓解疼痛的方法外,运动疗法和姿势治疗应加紧进行,同时配合牵引与被动牵伸运动,2 次/d。必要时加用矫形器以防止驼背发生。

3.晚期　脊柱出现纤维性、骨性强直。此时疼痛多已减轻,缓解疼痛的各种方法已不重要,对未完全强直而又驼背的患者仍有希望通过手法治疗、姿势治疗、牵引、被动运动和矫形器矫正改善症状。康复治疗的重点应放在让患者将来能自己照顾自己,以增进患者适应工作、生活、社会的能力。

四、康复治疗基础

（一）功能评定

1.疼痛评定　临床上多使用视觉模拟评分量表(visual analogue scale, VAS)和数字评分量表(numerical rating scale, NRS)。

2.脊柱关节活动范围评定 ①借助方盘量角器,测量胸腰段脊柱前屈、后伸及左右侧曲的度数。②使患者取并腿直立位后尽量弯腰,通过测定手指与地面之间的距离,评价前屈活动度。③患者取俯卧位,两手撑地,保持骨盆接触地面,尽力上抬上身,测定胸骨上缘与地面的垂直距离,用于评价脊柱的后伸活动度。④枕墙距:测量颈、胸椎后凸度程度,患者直立,足跟、臀部紧靠墙面,测定枕部与墙面距离,正常直立位枕部与墙距离为0。⑤腰椎活动度测定可采用 Wright Schober 征:患者直立时在腰骶联合上下 5 cm 处做标志,测定两点距离(10 cm),令患者尽量向前弯腰再测两点距离,正常应>14 cm。

3.肌力评定 可选用徒手肌力评定(MMT)与器械肌力评定,按照肌肉收缩类型可分为等长肌力评定、等张肌力评定与等速肌力评定。

4.步态分析 应用观察法和足印法,来观察患者全身姿势,包括动态(步行)和静态(站立)姿势的情况;节段性运动测定和动力学分析来进行步行时特定关节或运动中心的多维动态分析和力的分析,如同步摄像分析和三维数字化分析和足测力板等。

5.心理评定 分为自评和他评量表。常用自评量表有抑郁自评量表(SDS)、焦虑自评量表(SAS)、90 项症状自评量表(SCL-90)等。他评量表需在心理医师要求下测试,结果的分析更复杂些。

6.ADL 及生活质量评定 根据患者情况对患者进行社会参与相关评定。如职业评定、生存质量评定。其中简明健康调查量表 SF-36 是目前国外使用最多。

7.关节肿胀的评定 可选用关节围度测量。

8.评定 患者的病情、关节功能可用专项评定量表 Dougados 强直性脊柱炎功能指数评估。

(二)治疗原理

康复治疗可有效地改善 AS 患者脊柱的活动度和适应性,减少疼痛,提高患者生活质量。

AS 治疗目的是减轻或消除疼痛,矫正畸形,改善或恢复关节功能,改善生活质量。

AS 的总体治疗原则是依据患者年龄、性别、体重、自身危险因素、病变部位及程度等选择阶梯化及个体化治疗。

五、康复治疗

(一)治疗目标

强直性脊柱炎康复

1.短期目标(2 个月) AS 初级及早期:炎症急性期,减轻或消除关节疼痛,阻止和延缓疾病的进展,保护关节,减轻受累关节的负荷;AS 中后期:恢复关节功能,改善关节活动度、增强肌力和全身耐力,防止关节畸形。

2.长期目标(6 个月) 改善日常生活活动能力,提高生活质量。

(二)常规康复治疗方案

1.健康宣教 由于疾病的特殊性,强直性脊柱炎难以在短期内治愈,患者需要长期服药进行治疗。在这个过程中,患者的身体状况改善较慢,在长时间服药的过程中可能会产生焦躁、抑郁、担忧、气馁等不良情绪,情绪波动明显,容易出现抵制治疗的情况,进行心理疏导是十分必要的。医护人员要表现出积极的工作态度,以饱满的热情为患者服务,亲切关怀患者的情况,向患者介绍强直性脊柱炎的相关病理知识,让患者对治疗方案有足够的认识,介绍一些治疗成功的案例,并督促患者遵守治疗中的一些注意事项,帮助患者建立能够康复的信心,积极主动地配合治疗,时刻保持健康阳光的心态,对患者的康复有着良好的促进作用。

2. 运动治疗

(1)保持正确的体位和生理姿势:患者在日常生活、工作及学习中时刻注意保持正确的姿势和体位,纠正不良习惯对于预防畸形非常重要。站立及行走时尽量抬头、挺胸、收腹,必要时可训练背靠墙站立,以保持良好的身体姿态;坐位宜使用直背硬靠椅,上身挺直收腹,尽可能向后靠紧椅背,髋、膝屈曲90°,避免坐矮板凳或沙发,以免弯腰时间过久;卧位要求睡硬板床,定期定时仰卧位,患者需卧硬板床,应尽量采用仰卧位或俯卧位,避免侧卧位,特别是屈腿侧卧位,即避免颈、胸椎前屈体位。疼痛严重患者,由于屈曲位可以减轻疼痛,常使脊柱处于屈曲位,可导致脊柱驼背畸形。低枕头有利于防止胸段脊柱后凸畸形发生,对于颈椎受累患者,更应该应用低枕头来防止颈椎的反弓畸形。枕头的高度以能保持颈椎的正常前弓度而又不至增加上胸椎后突为度。一般10 cm高即可,枕头尽量放在颈中段,枕部尽量少枕枕头。每天还应利用自身重力于晨起、睡前早晚各取1次俯卧位,时间10～20 min,不宜过长,以免影响呼吸,急性发作期患者大多需要卧床休息,对此尤其需要注意;看书、读报、写字时,视线应与书报保持平行高度,避免颈椎过久后仰或前倾。以上患者不论做何选择,都不可长时间地采用同一种体位和姿势,应适当变换体位,并与散步、身体活动交替进行,以维持脊柱的正常生理曲度,防止因不良的姿势和体位加速、加重畸形的形成。而脊柱生理曲度已经消失或已有强直者,除注意上述种种外,还可于平卧位时背部垫置一枕,以防或延缓脊柱后凸畸形的形成。

(2)胸廓运动和深呼吸运动:为防止病变上行到达胸部使呼吸受限,胸廓运动及深呼吸运动以最大限度扩张胸廓十分必要。二者往往同时进行。具体方法如下。①站立位:挺胸收腹、经鼻腔深吸气,两臂同时外展与肩平行,后经口腔缓慢呼气,同时两臂缓慢放下于体侧,还原,视情况重复数遍。②面对墙角站立:收腹挺胸,头尽量后仰,两臂伸直双手平肩支撑在两面墙上,做1 min深呼吸;而后双手于两面墙上往上做爬墙动作。重复做5次。其他专项呼吸体操、上肢伸展运动、广播体操之扩胸运动等也具有相同作用。该项运动不受时间、地点、体位限制,随时随地均可进行,但至少每天应早、中、晚各1次,若能持之以恒,对该病大有益处。要求:练习时,深呼吸运动最好将腹式呼吸和胸式呼吸结合交替进行。腹式呼吸是膈肌引起的以腹壁运动为主的呼吸运动,做深呼吸时,腹壁交替隆起、深陷,膈肌升降幅度加大,有利于改善心肺功能、促进胃肠蠕动;胸式呼吸是肋间肌引起的以胸廓运动为主的呼吸运动,深呼吸时,胸廓交替扩张、回缩,可有效预防和改善肋椎关节畸形及功能障碍。以上若能很好结合,便是一套理想的呼吸体操,它对该疾病预防和治疗往往会产生出人意料的效果。

(3)脊柱灵活性及髋关节活动度练习:主要为颈、胸、腰3个部位的前后、伸仰,左右侧弯及大于45°的旋转,以及髋关节的屈曲、内收和外展等练习。具体方法如下:①取站立位或坐位,双手叉腰或双臂侧平举,头颈向左侧旋转,两眼向左平视,上身带动髋部尽量缓慢向右侧转体,还原。再反方向练习。左右两侧交替进行。左右两侧各完成 1 次为 1 组,每次完成 5 组。②取站立位,两脚开立同肩宽或取坐位挺胸,头颈按 3 个活动轴、6 个方向进行活动练习,即前屈、后伸、左和右侧屈、左和右旋转,每一动作做 5 次。主动运动要求达到最大活动范围。③积极弯腰、伸腰、侧弯。如站立时,直腿弯腰手触地;直腿坐位时,两手向脚趾方向伸展;仰卧位时,两臂或主动上举过头,或被动向后上方牵伸,或自床的两边自然下垂(也可两手各持一哑铃);俯卧位时,两臂自然放置于体侧,将头、胸、四肢同时上抬离开床面,仅腹部着床,保持 5 ~ 10 min,还原;跪趴在床上,低头弓背成弓状,然后放松蹋腰抬臀头后仰,反复交替进行;站立或坐位时,两手叉腰,左右交替做腰背侧弯运动;双手叉腰,腰背部靠墙站立,屈膝、屈髋缓慢下蹲,后缓慢站立,重复进行。

要求:以上练习,2 次/d,顺序自行安排,每一动作每次至少做 5 遍,总的练习时间 30 ~ 60 min,循序渐进,量力而行。

(4)增强脊柱及髋关节活动度训练:方法如下。①飞燕点水式训练:俯卧位,两臂自然放于体侧,头胸及四肢同时上抬,离开床面,只让腹部着床,呈"飞燕点水式",保持 5 ~ 10 s 回复原位,休息 5 ~ 10 s 再行上述动作。②四点式:仰卧双下肢呈屈曲状置于床上,然后用双手撑起、挺胸、头部抬离床面,人体呈弓状。应每日坚持锻炼,开始时不宜次数过多,以后逐渐增加,持续 5 ~ 10 s 回复原位,休息 5 ~ 10 s 再行上述动作。每天不少于 3 次,每次做 30 ~ 50 组。③运动壮腰法:端坐床沿,或盘腿或垂腿于地,将双手搓热,紧按腰眼,反复摩揉 3 min。改用立正姿势,双脚分开,与肩同宽,弯腰下俯,让两手指尖或掌心尽量着地,一起一俯,连做 21 次。保持立正姿势,双手叉腰,扭动臀部,缓缓旋转腰部,先按顺时针方向做 21 次,再按逆时针方向做 21 次。此法有温肾强腰的作用,可以松解腰部肌肉,帮助治疗强直性脊柱炎腰部僵硬。

双手高举抓单杠悬吊,用自身重量进行牵引,也可以行引体向上。提高全身协调性,锻炼四肢。

(5)水中运动:开展水中医疗体操,充分利用水的浮力放松肌肉关节,减少了对受累关节的刺激,特别是随着躯体在水中的上下沉浮,水对身体产生的冲击还起到了被动按摩的作用,其疗效颇受人们关注。患者可在水中完成各种体疗动作,如扩胸运动、深呼吸运动、脊柱的灵活性运动,以及髋关节屈曲、外展、内收运动等,患者在水中运动约 15 min 左右腰背部僵硬疼痛便可缓解,痛苦少,疗效好。游泳是强直性脊柱炎患者最佳、最全面的运动,尤其适合于该疾病早期,有条件者游泳 1 次/d,使脊柱、四肢及心肺功能得到全面而均衡的锻炼。

(6)其他康复运动项目:如肩背部肌肉的伸展练习、肢体运动、攀登运动、肋木体操等都是理想的体疗方法,患者可以在医生的指导下,根据自身情况如技能、专项、身体条件等自行选择。广播操、太极拳、医疗保健体操、散步、慢跑等是较为普及的全身有氧运动,对于改善情绪、增进健康、提高机体免疫力均有积极的疗效,于疾病的不同时期和阶段均可进行。一些耐力性运动项目如登山、游泳、长距离慢跑等有助于提高心肺功能,增强肌力,适合于年轻、体力好的早期患者。上述各项运动实施时需注意运动控制,做到因人而异、循序渐进,持之以恒。

3. 手法治疗

（1）关节松动手法：AS 初早期时，关节出现疼痛时，使用 Maitland 分级中的 Ⅰ、Ⅱ 级手法；当 AS 中晚期，出现关节粘连和僵硬时，可采用 Ⅲ、Ⅳ 手法。

（2）关节活动训练：适当的关节活动可以改善血液循环，改善关节软骨的营养和代谢，维持正常关节活动范围。关节活动包括以下几种。①关节被动活动：可以采用手法及器械被动活动关节。②牵引：主要目的是牵伸挛缩的关节囊及韧带组织。③关节助力运动和主动运动：在不引起明显疼痛的范围内进行主动或辅助关节活动，如采用坐位或卧位行下肢活动等。

（3）牵伸训练：可改善关节挛缩和软组织功能问题。牵伸训练时，应缓慢进行，每次维持 20 ~ 30 s，5 ~ 10 次 1 组，每天 2 ~ 3 组，持续进行 1 周或更长时间。

（4）其他训练：如改善关节疼痛及稳定性训练可使用神经肌肉促进技术（PNF）、肌肉能量技术等。

4. 物理因子治疗　理疗一般可用热疗、电疗、超声波疗法等方法，以增加局部血液循环，使肌肉放松，减轻疼痛，有利于关节正常活动，保持正常功能，防止畸形。

（1）高频电疗（短波、超短波）：消除炎症，缓解疼痛。处于急性炎症阶段，患者关节肿痛，主要针对关节炎症，采用无热量超短波或脉冲短波，8 ~ 15 min；当处于慢性炎症阶段，常用微热量超短波或连续短波，12 ~ 15 min。

（2）温热疗法：促进炎症吸收及组织愈合和解痉止痛。蜡疗、红外线、局部温水浴等。20 ~ 30 min/次，1 ~ 2 次/d。

（3）经皮神经电刺激疗法（TENS）：改善血液、淋巴循环；促进炎症吸收，缓解疼痛。15 ~ 20 min/次，1 ~ 2 次/d。

（4）低频（电刺激治疗）治疗：刺激神经、肌肉，防止肌萎缩。15 ~ 20 min/次，1 ~ 2 次/d（图 3-13）。

（5）超声波等治疗：松解粘连、缓解肌肉痉挛和改善局部代谢。常用的频率为 1 ~ 5 MHz，强度为 0.5 ~ 1.5 W/cm^2。

（6）磁疗法：消肿镇痛。低强度磁场（20 ~ 100 mT）到中强度磁场（100 ~ 200 mT），20 min/次，1 ~ 2 d 1 次。15 ~ 20 次为 1 疗程（图 3-14）。

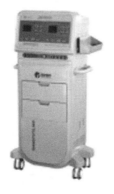

图 3-13　低频脉冲痉挛肌治疗仪

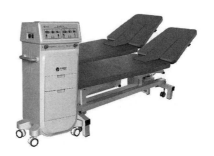

图 3-14　温热磁疗仪

5. 作业疗法

（1）常规作业疗法：基础性日常生活活动能力训练，自理生活训练，如步行功能障碍者、进行上下楼梯训练等。日常生活基本自理后，需进行工具性 ADL 训练，如烹饪、购物、外出活动等。

（2）辅助具选择及使用：①助行器。手杖、拐杖、步行器适用于腰椎、髋关节受限患者，可减轻因下肢负重、步行引起的关节疼痛。轮椅适用于髋、膝负重时疼痛剧烈，不能行走的患者。②家庭环境改造。根据患者病情及经济情况，尽可能评估有利和不利因素，使患者功能实现最大化。

6. 矫形器 具有稳定的保护、支持、矫正等功能，可使躯体或肢体处于最佳功能位，牵伸周围的韧带和肌腱，防止和矫正畸形。包括制动夹板、腰骶矫形器、颈胸矫形器等。需要注意的是，佩戴夹板或矫形器需每天卸下数次，进行关节和躯体活动。

7. 中医传统治疗 ①推背：患者取俯卧位，在脊椎两侧拇指平推或指揉法。由上而下反复推揉数遍，着力要深透，使患者感到酸胀为宜，每次 10 min。其功效是可缓解椎间关节和脊肋关节软组织痉挛，促进血液循环，从而减轻疼痛。②取穴按摩：可根据症状，随症取穴按摩。例如用指按法按压两侧膀胱经以及臀部的环跳、秩边、居髎等穴，可缓解脊椎及臀部的僵硬强直。拿风池及颈椎两侧至肩井，可缓解颈肩部肌肉痉挛等。③摇动关节法：根据不同程度关节功能障碍情况，采用适当强度的被动摇动手法，用此法要根据治疗部位和病变程度，置患者于适当的体位，如腰背和上肢一般取俯卧位或仰卧位，如颈和上肢，则取坐位或卧位均可，在施治方法上，一般可先用轻手法放松肌肉，然后再对功能障碍的关节做被动手法。如在腰背可用弹动性按压法，如在上肢可牵伸有活动障碍的关节，扳拨有畸形的关节。如在下肢可摇动有活动障碍的关节或做引伸手法。

8. 心理治疗 针对患者存在的抑郁、焦虑进行心理辅导、康复知识教育，促使其心理状况改善有助于减轻疼痛。必要时可让专业心理治疗师介入。

（三）治疗时序

1. 疼痛控制 腰骶部疼痛、腹股沟区疼痛、坐骨神经区疼痛。

2. 关节活动度训练 腰椎活动度、胸椎活动度、颈椎活动度。

3. 肌肉力量训练 腰背部肌力、髋关节肌力、膝关节肌力。

六、注意事项

（1）疾病早期应以预防性体疗为主，强调主动运动和自身重力矫正，应避免被动强制性的力量，注意全身锻炼和局部活动相结合。

（2）要坚持循序渐进的锻炼原则，运动强度不可过大，关节活动应在其允许范围内进行，防止过度疲劳，预防意外发生。

（3）急性期患者大多须卧床休息，体疗因此可在床上进行，但内容及方法必须征得医生的同意。

（4）由于该疾病的病程漫长，康复往往是一个漫长的过程，因而，患者院外长期坚持自我康复锻炼十分关键。

七、典型病例

患者男性,31 岁,以"腰骶部疼痛 2 年余,加重伴腰背部活动受限 2 个月"为主诉来康复科门诊就诊。患者约 2 年前开始出现腰骶部疼痛,活动后可自行好转,当时未引起重视。约 2 个月前,患者自觉疼痛加重并伴有腰背部活动困难,曾就诊于外院,骨盆 MRI 检查提示双侧股骨头、骨盆异常信号,考虑炎性改变;坐骨及耻骨周围软组织水肿;椎间盘突出。测 HLA-B27 94%。考虑"强直性脊柱炎",予以对症治疗后出院。患者疼痛症状缓解,但腰背部活动受限无明显改善。病程中,患者偶有心慌、胸闷,饮食睡眠可,二便正常,近期无明显体重下降。既往无特殊疾病、外伤、手术史,否认肝炎、结核等病史,否认药物、食物过敏史。否认家族史。

（一）S(subjective data,主观资料)

腰骶部疼痛 2 年余,加重伴腰背部活动受限 2 个月。约 2 个月前,患者自觉疼痛加重并伴有腰背部活动困难。

（二）O(objective data,客观资料)

骨盆 MRI 检查提示双侧股骨头、骨盆异常信号、坐骨及耻骨周围软组织水肿。

（三）A(assessment,功能评定)

1. Dougados 强直性脊柱炎功能指数　见表 3-4。

表 3-4　Dougados 强直性脊柱炎功能指数评估

是否能做下面的动作	入院当天	出院前(2 周后)
穿鞋	1	1
穿裤子	2	1
穿紧身内衣	2	2
进浴缸	0	0
站立 10 min	0	0
上 1 层楼	1	1
跑步	1	1
坐下	1	0
从沙发上起立	1	1
进小汽车内	1	1
弯腰拾物	1	2
下蹲	2	1
躺下	0	0
床上翻身	1	0

续表3-4

是否能做下面的动作	入院当天	出院前（2周后）
起床、离床	1	1
仰卧睡	1	0
俯卧睡	0	0
做工作或家务	1	1
咳嗽	0	0
深呼吸	0	0
总分	17	13

2. 脊柱关节活动度 见表3-5。

表3-5 脊柱关节活动度评估表

关节		活动度
腰椎	屈曲	70°
	过伸	20°
	侧弯（左）	30°
	侧弯（右）	30°
	旋转（左）	20°
	旋转（右）	20°
颈椎	屈曲	45°
	过伸	45°
	侧弯（左）	45°
	侧弯（右）	45°
	旋转（左）	60°
	旋转（右）	60°
右髋关节活动度	屈曲	100°
	外展	45°
	内旋	35°
	后伸	10°
	内收	25°
	外旋	35°
胸廓活动度		>2.5 cm

3.疼痛 VAS 评分 5 分,腰骶部疼痛,休息缓解,运动后加重。

4.ADL 评定 Barthel 评分:80 分,患者轻度依赖,少部分(用厕、转移、步行、上下楼梯)需要其他人帮助。

(四)P(plan,康复治疗计划)

1.康复目标

(1)短期目标(2 个月):减轻或消除腰骶部关节疼痛,阻止和延缓疾病的进展;保护关节,减轻受累关节的负荷;恢复关节功能,改善关节活动度、增强肌力和全身耐力。防止关节畸形。

(2)长期目标(6 个月):提高日常生活能力和社会参与能力,且能使用交通工具外出参与社会活动,提高生活质量。

2.康复治疗方案

(1)康复宣教:康复医生和护士与患者沟通平常生活习性,指导患者合理饮食和了解康复训练。物理治疗师指导患者正确的运动习惯,矫正患者不恰当的运动方式。作业治疗师指导患者如何在助行器帮助下完成穿衣、如厕等生活自理能力的训练。患者在指导过后可以按照正确方法完成如厕及穿衣活动。

(2)治疗计划

1)物理因子治疗:①高频电疗(短波、超短波)。腰骶部,采用无热量超短波或脉冲短波,8～15 min。②温热疗法。红外线,20～30 min/次,1～2 次/d。③经皮神经电刺激疗法(TENS)。15～20 min/次,1～2 次/d。④磁疗法。低强度磁场(20～100 mT)到中强度磁场(100～200 mT),20 min/次,1～2 d/次。15～20 次为 1 疗程。

2)运动疗法:①关节松动训练。做腰骶部分离、长轴牵引、前后向滑动,使用 Maitland 分级中的Ⅰ、Ⅱ级手法。②保持正确的体位和生理姿势。站立及行走时尽量抬头、挺胸、收腹,必要时可训练背靠墙站立,以保持良好的身体姿态;坐位宜使用直背硬靠椅,上身挺直收腹,尽可能向后靠紧椅背,髋、膝屈曲 90°。

3)胸廓运动和深呼吸运动:站立位,挺胸收腹、经鼻腔深吸气,两臂同时外展与肩平行,后经口腔缓慢呼气,同时两臂缓慢放下于体侧,还原。视情况重复数遍。面对墙角站立,收腹挺胸,头尽量后仰,两臂伸直,双手平肩支撑在两面墙上,做 1 min 深呼吸;而后双手于两面墙上往上做爬墙动作。重复做 5 次。其他专项呼吸体操、上肢伸展运动、广播体操的扩胸运动等也具有相同作用。

4)脊柱灵活性及髋关节活动度练习:颈、胸、腰 3 个部位的前后、伸仰,左右侧弯及大于 45°的旋转,以及髋关节的屈曲、内收和外展等练习。

5)增强脊柱及髋关节活动度训练:①飞燕点水式训练。俯卧位,两臂自然放于体侧,头胸及四肢同时上抬,离开床面,只让腹部着床,呈“飞燕点水式”,保持 5～10 s 回复原位,休息 5～10 s 再行上述动作。②四点式。仰卧双下肢呈屈曲状置于床上,然后用双手撑起,挺胸,头部抬离床面,人体呈弓状。应每日坚持锻炼,开始时不宜次数过多,以后逐渐增加,持续 5～10 s 回复原位,休息 5～10 s 再行上述动作。每天不少于 3 次,每次做 30～50 组。

(3)作业治疗:①常规作业疗法。进行基础性日常生活活动能力训练、进行上下楼梯训练等。日常生活基本自理后,进行工具性 ADL 训练,如烹饪、购物、外出活动等。②辅助具选择及使用。教会患者个人生活自理和防护辅助器具(开襟上衣、外侧打开式裤子、衣扣环、穿袜器等)、个人移动辅助器具(助行架轮椅等)、家务辅助器具使用及家庭和其他场所使用的家具及其适配件等。

（五）出院宣教

按照家庭治疗方案继续加强肌肉力量、耐力和柔韧性,活动度,关节稳定性训练,步行能力的训练;家属及照顾者教育,要求家属监督患者每日的日常训练,保证患者安全;定期复查,适当运动。

（李　艳　朱兴国）

第四章 | 人工关节置换康复

第一节 人工膝关节置换

人工关节置换康复相关量表

人工膝关节置换手术（artificial knee replacement）主要用于膝关节退行性关节炎晚期患者，手术分人工全膝置换（total knee arthroplasty，TKA）和膝关节单髁置换（unicompartmental knee arthroplasties，UKA），具体手术选择与患者膝关节损伤严重程度有关，手术对膝关节畸形的矫正是膝关节疼痛得以缓解和消失，恢复患者步行和日常生活能力是手术目标。

随着人工膝关节置换手术技术的普及，三甲和地县级医院的手术成功率也越来越高，并发症越来越少。然而，传统观念对膝关节置换术康复认识不足，导致患者功能状况恢复不理想。加速康复外科（enhanced recovery after surgery，ERAS）的兴起，骨科和康复一体化使得临床关节外科医生、康复医学团队、临床护理及营养师等团队进行合作，形成一种新的多学科协作诊疗模式（multidisciplinary team，MDT）服务患者，其功能预后得到广泛的提升，回归生活预后好，就诊满意度高。

目前，人工膝关节假体种类繁多，按置换范围可分为单髁型、全髁型；按固定方式可分为骨水泥型、非骨水泥型；按是否保留后交叉韧带分为保留后交叉韧带型假体（CR）、不保留后交叉韧带型假体（PS）；按限制程度又分为限制型、非限制型；根据关节面是固定还是旋转分为固定型、旋转平台型。

一、适应证及年龄段

人工膝关节置换术的适应证：①股骨远端或者胫骨近端的骨肿瘤并有条件保存肢体的患者，年龄段无时间要求；②40~60岁及以上类风湿患者由于严重的疼痛和活动障碍，可行置换术手术治疗；③原发性膝关节、创伤性关节炎及其他一些非化脓性关节炎晚期，膝关节X射线片提示有严重的骨质破坏，因关节有畸形、活动受限、不稳定等引起严重的疼痛（站立、步行痛或静息痛），并严重影响步行和日常生活，保守治疗无效，原则上年龄在60~65岁及以上；④血友病性关节病，因终生缺乏凝血因子，导致长期关节内不规则出血，致膝关节过早不可逆的严重病变而丧失了活动度，部分患者选择膝关节置换来改善其活动度。手术目的为缓解或者解除疼痛，改善膝关节活动度，手术的成功康复训练占有很重要的比例。由于假体质量的改进和提升，其可使用的时间越来越长，以及人们对于高质量生活的需求，膝关节置换呈现低龄化趋势。

二、康复问题

1.疼痛　患者有严重的行走痛,这也是患者选择手术的主要原因,很多患者有静息态。术后患者疼痛和术后心理问题引起的疼痛均需关注。

2.肿胀　术前除了有严重的疼痛,也伴随着膝关节的肿胀,严重的患者患侧下肢肿胀也很明显。术后肿胀随着病理过程越来越少,出现患侧整体肿胀或者出现下肢肿胀与下肢下垂时间长短无关时,建议行下肢血管彩超检查,排除静脉血栓。

3.关节活动度受限　膝关节屈伸受限是患者另一个主要的问题,严重影响日常生活和步行。术前和术后膝关节活动度训练是康复训练的重要内容,术后间断性训练或者活动度增加缓慢,也会引起膝关节活动度不够。

4.术后瘢痕

(1)早期:线未拆前,刀口愈合未完成,容易感染。

(2)增生性:此期瘢痕新鲜,易水肿,易破裂,注意手法不可暴力。

(3)瘢痕疙瘩:此期瘢痕易粘连、坚硬,严重影响膝关节屈曲活动度和患者膝关节舒适度。

5.肌力减退　术前髋周肌群(后伸肌群和外展肌群)肌力、膝关节屈伸肌力和小腿三头肌肌力减退,术后早期不适合(膝关节屈伸)肌力训练等,均是肌力降低的原因,康复后期存在膝关节伸直(被动伸直0°或者过伸位)不充分及治疗师不重视股四头肌内侧头训练等问题。

6.感觉障碍

(1)浅感觉:术前长时间疼痛和术中手术(皮神经)破坏引起患者浅感觉问题。

(2)深感觉:术前长时间疼痛和活动受限及术中感受器官(韧带等)的切除等均影响深感觉,双膝全膝置换术影响深感觉最多。

7.平衡障碍　由于出现深浅感觉障碍和肌力等问题,均会引起患者平衡障碍。

8.步行能力减退　术前长时间的疼痛和步行异常,术后活动度受限、肌力减退和疼痛及治疗师对步行矫正的不重视等均是引起步行能力减退的原因。

9.日常生活能力降低　术前患者就有严重的生活能力降低,术后患者对手术的误认和恐慌,日常生活能力还依赖他人,随着康复训练的进展,患者应能完成康复每一阶段的日常生活。

三、康复治疗基础

(一)功能评定

1.美国特种外科医院膝关节评分量表(Hospital for special surgery knee score,HSS)该评分涉及疼痛(30分)、关节功能(22分)、活动范围(18分)、肌力(10分)、屈曲畸形(10分)、关节稳定性(10分)等方面,分值越高表示患者膝关节功能越好。

2.膝关节本体感觉(更注重位置觉)评定　嘱受检者闭眼,将患者患侧膝关节移至某一固定位置,让患者描述该位置或用另一侧肢体模仿,如描述或肢体模仿完全正确计2分,部分正确计1分,不正确计0分。

3. Berg 平衡量表　Berg 平衡量表（Berg balance scale，BBS）量表共选取 14 个动作对患者平衡功能进行检测，每个动作又根据患者完成质量分为 0 ~ 4 分（共 5 个级别）予以计分，最高分为 56 分，最低分为 0 分，评分越低表示患者平衡功能障碍程度越严重。

4. "起立-行走"计时测试　评定时受检者着平常穿的鞋，坐在有扶手的靠背椅上（椅子座高约 45 cm，扶手高约 20 cm），身体靠在椅背上，双手放在扶手上。如果使用助行具（如手杖、助行架），则将助行具握在手中。当测试者发出"开始"的指令后，患者从靠背椅上站起。站稳后，按照平时走路的步态，向前走 3 m，过粗线或标记物处后转身，然后走回到椅子前，再转身坐下，靠到椅背上。测试过程中不能给予任何躯体的帮助。测试者记录患者背部离开椅背到再次坐下（靠到椅背）所用的时间（以秒为单位）以及在完成测试过程中出现可能会摔倒的危险性。正式测试前，允许患者练习 1 ~ 2 次，以确保患者理解整个测试过程。

5. 肢体围度测量　受检者仰卧位，放松肌肉，分别测量大腿围度和小腿围度。大腿围度测量部位是从髌骨上缘向大腿中段（一般取髌骨上极向上 10 cm），然后测量其周径。小腿围度测量部位在小腿最粗处（小腿三头肌最高隆起处）。

6. 关节活动范围测量　膝关节远端骨朝向近端骨运动过程中，远端骨所达到的新位置与初始位置之间的夹角角度为标准，测量髋、膝关节的生理角度。

7. 生活质量评估 SF-36 表　包括一般健康问题、体力功能问题、由于体力而造成的日常生活限制、身体疼痛、社交能力、心理压抑和幸福感以及情绪问题造成的功能限制等方面的问题。

8. 日常生活能力评估　采用基础性日常生活能力（basic activities of daily living，BADL）和工具性日常生活能力（instrumental activities of daily living，IADL）。

9. 视觉模拟评分法　视觉模拟评分法（visual analogue scale score，VAS）是一种在临床实践中简单地测量疼痛程度的方法。基本的方法是使用一条长约 10 cm 的游动标尺，一面标有 10 个刻度，两端分别为"0"分端和"10"分端，"0"分表示无痛，"10"分代表难以忍受的最剧烈的疼痛。临床使用时将有刻度的一面背向患者，让患者在直尺上标出能代表自己疼痛程度的相应位置，根据患者标出的位置为其评出分数。

10. 步态评估　术前、术后的步行均需分析，对矫正步行均有帮助，采用定性和定量分析，临床多通过视觉观察，行 RLA 八分法，有条件的可采用步态分析系统等设备（图 4-1）。

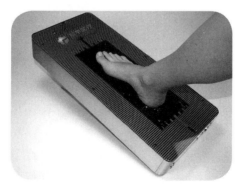

图 4-1　足底压力步态分析系统

11. 瘢痕评估 记录和分析瘢痕的位置、长度、硬度、厚度、疼痛、粘连程度等对膝关节屈伸活动的影响,主要采用温哥华瘢痕评估量表(Vancouver scar scale,VSS)。

(二)治疗原理

1. 急性炎症期 以疼痛肿胀管理、预防深静脉血栓、提高膝关节低负荷及灵活性为主,辅助步行。急性炎症结束的表现:训练后红、肿、热、痛现象不再明显。由于个体原因和手术原因,患者急性期结束时间各异,个别患者急性炎症期甚至延长到24周。

2. 组织重塑期(时间因组织损伤而异) 此前的训练强度负荷可较急性炎症期增加。继续疼痛肿胀管理、预防深静脉血栓和提高膝关节负荷强度及灵活性,无辅助步行,开始增加局部协调性、局部和全身耐力训练。组织重塑期一般在2~4周。

3. 功能重塑期 最大化膝关节屈伸活动度训练和负荷强度,提升日常生活能力和运动表现能力,肌耐力训练,局部稳定性、局部和全身有氧耐力训练,无氧耐力,反应能力,快速力量等。功能重塑期可延长至2年。

四、康复治疗

(一)治疗目标

1. 短期目标

全膝关节置换术后康复

(1)第1周:控制膝关节肿痛,辅助转移,膝关节伸直角度0°~10°(仰卧位),主动或被动屈曲角度90°~100°(坐位),辅助器械平地步行,完成基础性ADL活动能力,静息痛2~3分,活动痛不超过5分。

(2)第2周:控制膝关节肿痛,辅助转移,膝关节伸直角度0°(仰卧位),主动或被动膝关节屈曲角度100°~110°(坐位),辅助器械平地步行,上下楼梯,完成基础性ADL活动能力和时间较第1周有所增加。静息痛2~3分,活动痛不超过5分。

(3)第3~4周:控制膝关节肿痛,膝关节伸直角度0°(仰卧位),主动或者被动屈曲角度大于110°,扶单拐平地行走完成,可完成部分家务活动,疼痛不超过3分,上、下楼梯疼痛不超过5分,健侧肌力恢复正常,患侧恢复单腿平衡站立超过30 s。

上述是实现预期目标的大体时间表,患者的实际情况个体差异大,具体目标随具体评估而定(表4-1)。

表4-1 功能活动所需活动度

功能活动	活动范围
行走	膝屈曲67°
上下楼梯	膝屈曲83°
坐	膝屈曲93°
系鞋带	膝屈曲106°
举物品	膝屈曲117°

2.长期目标

(1)3个月恢复功能独立步行,一次可行走超过500 m。

(2)6个月后步行及上下楼无痛,可完成所有工具性ADL能力。

(二)常规康复治疗方案

1.运动治疗

(1)术后1周

1)并发症预防:每日抬高患肢,预防深静脉血栓;主动行踝泵、肌泵运动,每小时5 min,预防下肢静脉血栓和消除下肢肿胀(对手术部位消肿效果不明显)。

2)肌力训练:①加强肌力训练,踝关节向下、向上行等张肌力训练;②膝关节伸直,直抬腿80°,往床面放做离心收缩,再抬起,每小时10次,每次最大限度地放慢速度,做到等张结合等长运动;③床边坐,膝关节伸直维持,每10 s/次,10次/组,3~5组/d。

3)关节活动度训练:训练时,必须注意每种假体屈曲限值。①床边端坐位做最大程度的屈曲练习,首先每天做4次,被动活动和主动屈曲相结合,每次在最大角度停留5 s以上时间;②卧位伸直膝关节训练:踝垫软枕,主动伸直训练,膝关节往床面方向压,一天多次;③被动伸直训练,使用3~5 kg沙袋压,每天训练不低于4次,每次10 min。

4)站立训练:患者术后6 h开始床边站立训练,助行器下站立,第1次以健侧用力为主站立,根据疼痛缓慢向患侧转移重力。时间以患者能耐受为度。2~5 min/次,2~4次/d。

5)步行训练:患侧站立下无疼痛时开始助行器辅助迈步练习。可扶助行器进行行走训练,术后当天绕床转走1圈,术后第2天,增加站立和一次步行距离。

(2)术后早期阶段(2~4周)

1)并发症预防:同上,注意此阶段要减轻术后水肿。

2)关节活动度训练:此阶段膝关节ROM训练仍是重点,继续上述运动训练。增加患者坐位下膝关节屈曲训练,即坐位下向后滑动,屈曲膝关节,达到最大角度后保持,然后再慢慢伸直。

3)肌力训练:继续上述肌力训练。增加健腿股四头肌和臀肌抗阻力训练,患腿髋外展、后伸肌群抗阻训练次数无严格要求,为下地站立准备。

4)负重训练:扶拐或助行器行走,部分或完全负重。增加步行活动及上、下楼梯训练。注意台阶高度5~10 cm。

5)平衡/本体感觉训练:辅助下单腿静态站立,双腿动态活动。

6)步态矫正训练:由于患者术前就有严重的异常步态,纠正步态是此阶段重要的训练内容。侧重主动屈伸膝,足跟蹬地,两腿交替行走和对称负重。

(3)术后恢复期阶段(5~12周)

1)关节活动度训练:继续上述运动训练,注意最大限度地恢复膝关节ROM。

2)肌力训练:继续上述肌力训练。股四头肌、腘绳肌抗阻训练;下蹲、马步训练0°~90°,同时矫正膝内扣。

3)负重训练:完全负重,独立步行活动及上下楼梯训练。注意上楼梯台阶高15~20 cm,下行楼梯台阶高10~15 cm。

4)平衡/本体感觉训练:双腿、单腿平衡训练,睁眼30 s,闭眼睁眼训练10 s和不稳定平面训练(图4-2)。

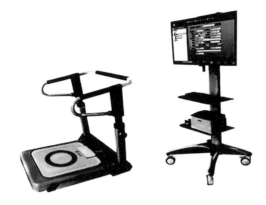

图4-2　平衡功能训练及评估系统

5)步态矫正训练:步行时双腿负重对称。

(4)术后恢复后期(13～24周):训练方法如下。①全身速度、耐力训练:有氧和无氧训练;②反应训练:协调性训练;③步态强化训练:根据步态量化分析结果,关注下肢步态对称性。

2.手法治疗　髌骨周围放松(改善屈膝)、膝后囊放松(改善伸膝)。术后早期手法轻柔,注意刀口,1次/d,10 min/次;拆线后继续行髌骨周围松动,增加股四头肌和小腿三头肌牵伸训练,股四头肌和小腿三头肌扳机点治疗(改善膝关节疼痛),胫骨内旋训练手法。禁止做抽屉试验训练,防止假体脱位。

3.物理因子治疗　超早期物理因子治疗建议少选或者选1～2种,避免术后伤口感染。禁止做引起置换假体聚热的理疗,避免假体聚热引起的烫伤。物理因子治疗手段的选择和时间根据医院和患者具体情况而定。

(1)偏振光和激光治疗:消炎镇痛,2次/d,10 min/次。

(2)低频(电刺激治疗)治疗:激活股四头肌;2次/d,15～20 min/次(图4-3)。

(3)足底压力治疗:消肿,预防深静脉血栓;2次/d,30～60 min/次(图4-4)。

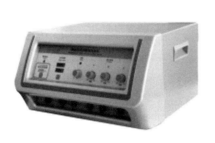

图4-3　神经肌肉低频电刺激仪

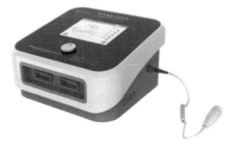

图4-4　空气波压力治疗仪

（4）CPM训练：从0°~20°开始，根据患者反应每天增加5°~10°，直到90°,2次/d,30 min~2 h/次。如果主动屈膝到90°,可停止CPM训练(图4-5)。

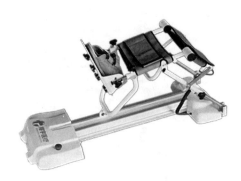

图4-5　智能关节康复器

（5）蜡疗：消除肿胀缓解疼痛，在训练前,2次/d,30 min/次。

（6）中频电治疗：镇痛消炎，软化瘢痕。放在股四头肌内外侧,1次/d,20 min/次。

（7）冷疗或者冰敷：消肿缓解疼痛，训练后或疼痛时使用，每日数次,10~15 min/次。

4. 作业治疗(ocupational therapy,OT)

（1）常规OT：术后当日开始站立训练，基础性ADL训练，自理生活训练，如床椅转移和如厕训练。术后出院前应具备基础性ADL能力；术后2~4周，日常生活应大部分自理，包括上街购物、外出活动、食物烹饪、家务维持、洗衣服、服用药物、处理财务能力、上下楼；术后5周以后，独立进行自理性ADL和工具性ADL训练。

（2）辅助具选择及使用：超早期训练和步行需准备助行器，独立步行如有患侧膝关节疼痛，需在四点拐杖或单拐协助下步行。弹力袜在患者早期（1个月）开始使用，在下肢下垂时佩戴，卧位和睡觉时解下。

（3）家庭环境改造：回归家庭后，如患者术后膝关节活动度恢复不理想，或坐站患侧膝关节疼痛、不能站立或不能上下楼等，需进行家庭改造。如卫生间和楼梯旁增加扶手等，部分患者手术不能完全消除疼痛，术后可使疼痛降低和提高日常生活能力。

5. 中医传统治疗　针灸（通经活络、止痛）、中药足浴（消肿止痛、活血化瘀）、火龙罐治疗（痛经止痛、活血化瘀）、推拿（舒筋活络）等。

6. 心理治疗　因患者文化水平和对手术传统的认识，大部分患者对术后康复认识不够且存在恐慌，心理指导和治疗同样很重要。康复训练中疼痛是很正常的,30 min后疼痛消失就算正常表现。术后肿胀和预防深静脉血栓是必需的，不可因为吃药预防就忽略康复训练的内容，训练后冰敷治疗是必需的，不能因为术前膝关节怕冷拒绝冰敷治疗，站立训练需循序渐进，不可因害怕拒绝站立或自行强行训练。全膝置换、单膝置换、单髁置换因为术后组织损伤的不同，站立时间和训练量要因人而异。患者术后出院回家，应严格按出院康复处方训练。出院后患者有必要到康复中心继续进行康复训练。运动训练量增加以患者不引起剧烈疼痛、能耐受为度，冰敷治疗还需继续。患者和家属的心理指导和康复宣教还需进行。告知患者步行训练不能代替膝关节其他训练；膝关节活动度最大化是有必要的,不能只满足于不影响步行。告诉患者术后膝关节功能基本恢复,但训练还需继续,患者家庭训练要坚持半年时间。定期复查,后期出现可忍受疼痛或者短暂性疼痛但不影响日常生活,是可接受的范围。

(三)治疗时序

1. 术前康复　术前康复教育和手术宣教能提高手术的成功率和满意度。术前宣教,让患者意识到手术和康复训练同样重要,术前康复访谈包括:进行膝关节康复治疗的重要性及康复的动机;家人的支持;如何进行手术前、后活动度训练,力量训练,助行器、拐杖和弹力袜等物理消肿措施的使用;术后 ADL 出现相关问题的解决方案,出院家庭训练和心理指导。

2. 术后超早期阶段(术后 1 周内,术前至出院当天)　①预防并发症(如深静脉血栓、过度炎症反应);②消肿缓解疼痛;③增加无痛膝关节屈伸活动度训练,以被动和治疗师辅助为主;④助行器下站立训练,逐渐增加患侧辅助,开始助行器下步行,以患者能耐受为度;⑤激活股四头肌,禁止力量、耐力和协调性训练;⑥完成助行器辅助下基础性 ADL 康复治疗,不增加膝关节过度炎症反应,严格按照康复治疗方案进行,助行器辅助下步行完成 ADL。

3. 术后早期阶段(2~4 周)　此阶段仍然集中在减轻水肿、尽量恢复膝关节 ROM、改善下肢力量、尽量减轻步态和平衡障碍、增强独立从事各种功能活动能力和继续独立进行家庭锻炼方案。①预防并发症(如深静脉血栓、过度炎症反应和术后水肿);②消肿缓解疼痛;③膝关节主动辅助伸膝角度 0°(仰卧位),主动辅助屈曲角度 110°~120°(坐位);④独立步行和上下楼训练,步态纠正训练;⑤协调性训练;⑥工具性 ADL 训练。

4. 术后恢复期阶段(5~12 周)　此阶段重点是最大限度地恢复膝关节 ROM,加强平衡和本体感觉训练,独立完成工具性 ADL。①膝关节主动辅助屈伸角度大于 120°。②起立时双腿负重对称和相等。③尽量独立进行自理性 ADL 和工具性 ADL。④上、下楼梯训练:上楼梯台阶高 15~20 cm,下行楼梯台阶高 10~15 cm。⑤股四头肌和腘绳肌力量、控制和柔韧性达到最大,足以满足较高水平的 ADL 活动需要。

5. 术后恢复后期(13~24 周)　此阶段主要关注独立步行及上下楼,同时能够完成所有工具性 ADL 活动,并能够参与低强度运动。①继续增加膝关节周围肌群力量和控制力训练。②独立步行及上下楼无痛,可完成所有工具性 ADL 能力。③全身速度、耐力训练:有氧和无氧训练。④反应训练、协调性训练;⑤步态强化训练,根据步态量化分析结果,关注下肢步态对称性。

(四)注意事项

1. 肿胀　膝关节置换术后早期要避免长时间坐、站和行走,注意预防术后下肢肿胀。

2. 引流　膝关节置换术后,如果放置了引流管,通常在 24 h 内拔出。注意引流液性质、颜色、亮度和引流量,如液性混浊,应做细菌培养。

3. 伤口愈合情况　伤口不愈合的常见原因是局部继发感染。术后早期伤口的无菌消毒,保持干燥都十分重要,若有感染征兆,应及时处理。康复训练手法松动早期要注意切口位置,勿在切口处进行髌骨松动等手法。

4.防止深静脉血栓形成 术后要注意深静脉血栓形成,早期要加强术前教育,术后要加强踝泵和下肢肌肉等长收缩训练,这是防止深静脉血栓的有效方法,必要时应用肝素等抗凝药物预防深静脉血栓形成。如深静脉血栓形成,应根据医生医嘱训练。

5.负重问题(具体负重时间和负重重量,应该与手术医生商议) 术后允许立即负重,也可以选择保护性负重。术后患侧从5%~20%开始负重,每周增加10%~15%。具体以患者耐受疼痛为准。

6.关节不稳 膝关节置换后,关节不稳定的发生率为7%~20%,通常多由于膝关节周围韧带功能不全和肌力不足造成。除手术中选用合适假体,康复训练中要加强患者肌力训练,保持膝关节稳定性。

7.假体松动 膝关节置换术后无菌性假体松动发生率为3%~5%。导致假体松动的主要原因是感染,肢体对线不佳,股骨和胫骨平台假体对线不良,一侧胫骨平台松动下沉所致,除手术医生要提高手术精确度外,康复治疗人员指导患者加强肌力训练,保持膝关节稳定性,同时要避免跑、跳、背重物等,对骨质缺损和骨质疏松患者应在实施康复训练中倍加注意。

8.术后感染 膝关节术后感染2年内发病率高,建议患者在拔牙、肺部感染、尿路感染等疾病中,告知就诊医生曾做膝关节置换术,做预防性用药。

9.术后0~3 d 除CPM治疗外,其他时间下肢应保持伸直位,避免膝关节下垫少量物品,出现屈膝挛缩畸形。

10.其他 日常生活,避免坐矮凳子,早中期避免弯腰拾物。

五、典型病例

(一)病历资料

患者任××,女,70岁,退休人员。

主诉:右膝疼痛40年余,加重3个月。

现病史:患者40余年前膝关节碰伤,当时出现右膝关节周围肿痛不适,活动受限,就诊于我院,相关检查提示右膝关节腔积液,半月板损伤(具体不详),予以定期膝关节腔抽液处理后,肿痛逐渐好转,但仍存在右膝关节活动不灵活,活动较多及上、下台阶时酸痛不适,并呈逐渐加重趋势,休息时可缓解,未予以重视。3个月前患者自觉活动时右膝关节疼痛较前明显加重,且逐渐出现右膝关节周围疼痛难忍,步行距离较前缩短,严重影响日常生活,遂就诊我院,X射线示:右膝骨关节炎,门诊以"右膝骨关节炎晚期"收住入院。近期病程中,患者一般情况可,无发热、咳嗽、咳痰等,饮食及睡眠可,二便正常,体重未见明显变化。

既往史:约10年前外伤致左前臂骨折(具体为止不详),予以保守治疗,否认肝炎、结核、疟疾病史,否认高血压、心脏病史,否认糖尿病、脑血管疾病、精神疾病史,否认手术史、输血史,否认食物、药物过敏史。

专科检查:神清,精神可,查体合作,心肺腹(-),双膝关节无明显肿胀,皮温稍高,左髌骨外侧及双膝内外侧压痛(+),右膝关节屈曲活动稍受限,被动活动时可及膝关节疼痛,侧方应力试验右侧(+),左侧(-),浮髌试验双侧(-),抽屉试验双侧(-),轴移试验双侧(-),半月板旋转挤压试验双侧(+),足趾感觉、血运、活动可。

辅助检查:X 射线提示右膝骨关节炎。

诊断:右膝骨关节炎。

临床治疗方案:右侧全膝关节置换术。

(二)术前康复评估

1. S(subjective data,主观资料)　患者主诉右膝关节疼痛明显,近 3 个月疼痛加重,不能久站,步行困难,不能承担家务活动。

2. O(objective data,客观资料)　X 射线及磁共振显示患者右膝关节骨性关节。专科检查中侧方应力试验右侧(+),半月板旋转挤压试验双侧(+),主、被动活动痛,骨科医生拟进行右侧全膝关节置换术,术前血、尿、超声等相关检查指标正常。

3. A(assessment,功能评定)

(1)VAS 评分:静息 2 分,步行 7 分。提示患者步行时膝关节疼痛明显。

(2)BMI:19.56 kg/m²。

(3)术前 6 m 步行:54 s,大于 30 s 说明患者存在活动障碍。

(4)ROM(活动度):主动活动度 0°～115°,被动活动度 0°～130°。

(5)股四头肌肌力 4⁻级,肌力下降。

(6)术前肢体(围度膝关节上下 12 cm):左 33/27.2 cm,右 34/25.6 cm。两侧肢体围度相差较小。

(7)改良 Barthel 评分:98 分,患者轻度依赖,少部分需要其他人帮助。

(8)HSS 评分 63 分,其中活动痛、行走距离,上下楼梯困难明显。

(9)IADL 评分 10 分,显示患者不能参与外出购物、使用交通工具、维持家务、清洗衣物等活动。

(10)膝关节 WOMAC 评分表 54 分(差),其中患者在平地行走、上下汽车、上下楼梯、外出购物、干重体力活等方面存在明显的疼痛及参与困难。

(11)步态评估显示:患者双支撑相时间和患侧摆动相相对延长。

(三)主要康复目标

1. 短期康复目标(术前至术后 1～4 d 住院期间)　预防并发症,减轻疼痛和肿胀,增加活动度,恢复独立和安全的转移,室内辅助器下步行,减少自我照料的帮助。

2. 长期康复目标(出院至术后 3 个月)　术后 1 个月在家庭环境安全独立完成转移、步行,并达到基本生活自理,参与轻体力的家务活动。术后 1～3 个月能够完成社区内独立步行,短距离外出购物,使用交通工具远距离外出。

(四)康复治疗方案

早期系统化康复方案见表 4-2。

表 4-2　早期系统化康复方案

阶段	方案
术前计划	1.沟通:康复医生、康复治疗师及骨科医生、护士与患者做好术前沟通及心理指导。患者接受手术及术后康复训练的指导
	2.术前康复宣教:①初步了解手术并发症和康复训练。②康复物理治疗师指导患者进行术后每小时的踝泵管理,术后直腿抬高训练、助行器的使用等。③作业治疗师术前和患者进行术前康复面谈,了解手术并发症,指导患者如何在助行器帮助下完成穿衣、如厕等生活自理能力的训练。患者在指导过后可以按照正确方法完成如厕及穿衣活动
术后计划	1.手术当日:①踝泵,100 次/d,可多次训练;②向心性推拿,10 次/d;③有效咳嗽训练,5 个/次,可多次训练 ▶患者表现:患者术后生命体征平稳,精神状态可,能够独立完成踝泵训练
	2.术后第 1 天:继续上述训练;增加以下方法。①冷敷,10 ~ 20 min/次,3 ~ 5 次/d;②肌肉等长收缩训练,10 循环/组,10 组/次,3 次/d;③被动膝关节伸直训练,10 循环/组,10 组/次,4 次/d;④直腿抬高(45°),10 循环/组,10 组/次,3 次/d;⑤床边被动膝关节屈曲训练,3 循环/组,3 组,2 次/d,目标 30°;10 ~ 15 min/次;⑥站立训练,2 次/d;从 20% 体重负重开始;⑦辅助步行训练,10 min/次,2 次/d;⑧ADL 指导(进食、体位转移、洗漱、如厕),2 次/d ▶患者表现:患者辅助下可以完成直腿抬高,不能抗重力。床边坐位下主动屈膝 75°时出现明显疼痛,可在辅助下转移下床,助行器帮助下行走至卫生间完成如厕动作。患者可以靠坐完成进食、洗漱等活动
	3.术后第 2 天:继续上述训练;增加 SAFTE(滑动和弯曲,收紧和延伸)方案练习,3 循环/组,3 组,2 次/d,目标 60° ▶患者表现:患者主动屈膝至 90°,被动屈膝至 105°时出现明显疼痛;患者在指导后可以在辅助下下床、站立,助行器辅助下步行至卫生间完成如厕
	4.术后第 3 天至出院:继续上述训练 ▶患者表现:患者静息轻度疼痛,步行疼痛明显;股四头肌肌力达 3 级(早期不建议测肌力),可独自完成直腿抬高训练;被动屈膝至 105°,主动屈膝至 110°,生活自理方面仅需要监督或少量帮助可完成
	5.出院宣教:①按照家庭治疗方案继续加强肌力、活动度、步行能力的训练,提高自我照料能力,减少对家人的依赖。②控制步行时间,术后 1 个月内单次步行时间应控制在 10 min 以内。③家属及照顾者教育,监督患者每日的日常训练,保证患者安全。④避免做深蹲、捡地上物品、重体力等活动。⑤合理饮食,适度训练,避免劳累
家访及门诊复诊计划	1.术后 1 个月内坚持住院期间训练方案
	2.术后半月检查伤口愈合情况,患者用药情况,指导居家康复训练方案,缓解术后疼痛、控制水肿、增加活动度、肌力及步行能力
	3.居家 ADL 及 IADL 方面建议,指导患者在膝关节恢复期间能够安全有效地完成生活自理活动
	4.根据患者居家环境提出合理的居家改造建议
	5.门诊 1 个月复诊,提高患者步行能力、本体感觉及关节灵活性

（五）出院当天评估

1. S(subjective data,主观资料)　患者静息轻度疼痛,步行及活动时中度疼痛。患者自我感觉短期康复后的膝关节功能每日有明显的进步,生活自理能力也不断提高。

2. O(objective data,客观资料)　出院换药伤口干燥,没有明显渗血及红肿。

3. A(assessment,功能评定)

（1）VAS 评分:静息 1 分,步行 4 分。

（2）6 米步行时间测试:53 s。

（3）ROM:AROM(主动活动度)0°～105°,PROM(被动活动度)0°～110°。

（4）股四头肌肌力:3 级。

（5）术侧肢体围度:38.5 cm/28.5 cm。

（6）改良 Barthel 评分:75 分,患者可以完成大部分生活自理活动,仅在监督下或少量帮助下完成如厕等活动,由于术肢疼痛,未进行上下楼梯锻炼,仅进行指导。

（7）HSS 评分:61 分,其中活动痛、行走距离,上下楼梯困难明显,步行需要用辅助器具。

（8）步态评估显示:患者步态不对称性加强,步速降低,步幅缩短,术侧单支撑相时间缩短,双支撑相时间延长,摆动相时间缩短。

4. P(plan,康复治疗计划)

（1）出院宣教:按照家庭治疗方案继续加强肌力、活动度、步行能力的训练,提高自我照料能力,减少对家人的依赖。

（2）家属及照顾者教育:监督患者每日的日常训练,保证患者安全。

（3）注意事项:避免做深蹲,重体力等活动。

（六）家访(术后 2 周)

1. S(subjective data,主观资料)　患者回到家后疼痛较医院明显好转,静息无痛、活动轻微疼痛,生活完全自理,可以尝试在室内短距离独自步行。

2. O(objective data,客观资料)　患者伤口愈合较好,没有明显红肿、积液及液体渗出。

3. A(assessment,功能评定)

（1）VAS 评分:静息 0 分,活动 1 分。

（2）6 米步行时间测试:53 s。

（3）ROM:AROM(主动活动度):10°～105°,PROM(被动活动度):0°～110°。

（4）股四头肌肌力:5 级。

（5）改良 Barthel 评分:85 分,患者可以完成生活自理。

（6）HSS 评分:74 分,其中行走距离,上下楼梯困难明显,步行需要用辅助器具。

（7）环境评估:①室外环境,室外路面维修,道路不平整;小区内车辆随处停放,障碍物较多。患者家住 4 楼,无电梯,且走廊内无照明。②室内环境,室内整洁,家具排放合理,地面干净无杂物,无电线地毯等阻碍。厨房及卫生间入口处有门槛 1 cm,不影响患者的出入。卫生间内无扶手,沐浴间杂物较多,地板有防滑功能,光线充足。厨房灶台高度合适,没有杂物。③人文环境,患者与丈夫居住,丈夫能够照顾患者并完所有家务。儿女经常回家看望,给予支持。周边邻居关心患者的关节恢复情况。

4. P(plan,康复治疗计划) 患者须被动伸直膝关节,用米袋 5 kg 重量被动压直膝关节。步行训练,逐渐过渡到弃助行器行走。多参与 IADL,例如叠被子、整理物品、准备简单的食物等室内活动。环境改造建议,由于室外路面维修,在维修完成期间内尽量避免夜晚时间外出小区。在楼梯间安装照明灯,确保视线清楚。卫生间马桶旁安装扶手,洗澡前家属帮忙移走卫生间杂物,患者 1 个月内坐在冲凉椅上洗澡。

（七）市后 1 个月复诊

1. S(subjective data,主观资料) 患者静息无痛步行久,有轻度疼痛。

2. O(objective data,客观资料) 伤口恢复较好,无明显肿胀,无液体渗出。

3. A(assessment,功能评定)

（1）疼痛 VAS:0/1。

（2）改良 Barthel 评分:97 分可独自完成生活自理活动,上下楼梯需要少量帮助。

（3）术侧肢体围度:33.3/26.2 cm,无明显肿胀。

（4）患者主动活动度:0°~110°。

（5）股四头肌肌力:5 级。

（6）6 米步行时间测试:26 s。

（7）IADL 评分:15 分,可以参与部分轻体力家务活动,如叠被子、洗碗、准备简单的食物,但是不能久站及外出步行购物。

（8）步态评估显示:患者步速和步幅均提高,术侧单支撑相时间和摆动相时间均提高,但仍存在不对称性,双支撑相时间缩短,各参数恢复到术前水平。

4. P(plan,康复治疗计划) 加强伸直活动度,增加步行能力,单腿站立,增加术侧肢体负重能力,提高术肢的灵活性及本体感觉,鼓励患者参与日常居家活动,适量外出步行。

5. OP(occupational performance,活动表现) 患者被动伸膝可达 0°,能够完成单腿站立、上下楼梯等活动,患者表示愿意尝试外出活动(步态评估数值见表 4-3)。

表 4-3　患者步态评估结果

项目		术前	出院	术后 1 个月
步速	左	3.14	1.07	3.45
	右	3.46	1.22	3.55
步幅	左	50.33	24	54.50
	右	51.67	26.50	56.33
单支撑相时间	左	573.33	342	625
	右	586.67	735	736.67

续表 4-3

项目		术前	出院	术后 1 个月
双支撑相时间		184.29	614	123
站立相时间	左	1 047.5	1 952	983.33
	右	975	1 464	915
摆动相时间	左	573.33	342	625
	右	586.67	735	736.67

（吴　鸣　张　霞）

第二节　人工髋关节置换

一、概述

人工髋关节置换（total hip arthroplasty，THA）手术主要分为全髋置换和股骨头置换手术，重建髋关节使其具有正常的功能。是治疗髋部严重关节疾病，例如髋关节骨折、发育性髋关节发育不良（DDH）、股骨头坏死、严重退行性和风湿性髋关节炎等有效的治疗方法之一。临床和康复一体化使得加速康复外科（enhanced recovery after surgery，ERAS）大力发展，由关节外科医生、康复医师、康复治疗师团队（物理治疗师、作业治疗师、矫形辅具技师）、心理治疗师、护士和营养师团队，形成一种新的多学科协作诊疗模式（multidisciplinary team，MDT）服务患者，通过术前、术后和恢复后期的物理治疗和作业治疗，能预防术后并发症，减轻疼痛、恢复关节活动范围、回归日常生活独立，提高手术的整体疗效，其功能预后得到广泛的提升，缩短住院日，回归生活预后好，就诊满意度高。

（一）关于假体

髋关节假体具有生物相容性与良好的机械性能，从固定方式上分为骨水泥和非骨水泥型，材质上主要为金属（钴铬合金、钛合金等）、高分子聚乙烯及陶瓷等。陶瓷假体具有强度高、耐磨等优点，对于年纪较轻需要置换的患者是理想的选择，近年来3D打印技术与材料也应用于髋关节假体。

1. 假体材料

（1）金属材料：不锈钢、钛合金、钴铬钼合金。

（2）陶瓷材料：碳、三氧化二铝、氧化锆、生物活性玻璃。

（3）有机高分子材料：超高分子聚乙烯、骨水泥。

2. 手术固定方式

（1）骨水泥固定：用于老年患者和合并骨质疏松者，或者类风湿性关节炎的患者。

（2）非骨水泥固定：是人工关节假体直接固定到宿主骨上。非骨水泥型人工髋关节通过假体紧密嵌入宿主骨以获得假体即刻稳定,通过后期宿主骨长入假体表面的微孔层,以获得假体长期稳定。

(二)手术入路

髋关节置换术,分为全髋置换和股骨头置换。手术入路分为前方入路、侧方入路、后方入路和内侧入路,随着微创手术技术的推广,小切口和术中软组织保护是 THA 手术的一种技术革新。

1. 前方入路(Smith-Petersen) 又称为前髂骨入路,经阔筋膜张肌和缝匠肌肌间隙入路,后经多数专家改进,形成侧卧位直接前方全髋关节置换术入路(lateral direct anterior approach,LDAA)等术式,优点组织损伤小,避免假体后脱位风险,术后康复快,功能恢复早。

2. 前外侧入路(Watson-Jones) 适用于髋关节周围软组织瘢痕挛缩的术式,严重屈髋畸形、神经肌肉组织病(帕金森)高张力患者,优点是避免假体后脱位风险,缺点是臀中肌附着点切断,远期肌力丢失,可造成跛行。

3. 侧方入路(Hardinge 入路、Harris 入路) 优点是减少脱位风险,缺点是臀中肌、臀小肌切断,远期髋外展肌群肌力丢失,跛行。

4. 后方/后外入路(Moor 入路、Gibson 入路、PLA/MIS-PLA) 后外侧入路和小切口是目前关节外科使用最多的手术入路,优点为适合患者多,术中显露好,特别对 BMI 指数高的肥胖患者是较好的术式。缺点为后脱位风险高。

(三)手术步骤

以直接前方入路为例进行介绍。

1. 皮肤切口 直接前方入路皮肤的切口在髂前上棘下后 2 cm。切口长度约为 8 cm。不常规显露股外侧皮神经,拉钩牵开皮下组织。

2. 肌肉间隙 皮肤切开后,暴露半透明筋膜,将半透明筋膜切开后,使用髋臼拉钩将阔筋膜张肌牵开至外侧并固定在股骨颈前上方,再使用一把髋臼拉钩在股骨大转子下拉开进行充分暴露。同样使用小 S 拉钩将缝匠肌向内侧牵开,结扎或者切断旋股外侧动脉.。

3. 关节囊切开 在切开关节囊之前,使用另外一把髋臼拉钩放置在股骨颈下方,充分暴露,并切除关节囊上方的脂肪垫。暴露关节囊,并在关节囊上呈倒"T"形切开,并切除前方关节囊。

4. 股骨颈截骨 用手指钝性分离内侧股骨颈,一般内侧仍会有关节囊连接,可以使用电刀将其进一步分离切除。将髋臼拉钩插入到股骨颈上方,以便使用电刀松解关节囊连接,直至完全暴露股骨颈,并以垂直股骨颈的方向进行两次截骨,请注意股骨距不要保留过长,以免阻挡股骨部分的处理。取出锯除的矩形股骨颈截骨块,使用股骨头取出器,将股骨头取出,如有需要将股骨头圆韧带去除。

5. 髋臼准备 使用两把窄髋臼拉钩暴露髋臼,分别放在 7 点和 5 点的位置(以髋臼最高点作为 12 点方向参考),如果显露不满意,必要时在髋臼上缘使用小 S 拉勾牵引。清除髋臼周缘的盂唇和骨赘,以及清除髋臼底部的韧带残端。这时的股骨正好在 4 点方向的拉钩后侧,并不会阻碍髋臼接下来的处理步骤。

6. 髋臼假体植入　使用标准的髋臼锉磨器手柄对髋臼进行锉磨和处理,请确认其外展角度处于35°~40°,前倾角处于5°~10°(在前入路手术中,容易将前倾角放置过大,容易导致造成术后前脱位)。如果可以,使用C型臂X射线机对髋臼锉角度进行最后的确认。按照与后外侧入路的常规锉磨和髋臼匹配,选择合适的髋臼型号,使用标准的髋臼植入器进行植入。若髋臼杯压配满意,可不植入螺钉;若压配欠满意或初始稳定性较差,在髋臼的后上方进行螺钉的准备,选择合适的螺钉长度并植入。最后,植入相应的髋臼内衬。

7. 股骨准备　将患侧股骨极度后伸、内收和外旋,略屈曲膝关节,并对股骨外侧关节囊进行松解,术中注意不要期望一步松解显露到位,要按股骨大粗隆内侧面关节囊切除到外旋肌群的松解一步一步进行。使用骨钩牵拉股骨近端,使用特制的弯钩拉起股骨,并同时将股骨颈部连接的关节囊使用电刀进行松解,一定要暴露股骨大粗隆内侧面,以供股骨入路提供正确的参考。使用髋臼拉钩在大粗隆下方拉开,另外一把普通髋臼拉钩放在股骨距内侧暴露截骨面。然后靠后、靠外使用髓腔开口器找到髓腔的开口,注意前倾角按照股骨正常解剖的生理前倾角,对准股骨远端的内侧髁进行由小到大的髓腔锉扩髓,直至达到股骨假体试模的满意压配。

8. 股骨假体植入　保持髋关节后伸,外旋并同时内收,充分暴露股骨截骨开口,均匀敲击股骨假体植入至满意位置,再选择不同颈长的股骨头试模检测髋关节的稳定性及患侧下肢的长度。

9. 检查下肢长度和稳定性　通过屈曲、内收和内旋及后伸、外展和外旋确定髋关节的稳定性,术中触摸患侧坐骨结节和小粗隆上缘的解剖相对关系、评估臀中肌的张力、冲击试验或对比对侧下肢,查看长度是否在合适的范围。如果整体满意,植入假体。选择短柄假体能更顺利植入,减少并发症,降低手术难度。

10. 缝合　逐层缝合半透明深筋膜、浅筋膜及皮肤,完成手术。

二、康复问题

疼痛、髋关节活动受限、步行困难、平衡能力下降、肌肉萎缩、本体感觉障碍、日常生活活动能力受限、社区生活能力受限、生活质量降低以及手术后并发症(脱位、术后下肢肿胀及血栓的发生)。

三、康复治疗基础

(一)功能评定

1. Harris 髋关节功能评分(HHS)　该评分涉及疼痛(44分)、关节功能(47分)、活动范围(5分)、肢体畸形(4分)等方面。总分≥90为优;80~89为良;70~79为中;<70为差。

2. 牛津髋关节评分(oxford hip score,OHS)　内容有12条问题,通常包括髋关节疼痛等级、洗浴及擦身的困难、使用交通工具的困难、穿衣袜的困难、独自购物能力、出现严重疼痛之前的行走时间、上楼梯的困难、从坐姿起立的困难、跛行、髋关节突然的严重疼痛、疼痛对工作的干扰、夜间疼痛。评分标准:12～22 分为优;22～32 分为良;32～42 分尚可;42～52 分为差;52～62 分很差。该量表是基于患者本人感觉的评价量表,问题简单易懂,方便术后随访。

3. Berg 平衡量表(Berg balance scale,BBS) 该量表共选取 14 个动作对患者平衡功能进行检测,每个动作又根据患者完成质量分为 0～4 分(共 5 个级别)予以计分,最高分为 56 分,最低分为 0 分,评分越低表示患者平衡功能障碍程度越严重。

4.“起立-行走”计时测试(the timed“up & go”)。

5. 肢体长度和围度测量

(1)下肢长度测量

1)总体相对长度:脐至内侧踝尖的距离。

2)总体绝对长度:髂前上棘到内侧踝尖,正常双下肢误差不到 1 cm。

3)大腿相对长度:髂前上棘到股骨外侧髁的长度。

4)大腿绝对长度:股骨大转子顶点到膝关节外侧平面的距离。

5)小腿长度:胫骨平台内侧上缘到内踝尖的距离或腓骨小头到外踝下缘的距离。

(2)下肢围度(周径)测量

1)大腿围度:被测量对象取仰卧位,大腿肌肉放松,从髌骨上缘向大腿中段量一距离(一般取髌骨上极向上 10 cm 或 15 cm),然后测量其周径。

2)小腿围度:被测量对象取仰卧位,屈膝,双足平放床上,用皮尺在小腿最粗处测量。

6. 关节活动范围测量(range of motion,ROM) 选用通用量角器或电子量角器测量髋关节屈曲、伸展、内收、外展、内旋、外旋 6 个维度的关节活动度。

7. 肌力评估,徒手肌力评级(MMT) 评价主要肌肉的肌力,如髂腰肌、臀中肌、臀大肌、内收肌等。

8. SF-36 表 包括一般健康问题、体力功能问题、由于体力而造成的日常生活限制、身体疼痛、社交能力、心理压抑和幸福感以及情绪问题造成的功能限制等方面的问题。

9. 日常生活能力评估 采用基础性日常生活能力(BADL)和工具性日常生活能力(IADL)。BADL:常用日常生活动能力(Barthel 指数)评定,包括进食、洗漱、修饰、穿脱衣、大小便控制、如厕、床椅转换、步行 45 m,上下楼梯等,满分 100 分,>60 分轻度障碍,40～60 分中度障碍,<40 分重度障碍。IADL:包括使用电话能力、上街购物、外出活动、食物烹饪、家务维持、洗衣服、服用药物、处理财务能力。评分等级:①自己完全可以做;②有些困难;③需要帮助;④根本无法做。总分最低为 14 分,为完全正常;>14 分为有不同程度的功能下降;最高为 56 分。单项分 1 分为正常,2～4 分为功能下降,凡有 2 项或 2 项以上≥3 分或总分≥22,为功能有明显障碍。

10. 视觉模拟评分法 一种在临床实践中简单地测量疼痛强度的方法。基本的方法是使用一条长约 10 cm 的游动标尺,一面标有 10 个刻度,两端分别为“0”分端和“10”分端,“0”分表示无痛,“10”分代表难以忍受的最剧烈的疼痛。临床使用时将有刻度的一面背向患者,让患者在直尺上标出能代表自己疼痛程度的相应位置,根据患者标出的位置为其评出分数。

11. 步态评估

(1)观察法:一般采用自然步态,嘱患者以自然、习惯的姿势和速度在测试场地来回步行数次。检查者从前方、后方和侧方反复观察,分别观察支撑相和摆动相步态模式的特征,并注意进行两侧的对比。髋关节常见异常步态包括疼痛步态、短腿步态、臀中肌步态等。

(2)行走能力评定:常用的评定方法有 Nelson 步行功能评定和 Hoffer 步行能力分级等。

12. 心理评定　焦虑自评量表(self-rating anxiety scale,SAS)、抑郁自评量表(self-rating depression scale SDS)。

13. 实验室定量分析　步态分析系统测量。

(二)治疗原理

(1)术前阶段,指导患者术后髋关节防范,术后安全活动,避免脱位。告知患者术后康复的基本计划。

(2)术后早期预防术后并发症,增加肌肉收缩,加强患肢控制,辅助患者坐起、转移、步行训练。

(3)出院评价居家环境安全,安全独立地进行室内转移,门诊复诊阶段根据情况为患者制定回归工作、体育活动或者社区活动的参与计划。

四、康复治疗

(一)康复治疗目标

髋关节置换术康复

1. 短期目标

(1)第 1 周:提高心肺功能、预防术后并发症:深静脉血栓、压疮、肺部感染、尿路感染等。控制髋关节肿痛和出血,维持关节活动度,防止粘连。辅助器械平地步行 30 m,患者能独立完成上下楼梯,完成基础性 ADL 活动能力,如如厕、转移、穿衣服等。能够遵循髋关节置换术后注意事项。

(2)第 2~3 周:增强肌力,维持关节活动度,本体感觉及步态训练,增加日常生活活动的参与。

(3)第 4 周:以增强肌力为主,提高患侧负重能力,加强本体感觉训练,髋关节控制训练改善步态,扶单拐平地行走完成,可完成部分家务活动。

(4)第 6 周:术后 6 周,患者能达到全范围的 ROM,对于后外侧入路的患者,术后 6 周屈髋应达到 90°,外展应达到 40°。适当回归日常生活及工作,如驾驶。

2. 长期目标

(1)3 个月恢复功能独立步行,恢复部分休闲体育活动,例如骑固定式自行车、跳健美操、游泳、行走、室内跳舞等,不鼓励打网球、滑雪、慢跑等。

(2)6 个月后活动无疼痛,可完成所有工具性 ADL 能力,回归到工作岗位及社区生活活动中。

(二)常规康复治疗方案

1. 术前康复 术前康复教育和手术宣教能提高手术的成功率和满意度。术前宣教,让患者意识到手术和康复训练同样重要,术前康复访谈包括:进行髋关节康复治疗的重要性及康复的动机;如何进行手术前后活动度训练,力量训练,助行器、拐杖和弹力袜等物理消肿措施的使用;术后相关并发症的预防;髋关节置换术后禁忌证及注意事项,指导患者术后安全的活动。术后 ADL 出现相关问题的解决方案,出院家庭训练和心理指导。术前对于 75 岁以上高龄老人、卧床超过 3 d 以上、各种慢病体弱等患者进行心肺呼吸训练达到并超过 3 d,术后按计划继续实施。

2. 术后超早期阶段(术后 1 周内,术前至出院当天) 以提高心肺功能、预防术后并发症:深静脉血栓、压疮、肺部感染、尿路感染等。控制髋关节肿痛和出血,维持关节活动度,防止粘连。辅助器械平地步行,上下楼梯,完成基础性 ADL 活动能力,如如厕、转移、穿衣服等。能够遵循髋关节置换术后注意事项。

(1)治疗目标:预防并发症(如深静脉血栓、过度炎症反应、压疮、肺部感染、尿路感染等);消肿缓解疼痛;增加无痛髋关节屈伸活动度训练,以被动和治疗师辅助为主;助行器下站立训练,逐渐增加患侧辅助,开始助行器下步行,以患者能耐受为度;激活股四头肌,禁止力量、耐力和协调性训练;完成助行器辅助下基础性 ADL 康复治疗。

(2)康复原则:无痛,不增加髋关节过度炎症反应,严格按照康复治疗方案进行,助行器辅助下步行完成 ADL。

(3)康复治疗措施

1)并发症预防:足跟部垫高,抬高患肢休息,避免压疮,清醒后,即进行踝泵运动,减轻并预防术侧下肢的肿胀及深静脉血栓的形成。

2)体位摆放:后外侧入路患者,髋关节轻度外展(20°~30°),双腿之间夹枕头,髋关节无旋转。

3)肌力训练:①加强肌力训练,踝关节向下、向上行等张肌力训练;②进行股四头肌和股二头肌的等长收缩练习,屈髋及髋外展肌肌力训练,每次维持 10 s,10 次为 1 组,每次 3 组。

4)关节活动度训练:进行髋关节<90°的屈伸训练,逐渐由被动向助力和主动运动过渡,早期仰卧位足底沿床面进行屈髋、屈膝主动运动。若手术切口为后外侧,活动时尽量避免髋关节内收、内旋位,屈髋不超过 90°,避免跷二郎腿、深蹲等活动;若手术切口为前侧,活动时尽量避免髋关节外旋同时后伸髋关节,防止假体脱位,避免俯卧位,不要进行桥式练习。

5)床上翻身及转移训练:对后外侧入路患者,仰卧时双大腿之间一定要放枕头,以保持双腿分开。后外侧和前侧术式入路患者侧卧位时双腿间应夹枕,避免髋关节过度内收、内旋造成脱位,尽量向术侧翻身,此习惯最少应维持 3 个月。

6)下床方法:双膝间夹枕,后外侧入路患侧下床、健侧上床,直接前侧入路两边均可上下。

7)站立训练:患者术后 6 h 开始床边站立训练,助行器下站立,第一次以健侧用力为主站立,根据疼痛缓慢向患侧转移重力。时间以患者能耐受为度。每次 2~5 min,

2 ~4 次/d。

8)步行训练:站立下患侧无明显疼痛不适时开始助行器辅助迈步练习。可扶助行器进行行走训练,术后当天绕床转走 1 圈,术后第 1 天,增加站立和一次步行距离。辅助器具的选择与患者年龄、合并症和限制负重情况有关,THA 术后患者助行器是第一选择,其能提供足够的稳定性。腋拐及前臂拐杖更适合于较年轻敏捷的患者。拐杖可以适应更快的步伐,但是稳定性差,需要患者有良好的下肢和整体平衡能力。

9)手法治疗:放松紧张的肌肉和软组织。对于下肢无血栓的患者,可进行向心性按摩,促进血液循环。手法轻柔,注意刀口,2 次/d,10 min/次。

10)物理因子治疗:①建议每日康复治疗后进行冷敷,15 min/次,3 ~4 次/d;偏振光消炎镇痛,2 次/d,一次 10 min;低频治疗激活股四头肌(图 4-6);足底压力治疗消肿预防深静脉血栓;气压促进手术侧下肢血液回流,起到消肿的作用。电脑中频治疗达到止痛效果。②低频脉冲治疗股四头肌,提高肌肉力量。③脉冲枪、散射式冲击波。

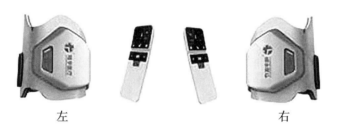

左　　　　　　　　　　　　右

图 4-6　低频脉冲刺激仪

11)器械治疗:采用 CPM 训练,患侧髋关节渐进被动屈曲,一般先从小的角度开始30° ~40°,以后逐渐增加,每天增加 5° ~10°,2 ~3 次/d,每次 60 min 左右。

12)作业治疗:开始于术后 10 h,基础性 ADL 训练,自理生活训练,如床椅转移和如厕训练,穿下肢裤袜、上下楼梯训练等。术后次日开始进行,出院前具备基础性 ADL 能力;患者转移下床可在治疗师辅助下进行,应从患侧髋关节下床,从健侧髋关节上床,转移时注意避免髋内收过中线。后外侧入路的患者如厕时,应加高坐便器,禁止蹲便,使膝关节的位置保持在髋关节以下水平。患者出院 24 h 内进行环境评估,检查楼梯、走廊、人行道、电梯等设施,并建议患者做出必要的调整(比如调整家具和电器的位置等)。评估是否需要辅助器具,比如淋雨座椅、防滑垫、助行器、床边坐便椅等。

13)心理指导:因患者文化水平和对手术传统的认识,大部分患者对术后康复认识不够且存在恐慌,心理指导和治疗同样很重要。康复训练中疼痛是很正常的,30 min 后疼痛消失就算正常表现。术后肿胀和预防深静脉血栓是必需的,不可因为吃药预防就忽略康复训练的内容,训练后冰敷治疗是必需的,不能因为术前髋关节怕冷拒绝冰敷治疗,站立训练需循序渐进,不可因害怕拒绝站立或自行强行训练。

14)出院康复计划:出院前进行双侧下肢肌力、髋关节活动度、行走能力、髋关节功能评分等。教会患者家庭训练方法,强调术后应避免的动作及体位等注意事项,术后 1 个月、3 个月、6 个月定期随访,及时调整自我训练计划。

3. 术后早期阶段(2~4周)

(1)治疗目标:①预防并发症(如深静脉血栓、过度炎症反应和术后水肿);②增强肌力,保持关节活动度;③本体感觉训练,步态纠正训练;④增加生活活动能力。

(2)康复原则:此阶段仍然集中在减轻水肿、下肢深静脉血栓。尽量恢复髋关节ROM、改善下肢力量,改善本体感觉,尽量减轻步态和平衡障碍,增强独立从事各种功能活动能力和继续独立进行家庭锻炼方案。

(3)康复治疗措施

1)并发症预防:同上,注意此阶段要减轻术后水肿。

2)关节活动度训练:维持髋关节活动度,继续上述运动训练。后外侧入路患者适当增加屈髋活动度。

3)肌力训练:继续上述肌力训练。增加健腿股四头肌和臀肌肌力抗阻训练,加强患腿髋外展、后伸肌群抗阻训练。

4)负重训练:患者在术后3~4周可以从助行器或双拐过渡至单手杖助行。可通过四点支撑的手杖作为过渡。患者在平面、斜面、凹凸不平的人行道、楼梯等地方均应小心行走。

5)平衡/本体感觉训练:辅助下单腿静态站立,双腿动态活动。

6)步态矫正训练:由于患者术前就有严重的异常步态,纠正步态是此阶段重要的训练内容。常出现的步态异常包括臀中肌无力导致的鸭步、长短腿步态、疼痛步态等。需要治疗师有针对性地进行训练,纠正异常步态。

7)手法治疗:伤口长好后可以进行局部的瘢痕松解,股四头肌和小腿三头肌放松,小腿三头肌牵拉。

8)物理因子治疗:继续上述物理因子治疗,注意控制术后肿胀和炎症反应。

9)器械训练:可以使用功率性自行车等康复器具进行下肢肌力和活动度的训练。

10)作业治疗:①自理性ADL能力,日常生活完全自理;②工具性ADL能力训练,根据患者的康复进度和生活要求,指导患者安全地上、下巴士或者轿车。指导患者安全地进行家务活动、准备膳食、短距离外出购物、社区活动的参与、选择合适的辅助工具等。

11)心理指导:患者和家属的心理指导和康复宣教还需进行。告知患者步行训练不能代替髋关节其他训练;髋关节相关肌肉的训练可以帮助患者改善长期异常的步态。患者需要适应和接受作业活动模式的改变,例如改蹲坑为坐便式的马桶等。

4. 术后恢复期阶段(5~12周)

(1)治疗目标:①提高髋关节活动度,关节活动度大于90°;②起立时双腿负重对称和相等;③尽量独立进行自理性ADL和工具性ADL;④股四头肌和腘绳肌力量、控制和柔韧性达到最大足以满足较高水平的ADL活动需要;⑤能够弃拐达到独立步行。

(2)康复原则:此阶段重点是最大限度地恢复髋关节ROM,加强平衡和本体感觉训练,独立步行,独立完成工具性ADL。

(3)康复治疗措施

1)关节活动度训练:继续上述运动训练,前侧入路的患者可训练下蹲活动提高活动范围,后外侧入路的患者逐渐提高髋关节活动度超过90°。

2)肌力训练:继续上述肌力训练。利用弹力带或者沙袋来做股四头肌、髋外展、髋前屈、髋后伸肌群的抗阻力训练;下蹲、靠墙静蹲训练。

3)负重训练:完全负重,独立步行活动及上、下楼梯训练。

4)平衡/本体感觉训练:双腿、单腿平衡训练,睁眼 30 s,闭眼睁眼训练 10 s 和不稳定平面训练。

5)步态矫正训练:步行时双腿负重对称、相等;髋关节能够充分的前屈外展,改善步态。

6)手法治疗:股四头肌、小腿三头肌扳机点治疗,瘢痕松解。牵拉屈髋肌群。

7)物理因子治疗:继续上述物理因子治疗。

8)作业治疗:独立进行自理性 ADL 和工具性 ADL 训练。

9)心理指导:告诉患者术后康复基本恢复,但训练还需继续,患者家庭训练要坚持半年时间。后期出现可认为疼痛或者短暂性疼痛不影响日常生活,是可接受范围。

5. 术后恢复后期(13～24 周)

(1)治疗目标:①继续增加髋关节周围肌群力量和控制力训练;②可完成所有工具性 ADL 能力;③可达到社区步行。

(2)康复原则:此阶段主要关注独立步行距离,同时能够完成所有工具性 ADL 活动,并能够参与低强度运动以及社会娱乐活动。

(3)康复治疗措施:如下。①全身速度、耐力训练:有氧和无氧训练。②反应训练、协调性训练。③步态强化训练,根据步态量化分析结果,关注下肢步态对称性。④心理指导:患者家庭训练需继续,定期复查。注意术后感染,如拔牙、肺部感染、尿路感染等,需告知医生。⑤恢复部分休闲体育活动,如骑固定式自行车、跳健美操、游泳、行走、室内跳舞等,不鼓励打网球、滑雪、慢跑等。

(三)注意事项

1. 肿胀 髋关节置换术后早期要避免长时间坐、站和行走,注意预防术后下肢肿胀。

2. 引流 髋关节置换术后,如果放置了引流管,通常在 24 h 内拔出。注意引流液性质、颜色、亮度和引流量,如液性混浊,应做细菌培养。

3. 伤口愈合情况 伤口不愈合的常见原因是局部继发感染。术后早期伤口的无菌消毒、保持干燥都十分重要,若有感染征兆,应及时处理。每天冷敷治疗时要做好冰袋与敷料之间的隔离,保证敷料不受潮,减少术后感染途径。

4. 防止深静脉血栓形成 术后要注意深静脉血栓形成,早期要加强术前教育,术后要加强踝泵和下肢肌肉等长收缩训练,这是防止深静脉血栓的有效方法,必要时应用肝素等抗凝药物预防深静脉血栓形成。

5. 负重问题 负重的时间和负重量多少,应该与骨科医生商议后确定。术后允许立即负重,也可以选择保护性负重,即术后 6～12 周渐进阶梯性负重,以保护骨折处的愈合或非骨水泥固定型假体的骨质等组织稳定。

6. 关节假体脱位 对髋关节置换术后患者,术式为后外侧入路者,避免做交叉腿、跷二郎腿,翻身及侧卧位时两腿之间夹枕头,下床时从患侧,上床时从健侧,避免双腿内收动作,坐位时避免屈髋角度大于 90°,如厕时要坐高位马桶,避免关节假体脱位。前侧入路患者避免屈髋角大于90°,避免内收、外旋动作。髋关节置换前侧入路患者避免做后伸术侧髋关节动作。物理治疗前后,要求患者卧位做主动的屈髋、伸髋动作,观察主动运动时是否会出现剧烈疼痛和运动不能,观察手术侧腿长度是否短于健侧。如果出现上述变化,首先制动,并及时通知手术组医生及时复位。

7.预防感染　治疗前治疗师做好手卫生的清洁工作及治疗评定用具的消毒工作,每治疗一位患者后,治疗师及时做好手卫生清洁及用具消毒工作后再进行下一位患者的康复治疗,避免交叉感染。

8.跌倒预防　患者下床步行前进行四肢肌肉力量的评定,确认健侧肢体达4级以上肌力患者才可进行步行训练。患者步行训练时,注意地面干燥,穿跟脚、鞋底防滑的鞋子,辅助的拐杖和助行器支撑面要稳定,预防跌倒风险。

五、典型病例

(一)病历资料

患者刘××,男,50岁,司法局文员。

主诉:左髋疼痛8年,加重4个月。

现病史:患者8年前无明确诱因下出现左髋周酸痛,与负重有关,疼痛逐渐加重,出现跛行。2年前出现右髋周疼痛,性质与左髋类似,程度较轻。4个月前左髋周疼痛加重,站起不能,就诊于我院,X射线示:双侧股骨头坏死,门诊以"双侧股骨头坏死"收住。近期病程中,患者一般情况可,无发热、咳嗽、咳痰等,饮食及睡眠可,二便正常,体重未见明显增减。

既往史:既往腰椎间盘突出症近10年,高脂血症及高尿酸血症4~5年,未予以特殊处理,否认高血压、糖尿病、冠心病等慢性病史,精神疾病史、手术史、外伤史、输血史、过敏史,预防接种史不详。

个人史:吸烟30年,平均4~5根/d,饮酒20余年,约5两/d,否认疫区、化学性物质、放射性物质、有毒物质接触史,否认吸毒史。

婚育史:已婚已育,育有1子,配偶及儿子体健。

家族史:否认家族性遗传病史及肿瘤史。

专科检查:神清,跛行步入病房,查体合作,心肺腹(-),腹股沟压痛左侧(+),右侧(-);髋部轴向及纵向叩击痛,双侧(-);滚动试验,双侧(-);"4"字试验,左侧(+),右侧(-);Thomas征,双侧(-)。

辅助检查:X射线、CT示双侧股骨头坏死。

诊断:双侧股骨头坏死、腰椎间盘突出症、高脂血症、高尿酸血症。

临床存在问题:双髋疼痛,左髋疼痛较重,影响步行及日常生活。

治疗计划:完善术前检查及准备后,予以左髋全髋关节置换术(DAA入路)。

DAA(direct anterior approach):髋关节直接前入路术式。

(二)术前康复评估

1.S(subjective data,主观资料)　患者主诉双髋关节疼痛明显,左侧较重,不能长距离步行且跛行明显,从而影响躯体形象及工作的参与。

2. O(objective data,客观资料)　X 射线提示双侧股骨头坏死,腰椎间盘突出症。专科检查中腹股沟压痛左侧(+),右侧(−);髋部轴向及纵向叩击痛:双侧(−);"4"字试验:左侧(+),右侧(−);Thomas 征:双侧(−)。骨科医生拟进行左侧全髋关节置换术 DAA 入路,术前血、尿、超声等相关检查指标正常。

3. A(assessment,功能评定)

(1)VAS 评分:静息 2 分,活动痛 6 分。提示患者休息及活动时均有疼痛,且活动痛明显。

(2)BMI:25.71 kg/m^2。

(3)ROM:AROM(主动活动度)因疼痛轻度受限,PROM(被动活动度)正常。

(4)股四头肌肌力:5 级,肌力正常。

(5)改良 Barthel 评分:100 分,患者可以完成生活自理。

(6)Hriss 评分:58 分(差),其中疼痛、跛行、行走距离、穿袜评分较低。

(7)IADL:19 分,评分显示患者参与外出购物、做重体力家务活动参与受限。

(8)牛津髋关节评分:66.6 分,其中疼痛、跛行、日常工作、社交活动参与受限。

(三)主要康复目标

1. 短期康复目标(术后 1~4 d)　预防并发症,减轻疼痛和肿胀,增加活动度,恢复独立和安全的转移,室内辅助器下步行,减少自我照料的帮助。

2. 长期康复目标(出院至术后 3 个月)　术后 1 个月内在家庭环境安全独立完成转移、步行,并达到基本生活自理,参与轻体力的家务活动。术后 1~3 个月能够完成社区内独立步行,短距离外出购物,使用交通工具远距离外出。

(四)康复治疗方案

早期系统化康复方案见表 4-4。

表 4-4　早期系统化康复方案

阶段	早期系统化康复方案
术前计划	1. 沟通:康复医生、康复治疗师及骨科医生、护士与患者做好术前沟通及心理指导。患者接受手术及术后康复训练的指导
	2. 术前康复宣教:①初步了解手术并发症和康复训练。②康复物理治疗师指导患者进行术后每小时的踝泵管理,髋膝关节活动,助行器的使用等。③作业治疗师术前对患者进行术前康复面谈,了解手术并发症,指导患者如何在助行器帮助下完成穿衣、穿袜、如厕等生活自理能力的训练。患者在指导过后可以按照正确方法完成如厕及穿衣活动 ▶患者表现:患者接受手术治疗及术后康复,并能掌握术前宣教的内容。

续表4-4

阶段	早期系统化康复方案
术后计划	1. 手术当日:①踝泵,100 次/h;②有效咳嗽,5 次/h ▶患者表现:麻醉清醒后无不适主诉、精神状态可、生命体征平稳、术后静息状态下有轻微疼痛
	2. 术后第 1 天:继续上述训练。增加以下训练:①肌肉等长收缩训练,10 循环/组,10 组/次,3 次/d;②主动屈髋屈膝训练,10 循环/组/次,2 次/d;③站立训练,2 次/d;④辅助步行训练,10 min/次,2 次/d;⑤ADL 指导(进食、体位转移、洗漱、如厕),2 次/d ▶患者表现:患者治疗时可主动完成屈髋、屈膝动作,在最小辅助及监视下完成转移,双拐支撑下完成室内步行。患者主诉治疗时未出现明显疼痛、头晕、恶心等症状
	3. 术后第 2 天:继续上述训练;独自完成转移 ▶患者表现:患者在治疗后可以在照顾者监视下独自完成上下床转移、如厕等活动
	4. 术后第 3 天至出院:继续上述训练;增加穿袜,上下楼梯训练,2 次/d ▶患者能够完成穿袜、上下楼梯的活动
	5. 出院宣教:①按照家庭治疗方案继续加强肌力,主动活动度,步行能力的训练,提高自我照料能力,减少对家人的依赖。②家属及照顾者教育,监督患者每日的日常训练,保证患者安全。③控制步行时间,术后 1 个月内单次步行时间应控制在 10 min 以内;④合理饮食,适度训练,避免劳累

(五)出院当天评估

1. S(subjective data,主观资料) 患者静息无痛、活动轻度疼痛、无不适主诉。

2. O(objective data,客观资料) 出院换药伤口干燥,没有明显渗血及红肿。

3. A(assessment,功能评定)

(1)VAS 评分:静息 0 分,活动 3 分。

(2)改良 Barthel 评分:83 分,患者可以完成生活自理。

(3)Hriss 评分:56 分,其中步行距离,步行需要用辅助器具分数较低。

4. P(plan,康复治疗计划)

(1)出院宣教:按照家庭治疗方案继续加强肌力,主动活动度,步行能力的训练,提高自我照料能力,减少对家人的依赖。

(2)家属及照顾者教育:监督患者每日的日常训练,保证患者安全。

(六)家访(术后 2 周)

1. S(subjective data,主观资料) 患者回到家后疼痛较医院明显好转,静息无痛、活动轻微疼痛,生活完全自理,可以尝试在室内短距离独自步行。

2. O(objective data,客观资料) 患者伤口愈合较好,没有明显红肿、积液及液体渗出。

3. A(assessment,功能评定)

(1)VAS 评分:静息 0 分,步行 1 分。

(2)改良 Barthel 评分:96 分,患者基本生活自理,洗澡需要家属少量帮助,步行用单拐。

(3)牛津髋关节评分:93.8 分,其中跛行及行走距离受限。

(4)Hriss 评分:71 分,其中行走距离-室内步行,需要用单拐。

(5)环境评估

1)室外环境:室外路面平整;小区整洁。患者家住 15 楼,有电梯,电梯走廊有台阶,无扶手,走廊光线良好。

2)室内环境:室内整洁,家具排放合理,地面干净无杂物,地面无电线地毯等阻碍。卫生间内无扶手,地板有防滑功能,光线充足。厨房灶台高度合适,没有杂物。卧室床高合适,便于患者独自上下床。

3)人文环境:患者与妻子居住,妻子能够照顾患者并完成所有家务。儿女经常回家看望,给予支持。

4. P(plan,康复治疗计划)　继续加强髋关节周围肌群肌力及耐力的锻炼;步行训练,逐渐过渡到弃拐行走;IADL 活动的参与,如准备简单食物、整理物品、等室内活动;患者居家环境支持患者安全有效的活动,无须改造;患者未尝试独自洗澡,由于患者下肢耐力欠佳,建议患者坐在椅子上冲凉,冲凉前把需要的用品放在伸手可触到的位置,防止跌倒;解释跛行原因,因为术侧承重力量及时间较短,且对侧髋关节同样存在股骨头坏死,跛行无法消除,建议对侧疼痛明显时择期手术,继续加强术侧髋关节训练。

(七)术后 1 个月复诊

1. S(subjective data,主观资料)　患者无明显疼痛,生活完全自理,可以脱拐短距离室外步行。

2. O(objective data,客观资料)　患者伤口愈合较好,复诊髋关节平片假体位置力线良好。

3. A(assessment,功能评定)

(1)VAS 评分:静息 0 分,步行 0 分。

(2)改良 Barthel 评分:99 分,患者基本生活自理,洗澡需要家属少量帮助,步行用单拐。

(3)牛津髋关节评分:98 分基本正常。

(4)Hriss 评分:94 分。

4. P(plan,康复治疗计划)　继续加强髋关节周围肌群肌力及耐力的锻炼;步行训练,逐渐增加步行距离;参与更多的日常生活及参与社会活动,尽早回归工作岗位。

(吴　鸣　张　霞　辛永福)

第三节 人工肩关节置换康复

一、概述

人工肩关节置换术（artificial shoulder replacement surgery，ASRS）适用于由肩关节退行性改变、类风湿性关节炎、骨折、肱骨头缺血性坏死、肩袖损伤和肩关节软骨溶解等肩关节疾病，造成肩关节不可逆损伤或破坏，所采取的一种较为理想的措施。手术包括人工肱骨头置换（PSA）、全肩关节置换术（TSA）和反式全肩关节置换术。具体手术方案的选择与患者肩关节损伤程度以及是否有肩袖撕裂相关。单纯的肩关节置换术不能解决患者的肩关节功能问题，康复治疗显得尤为重要。

随着加速康复外科（enhanced recovery after surgery，ERAS）的兴起，临床关节外科医生、康复医学科团队、临床护理及营养等团队的多学科协作诊疗模式（multidisciplinary team，MDT）为肩关节置换术后的康复提供了保障，康复介入前需重点了解既往史、术前损伤程度、手术方式、假体类型以及外科医生对于组织修补状况的评估。

①半肩关节置换：适用于累及肱骨头的关节炎同时不伴有盂唇的坏死，而严重的肱骨近端骨折则是半肩关节置换术更普遍的适应证；②全肩关节置换：适用于骨关节炎，炎症性关节炎，累及盂唇的骨坏死以及绝经后关节退行性疾病，但患侧具备完整的肩袖结构，否则应当选择其他假体手术；③反式肩关节置换：适合骨关节炎患者及肱骨复杂骨折且伴有肩袖损伤的患者。

（一）肩关节假体

肩关节假体类型：第一代假体技术–整体型假体（代表：Neer Ⅰ型假体）、第二代假体技术–整体型假体（代表：Neer Ⅱ型假体）、第三代"解剖型"假体（代表：Anatomical 假体）、第四代"三维"假体（代表：Univer 3D 假体）以及"逆置型"假体。

按置换方式可分半肩型、全肩型、逆置型；按固定方式可分为骨水泥型、非骨水泥型。

（二）手术入路

全肩关节置换最常用的入路是三角肌和胸大肌间隙入路，以三角肌和胸大肌为中心，起自喙突紧贴其外缘向上臂近端延伸。

（三）全肩关节置换手术过程

第一步：患者取半卧位（沙滩椅位），以三角肌和胸大肌为中心，起自喙突紧贴其外缘向上臂近端延伸做切口。

第二步：自锁骨前缘至胸大肌下端全程显露三角肌和胸大肌间沟，暴露肱骨头，注意保护头静脉，肌皮神经。

第三步：暴露肱骨头后，切除肱骨头。

第四步：扩髓。

第五步至第九步：安装假体过程。

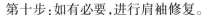

第十步:如有必要,进行肩袖修复。

第十一步:逐层缝合后无菌敷料覆盖,部分患者需要留置负压引流管。

第十二步:测试患者上肢的总体被动活动度(这个关节活动度用于指导康复训练时的关节活动最大限度)。

二、康复问题

术后患者面临的康复问题:疼痛,肩关节活动受限,软组织挛缩,肌力下降,本体感觉障碍,日常生活活动能力下降,社区生活能力下降,生活质量降低等。

三、康复治疗基础

（一）功能评定

1. Constant 和 Murley 肩关节评分　评分涉及疼痛(15 分)、日常活动水平(20 分)、ROM(40 分)、肌力(25 分)等方面,总分为 100 分,分数越高,恢复越好。

2. 肩关节本体感觉评定(注重位置觉评估)　嘱患者闭眼,将患者患侧肩关节移至某一固定位置,让患者描述该位置或用另一侧肢体模仿,如描述或肢体模仿完全正确计 2 分,部分正确计 1 分,不正确计 0 分。

3. 肢体围度测量　上肢在体侧自然下垂,放松肌肉,分别测量上臂围度和前臂围度。上臂围度测量部位于上臂中部、肱二头肌最膨隆处,然后测量其周径。前臂围度测量部位在前臂最粗处,可与健侧上肢做对比。

4. 关节活动范围测量　测量方法:肩关节远端骨朝向近端骨运动过程中,以远端骨所达到的新位置与初始位置之间的夹角角度为标准,测量肩关节的正常生理角度(前屈、后伸、外展、内收、内旋、外旋)。

5. SF-36 表　包括一般健康问题、体力功能问题、由于体力而造成的日常生活限制、身体疼痛、社交能力、心理压抑和幸福感以及情绪问题造成的功能限制等方面的问题。

6. 日常生活能力评估　多采用基础性日常生活能力(BADL)和工具性日常生活能力(IADL)。BADL:常用日常生活能力(Barthel 指数)评定,包括进食、洗漱、修饰、穿脱衣、大小便控制、如厕、床椅转换、步行 45 m,上、下楼梯等,满分 100 分,>60 分为轻度障碍,40~60 分为中度障碍,<40 分为重度障碍。IADL:包括使用电话能力、上街购物、外出活动、食物烹饪、家务维持、洗衣服、服用药物、处理财务能力。评分等级:①自己完全可以做;②有些困难;③需要帮助;④根本无法做。总分最低为 14 分,完全正常;>14 分有不同程度的功能下降;最高为 56 分。单项分 1 分为正常,2~4 分为功能下降,凡有 2 项或 2 项以上≥3 分,或总分≥22 分为功能有明显障碍。

7. 视觉模拟评分法(visual analogue scale score,VAS)　视觉模拟评分法是一种在临床实践中简单地测量疼痛强度的方法。基本的方法是使用一条长约 10 cm 的游动标尺,一面标有 10 个刻度,两端分别为"0"分端和"10"分端,"0"分表示无痛,"10"分代表难以忍受的最剧烈的疼痛。临床使用时将有刻度的一面背向患者,让患者在直尺上标出能代表自己疼痛程度的相应位置,根据患者标出的位置为其评出分数。

8.心理评定　焦虑自评量表(SAS)、抑郁自评量表(SDS)。

(二)治疗原理

1.急性炎症期(0~2周)　治疗以疼痛肿胀管理,被动肩关节活动为主,辅以理疗,在恢复被动活动度的同时维持置换关节的完整性。

2.组织重塑期(2~6周)　此前的训练强度负荷可较急性炎症期增加。继续疼痛肿胀管理、被动肩关节活动。

3.功能重塑期(6周以后)　开始进行辅助下主动/主动肩关节活动,开始旋转活动,提升日常生活能和运动表现能力,肌耐力训练,局部稳定性、局部和全身有氧耐力训练,无氧耐力,反应能力,快速力量等。

四、康复治疗

肩关节置换
术康复

(一)康复目标

1.短期目标

(1)第1周:保护愈合中组织,控制疼痛独立完成功能性活动,如转移、穿脱衣服和行走宣教,正确穿脱肩关节保护带,制订术后限制范围内的居家练习计划。静息痛2~3分,活动痛不超过5分。

(2)第2周:保护愈合中组织,控制疼痛,睡眠状态不受干扰,双上肢围度测量正常,有能力做出限制范围内的活动,较第1周增加关节活动度,静息痛2~3分,活动痛不超过5分。

(3)第3~4周:保护愈合中组织,控制疼痛,睡眠正常,适当的瘢痕松动,增加被动关节活动度,自主穿脱肩关节保护带,独立完成术后限制范围内的居家练习。

上述是实现预期目标的大体时间表,患者的实际情况个体差异大,具体目标随着具体评估而定。

2.长期目标

(1)3个月恢复功能运动,增强力量,改善神经肌肉的控制。

(2)6个月后达到完全的功能恢复,肩关节全范围活动无痛,可完成所有工具性ADL能力。

(二)常规康复治疗方案

1.术前康复　术前康复教育和手术宣教能提高手术的成功率和满意度。术前宣教,让患者意识到手术和康复训练同样重要,术前康复访谈包括:进行肩关节康复治疗的重要性及康复的动机;家人的支持;如何进行手术前后活动度训练、力量训练,穿脱肩关节保护带、冷疗等物理消肿措施的使用;术后ADL出现相关问题的解决方案,出院家庭训练和心理指导。

2.术后超早期阶段(术后1周内,术前至出院当天)

(1)治疗目标:①保护愈合中组织,正确穿戴肩关节保护带;②预防并发症(如上肢深静脉血栓、过度炎症反应、邻近关节活动障碍等);③消肿缓解疼痛;④开始被动肩关节前屈、外展活动度训练;⑤术后限制范围内的居家练习,完成基础性ADL康复治疗。

（2）康复原则：无痛，不增加肩关节加过度炎症反应，严格按照康复治疗方案进行，穿戴肩关节保护带下完成 ADL。

（3）康复治疗方案

1）并发症预防：每日抬高患肢，预防上肢深静脉血栓；主动（远端）肌泵训练，5 min/h，预防上肢静脉血栓和消除肿胀；患侧邻近关节主动的全范围活动（肘、腕）。

2）肌力训练：加强肌力训练、上肢等张肌力训练。

3）关节活动度训练：被动肩关节活动度训练（主要以肩前屈、外展、外旋为主，控制在 30°以内）。①肩关节前屈训练：仰卧位或坐位做肩关节被动活动度练习，每天 2 次，活动范围控制在 0°～45°。②肩关节外展训练：仰卧位或坐位做肩关节被动外展练习，每天 2 次，活动范围控制在 0°～45°。

4）钟摆活动训练：静态姿势下，躯干向前屈曲，利用髋部和躯干的动作来带出上肢在各个平面的钟摆动作。这个运动对于患者的好处包括对关节的牵引，对关节囊的牵伸，并且避免肩关节周围肌群的主动收缩。总而言之，它的目标就是避免软组织挛缩，并通过有节律的被动关节活动来调节疼痛。倡导短时多次的运动。

5）步行训练：在穿戴肩关节保护带下，下床步行。

6）手法治疗：肩胛骨周围放松，手法轻柔，注意刀口，2 次/d，一次 10 min。

7）物理因子治疗：建议每日康复治疗后进行冷敷，每次 15 min，3～4 次/d；偏振光消炎镇痛，2 次/d，一次 10 min；低频治疗激活上臂肌群；上肢压力治疗消肿预防深静脉血栓。

8）器械治疗：采用 CPM 训练，从 0°～20°开始，根据患者反应每天增加 5°～10°，直到 45°，2 次/d，一次 30 min～2 h。

9）作业治疗：开始于术后 10 h，基础性 ADL 训练，自理生活训练，如吃饭、修饰、如厕训练。术后次日开始进行，出院前具备基础性 ADL 能力。

10）心理指导：因患者文化水平和对手术传统的认识，大部分患者对术后康复认识不够和恐慌，心理指导和治疗同样很重要。康复训练中疼痛是很正常的，30 min 后疼痛消失就算正常表现。术后肿胀和预防深静脉血栓是必须的，不可因为吃药预防就忽略康复训练的内容，训练后冰敷治疗是必须的，不能因为患者关节怕冷拒绝冰敷治疗，关节活动训练须循序渐进，不可害怕拒绝活动，或自行强行训练。术后组织损伤的不同，活动的时间和强度要因人而异。

11）出院康复计划：患者术后出院回家期间，应严格按出院康复处方训练，患者有必要到康复中心继续进行康复训练。运动训练量增加以不引起患者剧烈疼痛为耐受度，冰敷治疗还需继续。

3. 术后早期阶段（2～6 周）

（1）治疗目标：①保护愈合中组织，正确穿戴肩关节保护带；②预防并发症（如上肢深静脉血栓、过度炎症反应、邻近关节活动障碍等）；③控制疼痛；④睡眠连续；⑤逐渐增加被动肩部关节活动度（屈曲 0°～140°，外旋 0°～30°，内旋 0°～70°，外展 0°～110°）；⑥患侧上肢肿胀消除；⑦工具性 ADL 训练。

（2）康复原则：此阶段仍然集中在保护愈合中组织，减轻水肿、改善肩关节 ROM、改善上肢力量、控制疼痛、增强独立从事各种功能活动能力和继续独立进行家庭锻炼方案。

（3）康复治疗方案

1）并发症预防：继续上述训练。

2）关节活动度训练：被动关节活动度（在功能性平面活动并且在限制角度内），在肩部的屈曲外展和外旋（<30°）的前提下进行被动肩部关节活动度训练（屈曲 0°～140°，外旋 0°～30°，内旋 0°～70°，外展 0°～110°）。

3）肌力训练：加强肌力训练、上肢等张肌力训练。

4）肩关节保护带：指导正确独立穿脱肩关节保护带。

5）平衡/本体感觉训练：本体感觉神经肌肉促进术和猫驼运动。

6）手法治疗：肩胛骨松动动态关节松动术，拆线后肩胛下肌，肩袖后侧，肱二头肌肌腱等组织松动。

7）物理因子治疗：继续上述物理因子治疗，注意控制术后肿胀和炎症反应。

8）器械训练：患肢在获得的关节活动度内进行器械训练活动。

9）作业治疗：①自理性 ADL 能力，日常生活大部分自理；②工具性 ADL 能力训练，包括使用电话能力、上街购物、外出活动、食物烹饪、家务维持、洗衣服、服用药物、处理财务能力。

10）心理指导：患者和家属的心理指导和康复宣教还需进行。告知患者肩关节的活动度训练要循序渐进，遵循组织愈合的时间节点；还需预防肿胀和深静脉血栓。

4. 术后恢复期阶段（6～12 周）

（1）治疗目标：①保护愈合中组织；②回归肩屈曲 90°内的活动，改善仰卧位下的主动关节活动度（屈曲 0°～140°，外展 0°～120°，外旋 0°～40°，肩外展 90°下，可外旋 0°～40°，坐位下主动屈曲 0°～120°）；③增强力量；④改善肌肉柔韧性；⑤提高神经肌肉控制；⑥工具性 ADL 训练。

（2）康复原则：此阶段重点是最大限度地恢复肩关节 ROM，减少肩胛周围的粘连，减少痛觉传入，明确目标肌肉，促进肌肉收缩，加强本体感觉训练，独立完成工具性 ADL。

（3）康复治疗方案

1）关节活动度训练：继续上述运动训练，注意最大限度地恢复肩关节 ROM。

2）肌力训练：这个阶段的重点是在已有关节活动度或是在将获得更大活动范围内进行肌力训练，可以使用等长训练，特别是在缺少足够力量来完成关节活动的患者中。对于肩关节屈曲 90°以内的肌力训练，可采取俯卧位下肩胛稳定肌等长训练，配合三角肌和肩袖离心收缩。

3）平衡/本体感觉训练：继续上次平衡/本体感觉训练。

4）手法治疗：如果有疼痛对盂肱关节使用松动术（Ⅰ～Ⅱ级手法）。

5）物理因子治疗：继续上次物理因子治疗。

6）作业治疗：正确进行所有的家居活动，治疗师给予最小的矫正指导。

7）心理指导：告诉患者术后康复基本恢复，但训练还需继续，患者家庭训练要坚持半年时间。

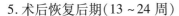

5. 术后恢复后期(13～24 周)

(1)治疗目标:①回归正常生活,包括过头动作,增加关节活动度改善神经肌肉控制和肌力;②肩关节全范围活动无痛;③在6～12 个月间达成完全的功能恢复,可完成所有工具性 ADL 能力。

(2)康复原则:此阶段主要是在已有的主动关节活动范围内进行目标肌肉的肌力训练,肌力训练应着重于肩部动态稳定系统,同时还应该解决残存的疼痛和受限的功能,完成所有工具性 ADL 能力。

(3)康复治疗方案:①持续的软组织按摩;②关节活动和力量训练(闭链和开链运动均需要);③改善关节残存的关节活动障碍;④Ⅲ、Ⅳ级震动手法缓解关节的粘连、僵硬;⑤心理指导,患者家庭训练需继续,定期复查;⑥其余康复训练同上。

(三)注意事项

(1)肩关节保护:肩关节置换术后早期要对肩关节进行保护,促进受损组织愈合。

(2)肿胀:肩关节置换术后早期要避免长时间上肢下垂,注意预防术后上肢肿胀。

(3)引流:肩关节置换术后,如果放置了引流管,通常在 24 h 内拔出。注意引流液性质、颜色、亮度和引流量,如液性混浊,应做细菌培养。

(4)伤口愈合情况:伤口不愈合的常见原因是局部继发感染。术后早期伤口的无菌消毒,保持干燥都十分重要,若有感染征兆,应及时处理。康复训练手法松动早期要注意切口位置,勿在切口进行松动等手法。

(5)防止深静脉血栓形成:术后要注意深静脉血栓形成,加强术前教育,术后早期要加强上肢肌泵和上肢等长收缩训练,必要时应用肝素等抗凝药物预防深静脉血栓形成。

(6)被动活动和主动活动:术后早期以被动活动为主,根据组织愈合情况逐步进行主动关节活动,活动的强度和范围要根据组织愈合的时间节点制定,切不可激进。

(7)关节不稳:肩关节置换术后,关节不稳定的发生通常多由于肩关节周围软组织损伤和肌力不足造成。除手术中选用合适假体外,康复训练中要加强患者肌力训练,保持肩关节稳定性。

(8)全肩置换术限制目标分类:全肩置换术限制目标分类主要有类风湿性关节炎、巨大的肩袖撕裂、假体位置安放失败、败血性关节炎、神经血管损伤等,这些患者术后康复目标应主要着重于疼痛的减轻,术后关节活动范围要根据具体情况做适当的调整。

五、典型病例

(一)病历资料

患者苏××,男,61 岁,务农。

主诉:右肱骨近端骨折术后 15 年,右肩部疼痛 3 年。

现病史:患者自 2004 年因摔伤致右肱骨近端粉碎性骨折,在当地医院行骨折切开复位内固定术,术后恢复尚可,未取出内固定装置,3 年多前开始出现右肩关节疼痛,未予以正规治疗,近期疼痛加重难忍,活动明显受限,于当地医院行药物保守治疗,患者自觉效果不明显。为求进一步治疗,遂于我院门诊就诊,门诊查 X 射线示:右肩关节密度增高,右肱骨近端骨折内固定术后,内固定在位,关节间隙消失,周围骨赘增生,右肱骨头塌陷并向上滑移,为进一步治疗,门诊以"右侧创伤后肱骨头坏死"收住入院。患者自发病以来饮食睡眠可,大小便正常,体重无明显改变。

既往史:否认肝炎、疟疾病史,有陈旧性肺结核,否认高血压、心脏病史,否认糖尿病、脑血管疾病、精神疾病史,否认输血史,否认食物、药物过敏史,预防接种史不详。

个人史:生于安徽省安庆市,久居本地,否认疫区、疫情、疫水接触史,否认牧区、矿山、高氟区、低碘区居住史,无化学性物质、放射性物质、有毒物质接触史,无吸毒史,无吸烟、饮酒史。

专科检查:右肩部可见陈旧性手术瘢痕,愈合良好,双上肢无明显旋转畸形,右肩部压痛阳性,右上肢纵向叩击痛(+),右肩关节活动受限,右上肢较左上肢短缩约 2 cm,右上肢无麻木,右上肢桡动脉搏动可及,末梢血运可,肌力 3 级。

辅助检查:右肩关节 X 射线示右肩关节密度增高,右肱骨近端骨折内固定术后,内固定在位,关节间隙消失,周围骨赘增生,右肱骨头塌陷并向上滑移。

诊断:①右侧创伤后肱骨头坏死;②右侧肱骨近端骨折术后;③陈旧性肺结核。

临床治疗方案:右肩关节表面置换术。

（二）术前康复评估

1. S(subjective data,主观资料)　患者主诉右肱骨近端骨折术后 15 年,右肩部疼痛 3 年,不能梳头,不能干农活,能承担家务活动。

2. O(objective data,客观资料)　X 射线及磁共振显示患者右侧创伤后肱骨头坏死。右肩部可见陈旧性手术瘢痕,愈合良好,双上肢无明显旋转畸形,右肩部压痛阳性,右上肢纵向叩击痛(+),右肩关节活动受限,被动活动痛,右上肢较左上肢短缩约 2 cm,右上肢无麻木,右上肢桡动脉搏动可及,末梢血运可,肌力 3 级,骨科医生拟进行右肩关节表面置换术,术前血、尿、超声等相关检查指标正常。

3. A(assessment,功能评定)

（1）VAS 评分:静息 2 分,活动 5,提示患者活动时肩关节疼痛明显。

（2）BMI:18.4 kg/m^2。

（3）ROM(活动度):前屈(A/P 0°～60°/0°～80°)、后伸(A/P 0°～20°/0°～35°)、外展(A/P 0°～50°/0°～65°)、内收(A/P 0°～35°/0°～40°)、内旋(A/P 0°～20°/0°～25°)、外旋(A/P 0°～35°/0°～45°)。

（4）三角肌肌力:3 级,肌力下降。

（5）术前肢体:(围度肘关节上下 12 cm)左 28/22.5 cm,右 24/20.3 cm。右侧肢体围度较左侧小。

（6）改良 Barthel 评分:94 分,患者轻度依赖,少部分需要其他人帮助。

（7）Constant 和 Murley 肩关节评分:45 分,其中疼痛、ROM 障碍明显。

（三）主要康复目标

1. 短期康复目标(术前至术后 1～4 d 住院期间)　预防并发症(如上肢深静脉血栓、过度炎症反应、邻近关节活动障碍等),保护愈合中组织,正确穿戴肩关节保护带,消肿缓解疼痛,开始被动肩关节活动度训练,术后限制范围内的居家练习,完成基础性 ADL 康复治疗。

2.中期康复目标(出院至术后 3 个月)　术后 1 个月在家庭环境中,保护愈合组织,控制疼痛,睡眠正常,适当的瘢痕松动,增加被动关节活动度,自主穿脱肩关节保护带,独立完成术后限制范围内的居家活动;术后 1~3 个月持续改善活动度,增强力量,改善肌肉柔韧性,提高神经肌肉控制,进行工具性 ADL 训练能够参与轻体力的家务活动。

3.长期康复目标(术后 3~6 个月)　回归正常生活,包括过头动作,增加关节活动度改善神经肌肉控制和肌力,肩关节全范围活动无痛,完全的功能恢复,可完成所有工具性 ADL 能力。

(四)康复治疗方案

早期系统化康复治疗方案见表 4-5。

表 4-5　早期系统化康复治疗方案

阶段	早期系统化康复治疗方案
术前计划	1.沟通:康复医生、康复治疗师及骨科医生、护士与患者做好术前沟通及心理指导。患者接受手术及术后康复训练的指导
	2.术前康复宣教:①初步了解手术并发症和康复训练;②康复物理治疗师对指导患者进行术后每小时的肌泵管理,术后肩关节保护带的使用等;③作业治疗师术前患者进行术前康复访谈,康复包括让患者了解进行肩关节康复治疗的重要性及康复的动机;获得患者家属的支持;如何进行手术前后活动度训练,力量训练,穿脱肩关节保护带、冷疗等物理消肿措施的使用;术后 ADL 出现相关问题的解决方案,出院家庭训练和心理指导
术后计划	3.手术当日:肌泵,100 次/12 h;①向心性推拿,10 次/24 h;②有效咳嗽,5 个/次 ▶患者表现:患者术后生命体征平稳,精神状态可,能够独立完成肌泵训练
	4.术后第 1 天:继续上述训练;增加以下方法。①冷敷,20 min/次,3 次/d;②偏振光照射,1 min/次,2 次/d;③正确使用肩关节保护带;④肌肉等长收缩训练,10 循环/组,10 组/次,3 次/d;⑤被动肩关节活动度训练(前屈、外展、外旋),10 循环/组,10 组/次,2 次/d;⑥邻近关节活动度训练(肘关节、腕关节),10 循环/组,10 组/次,3 次/d;⑦体位适应性训练、下床步行,多次/d;⑧ADL 指导(进食、体位转移、穿衣、洗漱、如厕),2 次/d ▶患者表现:患者辅助下可以正确穿脱肩关节保护带,被动肩关节活动(前屈 30°、外展 30°、外旋 10°),肘关节和腕关节完成主动全范围活动,辅助下转移下床、辅助下穿衣,独立完成进食、洗漱等活动

续表 4-5

阶段	早期系统化康复治疗方案
术后计划	5. 术后第 2 天:继续上述训练;增加以下训练。①钟摆活动训练:10 循环/组,10 组/次,3 次/d;②肩胛骨周围放松:10 循环/组,10 组/次,3 次/d ▶患者表现:患者肩关节被动前屈 45°、外展 45°、外旋 30°,活动时出现轻微疼痛;钟摆活动训练和肩胛骨周围放松后无不适
	6. 术后第 3 天至出院:继续上述训练 ▶患者表现:患者静息轻度疼痛,活动轻度疼痛,患者肩关节被动前屈 60°、外展 60°、外旋 30°,独立完成钟摆活动,肘关节和腕关节完成主动全范围活动,辅助下穿脱肩关节保护带,生活自理方面仅需要监督或少量帮助可完成
	7. 出院宣教:①按照家庭治疗方案继续加强被动活动度,穿脱肩关节保护带、穿衣的训练,提高自我照料能力,减少对家人的依赖。②家属及照顾者教育,协助患者每日的日常训练,保证患者安全。③保护患肢、避免主动肩关节活动、避免患肢提物。④合理饮食,适度训练,避免劳累
家访及门诊复诊计划	1. 术后 1 个月内坚持住院期间训练方案或到门诊进行康复训练
	2. 术后半个月检查伤口愈合情况,患者用药情况,指导居家康复训练方案,缓解术后疼痛、控制水肿、增加被动关节活动度
	3. 居家 ADL 及 IADL 方面建议,指导患者在肩关节恢复期间能够安全有效地完成生活自理活动和限制范围内的居家练习
	4. 根据患者居家环境提出合理的居家改造建议
	5. 门诊 1 个月复诊,检查组织愈合情况、假体的稳定性,适当的瘢痕松动,增加被动关节活动度,自主穿脱肩关节保护带,指导术后限制范围内的居家活动,改善肌肉柔韧性,提高神经肌肉控制、本体感觉

(五)出院当天评估

1. S(subjective data,主观资料) 患者静息轻度疼痛,被动活动时轻度疼痛。患者自我感觉短期康复后的肩关节功能每日有明显的进步,生活自理能力也不断提高。

2. O(objective data,客观资料) 出院换药伤口干燥,没有明显渗血及红肿。

3. A(assessment,功能评定)

(1)VAS 评分:静息 1 分,活动 3 分。

(2)ROM:①被动活动度(PROM),前屈 60°、外展 60°、外旋 30°。②主动活动度(AROM),不做主动肩关节活动。

(3)三角肌肌力:3 级。

(4)术侧肢体:33.2 cm/23.4 cm。

(5)改良改良 Barthel 评分:91 分,患者可以完成大部分生活自理活动,仅在少量帮助下完成洗澡、穿衣等活动。

(6)Constant 和 Murley 肩关节评分:47 分,其中 ROM 部分由于术后早期保护组织愈合,活动受限明显。

4. P(plan,康复治疗计划)

(1)出院宣教:按照家庭治疗方案继续加强 ROM,穿脱肩关节保护带、穿衣的训练,提高自我照料能力,减少对家人的依赖。

(2)家属及照顾者教育,监督患者每日的日常训练,保证患者安全。

(3)保护患肢、避免过大肩关节活动、避免患肢提物。

(4)合理饮食,适度训练,避免劳累。

（六）家访(术后 2 周)

1. S(subjective data,主观资料) 患者静息、活动有轻度疼痛。

2. O(objective data,客观资料) 伤口恢复较好,无明显肿胀,无液体渗出。

3. A(assessment,功能评定)

(1)VAS 评分:静息 1 分,活动 3 分。

(2)ROM:①PROM,前屈 750°、外展 75°、外旋 30°、内旋 30°。②AROM,前屈 50°、外展 40°、外旋 20°、内旋 20°。

(3)三角肌肌力:3 级。

(4)术侧肢体:29 cm/24 cm。

(5)改良 Barthel 评分:91 分,患者可以完成大部分生活自理活动,仅在少量帮助下完成洗澡、穿衣等活动。

(6)Constant 和 Murley 肩关节评分:49 分,其中 ROM 部分由于术后早期保护组织愈合,活动受限明显。

(7)环境评估:①室外环境。小区内环境整洁、有健身器械。②室内环境。室内整洁,衣柜挂衣区较高,厨房壁柜较高,阳台上有不可升降的晾衣架。③人文环境:患者与妻子居住,妻子能够照顾患者并完成所有家务,女儿经常回家看望,给予支持,周边邻居关心患者的肩关节恢复情况。

4. P(plan,康复治疗计划)

(1)出院宣教:按照家庭治疗方案继续加强 ROM。

(2)家属及照顾者教育,协助患者的日常训练,保证患者安全。

(3)保护患肢、避免过大角度的肩关节活动、避免患肢提物。

(4)合理饮食,适度训练,避免劳累。

(5)多参与 IADL,如叠被子、整理物品、准备简单的食物等室内活动。

(6)环境改造建议,由于衣柜挂衣区较高,可调整挂衣区位置,在阳台上安装可升降的晾衣架。

（七）复查(术后 1 个月)

1. S(subjective data,主观资料) 患者静息无痛,步行久有轻度疼痛。

2. O(objective data,客观资料) 伤口恢复较好,无明显肿胀,无液体渗出。

3. A(assessment,功能评定)

(1)VAS 评分:静息 0 分,活动 2 分。

(2)ROM:①PROM,前屈 90°、外展 90°、外旋 30°、内旋 30°。②AROM,前屈 60°、外展 50°、外旋 30°、内旋 30°。

(3)三角肌肌力:3 级。

(4)术侧肢体:25.7 cm/21 cm。

(5)改良改良 Barthel 评分:100 分,患者生活自理。

(6)Constant 和 Murley 肩关节评分:56 分,其中 ROM 部分由于术后早期保护组织愈合,活动受限明显。

(吴 鸣 张 霞 辛永福)

第五章 | 青少年特发性脊柱侧凸康复

一、概述

脊柱侧凸(scoliosis)是指脊柱的结构三维畸形,包括脊柱前凸、侧向偏移、轴向旋转,也常被为脊柱侧弯。其中80%不明原因且具有自发性特点,属于特发性脊柱侧凸(idiopathic scoliosis,IS)。青少年特发性脊柱侧凸(adolescent idiopathic scoliosis,AIS)是一种发生于10~18岁儿童和青少年时期Cobb角不小于10°的特发性脊柱侧凸,通常在青春期骨骼发育成熟前恶化。

(一)病因

AIS病因机制尚缺乏统一理论,目前被认可的原因包括遗传因素、神经因素、激素与代谢因素、生物力学因素、环境与生活因素。

(1)AIS是一种复杂的遗传病,有一个或多个基因参与其中。研究发现该病与一种雌激素受体结构和功能密切相关。

(2)神经因素可能包括:产生运动控制问题的视觉空间障碍、身体空间定向障碍、神经发育障碍、感觉统合障碍。

(3)激素与代谢因素可能包括生长激素、雌激素、褪黑素、钙调蛋白等激素的活性与含量异常。其中钙调蛋白是一种具有钙离子受体的蛋白质,能够影响骨骼肌的收缩,常存在于血浆与血小板中。研究表明12个月内AIS进展率超过10°的患者血小板中钙调蛋白水平较高。

(4)生物力学因素可能包括不同强度和方向的载荷在生长过程中对椎体的影响以及软骨发育异常。骨骼生长发育在非常复杂的几何系统中发生,因此具体原因还需进一步研究。

(5)环境与生活因素可能包括日常生活中姿势不良,导致生长发育不平衡。

(二)流行病学

AIS发病率与地域有关,高纬度地区患病率更高。2010年的一项Meta分析,纳入17个国家36项研究,计算了AIS的全球患病率,不同研究和不同国家有所不同。如西班牙患病率为0.7%~7.5%,北美为0.4%~3.9%,亚洲为0.4%~2.5%,以色列为0.1%,中东为1.9%,澳大利亚为1.9%。AIS总患病率为1.34%(95%可信区间:0.98%~1.70%)。同时Cobb角不同,男女所占比例也不同。当Cobb角为10°~20°,男女比例1:1.3;Cobb角为20°~30°,男女比例1:5.4;Cobb角大于30°,男女比例1:7。诊断为AIS的患者大约10%需要保守治疗,0.1%~0.3%需要手术矫正。

（三）分类

分类按国际脊柱侧凸矫形和康复治疗协会（International Scientific Society on Scoliosis Orthopaedic and Rehabilitation Treatment, SOSORT）共识推荐。

1. 时间分类（证据等级：V） 根据诊断年龄可将 IS 分为：0～2 岁婴儿 IS、3～9 岁幼儿 IS、10～18 岁青少年 IS、18 岁以上成人 IS。

2. 角度分类（证据等级：VI） 一般根据 Cobb 角大小来判断 IS 严重程度。低 10°～20°、中度 21°～35°、中重度 36°～40°、重度 41°～50°、极重 51°～55°、非常严重大于 56°。同时也在一些阈值上达成共识。①Cobb 小于 10° 不可诊断为脊柱侧凸；②Cobb 大于 30°，成年期的进展风险增加，引发疼痛、形态异常、躯体功能受限、生活质量下降的风险增加；③Cobb 大于 50°，成年期会进一步进展，会引发疼痛、形态异常、躯体功能受限等健康问题，会导致生活质量下降。在测量 Cobb 角时，手工测量误差 5° 左右，计算机辅助测量误差较小，1.22°～3.6°。这提示我们在做临床决策时，应考虑所用方法的测量误差。

3. 形态分类（证据等级：V） 根据冠状面脊柱畸形的解剖部位可分为颈段 C_6～C_7、颈胸段 C_7～T_1、胸段 T_1～T_{11} 或 T_{12}、胸腰段 T_{12}～L_1、腰段 L_1～L_2。它既用于保守治疗，也用于脊柱侧凸的术前分类。

4. Rigo 分型（证据等级：VI） 放射标准用于区分 5 种基本类型的弯曲，包括：①胸段不对称（或 3 个侧弯）；②真双弧（或 4 个侧弯）；③胸段对称和假双弧（非 3 非 4）；④单腰段侧弯；⑤单胸腰段侧弯。该分类主要用于矫形支具制作，后也应用于 Schorth 保守治疗的评估。

（四）筛查［证据等级：I（证据不足）］

目前常用的筛查试验如表 5-1 所示。当同时使用前屈试验、脊柱侧凸测量仪和云纹图 3 个筛查试验时，筛选的准确度最高（93.8% 的敏感度和 99.2% 的特异性）；仅使用 1 个或 2 个筛查试验（如前屈试验和脊柱侧凸测量仪的敏感度为 71.1%，前屈试验的敏感度为 84.4%）。放射学主要用于确认诊断，Cobb 角用于精确测量侧凸角度；Risser 征（髂骨骨化阶段），用于监测脊柱侧凸进展，等级越高越趋于稳定。Risser 征：在骨盆的正位 X 射线片上，在髂前上棘到髂后上棘的总长度分为 4 段。从前向后测量 0 级未出现髂骨骨骺；I 度出现 1/4 骨骺；II 度出现 1/2 骨骺；III 度出现 3/4 骨骺；IV 度出现全部骨骺，但未与髂骨融合；V 度骨骺与髂骨融合。

脊柱侧弯进展取决于诊断年龄、侧弯类型和严重程度、性别和骨骼成熟度。并非所有的脊柱侧弯都有进展，研究表明 25%～75% 的侧弯保持不变，而 3%～12% 的侧弯程度会自发改善。因此，应根据侧弯程度、骨骼成熟度、患者年龄和性成熟度判断 AIS 进一步恶化的可能性，从而进行个性化评估与治疗。

表 5-1　青少年特发性脊柱侧凸筛查试验

筛查试验	具体操作方法
前屈试验	被检查者背对检查者,身体前屈至脊柱与地面平行,观察背部,若一侧明显隆起或躯干出现旋转,则为阳性
脊柱侧凸测量仪	用来测量躯干旋转角度的无创仪器。在进行前屈试验时,检查者将仪器放在被检查者脊柱上,读取角度。躯干旋转角度为 5°~7° 时,建议拍 X 射线片做进一步检测
垂线测试	直立位,检查者在被检查者 C_7 椎体处放置一条铅垂线延伸至髋部以下,测量垂线与脊柱的距离。存在距离则为阳性
云纹图法	将云图条纹的轮廓线投射于被检查者背部,检查者记录投影,并计算不对称轮廓线的数量。具有 ≥2 个不对称云图条纹为阳性结果

二、康复问题

根据 SOSORT 共识指南 AIS 常见的康复问题有以下几种。

1. 疼痛　AIS 进展会引发疼痛,包括颈部疼痛、下背痛、髋关节周围疼痛、膝关节疼痛等,其中以下背痛最常见。

2. 呼吸功能障碍　Cobb 角为 30°~60° 的患者会出现不同程度的呼吸功能障碍,包括异常呼吸模式、胸廓不对称、胸活动受限、呼吸肌肌力下降、肺活量下降。呼吸功能受限导致肺通气不足,重度胸段脊柱侧凸可能会影响肺活量。

3. 运动功能障碍　当 Cobb 角大于 40° 患者会出现运动能力下降,主要表现为下肢肌肉功能不耐受。

4. 姿势控制功能异常　AIS 患者脊柱椎体三维结构畸形,背部肌肉发育不平衡,本体觉下降共同导致了姿势控制功能异常。

5. 心理障碍　无论 Cobb 角或年龄大小,32% AIS 患者都表现出明显的心理和情绪问题,主要表现为自卑和焦虑。

6. 日常生活活动能力下降　AIS 出现的躯体功能障碍导致日常生活活动受限,同时支具的佩戴也会影响日常生活活动能力。

7. 生活质量下降　AIS 影响身体外形以及支具的使用会导致生活质量下降。

三、康复分期

不同的分期对应不同的功能表现,同时也对应不同的治疗方法与强度。2016 版 SoSort 指南推荐相关分期对应的治疗方案与强度(证据强度V-推荐强度 B)如表 5-2 所示。

表 5-2　相关分期对应的治疗方案与强度

分期	Cobb 角 低 10°~20°		中 21°~40°		重 41°~50°	
	低强度	高强度	低强度	高强度	低强度	高强度
Risser 0	Obs6	SSB	HTRB	FTRB	TTRB	Su
Risser 1	Obs6	SSB	PSSE	FTRB	FTRB	Su
Risser 2	Obs6	SSB	PSSE	FTRB	FTRB	Su
Risser 3	Obs6	SSB	PSSE	FTRB	FTRB	Su
Risser 4	Obs12	SIR	PSSE	FTRB	FTRB	Su

注:Obs6,每 6 个月观察随访一次;Obs12,每 12 个月观察随访一次;SSB,脊柱侧弯软支具;SIR,专业康复医院接受 3~6 周 PSSE;PSSE,AIS 物理治疗;HTRB、TTRB、FTRB,全天刚性支具;Su,手术。

注意:①胸段 Cobb 角小于 25°患者与胸腰段或腰段 Cobb 角小于 20°患者可考虑单纯脊柱侧弯物理疗法(证据强度Ⅱ-推荐强度 B),主要项目包括脊柱三维矫正、日常生活活动能力训练、姿势稳定性训练、健康教育。②胸段 Cobb 角为 25°~50°患者与胸腰段或腰段侧弯角度为 20°~40°患者应同时考虑脊柱侧弯物理疗法和支具疗法。③胸段侧弯角度大于 50°患者与胸腰段或腰段侧弯角度大于 40°患者建议就诊相关脊柱外科,再考虑行手术治疗。

四、康复治疗基础

(一)功能评定

1. 疼痛　除了需要注意结构等物理方面的问题之外,更应该注意生化和心理变化的后果和影响。疼痛可为脊柱侧弯的伴随症状。对疼痛程度的评定是一项重要的工作。且要与临床症状紧密联系,找出疼痛的原因。

(1)言语描述量表(VRS):采用无痛、轻度疼痛、中度疼痛、重度疼痛、极度疼痛等词语来表达疼痛程度,该方法的词语易于理解,可随时口头表达,沟通方便,满足患者的心理需求,但不适于语言表达障碍患者,可分为以下 4 级。

0 级:无疼痛。

Ⅰ级(轻度):有疼痛但可忍受,生活正常,睡眠无干扰。

Ⅱ级(中度):疼痛明显,不能忍受,要求服用镇静药物,睡眠受干扰。

Ⅲ级(重度):疼痛剧烈,不能忍受,需用镇痛药物,睡眠受严重干扰,可伴自主神经紊乱或被动体位。

(2)视觉模拟法(VAS 画线法):语言表达或不习惯用语言描述的患者建议用此方法。用纸笔的方式或评分尺供检查者使用,检查者在纸上或尺上画 10 cm 长的直线,按 cm/mm 分度,直线左端表示无痛,右端表示极痛,中间表示中度疼痛。让患者目测后在直线上用手指、笔画或移动评分上游标,在尺的直线上定出某一点,表示疼痛程度。便于前后对比。

2. 呼吸功能　用 FVC/FEV$_1$ 评定。FEV$_1$(第 1 秒用力呼气容积)指最大吸气后,开始用力呼气第 1 秒内的呼出气量。FVC(用力肺活量)指的是深吸气后用力呼出的全部气量。

根据 FEV_1/FVC、FEV_1 占预计值百分比和症状可对严重程做出下列分级。

Ⅰ级(轻度):FEV_1/FVC<70%,FEV_1 占预计值百比≥80%。

Ⅱ级(中度):FEV_1/FVC<70%,50%≤FEV_1 占预计值<80%。

Ⅲ级(重度):FEV_1/FVC<70%,30%FEV_1 占预计值<50%。

Ⅳ级(极重度):FEV_1/FVC<70%,FEV_1 占预计值<30%,或 FEV_1<50%伴有慢性呼吸衰竭。

3. **躯干核心肌群**　腹横肌/盆底肌/膈肌。这些肌肉群组成了一个四方形的盒子,维持或增大腹内压。

(1)腹横肌:在腹横肌的中间位置系着一条胸腰筋膜,当腹横肌收缩时,通过拉紧胸腰筋膜,产生一种较缓和的压力于脊椎上,提供稳定脊椎的力量。

(2)腹内外斜肌:腹横肌、腹内斜肌与腹外斜肌 3 条肌肉就像肚子的一座堡垒,在增加腹内压功能的同时,在运动中也扮演了极为重要的角色。腹内斜肌的肌肉纤维走向与腹横肌相似;腹外斜肌的表层的肌肉,可避免骨盆过度前倾,以及避免腰椎的过度伸展跟扭转。

(3)膈肌:膈肌位于胸腔与腹腔之间,收缩时增加胸廓的容积,且与腹横肌共同收缩而拉紧胸腹筋膜,因而增加腹内压促使脊椎趋于稳定。

(4)盆底肌:骨盆的肌肉包含了提肛肌与尾骨肌。收缩时,使邻近的内脏筋膜和胸腰筋膜产生张力,进而提升腹内压。此外,骨盆底肌会与腹横肌产生共同收缩。

4. **体表评估**　TRACE/POTSI/ATSI/脊柱矢状面评估。

随着对脊柱畸形和脊柱手术生物力学研究的深入,人们逐渐认识到矢状面平衡的重要性。生物力学研究表明,人体脊柱始终保持在一种矢状面的动态平衡,一旦这种平衡被打破将导致脊柱畸形的发生。为了认识脊柱矢状面平衡关系,首先应了解脊柱解剖。

人类在进化过程中,由四肢着地逐渐变为双足直立,脊柱为了适应这一过程,在矢状面上形成了 4 个生理弯曲(颈前曲、胸后曲、腰前曲、骶后曲)。这 4 个弯曲中,骶曲尤为特殊。由于骶椎和髂骨之间为微动关节,因此在生物力学研究中将其看为一个整体,起到承上启下的作用,其下方连接股骨头,这种相互关联的结构,使它们之间能够相互协调。如果腰椎前凸改变,将导致骨盆围绕髋关节轴进行旋转。加大脊柱矢状位平衡的缺失。

(1)局部脊柱曲率:Cobb 法。胸椎后凸(thoracic kyphosis,TK):测量 T_4 椎体上缘在 T_{12} 椎体下缘的 Cobb 角;腰椎前凸(lumbar lordosis,LL):测量 L_1 椎体上缘至骶骨平台的 Cobb 角。

(2)脊柱-骨盆矢状面参数:具体参数如下。①骨盆投射角(pelvic incidence,PI):双侧股骨头中心的连线称为髋轴(hip axis,HA)。髋轴中点与骶骨平台中点的连线和骶骨平台垂线所成的角即为 PI。②骨盆倾斜度(pelvic tilt,PT):髋轴中点与骶骨平台中点的连线和铅垂线间所成的角即为 PT。③骶骨倾斜角(sacral slope,SS):为骶骨平台与水平线所成的角度。PI=PT+SS,PT 与 SS 大小与体位相关,PI 是固定不变的解剖学参数。虽然 SS 的大小与 LL 相关,但 SS 还受体位影响,因此 SS 不适合单独用作指导矫形手术的参考指标。而 PI 不因体位改变而改变,与 LL 相关性强,因此 PI 被认为是最重要的参数。

④矢状面轴向距离(sagittal vertical axis,SVA):为经 C_7 椎体中点的铅垂线至骶骨后角的距离。SVA 是评估脊柱矢状位平衡的可靠指标。

5. 姿势平衡

(1)脊柱两侧的肌肉不平衡,任何因素均可能造成肌肉张力不对称,比如长期的动作姿势习惯不良、因外伤导致一侧肌肉损伤等。

(2)骨盆倾斜不对称,诸多因素均可造成骨盆不对称,比如错误的坐位姿势、下肢的长短不一、足跟与足部的位置不良、某侧的髋关节位置偏移等。

上述因素均会导致两肩不平、两侧肩胛骨不等高、侧偏最大的棘突偏离中线的距离较大、两侧季肋角与髂骨间的距离不一致、腰不对称、髋上提、双侧髂前上棘高度差异、臀裂偏离中线的距离、前弯时两侧背部不对称、双下肢长度不一致等。

6. 日常生活活动能力　较轻的患者不存在日常生活活动能力方面的问题,如侧弯较重影响日常生活能力时须评估本内容。

7. 生活质量　针对特发性脊柱侧弯的患者,我们目前关注更多的为生活者自身的质量。推荐使用 SF-36 生活质量表调查表。

8. 心理评定　推荐使用焦虑自评量表(SAS)/抑郁自评量表(SDS)。

9. 特殊检查　包括 Adam's 测试/ATR 测试。Adams 试验:被检查者尽量暴露脊柱,双足并腿站立,双膝伸直,双臂前伸,然后向下弯腰,保持双臂下垂,双手合掌,双臂自然悬垂,躯干向前弯曲至背部接近水平;检查者在身后沿水平面观察脊柱及胸廓的异常变化。一般可以发现两侧背部高低变化。若出现一侧隆起,说明肋骨及椎体存在旋转畸形,需进一步测量旋转角度。

10. 骨骼成熟度评估　Risser 征指数(0～5)用于评估骨骼发育成熟度,可以判断脊柱侧弯的发展趋势,同时为确定治疗方案的参考因素。髂骨骨骺从前往后生长,正位 X 射线片上将髂前上棘到髂后上棘的总长度分为 4 段,在 X 射线片上通过髂鞘骨髓的发育程度来确定 Risser 指数。

(二)治疗原理

通过主动和被动训练,达到脊柱以及周边肌肉的力学平衡,为脊柱的发育提供良好的生长环境。

五、康复治疗

目前为止,AIS 的病因并不清楚,相关的影响因素包括激素、遗传、神经内分泌系统异常或是神经-系统平衡功能障碍、生长不对称等生物力学因素、日常生活中不注意正确姿势等。

脊柱侧弯康复

矫治方法包括矫正体操、日常活动中的姿势治疗、侧方体表电刺激、支具矫形器和手术治疗。一般需根据年龄、侧弯程度及脊柱侧弯进展情况选择和及时调整矫治方案。

运动疗法主要集中通过呼吸与脊柱柔韧的结合以及核心控制等方面,对脊柱侧弯进行治疗和防止进一步加重。目前已有临床数据表明,支具结合运动疗法可以有效减少手术率。

脊柱侧弯<10°:注意日常活动中的姿势治疗,配合矫正体操,定期随访观察。

脊柱侧弯 10°~20°:除上述方法外,配合侧方体表电刺激,并密切注意脊柱侧弯的进展情况,2~3 个月复查一次,有发展倾向,可及时佩戴支具矫形器。

脊柱侧弯>20°:以支具矫形器作为主要矫治方法。如采取支具矫形器、矫正体操、姿势治疗、侧方体表电刺激等综合治疗,可以提高矫治的效果。

脊柱侧弯>45°或侧弯伴有旋转畸形严重者:选择手术治疗,但手术治疗前后仍需配合合适的矫正体操和姿势治疗,以提高和巩固手术效果。

早期发现、早期矫治是获得良好疗效、避免手术的关键。因为脊柱侧弯畸形早期比较柔软,容易矫治,较少发生严重的结构性改变和并发症。通过对于一些脊柱侧弯患儿进行普查,可以在指导下通过治疗得到较为满意的效果。所以家长、学校应给予高度重视,儿童定期进行体格检查十分必要。

（一）治疗目标(Ⅵ/C)

1. 短期目标　改善症状-疼痛/呼吸功能/矫正姿势。

2. 长期目标　防止脊柱侧凸进行性加重。

（二）常规康复治疗方案

1. 运动疗法

(1)呼吸训练:呼吸练习应贯穿在所有运动练习中,其要点是指导患者进行胸腹式呼吸,训练步骤如下。①患者仰卧位,屈髋屈膝。②指导患者呼吸时有意识地限制胸廓活动。③患者吸气时使腹部隆起,可用视觉或用手去检查。在腹部加上沙袋可加强对腹部隆起的训练。④患者呼气时腹部尽量回缩。⑤逐渐把胸腹式呼吸相结合,缓慢的腹式吸气后(腹部隆起),胸廓完全扩张。随着呼气过程,腹部回缩,胸廓回复。⑥进行慢吸气和慢呼气锻炼。呼气时间为吸气的两倍。⑦先在仰卧位训练胸腹式呼吸,然后在坐位,最后在立位下训练。

(2)姿势稳定训练:姿势训练对早期轻度脊柱侧弯是最佳选择。

1)姿势训练:是指患者直接通过意识控制躯干,维持姿势的肌群始终保持姿势的挺拔和对称。要求患者坐位时,胸背部要挺直、坐正,挺胸收腹;写字姿势正确,桌椅的高度距离要适合孩子。在坐位写字时,座椅尽量靠近桌子使腰板能够挺直,双臂平放在桌上;有课外辅导班的孩子特别要注意练习时的姿势,一个动作的时间不要过长(不超过 1 h),可休息 10 min 左右再练。鼓励参加各种体育活动,如慢跑、游泳、肋木悬吊、扩胸运动、双侧上肢伸展运动、体侧运动(举凹侧上臂,牵伸凹侧肌肉)、用凹侧手摸高等;用一根宽带反方向牵压脊柱凸侧,同时患者配合向凸侧侧弯并对抗宽带的牵拉。垫上不对称爬行练习,也是一种矫正训练方法。对于脊柱胸椎凸向右者,练习时左臂右膝尽量向前迈进,右臂、左腿随后跟进,但始终不超越左臂和右腿,方向为向右侧成环行前进。对于胸右腰左侧凸即所谓"S"形侧弯患者,练习时左臂和左腿尽量向前迈进,右臂右腿随后跟上,但始终不超越左臂、左腿,沿右侧呈环行前进。

2)骨盆倾斜训练:通过骨盆倾斜运动来减少腰椎前凸,伸展脊柱。①卧位训练:训练时患者仰卧,髋膝屈曲,下腰部贴紧治疗床面,并维持在此位置;然后平稳而有节奏地从床面上抬臀部,但下腰部不能离开床面。在此基础上,继续伸直双下肢,直至双髋和双膝完全伸直。②立位训练:训练时患者直立位,腰部紧贴墙壁,足跟距离墙面 10~20 cm,双膝屈曲,此时颈部紧贴墙面可减少颈椎前凸,骨盆前倾可减少腰椎前凸。在此基础上,可双足靠近墙面,练习双膝伸直。

3)姿势对称性训练:患者通过主动的自我姿势矫正,保持坐位和立位时躯干姿势挺拔和对称;在此基础上,上肢前屈上举、外展,腰背部前屈、后伸、双足交互抬起,进一步在俯卧位锻炼腰背肌、在仰卧位锻炼腹肌及下肢肌。

4)姿势反馈训练:在姿势训练中可以借助镜子进行姿势的自我矫正。市面上有很多产品,可以随时测量脊柱侧弯的情况,发出声音信号,提醒患者矫正姿势,起到调节姿势、减小脊柱侧弯的作用。需要每天佩带 23 h,直至骨发育成熟。

注意事项:①必须提重物时,注意左右交替进行,同时要保持姿势的正确;②书包不能太重,单肩背包放在高低肩的低肩上,最好用双肩背书包。用低侧肩的手提重物,否则易加重脊柱侧弯;③睡低枕硬板床,有脊柱侧弯时,一般取凹侧卧位,可通过凹侧挛缩肌的松弛而得到矫正。如取凸侧卧位,最好在主凸顶角下面垫上枕头。

(3)核心训练(腹横肌、多裂肌、膈肌训练稳定性训练):训练采用低负荷等长收缩(最大肌力的 20%~40%)进行闭链运动训练,训练中保持无痛状态。每个动作训练 3 组,每组 5 次,训练负荷逐渐加大。

训练基本动作如下。①卧位双侧训练:使用非弹性吊带分别悬吊双腿,于腰及骨盆处酌情加弹性吊带辅助,嘱患者提肛收腹,上抬骨盆,并保持姿势或重复动作。②仰卧位单侧强化训练:使用弹性吊带和非弹性吊带分别悬吊两侧下肢,于腰及骨盆处酌情加弹性吊带辅助,嘱患者完成同上动作。③俯卧位训练:使用非弹性吊带分别悬吊双腿,于腰及骨盆处酌情加弹性吊带辅助,上臂支撑于床上,嘱患者提肛收腹,骨盆及躯干抬起并保持姿势,或做弓腰团身动作。每日 1 次,每次 30 min,连续治疗 2 周。

(4)脊柱活动度训练、肌肉牵伸(躯干/骨盆/肩胛肌群):通过牵伸椎旁肌群和脊柱韧带连接结构,从而增加脊柱的可屈性。通过牵伸使凹侧组织松解,使脊柱得到有效的伸展。

1)矫正体操:通过上下肢运动引起的肩胛带和骨盆活动,带动脊柱产生与其凹侧相反、凸侧方向相同的侧屈活动,使得凹侧挛缩的组织受到牵拉,矫正脊柱侧弯程度;同时可以选择地增强维持脊柱姿势的肌肉力量。通过训练凸侧的骶棘肌、腹肌、腰大肌、腰方肌等,调整两侧的肌力平衡。

通常在卧位或匍匐位进行矫正体操,以利于消除脊柱的纵向重力负荷。脊柱处于不同斜度时,脊柱的侧屈运动可集于所需治疗的节段,即选用特定姿势,练习矫正特定部位的脊柱侧凸。如膝胸位、肘胸位和手膝位相对应的集中点分别为 T_3、T_6、T_8 附近。

在上述体位、姿势下,就可利用肩带、骨盆的运动进行矫正动作。如抬举左上肢可使胸椎左凸,矫正胸椎右侧凸;提起左下肢可使骨盆右倾引起腰椎右凸,矫正腰椎左侧凸;同时进行上述动作,可矫正胸右腰左的双侧凸。

做矫正体操的要求:每一动作历时 2~3 s,重复 10~30 次或更多,直至肌肉疲劳,甚至可用沙袋增加负荷,增强效果。

2)不对称爬行:属于增加脊柱柔韧性的练习。俯卧位时,一侧上肢前伸过头,同时同侧下肢后伸可牵伸同侧脊柱。右侧弯时,左臂、右膝尽量向前迈进,右臂、左腿随后跟进,但始终不超越左臂和右腿,方向为向右侧呈弧形地前进。胸右腰左侧弯时,左臂和左腿尽量向前迈进,右臂右腿随后跟进,但始终不超越左臂、左腿,前进方向为直线向前。

3)被动牵拉

A.肩部肌肉牵拉

肩关节后伸肌群牵伸:患者仰卧位,上肢前屈,屈肘,前臂及手放松。治疗师面向患者站在牵伸一侧,上方手从内侧握住肘关节/肱骨远端的后方,下方手放在肩胛骨腋缘固定肩胛骨。做肩部前屈动作。

肩关节前屈肌群牵伸:患者俯卧位,上肢放在体侧,前臂及手放松。治疗师面向患者站在牵伸一侧,上方手放在肩胛骨上固定肩胛骨,下方手从掌侧握住肘关节。下方的手从掌侧托起肱骨远端,将肱骨被动后伸至最大范围,以拉长肩前屈肌群,注意固定好肩胛骨后部并防止代偿运动。做肩部后伸动作肩内收肌群牵伸。

肩关节内收肌群牵伸:患者仰卧位,肩外展,屈肘 90°。治疗师面向患者站在牵伸侧,上方手托住肘部,下方手放在腋下。上方手托住肱骨远端,将肱骨被动外展至最大范围,以牵伸肩内收肌群。下方手固定肩胛骨的腋侧缘,移动患者肱骨被动外展至肩完全外展的最大范围,以牵拉肩内收肌群。

B.髋部肌肉牵拉

臀大肌牵拉:患者仰卧位,下肢稍屈髋屈膝。治疗师面向患者站在被牵伸患侧,远端手握住足跟,近端手托住患肢股骨远端。双手托起患侧下肢,使同时被动屈曲髋关节和膝关节至最大范围。在牵伸过程中固定非牵拉侧股骨,阻止骨盆向后方倾斜移动患者的臀部和膝部,使其充分屈曲以达到牵拉髋关节的伸肌群。

腘绳肌牵拉:患者仰卧位,健侧下肢伸直,患肢放在治疗师肩上。治疗师面向患者头部站在患侧,靠近患侧的肩部支撑患侧下肢,一手放在股骨远端以固定骨盆和股骨。伸膝位伸髋肌牵伸。

髂腰肌牵拉:患者俯卧位,牵伸侧下肢稍屈膝,非牵伸侧下肢伸膝。治疗师面向患者站在非牵伸侧,上方的手放在臀部固定骨盆,防止骨盆运动;下方的手放在股骨远端托住大腿。下方的手托起大腿离开治疗床面进行牵拉,后伸髋关节至最大范围。

股直肌牵拉:患者俯卧位,牵伸侧下肢稍屈膝,非牵伸侧下肢伸膝。治疗师保持髋关节完全伸直,另一只手握住胫骨远端并逐渐尽可能多地屈膝不要使髋外展或旋转,使股直肌得到最大的牵伸。

4)增加脊柱的稳定性:胸廓的肋间隙由不同走向的肋间肌和韧带紧密连接,因而肋弓有力地阻止了胸椎的侧弯。腹部前方和侧方的肌肉对腰椎稳定性起重要作用。这些肌肉连接髋部和肋骨,在加强脊柱的同时也增加了肋弓的稳定性。在脊柱侧弯凸侧进行电刺激,改善该侧肋间肌和腹壁肌群的肌力,从而增加了脊柱的稳定性,减轻脊柱侧弯和旋转的程度。

5)增加脊柱本体感觉的调节:通过矫正体操、牵引和日常生活中姿势矫正训练,使脊柱及其周围组织的本体感受器反复受到牵拉兴奋,提高其敏感性,增加患者主动控制脊柱侧弯的意识。

(5)施罗特(Schorth)疗法:施罗特最佳治疗方案包括以下几种组成部分。

1)生理逻辑式的描述:①针对 $L_{1/2}$ 和松动下胸节段后凸的对称活动,改善腰前凸。②教导患者将生理逻辑概念融入日常的活动中。

2)日常活动的指导:在日常生活采用施罗特运动能激励患者,比有特定开始姿势的严格运动,更易掌握。然而,问题不止于要将运动融入日常生活中(如于清洁牙齿是做肌肉圆柱运动),患者亦应该学习在休息时采用矫正姿势,以减低椎体和椎间盘承受的不对称载荷。

通常,患者做侧凸姿势会较舒适,这是患者需要克服的。医生要教患者一些舒适而具有矫正侧凸效果的姿势。指导需要细致,患者因而知道怎样改变习惯。

3)简易的三维程式:简易三维程式,建基于日常活动姿势。原则上,每个运动起初都应在站立位置上学会,但日常姿势则可在坐着时强化。基本上有两种运动:一种用于治疗功能性三弧(胸部脊柱侧弯,3CH、3C、3CTL)和另一种用于治疗功能性四弧(双弧、腰部脊柱侧弯,4C、4CL、4CTL 和 3CL 一种假的功能性四弧脊柱侧弯)。

这些运动易学,非常适用于治疗轻微的侧凸,亦可与生理逻辑程式一起结合使用。这些运动已在 2006 年的一项前瞻对照研究中测试过,被认为省时。简易三维程式包含 4 个步骤,次序为额状面的盆骨矫正—肩胛带螺旋形的矫正(三维)—将呼吸导向弱侧—在理想矫正位置时强力收缩躯干肌肉。

适用于治疗功能性三弧的简易三维治疗程式(除 3CL 外):简易三维程式时矫正功能性三弧脊柱侧弯的最佳三维矫正方法(除 3CL 外)。功能性三弧的治疗步骤如下:首先,屈曲胸凹侧的髋关节,将髋移往肋隆凸下,随后将胸凸侧的肩胛带内收和转后,同时矫正矢状面屈曲。在打开胸部凹侧后,可以将呼吸导向凹位,将肋骨向背部方向推,以作矫正(因为肋骨向腹侧旋转了)。在矫正动作完结呼气时,尽量收紧躯干肌肉,感受张力。

适用于治疗功能性四弧的简易三维治疗程式(包括3CL):简易三维程式时矫正功能性四弧脊柱侧弯的最佳三维矫正方法(包括3CL)。治疗的步骤如下:首先,屈曲胸凸侧的脚,将髋移往腰凸下。其后,将胸凸侧的肩胛骨内收和转后;同时矫正矢状面曲线。在扩张胸凹侧后,将呼吸导入凹位,将肋骨向背部推,以作矫正(因为肋骨向腹侧旋转了)。在矫正动作完成呼气时,绷紧全身肌肉,以能更感受张力。

2. 手法治疗(需与其他方法联合使用)

(1)肌筋膜放松:可以针对性地采用泡沫轴、筋膜刀、筋膜手法对紧张的筋膜进行放松治疗。脉冲枪代替人工手法治疗,靶向治疗效,寻找痛点效果比较好(图5-1)。

(2)整脊:采用中医正骨、美式整脊等手法针对伴有旋转和侧弯的椎体进行手法整复(图5-2)。

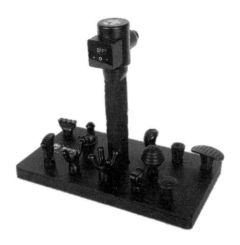

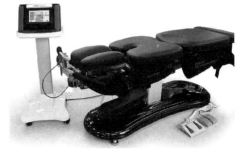

图 5-1　深层肌肉刺激仪　　　　　　图 5-2　多功能高级按摩床

3.物理因子治疗(需与其他方法联合使用)　侧方表面电刺激法:特发性脊柱侧凸多存在双侧椎旁肌肌力不平衡,凸侧肌肉拉长,肌力下降;而凹侧肌肉短缩。因此增强凸侧椎旁肌肌力,牵伸凹侧肌肉,减轻肌肉短缩是制定运动方法的基础,也是运动疗法的重点(图 5-3)。

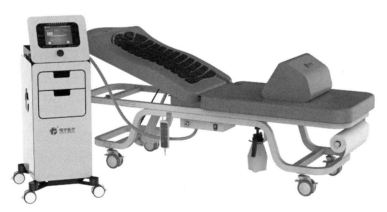

图 5-3　中频脊柱物理治疗系统

4.矫形器　非手术治疗特发性脊柱侧凸的最有效方法是佩戴脊柱侧凸矫形器。利用矫形器治疗脊柱侧凸的目的是纠正或控制脊柱弯凸,改善平衡及外观,使脊柱稳定。

(1)适应证:①适应于 Cobb 角在 20°～45°、处于生长发育期的特发性脊柱侧凸;②对于 Risser 征<1,Cobb 角<20°的患者可先观察,如果发现有 5% 以上的进展则应使用矫形器;③Cobb 角>45°,需要等待手术时机的患儿,在术前穿戴矫形器可用于防止畸形进一步发展,为手术创造条件。在进行矫形器治疗前,必须对患者发育成熟与否、Cobb 角的大小和侧凸的类型等指标进行评估,以确定是否适合矫形器治疗。

（2）作用原理：矫形器的作用原理是根据生物力学三点或四点力系统来矫正侧凸。三点力系统用于单纯胸腰段侧凸或腰段侧凸，四点力系统多应用于双侧凸。治疗胸段侧凸时，压垫压在侧凸凸侧，主要在侧凸顶椎相连的肋骨上，对抗力则产生在侧凸的腋下吊带和骨盆外侧，从而将凸侧椎体推向正常的位置。

（3）矫形器的选择：穿戴适配的矫形器是矫形器治疗取得良好效果的关键因素。脊柱侧凸矫形器按其包覆的范围可分为颈胸腰骶矫形器（CTLSO）、胸腰骶矫形器（TLSO）和腰骶矫形器（LSO）。目前主要按其制作方法和包容部位分类，如密尔沃基式、波士顿式和色努式脊柱侧凸矫形器。①密尔沃基（Milwaukee）脊柱侧凸矫形器：由骨盆托、十根前支条和两根后支条、胸椎和腰椎压力垫和带有枕骨托和喉部托的颈环等结构组成。主要适用于 T_6 节段以上、Cobb 角 $20° \sim 45°$，处于发育期的青少年特发性脊柱侧凸患者。②波士顿（Boston）脊柱侧凸矫形器：采用模塑成形的系列化预制产品，根据患儿的躯干尺寸和侧凸的类型，选择型号并剪切修整，粘贴压力垫等过程制作，主要适用于顶椎在腰椎和下胸椎段（$T_{10} \sim T_{12}$），Cobb 角 $<45°$，尚处于发育期的青少年特发性脊柱侧凸患者。③色努（Chenuau）脊柱侧凸矫形器：由法国色努博士开发的脊柱侧凸矫形器，是目前国内应用较多的矫形器。制作上采用石膏绷带取阴模，石膏阳模修型，由高温软化后的聚乙烯高温热塑板紧密贴覆于阳模上，经抽真空后冷却定型，然后打磨修饰，试穿后修整矫形器边缘，用尼龙搭扣固定，完成矫形器制作。这种矫形器的特点是具有系列的针对脊柱侧凸和椎体旋转的三维压力垫和释放空间，通过压力垫和释放空间引导患者的脊柱运动、呼吸运动和脊柱伸展，是一种主动式的抗脊柱侧凸和旋转的矫形器。主要适用于顶椎在 T_6 以下，Cobb 角为 $20° \sim 45°$，尚处于发育期的特发性脊柱侧凸患者。

（4）矫形器穿戴的注意事项：矫形器需要坚持穿戴才有取得较好的治疗效果，因此应指导患者进行合理的穿戴。

1）穿戴方法：应穿戴在一件较紧身的薄棉质或者柔软、吸水性强的内衣外。内衣要较矫形器长；内衣的侧方应没有接缝，或者将接缝朝外穿着，防止硌伤皮肤；女孩尽可能不要同时穿戴硬边胸罩；穿戴时将矫形器稍拉开，患者站立位略抬起双臂，侧身穿进，先将搭扣松松地扣上，患者改为仰卧位，再将搭扣逐一拉紧；矫形器搭扣带一般要保持矫形技师所交代的位置，以保证矫正效果。进餐时可以适当松开矫形器。

2）适应性练习：由于矫形器施于脊柱和胸背部的压力较大，初期会给患者带来压痛等不适，患者需要一个适应的过程。①第 $1 \sim 2$ 天：每天白天分 $3 \sim 4$ 次，每次穿戴 $0.5 \sim 1$ h，脱下后检查皮肤是否发红，患者有无不适感。夜间躺下入睡前穿戴 $0.5 \sim 1$ h，入睡前脱下。②第 $3 \sim 4$ 天：每天白天分 $3 \sim 4$ 次，每次穿戴 $2 \sim 3$ h，夜间躺下入睡穿戴 $1 \sim 2$ h，然后脱下。③第 $5 \sim 6$ 天：每天白天持续穿戴，每 4 h 脱下检查皮肤；夜间躺下入睡穿戴 $1 \sim 2$ h，然后脱下。④第 2 周：每天白天持续穿戴，每 4 h 脱下检查皮肤；夜间入睡穿戴：若入睡困难可脱下，尽量延长穿戴时间。⑤$2$ 周后：每天应至少应穿戴 22 h，余下 $1 \sim 2$ h 用于洗澡、做矫正体操和矫形器清洗等。

3）穿戴时间：保证穿戴时间和长期穿戴是矫形器治疗成功的另一重要条件，每天应保证 $22 \sim 23$ h 的穿戴时间。矫形器需要坚持穿戴至骨骼发育成熟，脊柱侧凸稳定后，才能逐渐减少穿戴时间，最后停止穿戴。具体方法是取下矫形器 $4 \sim 6$ h 后拍摄 X 射线片,如 Cobb 角无改变,可将矫形器佩戴时间减至 20 h,4 个月后复查无变化减为 16 h;再过 3~4 个月无变化减为 12 h,再过 3 个月复查,除去矫形器 24 h 后,X 射线片无改变方可停止使用。观察期间若侧凸畸形加重则仍需恢复 23 h 佩戴。

4)定期复查:每 3~6 个月复查 X 射线片,根据 X 射线片检查结果、临床症状和体征,及时处理佩戴矫形器出现的问题,更换因患儿生长发育而变小的矫形器。

5)皮肤护理:穿戴矫形器过程中,应加强皮肤的护理,防止出现压疮。每天用中性皂液洗浴受压处的皮肤,浴后皮肤干爽后再穿戴矫形器。特别要注意受压处的清洁,保持干燥,局部按摩增加血液循环,以免出现压疮。因受压而发红的皮肤可用 70% 酒精涂擦,或用温水清洁后擦爽身粉保持干燥;切勿使用油膏或创可贴等。若皮肤出现破损,有渗出液,应暂停穿戴矫形器,用紫外线或红外线处理创面,待皮肤愈合后再穿戴矫形器。皮肤反复出现破损表明矫形器压力过大,应修改矫形器。

5.OT 治疗 坐、立姿势健康教育。①坐位姿势要点:肋弓与腹壁平齐,腰背部有支撑,脊柱不要过于放松或过于紧张,呈 J 字形,膝关节呈 90°~110°。②立位姿势要点:头颅枕部、肩背部、臀部应该一条线上。头部保持竖直使耳朵在肩部中点正上方,略收下颌保持头部水平,肩胛骨向后收,胸部前挺,收腹,骨盆中立位。双臂自然下垂与体侧,膝关节保持直立,双足与肩同宽。③书桌、椅子的选择与改造。④座椅不可过于柔软,必要时加脚垫使膝关节呈 90°~110°。根据人体工学选择或改造合适的座椅。

6.心理治疗 对于由于疾病所造成心理压力,已经严重影响日常生活的患者,除需要常规治疗外,还需要心理治疗干预。可采用认知行为疗法、音乐疗法、瑜伽等方法。

7.随访 青少年特发性脊柱侧弯的原因复杂,我们力争给脊柱一个理想的生长环境,直至成年。骨骼系统发育成熟稳定,这期间会有很多变量,所以需要 3~6 个月定期随访和保持自我训练。

(三)治疗时序

1.筛查/评估 由无评估不治疗,到无精准评估不治疗。青少年特发性脊柱侧弯更是如此,患者的症状和体征可以说千变万化,我们需要抽丝剥茧,找到问题的根源,从而进行针对性的治疗,同时要先解决患者最主要和痛苦的问题。

2.缓解症状 对于症状的缓解,可以由缓解局部疼痛、放松局部肌肉和增强拮抗肌肌力入手。

3.其他 脊柱 3D 矫正、脊柱矫正训练/稳定性训练。

(四)注意事项

1.治疗后症状加重 暂停治疗,重新评估、调整方案,必要时可进一步向相关专业机构转诊。

2.治疗后无效 重新评估,调整方案,包括调整治疗时间与治疗强度。

3.治疗方案调整注意事项 可先调整治疗时间,然后根据评估结果,进一步调整治疗强度。

六、典型病例

1.病历资料 宋××,女,年龄 18 岁。汉,学生,本科学历,未婚。

2. 主观资料

主诉:发现脊柱侧凸 10 余年。

现病史:10 余年前患者发现颈胸腰椎侧凸,4～5 岁时在"西安儿童医院"配有支具,未坚持穿戴,13 岁时,在"西安红十字会医院"咨询建议不做手术;平素体质较弱,运动较少,劳累时会出现胸闷气短现象。1 年前患者发现久坐后腰部出现酸困,活动轻度受限,无其他伴随症状。

既往史:出生时发现先天性脊髓纵裂。否认"高血压病、糖尿病、冠心病"等慢性病史,否认外伤及手术史,无输血及献血史,否认食物及药物过敏史,预防接种随社会进行。

个人史:生于原籍,学生,未到过牧区及疫区,无冶游史,无吸烟、饮酒史。

婚育史:未婚未育。

家族史:父母均体健,兄弟姐妹体健,否认家族史及遗传病史。

3. 客观资料　体温 36.6 ℃,心率 80 次/min,呼吸 20 次/min,血压 120/75 mmHg。

一般情况:发育欠佳,营养中等,神志清楚,自主体位,步入病房,表情自然,查体合作。

皮肤及黏膜:全身皮肤无黄染及出血点,未见皮疹,无肝掌,未见蜘蛛痣,胸背部脊柱旁可见毛发。皮肤有弹性,未见明显水肿。

浅表淋巴结:全身浅表淋巴结未触及肿大,无压痛。

头颅及五官:头颅无畸形、压痛,头发分布均匀,眼睑无水肿,结膜无充血,角膜透明,巩膜无黄染,两侧瞳孔正大等圆,对光反射灵敏。耳郭无畸形,外耳道无异常脓性分泌物流出,听力正常。鼻无畸形,鼻腔无异常分泌物流出,鼻翼无扇动,鼻旁窦区无压痛。口唇无发绀,伸舌居中,咽无充血,扁桃体未见肿大。

颈部:两侧对称,无颈静脉怒张及颈动脉异常搏动。颈软无抵抗,气管居中,甲状腺未见肿大。

胸廓:两侧不对称,局部无隆起及凹陷,胸壁静脉无曲张,胸骨无压痛。双侧乳房对称,未见异常。双侧呼吸动度不一致,肋间隙正常,双侧语颤无增强或减弱,未触及胸膜摩擦感,无皮下捻发音。

肺:两肺叩诊呈清音,肺肝浊音界位于右锁中线第 5 肋间,两肺呼吸音清,未闻及干湿啰音及胸膜摩擦音。

心脏:心前区无隆起,心尖搏动点位于第 5 肋间左锁骨中线内侧 1 cm 处,无震颤,心界不大,心率 80 次/min,律齐,心音有力,未闻及额外心音,各瓣膜听诊区未闻及病理性杂音,无心包摩擦音。

腹部:腹平坦,未见胃肠型及蠕动波,腹壁静脉无曲张,腹软,无压痛、无反跳痛及肌紧张,无液波震颤及振水音,全腹未触及包块,下腹部有轻度压痛,肝脾肋下未触及。肝颈静脉回流征阴性,墨菲征阴性;腹部叩诊呈鼓音,移动性浊音阴性,肝区无叩痛,双肾区无压痛及叩击痛;肠鸣音正常,未闻及血管杂音。

肛门及外生殖器未查。

脊柱及四肢:脊柱侧凸颈胸段往左凸 25°,胸段往右凸 46°,腰段往左凸 10°,左侧颈胸段顶椎(T_2)偏离中心线 1 cm,右侧胸段顶锥(T_{11})偏离中心心线 4 cm,左侧肩胛骨高,背部肋隆凸处高于对侧低处 1.5 cm,骨盆右旋,双侧膝关节过伸,双侧足跟稍外翻,双足内侧足弓偏低,双足足前部和足中部旋前,双侧舟状骨塌陷,下肢长正常。四肢活动自如,无畸形。双下肢无水肿。

神经系统:全身感觉功能未见明显异常,双侧肱二、三头肌腱反射及双侧膝、跟腱反射正常存在,双侧 Babinski 征、Hoffmann 征、Kernig 征均未引出。

4. 辅助检查及结果　具体如下。

(1)全脊柱 DR:颈椎生理曲度反向,顺列可,诸椎体外形及骨质未见明显异常,$C_5 \sim C_6$ 椎间隙窄。脊柱呈"S"侧弯,生理曲度存在,顺列可,$T_8 \sim T_{11}$ 椎体骨结构模糊、紊乱,T_5、S_1 椎弓板愈合欠佳,椎间隙显示欠清。

(2)胸椎 CT+三维重建:脊柱侧弯,$T_{10} \sim T_{12}$ 椎体及椎弓板部分融合,间盘显示欠佳,$T_{11} \sim T_{12}$ 椎体后缘椎管内见条带状骨样密度,经椎管中间穿行,连接椎体及后方附件,T_{11}、T_{12} 部分椎弓板及棘突骨质缺如未愈合。

(3)胸椎 MRI:胸椎侧弯右突,$T_9 \sim T_{12}$ 椎体骨性融合,椎间盘未见显影,T_{11} 椎体稍小、呈蝴蝶锥形,$T_9 \sim T_{12}$ 椎体层面椎管内脊髓被长 T_2 信号分隔,T_{11} 椎体层面其分隔线呈短 T_2 信号。$T_{10} \sim T_{12}$ 椎体层面后方椎板未完全闭合。

5. 评估与诊断　具体评估内容如下。

(1)姿势:DR 片示脊柱侧凸颈胸段往左凸25°,胸段往右凸46°,腰段往左凸10°,左侧颈胸段顶椎(T_2)偏离中心线 1 cm,右侧胸段顶锥(T_{11})偏离中心线 4 cm,左侧肩胛骨高,背部肋隆凸处高于对侧低处 1.5 cm,骨盆右旋,双侧膝关节过伸,双侧足跟稍外翻,双足内侧足弓偏低,双足足前部和足中部旋前,双侧舟状骨塌陷,下肢长正常。

(2)平衡:Berg 评分 56 分,平衡能力好,能独立行走。

(3)步行步态:内八步态。

(4)ADL:改良 Brathel 评分 100 分,生活自理。

(5)心理:轻度焦虑(SAS)。

(6)特殊检查:无阳性体征。

(7)活动度、肌力:脊柱和髋关节灵活性差,肌力较薄弱。如表 5-3 所示。

针对可能原因进行专科评估发现:患者左侧肩胛提肌、右侧竖脊肌张力高,椎体关节活动度差。患者呼吸模式异常,吸气时胸廓发生上移,腹部下陷,呼气时胸廓下移,腹部隆起,呈反呼吸状态。此外,吸气时胸廓发生顺时针扭转,气体更多地进入了右肺叶,左侧肺通气量较少。

通过主、客观资料及临床推理,初步诊断为:先天性脊髓纵裂、脊柱侧弯。脊柱发生侧凸,使胸廓、骨盆扭转,膝过伸、足弓塌陷等整体姿态适应性代偿。患者肺活量和通气量显著减少,劳累时机体需氧量增加,患者则会出现胸闷、气短等症状。

表 5-3　脊柱和髋关节活动度、肌力评估表

部位	活动	AROM		PROM		肌群	肌力 MMT	
		L	R	L	R		L	R
颈	前屈	35		40		颈屈肌群	4	
	后伸	N				后伸肌群	4	颈
	旋转	35	50					
	侧屈	20	25					
躯干	后伸	25		N		胸部伸肌群	4	
						腰部伸肌群	4	
	屈曲	50		60		腹直肌	4	
	侧屈	25	N	N		腰方肌	3	3
	旋转	40	N	45		腹内斜肌腹外斜肌	4	4
髋	屈	N	N			髂腰肌	5	5
	伸	15	N			臀大肌	4	4
	外展	N	N			臀中肌	4⁻	4⁻
	内收	30	N	N		内收肌群	4⁻	4⁻
	外旋	N	N			外旋肌群	4	4
	内旋	N	N			内旋肌群	4	4

6.处理计划

(1)第一阶段

手法治疗:改善软组织张力和关节灵活性,激活肌肉。

脊柱和髋关节灵活性训练:改善肌肉功能,提高神经肌肉控制能力。

(2)第二阶段　施罗特脊柱侧弯训练:在一阶段基础上,增加 Schroth 运动医疗体操学习,通过增加姿势控制训练改善体态(图5-4)。

(3)第三阶段

功能锻炼:在上述两阶段的基础之上,强化全身功能、体能训练,使身体功能与日常活动相适应,提高家居自理能力和运动表现。

辅助手段:矫形器治疗,负重位佩带,减少姿势代偿。考虑到 $T_9 \sim T_{12}$ 结构稳定性较差,"医-工"协作,采用渐进式矫正,一期支具目标矫正至36°。

健康教育计划:嘱每月定期来医院复查,以便调整训练动作,平时注意坐姿和站姿,能力所及的运动都可参加。

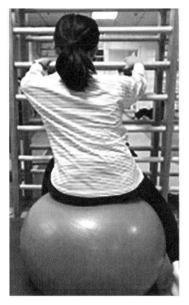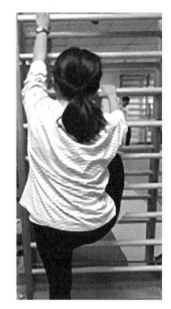

图5-4 施罗特脊柱侧弯训练

（朱 毅 张树宇）

第六章 常见运动损伤

第一节 运动损伤

常见运动损
伤相关量表

一、概述

运动损伤是在运动过程中发生于人体肢体部分的各种损伤。

（一）运动损伤的分类

1.按受伤的组织分类 皮肤损伤、肌肉损伤、肌腱和韧带损伤、关节损伤、滑囊损伤、软骨损伤、骨损伤、神经损伤和血管损伤。

2.按组织是否与外界相通分类 开放性损伤和闭合性损伤。

3.按损伤病程分类 急性损伤和慢性损伤。

4.按伤情轻重分类

（1）受伤后仍能按原计划进行训练或不丧失工作能力为轻伤。

（2）伤后不能按原计划进行训练,患处要停止运动或丧失工作能力 24 h 以上,需治疗的损伤为中等损伤。

（3）伤后完全不能训练或需住院治疗的损伤为重伤。

（二）运动损伤的原因

1.运动专项技术因素 不同的运动专项有各自的技术特点,所以人体各部位在进行这些专项运动时所承受的负荷、受力等也是不同,比如标枪运动员肩部容易受伤或者专项技术动作不规范、存在错误等。

2.人体解剖生理因素 人体的结构从解剖和生物力学的角度来看,存在着一些不适合运动的薄弱环节,而这些薄弱环节在某些运动中容易发生损伤,比如肩关节的关节盂小而浅,肱骨头大,同时周围韧带的力量也较弱,故肩关节做大幅度运动时,容易发生损伤等。

3.思想认知因素 比如不重视运动前的热身阶段或者不顾身体存在的问题盲目蛮干等。

4.准备活动方面的因素 比如不做准备运动,或者做得不充分、过量抑或是准备运动的时间点不对等。

5.运动负荷因素 运动负荷过大容易造成运动损伤。

6.身体功能因素 睡眠不佳或上肢有伤、伤病初愈阶段,参与剧烈的训练,由于身体机能下降、反应迟钝等容易造成运动损伤。

7.场地、着装、天气等因素 比如场地不佳、下雨地滑、鞋子不合适等造成摔倒、双手撑地造成上肢运动损伤。

8.其他 比如其他运动员违背规则的暴力动作等。

(三)常见的运动损伤和组织损伤的形态变化

1.常见的运动损伤 肌肉拉伤、肌肉挫伤、韧带损伤、骨折、肌肉痉挛。

2.组织损伤的形态变化 萎缩、变性、坏死。

二、病理生理

1.挫伤 挫伤后会出现疼痛、肿胀、皮下淤血、功能障碍等。一般分为外表层挫伤、深层挫伤或两者兼而有之。临床上分为 3 个等级。①轻度:局部压痛。②中度:压痛较重并有肿块。③重度:有严重肿胀和压痛。

2.拉伤 可分为主动拉伤和被动拉伤两种。前者是由于肌肉做主动的猛烈收缩时,其力量超过了肌肉本身所能承担的能力;后者主要是肌肉用力牵伸时超过了肌肉本身特有的伸展程度,从而引起拉伤。临床上一般分为 3 度。①一度:只有少数的肌纤维被拉长和撕裂,而周围的筋膜只在显微镜下能见到。运动使用时有疼痛感,但仍可以运动。②二度:有较多数量的肌纤维锻炼,筋膜可能亦有撕裂,运动员可能感到"啪"的一声拉断的感觉。常可摸到肌肉与肌腱连接处略有缺失和下陷。在撕裂处周围由于出血,可能发生水肿。③三度:肌肉完全撕裂。撕裂处多见于肌腹、肌腱或者在肌腱与骨的连接点上。运动员不能活动。受伤后首先产生剧烈疼痛,但疼痛很快消退,因为此时神经纤维也被损伤。

3.韧带损伤 当遭受暴力,产生非生理性活动,韧带被牵拉而超过其耐受力时,即会发生损伤。韧带部分损伤而未造成关节脱位趋势者称为捩伤。韧带本身完全断裂,也可将其附着部位的骨质撕脱,从而形成潜在的关节脱位、半脱位乃至完全脱位。韧带损伤后一般均有小血管破裂而出血,局部疼痛、肿胀、组织内出血、血肿、关节肿胀、活动障碍、压痛。体检时发现牵拉韧带明显疼痛,如果完全断裂,关节稳定性下降。根据美国医学会运动医学委员会出版的《运动损伤的标准命名法》,将韧带损伤按严重程度分为 3 度。①Ⅰ度扭伤:有少量韧带纤维的撕裂,伴局部压痛但无关节不稳。②Ⅱ度扭伤:有更多韧带纤维的断裂,并伴有更重的功能丧失和关节反应,并有轻到中度的关节不稳。③Ⅲ度扭伤:韧带的完全断裂,并因此产生显著的关节不稳。

三、康复问题

(一)运动功能障碍

1.肿胀 伤后或术后导致肢体水肿,限制了关节活动度。

2.交锁 常见于膝关节半月板损伤患者,运动中膝关节突然不能伸屈,常伴有酸痛,有的患者再伸屈和扭转时可自行"解锁"。如患者症状明显,经常交锁应行手术治疗。

3. 弹响　弹响分为病理性和生理性。病理性关节弹响是由于关节的损伤、疾病或结构的变异,致使滑膜粗糙,关节囊、韧带松弛,肌腱增生或腱鞘狭窄,关节盘破裂,关节软骨脱落等,在运动时就会因上述组织的摩擦而产生弹响,多数伴有疼痛或不适感。生理性关节弹响是来自关节腔内的清脆、单一、无痛的爆裂样声响。正常成人的关节在处于一定时间的静止状态后,如果受到突然的牵拉或屈伸,常会发出清脆的爆裂样音响。患者因疼痛和畏惧心理等影响康复。

4. 关节活动度不足　肩、肘、腕关节因术后早期制动、活动不足等导致关节活动不足,影响其日常生活,如刷牙洗脸等,同时影响其康复。或因术后瘢痕增生、瘢痕过硬,严重影响其活动度。

5. 肌力减退　术后制动过久、早期不适合肌力训练等均是肌力降低的原因。

6. 平衡能力下降　运动损伤后肢体制动,感觉功能障碍和肌力因素,出现平衡能力问题。制动去除后关节动力性稳定机构功能不良,导致运动中关节不稳,亦容易造成再次损伤。

7. 步行能力减退　下肢关节及软组织损伤的患者,可因步行时疼痛出现减痛步态,下肢肌腱损伤后,患者常出现肌肉软弱步态,如股四头肌肌腱和髌腱损伤患者可出现股四头肌软弱步态。

（二）感觉功能障碍

1. 浅感觉　术前长时间疼痛或术中破坏引起的患者浅感觉问题。

2. 深感觉　术前长时间疼痛和活动受限或术中破坏等均影响深感觉。

（三）日常生活活动能力受限

损伤相应关节,活动参与能力下降,其日常生活活动能力受到不同程度的影响。

（四）社会参与能力受限

运动损伤后,需不同程度的相对制动,影响工作、学习、生活。

（五）心理功能障碍

损伤引起的疼痛可导致睡眠质量下降,易患失眠、焦虑、抑郁,严重影响生活质量。如形成慢性疼痛,根治时间较长,则常进一步引起焦虑、抑郁等心理障碍。

四、康复分期

以手外伤为例进行介绍。

Ⅰ期:伤后或术后 3 周内,损伤部位充血,水肿,坏死细胞脱落,纤维细胞、胶原细胞增多。康复目的:消炎、消肿、镇痛、促进损伤愈合。可行理疗,功能位固定,轻柔的主动和主动辅助运动等。严重损伤术后严格按禁忌证进行治疗。

Ⅱ期:伤后或术后 3~6 周,胶原增加,组织抗张力开始恢复,肌腱和骨折逐步牢固,易发生粘连。康复目的:预防粘连,改善感觉功能。应在手术医生的指导下尽早活动,并进行本体感觉训练。因组织还未恢复正常的强度,不宜进行抗阻训练。

Ⅲ期:伤后或术后 6~12 周。伤口愈合成熟,胶原纤维逐渐增多,表层(瘢痕)与深层

(纤维)组织增多。康复目标:减少纤维组织的影响,增加关节活动范围、肌力等,可循序渐进地进行抗阻训练。

Ⅳ期:伤后或术后 12 周后。大部分功能已恢复,组织炎症反应基本消退。康复目标:提高生活自理能力等。

五、康复治疗基础

(一)功能评定

1. 关节活动范围测定　使用量角器测定肢体关节活动范围。以盂肱关节屈伸为例:患者可采取坐位、立位、仰卧位等,量角器固定臂对准腋中线,移动臂对准肱骨长轴,轴心为肩峰,嘱咐患者主动屈伸盂肱关节后测量其主动关节活动度,之后再帮患者被动屈伸盂肱关节测得被动关节活动度。

2. 肌力评定　徒手肌力评定。不借助任何器材,靠检查者双手,凭借自身的技能和判断力,通过观察肢体主动运动的范围及感觉肌肉收缩的力量,根据现行标准或普遍认可的标准,确定所检查肌肉或肌群的肌力等级的一种检查方法。

3. 疼痛评定　VAS 量表。让患者根据自我感觉在横线上画一记号,表示疼痛的程度。静息状态和运动状态下分开记录。

4. 肢体形态评定　观察有无畸形、肿胀等。包括肢体围度测量:以上臂为例,使用皮尺,取肩峰至尺骨鹰嘴之间的中间点,先嘱患者放松肌肉测得一围度,再嘱患者用力屈肘测得肌肉紧张时围度。

5. 本体感觉评定　嘱患者闭眼,将患者患侧肢体在无痛范围内移动至某一位置,让患者移动健侧上肢至相同位置。完全正确计 2 分,部分正确计 1 分,不正确计 0 分。

6. 日常生活活动能力评定　采用基础性日常生活能力(basic activities of daily living,BADL)和工具性日常生活能力(instrumental activities of daily living,IADL)进行评定。

7. 心理评定　由专业心理康复医师结合患者既往病史现病史进行评定。

8. 特殊检查　如空杯试验,嘱患者双臂前屈 90°并外展 30°做前平举,同时在此位置上尽量做双上肢的内旋,使其两手拇指向下。检查者在患者的双腕部施加一个对等向下的压力。与健侧对比,患者明显感觉患侧肩疼痛和无力,用于检验冈上肌撕裂。

9. 瘢痕评估　记录和分析瘢痕的位置、长度、硬度、厚度、疼痛、粘连程度等对关节活动的影响,主要采用温哥华瘢痕评估量表(VBB)评估。

(二)治疗原理

治疗原理如下:①控制疼痛和炎症、促进愈合;②预防肌肉萎缩及关节挛缩;③改善运动功能;④恢复本体感觉功能;⑤改善日常生活活动能力。

六、康复治疗

(一)治疗目标

1. 短期目标

(1)第1~3周:控制损伤部位肿痛,静息疼痛2~3分,活动疼痛不超过5分。维持现有主、被动活动度和肌力。若惯用侧手受伤,使用健侧手代偿可基本完成基础性ADL活动能力。

(2)第3~6周:控制损伤部位活动后疼痛,不超过3分。主、被动活动度比入院时增加10°~20°。若惯用侧手受伤,使用健侧手代偿可较好完成基础性ADL活动能力。如惯用手已恢复至日常所需活动度,如肘关节100°,可使用惯用手完成日常生活自理。

2. 长期目标

(1)第6~12周:损伤部位运动后无痛或轻微痛苦(≤1分)。主、被动活动已达到或接近正常范围(如肩前屈可达165°等)。提升肌力至4级,可完成部分低难度专项动作。生活可自理。

(2)第12周及以后:损伤部位完全无痛,肌力达到5级。可返回参加专项训练,可完成较高难度专项动作。

(二)常规康复治疗方案

1. 运动治疗

(1)术后/伤后第1~3周:通过无痛范围内的主、被动活动维持现有关节活动度,通过等长肌力训练维持肌力、提高耐力。学习在不引起疼痛的情况下完成床上转移。

(2)术后/伤后第3~6周:通过无痛范围内的主、被动活动,提升上肢活动时的稳定性。

2. 手法治疗 关节周围肌肉放松(改善疼痛和活动度),2次/d,一次10 min;关节松动术松解粘连,缓解疼痛,增加活动度。牵伸关节囊及周围软组织,改善活动度,防止挛缩。扳机点治疗(改善疼痛)。

3. 物理因子治疗

(1)超声波治疗:改善微循环,促进细胞修复。1次/d,一次10 min。

(2)中频电治疗:镇痛消炎。1次/d,一次20 min。

(3)超短波:镇痛消炎。1次/d,一次15 min。

(4)干扰电治疗:镇痛消炎。2次/d,一次15~20 min(图6-1)。

(5)冲击波疗法:镇痛。1次/周,一次2 000次冲击左右。

(6)红外线:镇痛消炎,减轻粘连。2次/d,一次20 min。

(7)冷疗或者冰敷:消肿缓解疼痛,训练后或疼痛

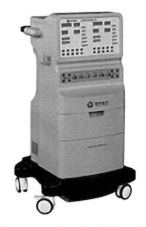

图6-1 立体动态干扰电治疗仪

时使用。

物理因子治疗手段的选择和时间根据医院和患者具体情况而定。

4.作业治疗

（1）基础性 ADL 训练,自理生活训练,如穿衣吃饭等。

（2）辅助具选择及使用:如肩袖损伤急性期可用肩吊带等固定;肱骨外上髁炎患者可佩戴没有弹性的纤维臂带,可以减轻伸肌总腱起点的压力;如果进行了关节镜下 TFCC 的修复需佩戴腕关节中立位肘上支具制动。

（3）家庭环境改造:如患者干预后关节活动度恢复不理想,或患侧膝关节完成坐站动作时存在疼痛或者完全不能独立站立,需进行家庭改造。如卫生间和楼梯旁增加扶手等。

5.中医传统治疗　以针灸(通经活络、止痛),局部取穴为主;推拿(舒筋活络)主要采用㨰揉前臂、点穴拿筋、弹拨理筋等方法,以起到舒筋活血,通络止痛,解除肌肉紧张状态;中药穴位贴敷;针刀松解,常规消毒后,在痛点处进针并松解,以解除局部软组织粘连或肌肉挛缩。

6.心理治疗　治疗师治疗前充分宣教,纠正患者恐慌的情绪,告知存在的问题、一般的治疗计划,尤其要充分沟通,获得患者的信任,建立舒适的医患关系。运动训练量增加以不引起患者剧烈疼痛能耐受为度。告知患者持之以恒的训练才能获得进步,不能中途放弃。告知患者改善不是一蹴而就的,不能急于求成。

（三）治疗时序

1.Ⅰ期康复　伤后或术后3周内,入院问诊:姓名、年龄、职业、受伤原因、家住何地、何人照顾、主观目标等。入院评估:肌力、关节活动度、疼痛、本体感觉等。入院宣教:如绝对禁忌证、床上转移翻身、垫高患侧肢体等。给予患者积极心理暗示、疏导,积极沟通获取患者信任、配合。主要采用无痛范围内的主动辅助运动维持肌力、关节活动度,过渡到主动运动等,并使用低频、激光等物理因子治疗起到消炎镇痛、促进伤口愈合等,过渡到红外线、冰敷等镇痛、促进消肿等。

2.Ⅱ期康复　伤后或术后3～6周,在开始运动疗法前热敷患部,缓解疼痛,减轻粘连现象。在无痛范围内的主动运动,Maitland Ⅰ、Ⅱ级手法关节松动等,活动后冰敷。病房延续:患者在无痛范围内主动活动,注意上肢的稳定性、动作快慢等,避免引发二次受伤。

3.Ⅲ期康复　伤后6～12周,评估患者肌力、关节活动度等,与入院评估对比,循序渐进进行抗阻肌力训练。热敷后放松肌肉,使用 Maitland Ⅲ、Ⅳ级手法增加关节活动度,而后患者主动活动如肩梯,治疗后冰敷。感觉训练:手抓沙子、毛绒物、弹珠、橡皮泥等刺激感觉。灵活度训练:患手使用筷子夹玻璃弹珠转移至另一个碗。协调训练:快速指手指鼻训练。镜像训练:健侧上肢摆出姿势,患侧上肢努力摆出相同姿势,患者眼睛注视健侧镜面(关节活动受限的患者在无痛范围内进行)物理因子治疗选用生物反馈电疗法,嘱咐患者伴随电刺激做出动作,如抓握等。

4.Ⅳ期康复　伤后或术后12周后。每日治疗前热敷,放松肌肉,使用 Maitland Ⅲ、Ⅳ级手法增加关节活动度。抗阻肌力训练,10 个/组,3～5 组/d,负荷因人而异(能坚持完成 10 个的最大负荷)。职业技能训练:模拟患者职业技能,如使用上肢渐进式等张训练器模拟打方向盘。继续进行上述感觉、灵活度、协调训练等。

(四)注意事项

(1)若有加压、石膏等固定注意末梢循环。若有伤口破损注意按时、按医嘱由专业人员换药,避免伤口感染。

(2)患肢制动期间严格遵医嘱避免提拿重物等。康复期间遵医嘱和治疗师安排适量锻炼,避免剧烈运动,注意动作规范标准、休息间隔、营养情况等。每个患者情况不同,治疗方案不同,不可盲目照搬病友的方案私自加练。

(3)遵医嘱定期复查,及时和治疗师转达医嘱,医生、治疗师、患者三者之间保持良好沟通。

第二节 上肢常见运动损伤

上肢运动损伤康复

一、肩袖损伤

(一)成因及症状

肩袖是覆盖于肩关节前、上、后方之肩胛下肌、冈上肌、冈下肌、小圆肌等肌腱组织的总称。位于肩峰和三角肌下方,与关节囊紧密相连。肩袖的功能是上臂外展过程中使肱骨头向关节盂方向拉近,维持肱骨头与关节盂的正常支点关节。肩袖损伤将减弱甚至丧失这一功能,严重影响上肢外展功能。本病常发生在需要肩关节极度外展的反复运动中(如打棒球,自由泳、仰泳和蝶泳,举重,球拍运动)。

肩袖损伤康复

1. 成因

(1)创伤:是年轻人肩袖损伤的主要原因,当跌倒时手外展着地或手持重物,肩关节突然外展上举或扭伤而引起。

(2)血供不足:引起肩袖组织退行性变。当肱骨内旋或外旋中立位时,肩袖的这个危险区最易受到肱骨头的压迫、挤压血管而使该区相对缺血,使肌腱发生退行性变。临床上肩袖完全断裂大多发生在这一区域。

(3)肩部慢性撞击损伤:中老年患者其肩袖组织因长期遭受肩峰下撞击、磨损而发生退变。本病常发生在需要肩关节极度外展的反复运动中(如棒球、仰泳和蝶泳,举重,球拍运动)。当上肢前伸时,肱骨头向前撞击肩峰与喙肩韧带,引起冈上肌肌腱损伤。慢性刺激可以引起肩峰下滑囊炎、无菌性炎症和肌腱侵袭。急性的暴力损伤可以导致旋转带断裂。

2. 症状 本病多见于 40 岁以上患者,特别是重体力劳动者。伤前肩部无症状,伤后肩部有一时性疼痛,隔日疼痛加剧,持续 4~7 d。患者不能自动使用患肩,当上臂伸直肩关节内旋、外展时,大结节与肩峰间压痛明显。肩袖完全断裂时,因丧失其对肱骨头的稳定作用,将严重影响肩关节外展功能。肩袖部分撕裂时,患者仍能外展上臂,但有60°~120°疼痛弧。

(二)康复概述

根据患者的具体情况制订个性化治疗方案,治疗的目的是减轻或消除症状,避免复发。

1. 保守治疗　损伤的肌腱应得到充分的休息,并加强健侧肩部肌肉的锻炼。患者应避免做推压动作,而代之以牵拉活动。局部可使用膏药等外用药物治疗。疼痛较重的患者可口服非甾体抗炎药。

2. 手术治疗　如果损伤较重、肩袖完全撕裂,或经保守治疗3~6个月效果不好,需行手术治疗。

随着关节镜技术的发展,肩袖损伤的手术治疗现在大部分是在关节镜下的微创治疗,效果较好。部分巨大撕裂或条件较差者,可行小切口开放手术修补损伤的肩袖。

(三)典型病例

1. 病历资料

(1)S(subjective data,主观资料)

基本资料:患者费某,男,23岁,大学生。

现病史:1周前因打球时不慎摔倒,肩外展手掌撑地导致右肩部疼痛、肿胀。现自觉肩峰上端隐痛,在前屈、外展时疼痛加剧,休息后缓解。夜间疼痛加重,侧卧压倒受损肩部时疼痛明显。摸背困难,穿脱上衣受限。疼痛为深部胀痛,疼痛 VAS 评分静息时2分,外展时5分。患者在前屈及旋转上臂时感到有弹响。伤后以来除休息未曾治疗。

既往史:健,否认其他手术外伤史,否认颈椎病病史。

个人史:右利手。爱好健身、篮球。

期望:肩关节活动正常,没有疼痛。

(2)O(objective data,客观资料)

体格检查:右肩稍肿胀,颜色正常。①触诊右肱骨大结节近侧、肩峰下间隙处有局限固定压痛(++)。②盂肱关节摩擦音。③ROM 检查:如表6-1 所示,PROM 左右无明显差异。④肌力检查:外旋肌力减弱。⑤特殊检查:Jobe 试验(+),Neer 试验(+),外旋减弱征(+),疼痛弧60°~120°范围内出现疼痛。

表6-1　ROM 检查情况

AROM	左肩	右肩
前屈	170°	170°
后伸	55°	54°
外展	170°	160°
内收	50°	50°
外旋	80°	78°
内旋	70°	65°

2. 辅助检查 右肩关节 MRI 显示右肩袖损伤,有少量积液。

诊断:右肩袖损伤(冈上肌)。

3. 主要问题

(1)疼痛:疼痛 VAS 评分静息时 2 分,外展时 5 分。

(2)功能受限:活动度下降。

(3)ADL 受限:影响穿衣等。

(4)社会参与受限:影响学习和训练。

4. 主要康复目标

(1)短期目标

1)第 1~3 周:控制损伤部位疼痛,静息疼痛 2 分,活动疼痛不超过 5 分。维持现有主被动活动度、肌力。使用健侧手代偿可基本完成基础性 ADL 活动能力。

2)第 3~6 周:控制损伤部位活动后疼痛,不超过 3 分。主、被动活动度接近正常范围。使用健侧手代偿可较好完成基础性 ADL 活动能力。如惯用手已恢复至日常所需活动度,可使用惯用手完成日常生活自理。

(2)长期目标

1)第 6~12 周:损伤部位运动后无痛或轻微痛苦(≤1 分)。主、被动活动已达到或接近正常范围。日常生活活动如穿衣不受影响。

2)第 12 周及以后:损伤部位完全无痛,肌力达到 5 级。逐渐重返竞技性篮球活动,从技巧性训练开始,逐步到无接触环境训练、接触性训练,再到对打,最终到比赛。

5. 康复治疗

(1)Ⅰ期(1~2 周):以消肿、缓解疼痛、维持肌力和关节活动度为主,无痛范围内的主动运动。

1)静力性收缩:①患侧肘关节屈曲 90°并紧贴在体侧,肩胛骨后缩沉肩稳定肩部,并整个肩部持续用力,坚持一组 15~20 s,3~5 组/d。②屈肘 90°,腋下夹一弹性充气皮球(根据实际情况调节球内气压),患者保持上身正直,以正对躯干的力夹紧皮球,一组维持 15~20 s,3~5 组/d,每组间隔 30 s。

2)钟摆运动:健手辅助患侧上肢做前后、左右摆动,以及顺、逆时针画圈;首先是前后方向的,待适应基本无痛后增加左右侧向的,最后增加绕环(画圈)动作,逐渐增大活动范围。

3)被动活动:无痛范围健侧手辅助患侧肩关节前屈、后伸、外旋、内旋、外展。

4)主动活动:手、腕、前臂及肘的相邻关节做主动活动练习;均为 3 次/d,5~10 个/次。

5)每个动作主动活动后在无痛范围内进行 Maitland Ⅰ、Ⅱ级手法。

6)物理因子治疗:①超短波,无热量,1 次/d,一次 15 min。②局部冰敷,3~4 次/d,一次 15~20 min。

7)肌内效贴扎:增加稳定性,减轻炎症和疼痛,帮助恢复肩关节活动(图 6-2)。

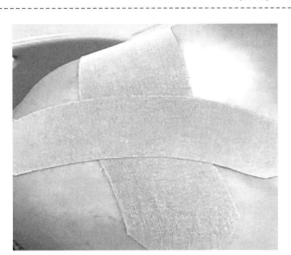

图6-2 肩关节肌内效贴扎

治疗后评估:疼痛缓解,VAS评分静态2分,活动4分。

(2)Ⅱ期(2~4周):以维持并提高关节活动度为主。

1)物理因子治疗:活动前进行热敷。红外线:2次/d,一次20 min。活动后冷敷。冰敷:3~4次/d,一次15~20 min。

2)肩关节首先进行主动活动,比如锻炼冈上肌:站立位肩水平外展至最初痛点下方但不引起疼痛,并在该角度维持2 s,重复8~12次/组,3~5组/d,然后进行上述被动活动。

3)手法改为Maitland Ⅱ、Ⅲ级,每次均接触到活动范围的最初痛点下方,缓解疼痛,并在一定程度上帮助增加关节活动度。

治疗后评估:疼痛缓解,VAS评分静态2分,活动3分。活动度接近正常。

(3)Ⅲ期(4~8周):以提高肌力,关节活动度为主,少量接触专业动作。

1)物理因子治疗:活动前进行热敷。红外线:2次/d,一次20 min。活动后冷敷。冰敷:3~4次/d,一次15~20 min。

2)肌力训练:以冈上肌为例,可使用哑铃或弹力带,阻力循序渐进,站立位肩水平外展至最初痛点下方但不引起疼痛,并在该角度维持2 s,重复8~12次/组,3~5组/d(图6-3)。

3)用门、桌子等进行肩关节各方向牵拉,3次/d,5~10个/次,每次需持续10~20 s。

4)肩关节稳定性训练:YTWL动作,同一动作重复10~15次,再进行下一个动作。

5)肩关节外展的Maitland Ⅲ、Ⅳ级手法增加关节活动度,手法后嘱咐患者进行主动活动。

6)专业动作训练:复合运动训练,可让患者进行小运动量球类运动等以恢复患者上肢的协调性和运动的精确性。

治疗后评估:疼痛缓解,VAS评分活动1分。活动度正常,日常生活不受影响。

(4)Ⅳ期:以提高肌力、关节活动度、灵敏度、协调度为主。重返运动,及时纠正错误动作和运动模式,防止再次受伤。

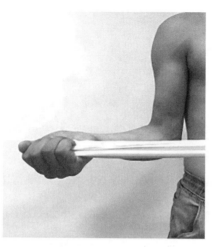

图6-3 弹力带进行冈上肌训练

二、肱骨外上髁炎

肱骨外上髁
炎康复

(一)成因及症状

桡侧伸腕长肌、短肌、指总伸肌、尺侧伸腕肌及肱桡肌均起于肱骨外上髁处,此肌群的过度牵拉如挥拍、腕部反复用力过猛、过久或较长时间提携,抛掷重物等,均会引起肱骨外上髁部发生炎性病变。

1.成因 瞬间高强度的用力特别是该肌肉执行离心收缩时容易导致该肌肉的拉伤,如打网球时打反手拍的动作;长期低强度、重复性使用产生肌肉疲劳,如重复性的握拳动作;经常不正确的手部姿势提起重物;前臂力量不足;前臂柔韧性不足。

2.症状 手指、手腕或手臂用力时引起手肘外侧或前臂肌肉疼痛,疼痛可向上或向下放射,感觉前臂酸胀不适;停止活动后,疼痛缓解,重复动作又开始疼痛;手肘外侧肱骨外上髁有压痛点;握拳时手肘外侧会有疼痛、无力感(握拳困难)。

(二)康复概述

根据患者的具体情况制订个性化治疗方案,治疗的目的是减轻或消除症状,避免复发。

1.非手术治疗 如休息、冰敷、服药、护具、热疗、牵拉疗法、力量练习、逐渐恢复运动、用可的松局部封闭、体外冲击波治疗等。

2.手术治疗 如果是网球肘的晚期或顽固性网球肘,经过正规保守治疗半年至1年后,症状仍然严重、影响生活和工作可以采取手术治疗。手术方法有微创的关节镜手术和创伤亦不大的开放性手术,以清除不健康的组织,改善或重建局部的血液循环。

(三)典型病例

1.病历资料

(1)S(subjective data,主观资料)

基本资料:患者陈某,女,30岁,家庭主妇。

现病史:1个月前打网球后出现右肘外侧酸胀不适和轻微疼痛,偶尔向前臂方向放射,患者自觉肘关节外上方活动时痛,前臂旋转活动时疼痛加重;手不能用力握物,提重物或绞毛巾等时可使疼痛加重,休息或屈肘、前臂旋后位时疼痛缓解。患者在阴雨天时自觉疼痛加重。未曾治疗。疼痛 VAS 评分静息时 3 分,用力握拳时 6 分。

既往史:健,否认外伤史及颈椎病病史。

个人史:右利手。兴趣爱好打网球、烹饪。

期望:疼痛完全消失,可以继续打网球。

(2)O(objective data,客观资料)

1)体格检查:①右肘无红肿无畸形。②肱骨外上髁下局限固定压痛(++),桡侧腕短伸肌压痛(+)。③ROM 检查:AROM,右肘关节 10°~130°、左肘屈曲 0°~130°、右前臂旋后 80°、左肘旋后 80°、右前臂旋前 80°、左肘旋后 80° PROM,左右无明显差异。④肌力检查:伸肘肌 4 级,屈肘肌 4 级。抓握肌力下降伴疼痛。⑤前臂肌肉相对僵硬紧张。⑥特殊检查:Mill 试验(+),Cozens 试验(+)。

2)辅助检查:MRI 显示右伸肌总腱起始处变粗,其内信号增高,外侧副韧带完整。

诊断:右肱骨外上髁炎。

2. 主要问题

(1)疼痛:疼痛 VAS 评分静息时 3 分,用力握拳时 6 分。

(2)功能受限:伸直受限。

(3)ADL 受限:因为疼痛导致日常活动受限等。

(4)社会参与受限:兴趣爱好受到影响。

3. 主要康复目标

(1)短期目标

1)第 1~3 周:控制损伤部位疼痛,静息疼痛 2 分,活动疼痛不超过 5 分。维持现有主被动活动度、肌力。使用健侧手代偿可基本完成基础性 ADL 活动能力。

2)第 3~6 周:控制损伤部位活动后疼痛,不超过 3 分。主被动活动度接近正常范围。使用健侧手代偿可较好完成基础性 ADL 活动能力。如惯用手已恢复至日常所需活动度,可使用惯用手完成日常生活自理。

(2)长期目标

1)第 6~12 周:损伤部位运动后无痛或轻微痛苦(≤1 分)。主被动活动已达到或接近正常范围。可完成部分低难度的网球技巧性训练。生活可自理。

2)第 12 周及以后:损伤部位完全无痛,肌力达到 5 级。逐步到无接触环境训练、接触性训练,再到对打,最终到比赛。

4. 肱骨外上髁炎康复方案

(1)沟通:康复医生、康复治疗师与患者做好沟通及心理指导。患者接受康复训练的指导。

(2)Ⅰ期(1~2 周)

1)停止家务和相关活动,休息,适当固定,避免症状进一步加重。

2)物理因子治疗:①超短波,镇痛消炎。无热量,1 次/d,一次 15 min。②冲击波疗法,镇痛。一周 1 次,一次 2 000 次冲击左右。③局部冰敷,运动锻炼后,3～4 次/d,一次 15～20 min。

3)肌内效贴扎:减少对肌腱的牵拉刺激,无异常反应贴布可维持 2 d。

4)运动疗法

等长收缩练习:①借助网球,用力、缓慢握拳,保持 10 s,然后放松为 1 次。在不增加疼痛的前提下,10 次/组,3 组/d。②屈肘肌,前臂旋后,阻力加于手腕掌侧。③伸肘肌,前臂旋后,阻力加于手腕背侧。训练时,要求患者腕关节每个活动方向用最大力量的 60%～80%持续 10 s,做抵抗阻力肌肉等长收缩练习,6 次/组,2 组/d。

肩关节活动度练习和肩关节肌力练习:防止上肢制动所造成的肩关节肌力及活动度障碍。在健侧肢体辅助下进行肩关节前屈、后伸、外展、水平内收、水平外展及内外旋转等各方向运动。使用弹力带提供阻力进行肌力训练,每方向 40～60 次/组,1～2 组/d。

5)手法治疗:①针对手肘痛点进行深层按摩,缓而深,每次 5 min,2 次/d。②MWM 动态关节松动术和利用门框的 SELE MWM 自助式关节松动术。

治疗后评估:疼痛缓解,VAS 评分静态 2 分,活动 4 分。

(3)Ⅱ期(2～4 周)

1)物理因子治疗:①超短波,在牵拉疗法之前。微热量,1 次/d,一次 15 min。②冲击波疗法,镇痛。一周 1 次,一次 2 000 次冲击左右。③局部冰敷:运动锻炼后,3～4 次/d,一次 15～20 min。

2)肌内效贴扎:减少对肌腱的牵拉刺激,无异常反应贴布可维持 2 d。

3)运动疗法

A. 屈肘活动度练习:患侧充分放松,健侧手握住患侧腕关节,在患侧疼痛可耐受范围内逐渐增加屈曲角度。10～15 个/次,1～2 次/d。

B. 伸肘活动度练习:坐位,伸肘,拳心向上,将肘部支撑固定于桌面上,小臂及手悬于桌外。肌肉完全放松,使肘在自重作用下缓慢下垂伸直(必要时可于手腕处加轻小重物为负荷,加大练习力度)。至疼痛处应停止,待组织适应疼痛消失后再加大角度。10～15 个/次,1～2 次/d。

注意:①练习过程中绝对避免以反复屈伸作为练习方法,防止引发炎症及肿胀加剧,造成骨化性肌炎、骨折等严重后果。②凡是涉及关节反复屈伸动作的练习结束后均应即刻予以冰敷 15～20 min,如在平时有关节肿胀,疼痛,发热等不良感觉,可随时给予冰敷。③屈曲与伸直练习应间隔 2～3 h 进行,避免相互干扰影响效果,以及过多刺激关节局部。

C. 等长收缩练习:①屈肘肌力(肱二头肌)练习。坐或站立位,上臂保持一定的位置固定不动,手握哑铃等重物,拳心向上,前臂向内弯曲(即弯曲肘关节),坚持 20～30 s 为 1 次,5～10 次/组,2～4 组/d。②伸肘肌力(肱三头肌)练习。坐位,上体前倾,大臂紧贴于体侧向后伸直至与地面平行,屈肘手握哑铃等重物,抗哑铃等重物的阻力伸直肘关节,大臂始终贴于体侧。坚持 20～30 s 为 1 次,5～10 次/组,2～4 组/d。

注意:力量练习的重量应根据自身条件而定,练习时不应该有疼痛感,可勉强完成规定次数为宜。练后及时予以冰敷。

D.牵伸练习:每个牵伸动作持续 15~30 s,根据患者的疼痛感受决定其活动幅度,6~10 次/组,1~2 组/d(图 6-4)。

动作 1:双手平举,手指向下,以健侧手的手心压患手的手背,使其掌屈,以维持手臂肌肉伸展。

动作 2:双手平举但手心向前手指朝上,以健侧手扳住患手掌心,使其背屈,维持另一方向肌肉伸展。

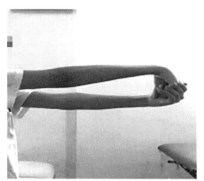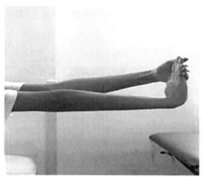

图 6-4　自我牵伸练习

4)手法治疗:针对手肘痛点进行深层按摩,缓而深,每次 5 min,2 次/d。

评估:疼痛缓解,VAS 评分静态 2 分,活动 3 分。活动度接近正常。肌肉僵硬改善。

(4)Ⅲ期(4~8 周)

1)物理因子治疗:①红外线,在牵拉疗法之前。2 次/d,一次 20 min。②局部冰敷,运动锻炼后,3~4 次/d,一次 15~20 min。

2)肌贴贴扎:减少对肌腱的牵拉刺激。2~3 d 一次。

3)运动疗法

恢复前臂旋转活动度:①旋前。健侧主动运动通过体操棒使患侧做被动的旋前。用力要均匀,缓慢,不可使用暴力。至疼痛处应停止,待组织适应疼痛消失后再加大角度,一般为 10~15 min/次,1~2 次/d。②旋后。通过体操棒使患侧做被动的旋后。用力要均匀,缓慢,不可使用暴力。至疼痛处应停止,待组织适应疼痛消失后再加大角度,一般为 10~15 min/次,1~2 次/d。

恢复前臂旋转肌力:坐或站位,大臂紧贴于体侧屈肘 90°,手握哑铃等重物,前臂,缓慢用力依次向内、向外旋转小臂。至最用力处保持 10~15 s 或完成动作为 1 次。10 次/组,组间休息 30 s,2 组连续练习,1~2 次/d。

腕背伸肌力训练:坐位,前臂置于桌面,手心向下握哑铃,腕背伸到最大范围坚持 5 s,再缓慢放下为 1 次。

4)手法治疗:针对手肘痛点进行深层按摩,缓而深,每次 5 min,2 次/d。

治疗后评估:疼痛缓解,VAS 评分活动 1 分。活动度正常。日常生活不受影响。

(5)回归运动:循序渐进地恢复专业活动,佩戴减力支持带或运动机能贴,改变应力集中点,限制肌肉内部张力的产生。纠正动作、发力方式,注意运动装备、环境等。

三、三角纤维软骨复合体损伤

(一)成因及症状

三角纤维软骨复合体损伤(triangular fibrocartilage complex,TFCC)是手腕关节尺侧(小拇指侧)的一群韧带及纤维软骨组成的一个复合体结构。常被形容为手腕的半月板。TFCC 有 3 个重要的功能:①远端桡尺关节的主要稳定结构。②稳定尺侧的腕骨。③将尺侧腕骨所受的压力转移至尺骨远端。

1.成因　TFCC 的创伤性损伤通常发生在手腕过度伸展加上扭转的动作下,或在远端尺骨处的手腕尺侧遭受外力的冲击。如网球、羽毛球等运动时手腕尺侧受力和快速扭转活动;车祸中司机手握方向盘腕部受到旋转牵张暴力;突然摔倒时用手撑地;提重物不慎或手腕用力不当扭伤。退化性损伤几乎都发生在关节盘的中央部分,常由于尺侧腕骨与尺骨头的撞击造成。

2.症状　患者通常因手腕尺侧疼痛和旋转时手腕弹响就诊。TFCC 损伤的症状通常包括腕尺侧弥漫、深在的疼痛或酸胀不适,有时有烧灼感,一般向背侧放射,很少向掌侧放射。疼痛也可以在用力抓握物体时诱发,从而导致握力减弱。这些症状在腕尺偏,腕过伸位用力和前臂用力旋转时加重,从而难以完成拧毛巾、开车和使用勺子等动作。

(二)康复概述

如果患者病史和检查都提示 TFCC 损伤而临床上没有不稳定的证据,急性期可以用长臂石膏或支具固定 4~6 周。也可以应用物理治疗。保守治疗 2~3 个月无效是进行关节镜手术的指征。另一个手术指征是远尺桡关节不稳定。

手术治疗的方式取决于损伤的类型。对于创伤性中央型损伤,如果损伤未累及掌背侧韧带,不会影响 TFCC 的功能,关节镜下清创可获得不错的治疗效果。对于 TFCC 外周部撕裂,可在关节镜下进行修复。如果合并尺腕撞击的因素,需同时进行手术处理。对于退变性 TFCC 损伤,多继发于尺骨撞击,一般来讲,这类损伤不能通过外科手术修复,但可通过对退变的原因进行处理而获得不错的疗效。

如果只进行了关节镜下 TFCC 清创手术,术后一般不需要进行制动。如果进行了关节镜下 TFCC 的修复,术后需佩戴腕关节中立位肘上支具制动 4~6 周。6 周后,开始循序渐进的被动关节活动练习和轻柔的主动力量训练,10~12 周后逐渐恢复日常活动,一般 6 个月后逐渐恢复体育活动。

(三)典型病例

1.病历资料

(1)S(subjective data,主观资料)

基本资料:患者林某,男,26 岁,公务员。

现病史:3 d 前右手前臂旋前提重物时感手腕韧带撕裂声。后自觉腕关节尺侧隐痛,旋转时有轻微弹响。手臂旋前,用力拧毛巾,左手端稍重物品,拇指朝下握紧物体会引起尺侧疼痛加重。手支撑桌子时痛。手指抓握力量减退。疼痛为深部胀痛,疼痛 VAS 评分静息时 3 分,旋前活动时 6 分。伤后以来未曾制动休息。

既往史:健,否认颈椎病病史。

个人史:右利手,爱好健身。

期望:手腕活动正常,无疼痛。

(2)O(objective data,客观资料)

1)体格检查:①右手腕尺侧稍肿胀,颜色正常。②触诊右尺骨远端尺骨头处有局限固定压痛(++)。③ROM 检查:右腕屈曲、伸展、桡偏、尺偏角度正常。前臂旋前,右 78°、左 85°;前臂旋后,右 80°、左 80°;PROM 左右无明显差异。④肌力检查:手抓握肌力下降伴疼痛。⑤特殊检查:Sharpey's 试验(+),TFCC 挤压试验(+)、Fovea Sign 右手尺侧明显疼痛、三角剪切试验(−)。⑥辅助检查:MRI 提示 TFCC 损伤,左侧腕关节在位,各组成骨骨皮质形态尚可,余诸骨髓质骨信号未见明显异常。右侧腕关节腔内未见明显积液信号影,三角纤维软骨盘内见条状长 T2 信号影,三角纤维软骨复合体走行区周边模糊,见稍高信号影。

2)诊断:创伤性三角纤维软骨复合体损伤。

2. 主要问题

(1)疼痛:疼痛 VAS 评分静息时 3 分,旋前活动时 6 分。

(2)功能受限:患侧前臂活动度受影响。

(3)ADL 受限:影响端碗吃饭等。

(4)社会参与受限:影响工作及健身训练等。

3. 主要康复目标

(1)短期目标

1)第 1～3 周:控制损伤部位疼痛,静息疼痛 2 分,活动疼痛不超过 5 分。维持现有主被动活动度、肌力。使用健侧手代偿可基本完成基础性 ADL 活动能力。

2)第 3～6 周:控制损伤部位活动后疼痛,不超过 3 分。主被动活动度接近正常范围。使用健侧手代偿可较好完成基础性 ADL 活动能力。如惯用手已恢复至日常所需活动度,可使用惯用手完成日常生活自理。

(2)长期目标

1)第 6～12 周:损伤部位运动后无痛或轻微痛苦(VAS≤1 分)。主被动活动已达到或接近正常范围。可完成部分低难度专项动作。生活可自理。

2)第 12 周及以后:损伤部位完全无痛,肌力达到 5 级。可返回参加专项训练,可完成较高难度专项动作。

4. 康复治疗

(1)第一阶段(24～72 h),处理原则为 PRICE。

PRICE 原则如下。①保护:运动伤害发生后,应立即停止活动。可以用手腕护具提供支撑和保护。一般而言,将手腕固定在中央位置,而且最主要的是让前臂不能有旋转动作。在固定手腕时,由于手腕上的曲度较大,因此可以使用 SAM 夹板加上弹力绷带固定来代替手腕护具。②休息:在手腕受伤后,即应停止剧烈运动,避免伤势恶化。③局部冷敷:在腕关节疼痛部位放上 1～2 层毛巾(根据患者的耐受),取冰袋放置于患手疼痛部位,一次 15～20 min,2～4 次/d。④压迫:可使用弹性绷带缠绕以固定。⑤抬高:抬高患侧,减轻肿胀。

(2)第二阶段治疗(1~2周)

1)运动疗法

等长收缩练习:①借助网球或弹力球,用力、缓慢握拳,保持 10 s,然后放松为 1 次。在不增加疼痛的前提下,10 次/组,3 组/d。②尺侧屈腕肌,前臂旋后,阻力加于小鱼际。③桡侧屈腕肌,前臂旋后阻力加于大鱼际。④尺侧伸腕肌,前臂旋前,阻力加于掌背尺侧。⑤桡侧伸腕肌,前臂旋前,阻力加于掌背桡侧。训练时,要求患者腕关节每个活动方向用最大力量的 60% ~80% 持续 10 s,做抵抗阻力肌肉等长收缩练习,6 次/组,2 组/d。

关节活动度练习:早期关节活动可以避免关节粘连的情形发生。①屈腕练习:患侧充分放松,健侧手握住患侧腕关节,在患侧疼痛可耐受范围内逐渐增加屈曲角度。10 ~15 min/次,1 ~2 次/d。②伸腕练习:患侧充分放松,健侧手握住患侧腕关节,在患侧疼痛可耐受范围内逐渐掌屈腕关节。10 ~15 min/次,1 ~2 次/d。③尺偏练习:患侧掌心向下平放于治疗床上,健侧手辅助,在患侧疼痛可耐受范围内逐渐尺偏腕关节。10 ~15 min/次,1 ~2 次/d。④桡偏练习:患侧掌心向下平放于治疗床上,健侧手辅助,在患侧疼痛可耐受范围内逐渐桡偏腕关节。10 ~15 min/次,1 ~2 次/d。在这个阶段,主动关节活动度时在无痛的情况下进行。

邻近关节活动度及肌力练习:如掌指关节、指间关节等。

2)手法治疗:①治疗师左手固定患者腕关节,右手在无痛范围内运用 Maitland Ⅰ 、Ⅱ 级手法进行腕关节松动,10 min/(次·d)。治疗反应:轻微疼痛属正常反应。②进行的腕关节周围软组织按揉、弹拨以及关节放松。

3)物理因子治疗

超短波:无热量,一次 15 min,1 次/d。治疗过程中如有任何不适,应立刻停止治疗。治疗结束后,关闭机器,切断电源,取下电极。

超声波:使用 1 cm² 声头,采用移动法,2 ~4 cm/s,1 次/d。

局部冷敷:在腕关节疼痛部位放上 1 ~2 层毛巾(根据患者的耐受),取冰袋放置于患手疼痛部位,一次 15 ~20 min(图 6-5)。

4)肌内效贴扎治疗:材料包括减压贴布 1 条,长 5 ~10 cm;稳定贴布 1 条,长 10 ~20 cm。患者取坐位,肘伸直旋前,腕关节掌屈,治疗师站在患者患侧将稳定贴布从手臂外侧沿肱骨长轴方向,以腕关节为中心贴扎。两端固定端零拉力贴合,中间为自然拉力。用撕下的衬纸来回摩擦贴好的肌贴处,增强其黏性。减压贴布以最疼痛处为中心,在腕关节尺侧与第 1 条贴布形成交叉。进行贴扎后,如出现局部痒等任何不适应立即取下,无不适可贴至第 2 日治疗时取下(图 6-6)。

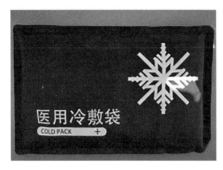

图6-5 医用冷敷袋

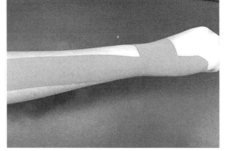

图6-6 肌内效贴扎

（3）第三阶段（2~6周）

1）运动疗法

等张肌力训练：此时的肌力训练主要是加强手腕周围的肌群，可以手拿小哑铃或弹力带进行屈伸、桡侧偏与尺侧偏等腕部各方向的反复性肌力训练。例如腕背伸肌力训练：坐位，前臂置于桌面，手心向下握哑铃（治疗一段时间后，治疗师根据患者恢复情况循序渐进地进行抗阻训练），腕背伸到最大范围坚持5 s，再缓慢放下为1次。5次/组，组间休息30 s，3组/次，2次/d（图6-7）。

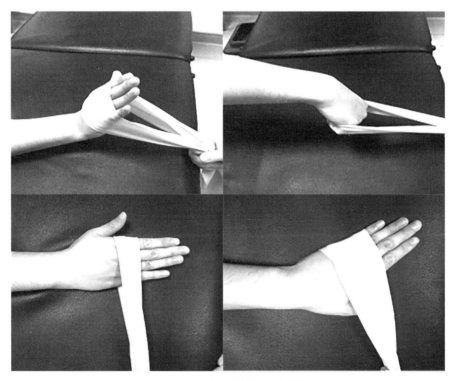

图6-7 弹力带腕关节肌力训练

牵伸练习:①肘关节完全伸直,在另一只手的辅助下使前臂尽力旋前,手腕尽量掌屈,根据患者的疼痛感受决定其活动幅度。保持此位置15~20 s后放松,间歇30 s后重复,6次为1组,每天做2~3组牵拉练习。②肘关节完全伸直,在另一只手的辅助下使前臂尽力旋后,手腕尽量背伸,根据患者的疼痛感受决定其活动幅度。保持此位置15~20 s后放松,间歇30 s后重复,6次为1组,每天做2~3组牵伸练习。

2)物理因子治疗:①活动前采用红外线局部热疗,20 min/次,12次/d。②治疗结束后局部冷敷患手疼痛处,一次15~20 min。

(4)第四阶段治疗(6~8周)

1)冰敷、热敷、肌力训练、伸展、手法。

2)本体感觉训练:用腕力球进行训练;将一个球(篮球或足球)放在桌面上,双手放在球面上,缓慢地进行球的旋转、滚动。

3)回归运动。

(王雪强)

第三节 下肢常见运动损伤

一、损伤类型

(一)前交叉韧带损伤

前交叉韧带(anterior cruciate ligament,ACL)损伤是常见的膝关节韧带损伤之一,据统计每年发病率是1/3 000。前交叉韧带损伤大多数发生在运动时,尤其是需要方向快速变化和跳跃的运动,如篮球、足球、橄榄球、滑冰和曲棍球等项目。损伤机制包括接触型和非接触型,非接触型约占78%。据报道,在美国每年进行10万例ACL重建,重建物的选择包括自体移植物(髌腱或腘绳肌腱)或异体移植物。

用髌腱移植物重建ACL,可联合行切开手术和关节镜术。切取髌腱中1/3、上带髌骨骨块、下带胫骨骨块。关节镜下去除ACL残端,在胫骨和股骨钻出骨道,移植物经胫骨骨道、关节腔至股骨骨道,股骨和胫骨骨道各用一枚挤压螺钉固定骨块。缝合皮肤切口,术后用铰链支具固定膝部于伸直0°位。

前交叉韧带重建术后应立即开始实施康复治疗计划。康复医师必须小心保护ACL重建物并要考虑到术后康复过程中ACL的生理变化。据Noyes等报道髌腱中1/3的强度是正常ACL的186%。重建时移植物强度最大,然后经历坏死、再血管化和塑形重建。坏死期的重建物强度下降,再血管化和塑形重建期的重建物强度逐步增加。应重视移植物的固定方法及其生物学固定。一般而言,力学止点重建需3~6周。患者将逐步恢复功能,术后4~6个月完成康复。

(二)半月板损伤

半月板软骨在膝关节的功能及生物力学中扮演着重要角色。半月板的功能包括承重、传递负荷、吸收应力、稳定关节、润滑关节和协调关节等。其可因力学或生化(退变)因素受损。最常见的损伤机制是间接暴力,突然的加速或减速运动若同时伴有运动方向的改变,即可在膝关节内产生压力并传导至胫骨和股骨之间的半月板,导致半月板撕裂。患者在伤后会出现疼痛、渗出、交锁和关节线的局灶性持续性压痛。若保守治疗无效,须考虑手术治疗。要决定行半月板修复术还是切除术,必须全面考虑半月板撕裂的结构类型、形状、位置、血供、大小、稳定性、组织存活力或质量,以及相关的病理学改变。有文献报道半月板切除将导致膝关节退行性变。与半月板全切相比,部分切除可以减少关节软骨的退变。然而有报道指出,半月板部分切除术后下方软骨的应力要高于正常。因此应尽可能保留受损半月板。

半月板移植的禁忌证包括进行性关节软骨磨损(尤其是在髁的屈曲负重区)、轴向对线不良以及股骨髁扁平。若想获得最佳功能结局,术后康复很关键。

半月板撕裂修复的术式有很多种。对于相对稳定的撕裂,文献报道可应用锉及环钻使其新鲜化。关节镜下半月板修复技术可以根据缝合方法分为3种:由内向外、由外向内及全内缝合。关节镜下由内向外缝合是指在关节内横向缝合半月板,缝线穿出后在关节囊外打结。这种技术适用于中1/3撕裂以及某种程度的后角撕裂。关节镜下由外向内缝合是指应用 Mulberry 结在半月板撕裂的关节内部分打结,然后将缝线穿过撕裂处,穿出关节囊外再打结。这种技术适用于中1/3及前角撕裂。关节镜下全内缝合技术是指从关节镜入口处进缝线、螺钉和(或)半月板锚,直接稳定撕裂。由于全内缝合技术无须任何切口,因此可以有效降低医源性神经血管损伤的风险。这种技术适用于后角撕裂。

半月板同种异体移植物移植(MAT)最初是应用关节镜技术将供体半月板植入半月板缺失的膝关节。供体半月板由组织库提供,虽然没有进行标准化,但大多数组织库都能通过影像学检查结果估计移植物的尺寸大小。诊断性膝关节镜检后,摘除原半月板。内侧半月板和外侧半月板移植技术有所不同,内侧半月板移植时应在前角及后角各带一骨块,插入胫骨骨道后沿边缘固定。外侧半月板移植时,要在外侧半月板前后角相接处凿一矩形骨槽,缝合固定移植半月板。

半月板修复及移植术后的康复计划应为愈合创造最佳环境。术式、修复固定方法、修复部位、联合手术以及手术医师的意见都直接影响负重计划、ROM 限制及康复进程。因此,手术医师与康复医师之间的交流显得尤为重要,尤其是在康复早期保护阶段。

患者的术前状态、相关病理改变和综合评定对其个体化康复方案的设计都具有重要意义。由评定及再次评定所得的患者的主诉和体征决定康复进程的速度和方向。患者、手术医师和康复医师在术后早期就要制定出一个现实可行的目标。患者应该了解他的手术强度和恢复的时间表。目标应该有特异性,以满足患者的个体化功能需求。患者应该认识到他在康复过程中扮演的角色;他对活动调整和家庭治疗性训练的依从性对疗效起着关键作用。以上式式术后康复程序应遵循标准化进程,在进入下一阶段前患者的ROM 和肌力必须达到相应要求。半月板移植术后的康复要比半月板修复术后保守。采取此术式的患者多有早期退行性变,术后需要更具保护性的环境。对于同时进行关节软骨手术的患者来说,术后康复方案必须有所调整,目前认为,半月板移植术后须加强负重和 ROM 限制,以期得到更好的功能结局。

(三)髌腱末端病

追溯髌腱末端病的发病原因,其实是牵张应力和牵张应变力共同作用产生的结果。在跳跃训练中,髌腱承受着非常大的负荷和压力,加上训练不当、技术失误或负荷过大,很容易造成髌腱及腱止点的损伤和病变。髌韧带起自髌骨下缘和髌尖后面内侧起点较外侧低 1.25 cm,止于胫骨结节。髌腱纤维细而柔韧,如波浪状,无血管分布。所谓髌腱止装置即髌骨下极尖端与髌腱的附着处。这种腱止装置颇似电话线与话筒的交界处,反复牵拉容易发生损伤,病损发生后临床上将之称为末端病。

急性损伤发生后腱围充血,水肿,久之腱围增厚,与纤维之间的组织空隙被外来血管侵入,组织变性形成粘连,髌腱出现玻璃样变或钙化,弹性和牵张力下降。长跑、跳跃等运动项目膝部频繁运动、反复负荷及过度使用,可使髌腱腱止点发生慢性损伤。慢性或疲劳损伤可使髌尖髓腔纤维变或因钙化软骨层消失、断裂而使髓腔开放,也有因微小骨折片被结缔组织包绕血运隔断坏死而成为“镜下骨折”。与腱纤维交接的纤维软骨层由于缺血和牵张刺激,出现毛细血管增生或小动脉硬化,进而形成玻璃软骨骨化。

二、损伤康复

前交叉韧带
损伤康复

(一)前交叉韧带损伤康复

1. 病历资料

(1)S(subjective data,主观资料)

患者男,27 岁,主诉:打篮球时意外扭伤,左膝关节酸痛不适 2 d。

诊断:左膝关节前十字韧带断裂。

(2)O(objective data,客观资料)

检查:左膝大腿股四头肌萎缩、Lachman(−)、PDT(−)、PST(+)、麦氏症(+)、摇摆征(+)、KS(−)。

诊断意见:左股骨外髁骨髓水肿、前交叉韧带撕裂、内外侧副韧带损伤、内外侧半月板损伤(Ⅱ级)。

术前康复:辅具下站立或行走、辅具下开车、辅具下做股四头肌等长运动(防止股四头肌萎缩)、超声波治疗(消炎、减轻疼痛)。

2. 治疗目标

(1)短期目标

术后第一阶段(2 周以前):强调完全被动伸直;控制术后疼痛、肿胀;ROM 达 0°～90°;早期渐进性负重;防止股四头肌抑制;独立完成家庭治疗性训练计划。

术后第二阶段(第 2～6 周):ROM 达 0°～125°;髌骨活动度良好;肿胀轻微;恢复正常步态(无痛);在无痛且控制良好的条件下迈上 20 cm 高阶梯。

术后第三阶段(第 6～14 周):恢复正常 ROM;下肢具有在无痛且控制良好的条件下

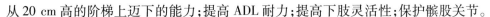

从20 cm高的阶梯上迈下的能力;提高ADL耐力;提高下肢灵活性;保护髌股关节。

术后第四阶段(第14~22周):能无痛跑步;最大限度提高力量和灵活性,以满足ADL的要求;跳跃试验时肢体对称度达75%以上。

术后第五阶段(第22周以后):对专项运动动作没有恐惧感;获得最大力量和灵活性,满足专项运动的要求;跳跃试验时双下肢的对称度达到85%以上。

(2)长期目标:跳跃试验时双下肢对称度达到85%以上;专项运动时没有恐惧感;灵活性达到运动需要的水平;可独立完成为维持和改善治疗效果的体育锻炼计划。

3.常规康复治疗方案

(1)运动治疗

术前康复:渐进性步态训练;股四头肌收缩训练;直抬腿练习(支具锁定在0°);(垫毛巾)被动伸直;支具锁定在0°使用拐杖在(髌腱)可耐受范围内进行部分负重。

术后第一阶段(2周以前):支具锁定在0°位渐进性部分负重到在可耐受范围内扶拐负重(髌腱);主动屈曲/辅助下主动伸直0°~90°;直腿抬高练习(SLR)(各方向);支具锁定在0°位SLR(仰卧位);短曲柄功率自行车练习;蹬踏练习(双侧/5°~70°弧)(如果ROM>90°);可耐受下上肢心血管系统训练。

术后第二阶段(第2~6周):在支具角度0°~50°时在可耐受范围渐进性负重,当步行无痛时,去掉拐杖;如果关节活动度>115°可进行标准自行车练习;蹬踏练习(0°~80°);小范围静蹲/重心转移;向前上阶梯练习;如果伤口良好,水下训练(步态训练);主动伸膝至40°。

术后第三阶段(第6~14周):下阶梯练习;蹬踏练习;弓箭步练习;倒走或往后跑踏车练习。

术后第四阶段(第14~22周):能顺利迈下20 cm阶梯后,开始在踏车上进行向前跑步练习。

(2)手法治疗

术前康复:髌骨松动;主动屈曲/辅助下主动伸直0°~90°训练;主动ROM和辅助下主动ROM练习;渐进性抗阻练习和功能活动。

术后第一阶段(2周以前):垫毛巾卷伸展,俯卧位悬吊训练;股四头股再训练[股四头肌电刺激(EMS)或肌电图(EMG)];髌骨松动;髋渐进性抗阻训练;本体感觉训练(双侧负重)。

术后第二阶段(第2~6周):本体感觉训练(生物力学踝关节平台系统/健侧弹力带练习);渐进性抗阻下直抬腿练习;腘绳肌/腓肠肌灵活性训练;髋/腘绳肌渐进性抗阻练习;术后6周时,对膝韧带进行KT1000检查(不要做最大拉力检查)。

术后第三阶段(第6~14周):渐进性静蹲练习;40°~90°等张伸膝(闭链练习优先);高级(干扰)本体感觉训练;灵活性训练(运动带);股四头肌牵伸;向前迈下试验(NeuroCom);术后第3个月时膝韧带KT1000检测。

术后第四阶段(第14~22周):下肢力量和灵活性练习;灵活性/运动专项练习;力量足够后,开始功能往复运动练习;等张、等速伸膝(闭链练习优先)。

术后第五阶段(第22周以后):继续强化下肢力量、灵活性和敏捷性;强化功能往复运动;再评估患者的主诉(即每日的疼痛/肿胀——相应调整方案);鼓励其依从家庭治疗计划;术后第 6 个月时行膝韧带 KT1000 检查。

（3）物理因子治疗

术前康复:电刺激/生物反馈(肌肉再训练)。

术后第一阶段(2 周以前):冷疗。

（4）作业治疗(OT):①常规 OT 训练,如日常生活的能力(ADL)训练;②辅助具及矫形器选择及使用。

（5）中医传统治疗。

（6）心理治疗。

4.注意事项

（1）并发症的防治(韧带再次损伤或断裂)。

（2）物理治疗的注意事项

1）术后第一阶段:ACL 重建术后最常见的并发症是运动受限。此期应达到完全被动伸直,争取达到屈膝 90°。加强 ROM 练习、应用非甾体抗炎药(NSAID)控制疼痛和炎症有助于达到 ROM 目标。强调患者对家庭训练计划和负重进展/注意事项的依从性。

2）术后第二阶段:此期较常见的并发症是膝前痛。当患者发现自己能不借助辅助器械步行时,常会在下肢肌力不足以进行相当水平活动时提前进行这些活动。康复医师治疗患者要基于主观症状和客观评定个别对待。随时调整治疗,以缓解症状并安全地进行既定康复方案。要强调患者需依从已制定或改进的家庭康复方案及日常生活活动(ADL)的动作矫正。

3）术后第三阶段:患者目前功能水平较高,但由于 ROM、灵活性和肌力尚有缺陷,还应鼓励患者坚持有限制的功能练习。康复医师制订康复计划时必须保证患者达到一定标准后,再进入更高级的训练。

4）术后第四阶段:引入功能往复运动训练之前应完全恢复 ROM 和灵活性。还应该锻炼足够的肌力。可从简单训练开始,再到复杂练习(如双腿跳)和跳箱训练。建议患者每周的计划有所变化,最重要的是休息 1 d 让肌肉复原。

5）术后第五阶段:在康复最后阶段康复医师要让患者/运动员为其专项运动的需求做好准备,包括 ROM、灵活性、肌力、做功和耐力,应达到恢复标准以降低再损伤率。力量和功能的评估将为康复进展和成功提供直接依据。

这期间重建的新韧带还不够坚固,腿部肌肉的力量通常也还没有达到正常腿的水平,所以所有的练习和运动都必须循序渐进,绝对不能勉强尝试动作或者冒然恢复运动。

（二）髌韧带术后康复

1.病历资料

（1）S(subjective data,主观资料):患者吴某,男性,26 岁,主因打篮球碰撞中落地右膝下蹲时不能站立和行走,伴剧痛半小时。体格检查:右膝髌骨下肿胀,无伤口,髌骨向上移位,压痛(+),活动障碍。于 2019 年 4 月 10 号入院,MRI 诊断为髌韧带断裂,第 2 天行"髌韧带缝合术",术程顺利,术后支具固定 3 d 后下转康复科行康复治疗训练。

髌韧带术后康复

（2）O(objective data,客观资料)：患者入院后治疗师立即行初期康复评定,评定结果如下。①主动关节活动度/被动关节活动度：膝关节屈曲患侧10°/30°,健侧140°/150°；髋关节直腿抬高患者30°/90°,健侧90°/90°。②徒手肌力检查：股四头肌肌力患侧2级,健侧5级；髂腰肌肌力患者2⁺级,健侧5级；腘绳级肌力患侧2⁺级,健侧5级。③步态能力：疼痛步态,10 m步行速度为30 m/min。④平衡功能：双下肢站立平衡二级,患侧不能单腿站立。⑤日常生活能力：Bathel评分86分。

2. 康复计划 ①消肿减轻疼痛；②增加关节活动度的训练；③提高患肢的力量和功能的训练；④提高膝关节的稳定,恢复膝关节的本体感觉和神经肌肉控制的练习；⑤重塑患者对膝关节康复的信心；⑥宣教并指导患者自我牵拉和运动锻炼方法。

3. 治疗措施

（1）早期(1~2周)：进行CPM训练,以患者相对无激烈疼痛可耐受范围内的屈曲角度为准,每天增加5°~10°,每天上下午各1次,每次半个小时,根据患者第2天的反应来决定当天的CPM强度,1周为一个疗程进行观察分析,如活动中有肿胀加重,适当的冰敷和配合使用理疗及下肢的气压循环仪器。CPM后行关节松动术,上下松动髌骨,适当牵拉髌韧带,松解粘连,配合使用超声波。弹力带自行牵拉下肢肌腱,减缓挛缩。

（2）恢复期(3~8周)：增强患者下肢患侧屈/伸髋、屈/伸膝等肌群力量,循序渐进肌群的等长收缩训练和减重情况下屈/伸髋、屈/伸膝的开闭链活动训练,患肢的单腿负重训练,肌力到达3级以上时,可行渐进性的抗阻活动训练,弹力带及沙袋抗阻练习,静蹲练习,下肢踏步功能训练器抗阻练习,功率自行车练习(满足一定的关节活动度)。谨记健侧也必须有一定的活动训练,以保证双下肢的功能对称协调性。实施本体感觉神经肌肉的练习,曲线变速步行,平衡板练习,上下斜坡和楼梯,双下肢协调性训练等。提高患肢功能训练中要不断增强患者对膝关节的信心,形成良性心理循环。

4. 出院评定 患者住院8周后出院,通过训练各项功能指标均有明显提高,终期康复评定如下。①主动关节活动度/被动关节活动度：膝关节屈曲患侧120°/130°,健侧140°/150°；髋关节直腿抬高患者80°/90°,健侧90°/90°。②徒手肌力检查股四头肌肌力患侧4级,健侧5级；髂腰肌肌力患者4级,健侧5级；腘绳级肌力患侧4级,健侧5级。③步态能力正常步态,10 m步行速度为90 m/min。④平衡功能：双下肢站立平衡3级,患侧能单腿站立平衡3级。⑤日常生活能力：Bathel评分100分,完全自理。

（三）髋臼损伤伴髋外侧痛康复

1. 病历资料

（1）S(subjective data,主观资料)

1）基本资料：患者王女士,35岁,行政职员。

髋臼损伤
伴髋外侧
痛康复

2）现病史：2013年8月雪山徒步4 d,过程中出现左侧髋外侧疼痛,休息后缓解,站立负重后疼痛加重,症状持续未有改善。2014~2015年患者到北京、上海各大三甲医院就诊,MRI检查未见异常,服用止痛药控制症状。2017年7月6日因左侧髋外侧疼痛加重、影响日常生活至"中山六院"就诊。

3）既往史：既往体健,否认其他疾病。

4）个人史：右利手。

5)期望:疼痛完全消失。

（2）O(objective data,客观资料)

1)体格检查:正面观见双侧髌骨指向正前方;侧面观见骨盆前倾,双侧膝稍过伸。

2)髋关节被动活动度见表6-2。

表6-2　髋关节被动活动度

方向	左侧	右侧
内旋	25°（终末端诱发尖锐疼痛）	42°
外旋	40°	46°
前屈（屈膝90°位）	90°（终末端诱发尖锐疼痛）	100°
后伸	30°	25°
内收	10°（终末端诱发疼痛）	20°
外展	42°	45°

注:结果示髋屈曲、内收、内旋活动受限,伴有明显疼痛,提示髋臼边缘可能存在问题或髋臼唇撕裂。

3)肌力检查见表6-3。

表6-3　肌力检查

体位	肌群	左侧	右侧
坐位	屈髋	23	40
站立位	伸髋	13	22
仰卧位	内旋	7	19
	外旋	20	29
站立位	内收	22	30
	外展	14	31

注:结果示左侧髋各方向肌力下降,以内旋、外展为主。

4)特殊检查:Log Roll 试验(－),FABER 试验(＋),Scour 试验(前－、上＋;后－、下－)。

5)辅助检查:弹性超声提示肌腱病理性改变,左侧髂胫束硬度较右侧高。

诊断:大转子疼痛综合征;髋臼软骨微小破坏。

2. 主要问题　①局部压痛;②肌力下降;③功能受限。

3. 主要康复目标

（1）短期目标

1)第1~3周:控制损伤部位疼痛,静息疼痛2分,活动疼痛不超过5分。维持现有主被动活动度、肌力。使用健侧代偿可基本完成基础性 ADL 活动能力。

2)第3~6周:控制损伤部位活动后疼痛,不超过3分。主被动活动度接近正常范围。使用健侧代偿可较好完成基础性 ADL 活动能力。

（2）长期目标

1）第6～12周：改善功能性步行、坐位能力。损伤部位运动后无痛或轻微痛苦（≤1分）。主动活动度已达到或接近正常范围。生活可自理。

2）第12周及以后：损伤部位完全无痛，肌力达到5级。可完成20 min 步行到60 min以上，30 min 坐位到60 min以上。

4. 康复治疗

（1）Ⅰ期（1～2周）：以消肿、缓解疼痛、维持肌力和关节活动度为主，无痛范围内的主动运动。

1）主动活动：髋关节及腰椎-骨盆的控制性运动训练。根据患者疼痛水平、体适能、运动爱好设定进阶性运动方案。如90°屈髋；单腿站立+膝微屈训练；0°～90°屈髋训练。

2）物理因子治疗

超短波：镇痛消炎。无热量，1次/d，一次15 min。冲击波疗法：镇痛。1次1周，一次2 000次冲击左右。局部冰敷：运动锻炼后，3～4次/d，一次15～20 min。

冲击波疗法：患者体位为右侧卧位，枕头放于胸前作为支撑，左侧髋关节屈曲75°，膝关节屈曲90°。

治疗师体位：站在患者一侧，尽量靠近患者的髋关节，右手固定冲击头的棒体，左手挤压冲击头的把柄。

5. 健康宣教（机械负荷调整）　避免长时间久坐，一次不超过30 min，减少对臀肌肌腱的机械负荷。

评估：疼痛、活动度均得到提高；Harris 评分 2017 年 7 月 6 日为 54 分，2018 年 1 月 8 日为 90 分。

（龙建军）

第四节　软组织慢性损伤

足底筋膜炎
康复

一、足底筋膜炎

足底筋膜炎是引起足跟痛的常见原因，美国每年的患者数大约有两百万人，足底筋膜炎又称足跟疼痛综合征、慢性足跟疼痛、赛跑者足跟、跟骨下疼痛。足底筋膜炎是足弓结构或力学异常引起足底筋膜跟骨止点的反复微损伤及退变，其病理改变无炎症细胞存在。主要表现为晨起下地或休息一段时间后走路时足跟疼痛，行走后疼痛常好转，但是长时间、连续的或剧烈活动后疼痛再次发生，疼痛部位位于足底筋膜跟骨的起点、跟骨内侧结节处。它是一种自限性疾病，病因不明，80%～90%的患者经过10个月症状缓解。

尽管足底筋膜炎的病因不清楚，有几个危险因素促使足底筋膜炎的发生，不合适的穿鞋习惯、长时间站立引起的过度应用、最近的体重增加、突然大量走路或跑步、踝背屈受限、扁平足、过度旋前、足内在肌力弱和下肢的灵活性差。足底筋膜炎可见于各种人群,包括长期站立的人,如运动员、长跑者,体重指数大于 30 kg/m² 、糖尿病患者和老年人,足底筋膜炎引起的身体结构和功能的变化包括姿势偏斜、内侧足弓的触痛、踝背屈受限、跖屈肌力量减弱、踝内在肌力量减弱、距下关节过度旋前。临床上慢性足跟痛的外科手术中,切除的足底筋膜组织学显示,胶原退变伴有纤维排列紊乱、黏液基质增加、血管成纤维细胞过度增殖和钙化是常见的病理改变,研究中都描述了足底筋膜的退变,炎症浸润,如多形核白细胞、淋巴细胞或巨噬细胞很少见报道,因此,炎症不是足底筋膜炎的主要特征,尤其是在老年长期久坐的人群。因此,足底筋膜炎发病的潜在机制可能与筋膜的提前退变有关,而不是肌腱炎或止点炎。

(一)康复概述

非手术治疗时采用常规康复治疗手段,如早期的相对制动休息、冷热疗等物理因子治疗、护具、手法治疗、运动疗法、药物局部封闭等。

足底筋膜切开术:开放性足底筋膜切开术,切断足底筋膜内侧束,如果骨刺存在,用骨锉将其磨平,有的游离拇展肌预防神经卡压。术后进行相对应阶段的康复治疗。

(二)典型病例

1.病历资料

(1)S(subjective data,主观资料):患者吴某,男,50 岁,企业管理人员。

现病史:3 个月前在打羽毛球跑动过程中突发右足跟内侧区域锐痛,休息及自我按揉后缓解。一段时间后,晨起及休息后行走时,最初几步出现足跟疼痛。1 周前参加 20 km 徒步活动后,夜间足跟部疼痛加重。右踝关节背屈活动受限。疼痛 VAS 评分:静息时 1~2 分,站立及行走时 4 分。呈减痛步态,一次行走时间不超过 10 min。

既往史:体健,否认其他手术外伤史。

个人史:右利手。爱好羽毛球、徒步。

期预期目标:正常行走,打羽毛球。

(2)O(objective data,客观资料)

1)体格检查:检查内容如下。①右足跟部稍肿胀,皮温略高(双侧对比,差 0.4 ℃)。②触诊足跟按压胀痛(++)。③ROM 评定(具体数值见表 6-4)。④肢体形态(围度评定数值见表 6-5)。⑤肌力评定:右侧踝跖屈、背伸肌群肌力分别为 4⁺ 级、4 级。⑥平衡评定:双足立位平衡 3 级,单腿直立检查:左/右睁眼 60 s/18 s,左/右闭眼 14 s/3 s。⑦特殊检查:附管综合征试验(-),卷扬机试验(+),纵弓角度双侧无明显异常。⑧辅助检查:右踝关节(侧位非负重体位下)X 射线片显示:右足底筋膜变厚、脂肪垫异常。

表 6-4 踝关节主/被动 ROM 测量

	背屈	跖屈	内翻	外翻
左踝	17°/20°	48°/50°	32°/34°	10°/13°
右踝	6°/9°	43°/48°	29°/32°	9°/12°

表 6-5　下肢围度测量

单位:cm

下肢	髌上 10 cm	髌下 10 cm	踝关节
左	48	37.9	57.3
右	47.3	37.2	57.8

注:结果示右侧下肢轻度肌萎缩,踝关节轻微肿胀。

2)诊断:右足跟痛症、足底筋膜炎。

2. 主要问题　①疼痛;②功能受限;③ADL 受限(Barthel 指数)评分 95 分。其中步行、上下楼梯大部分参与。

3. 主要康复目标

(1)短期目标

1)第 1~3 周:①缓解损伤部位疼痛 2~3 分;②改善关节活动度 8°~12°;③改善步态,提升步行能力,单独行走时间超过 20 min;④平衡功能提升至健侧水平。

2)第 3~6 周:①控制损伤部位活动后疼痛,不超过 2 分;②主被动活动度达到或接近正常范围;③可进行社区步行持续 30 min 以上;④踝关节背伸、跖屈肌群肌力提升一个等级。

(2)长期目标

1)第 6~12 周:①损伤部位运动后无痛或轻微痛苦(≤1 分);②各方向小幅度跑动时无痛,从技巧性动作开始训练。

2)第 12 周及以后:①损伤部位完全无痛;②肌力达到 5 级;③逐渐加大跑跳运动强度,无接触环境训练、接触性训练,再到对打。

4. 康复治疗

(1)Ⅰ期(1~3 周):以消肿、缓解疼痛、改善关节活动度为主,无痛范围内的主动运动。

1)物理因子治疗:方法如下。①超短波:无热量,1 次/d,一次 15 min。②超声波治疗:改善微循环,促进细胞修复。1 次/d,10 min/次。③治疗结束后局部冰敷:一次 15~20 min。

2)运动疗法:本体感觉及躯干核心肌群肌力训练(无痛范围内)、有氧耐力训练。①本体感觉训练:坐位,在角度尺的支持下,踝关节角度控制训练,允许 5°内误差,5 min/次,两次/d。②静力性收缩(踝泵运动):患者仰卧位,下肢伸展,将足尖缓慢勾起,朝向头方向,无痛范围内尽可能大的角度后保持 10~15 s/个,5 个/组,3~5 组/d。③单臀桥训练:仰卧位,双手自然放松置于体侧,左单腿屈髋屈膝支撑于床,右腿抬离床面后抬高臀部,尽可能使髋关节处于中立位,双侧骨盆等高,保持正常呼吸,保持 5~10 s/个,5 个/组,组间休息 15 s,5 组/次,2 次/d。④上卷腹训练:仰卧位,双手置于腹部,双下肢屈髋屈膝支撑于床,抬高双肩,逐渐抬高躯干,双手随着往前伸触及膝盖后缓慢还原,保持正常呼吸,避免头颈过度前伸,根据自身能力感受腹部肌肉收缩即可,无须强制最大幅度。10~15 个/组,组间休息 30 s,3 组/次,2 次/d。⑤上肢功率自行车训练:坐位下,双上肢进行有氧耐力训练,20 min/次,2 次/d。

3)手法治疗:①在无痛范围内运用 Maitland Ⅰ、Ⅱ级手法进行下胫腓关节、距小腿关节、距跟关节松动,改善疼痛和关节活动受限,10 min/(次·d)。关节周围及扳机点手法轻柔松解治疗,改善疼痛和活动度,10 min/(次·d)。②牵张技术,无痛范围内进行小幅度下肢各紧张肌群牵伸(腘绳肌、股四头肌、小腿三头肌等),10 min/(次·d)。

4)肌内效贴扎:增加稳定性,减轻炎症和疼痛,放松足底筋膜。

阶段治疗后评估:①疼痛缓解,无静息痛,站立及行走时疼痛为 1 ~ 2 分;②右踝关节 ROM,背伸 A/P 10°/14°,跖屈 A/P 48°/50°,内翻 A/P 34°/34°,外翻 A/P 12°/12°。

(2)Ⅱ期(3 ~ 6 周):以提高关节活动度、平衡能力、步行能力、踝周稳定性为主。

1)运动疗法:平衡能力、局部及躯干核心肌群肌力训练、局部及全身有氧耐力训练。①平地单腿站立(睁眼闭眼)训练,逐渐过渡到软垫、平衡板、BOSU 球上训练 15 min/次,2 次/d。②踝关节进行各方向主动运动,无明显疼痛后可选用弹力带进行踝周肌群肌力训练。10 个/组,组间休息 30 s,3 组/次,2 次/d。③核心肌群肌力训练同Ⅰ期(单臂桥、上卷腹),调整强度至 15 ~ 20 个/组,组间休息 30 s,3 组/次,2 次/d。④选用康复跑台进行无痛范围内步行训练,治疗师分别从前、后、左、右方向观察调整患者步态。通过速度及时间调控提升患者步行能力,15 min/d。⑤局部及全身有氧耐力训练,参与 Babath 球、八段锦小组训练。⑥自我牵张训练,斜板站立 10 min/次,2 次/d。

2)手法治疗:运用 Maitland Ⅱ、Ⅲ级手法进行下胫腓关节、距小腿关节、距跟关节松动,每次均接触到活动范围的最初痛点下方,改善疼痛和关节活动受限,10 min/(次·d)。

3)物理因子治疗:①活动前进行热敷,红外线/蜡疗,20 min/(次·d)。②治疗结束后局部冰敷,15 ~ 20 min/次。

阶段治疗后评估:①无明显疼痛;②右踝关节 ROM 无明显异常;③平衡能力提升,单腿直立检查:左/右睁眼 60 s/60 s,左/右闭眼 33 s/28 s;④步态无明显异常,可行走 30 min 以上。

(3)Ⅲ期(6 ~ 12 周):以提高肌力、灵敏度及协调度,少量接触动作为主。

1)运动疗法:①Flex 振动棒动态干扰下单腿蹲起训练,12 个/组,组间休息 1 min,3 组/次,2 次/d。②20 cm 台阶上进行踮脚训练,手扶稳栏杆,前脚掌接触台面支撑,后足悬空。抬高脚跟后,缓慢放下。15 个/组,组间休息 30 s,3 组/次,2 次/d。③核心肌群肌力训练同Ⅰ期(单臂桥、上卷腹),调整强度至 20 ~ 25 个/组,组间休息 30 s,3 组/次,2 次/d。④灵敏度及协调度训练,治疗师面对患者站立并给予不同方向指引,患者根据治疗师给予的方向往不同方向跑动,10 min/d。⑤局部及全身有氧耐力训练同上。⑥自我牵张训练,斜板站立 10 min/次,2 次/d;足底筋膜自我放松训练,5 min/次,可多次进行。

2)物理因子治疗:①活动前进行热敷,红外线/蜡疗,20 min/(次·d)。②治疗结束后局部冰敷,15 ~ 20 min/次。

阶段治疗后评估:①平衡能力无明显异常;②右侧踝跖屈、背伸肌群肌力基本同左侧。

(4)Ⅳ期:以强化整体功能为主。重返运动,及时纠正错误动作和运动模式,防止再次受伤。

三、肱二头肌长头肌腱炎

左侧肱二头肌长头肌腱炎康复

肱二头肌长头起于肩胛骨的盂上粗隆,肌腱经肩关节,在肱骨结节间沟与横韧带形成的纤维管道中通过,短头起于喙突。肱二头肌的主要作用为屈肘和使前臂旋后,当上肢于外展位屈伸肘关节时,肱二头肌长头肌腱易被磨损,长期摩擦或过度活动引起腱鞘充血,水肿增厚,导致粘连和肌腱退变,产生症状。

患者常有肩部牵拉或扭曲等轻微外伤或过劳史,部分患者因受风着凉而发病。病后肩前疼痛,并可向上臂和颈部放射,肩部活动时疼痛加重,检查时见肩前相当于肱骨结节间沟内的肱二头肌腱长头部局限性深压痛。肩部肌肉痉挛,外展和外旋运动明显受限。肱二头肌抗阻力试验(Yergason 征)阳性。当肱二头肌活动时,常能触及轻微的摩擦感,应注意和肩周炎的鉴别。

（一）康复概述

早期物理因子介入治疗,推拿手法及服用非甾体止痛消炎药等。对慢性疼痛难忍、症状持久、反复发作者,可考虑手术治疗,将长头肌腱切断,远端缝在短头肌腱上或固定在肱骨上界。

（二）典型病例

1.病历资料

（1）S（subjective data,主观资料）

1）基本资料:患者许某,女,41 岁,纺织厂工人。

2）现病史:主述左肩关节前外侧间歇性疼痛 3 个月余,近期肩部活动后疼痛加重明显,并有响声。睡觉时无法左侧卧位,夜间疼痛加重。1 个月前自行休息 3 d,疼痛缓解。目前穿脱衣服困难,无法提重物、无法完成梳头动作。

3）既往史:体健,否认其他手术外伤史,否认颈椎病病史。

4）个人史:左利手。

5）期望:左肩关节无疼痛,活动基本正常。

（2）O（objective data,客观资料）

1）体格检查:检查内容如下。①肩峰下间隙、肱骨结节间沟及喙突周围处有局限固定压痛(++);②肩关节主/被动 ROM 检查(表 6-6);③左肩关节僵硬,肌肉萎缩明显(表6-7);④肌力检查:肩前屈、外展肌群肌力均为 3+级,左肩关节内外旋肌群肌力减弱,为4 级;⑤肩前屈、外展、内外旋时疼痛 4 分/VAS10 分;提示:左肩关节僵硬,肌肉萎缩明显;⑥特殊检查:Speed test(+)、肱二头肌抗阻力试验(Yergason 征)(+);⑦Barthel 评分 96 分(洗澡 1 分,修饰 1 分,穿衣 2 分)。

表6-6　肩关节主/被动 ROM

A/P	前屈	后伸	内收	外展	内旋	外旋
左肩	142/148°	20/29°	39/45°	108/115°	43/49°	37/45°
右肩	170°	55°	50°	170°	70°	80°

表6-7　上臂围度测量数值　　　　　　　　　　　　单位:cm

上臂	肘关节上 10 cm	肘关节	肘关节下 10 cm
左侧	32	30.4	27.4
右侧	34.3	31	29.1

（3）辅助检查:X 射线片显示无明显骨关节结构改变。

（4）诊断:左侧肱二头肌长头腱炎。

2. 主要问题　①疼痛;②运动功能受限,肌力、活动度下降;③ADL 受限,影响穿衣、修饰等;④社会参与受限,影响工作。

3. 主要康复目标

（1）短期目标

1）第 1~3 周:控制损伤部位疼痛,活动后疼痛分值不超过 2 分。改善主被动活动度 3~5 度、维持现有肌力。使用健侧手代偿可基本完成基础性 ADL 活动能力。

2）第 3~6 周:左肩关节主被动活动度接近正常范围,日常生活活动不受影响。肌力提升一个等级。

（2）长期目标

1）第 6~12 周:左肩关节主被动活动已达到或接近正常范围。

2）第 12 周及以后:肌力达到正常水平。围度增长 1~2 cm。

4. 康复治疗

（1）Ⅰ期(第 1~3 周)

1）物理因子治疗

超短波:镇痛消炎,无热量,15 min/(次·d)。

蜡疗:放松局部软组织,15~20 min/(次·d)(图6-8)。

冲击波疗法:镇痛,每周 1 次,每次 2 000 次冲击左右(图6-9)。

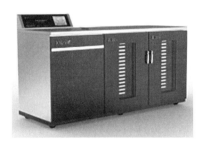

图6-8 电脑恒温电蜡疗仪

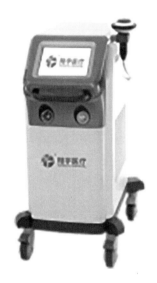

图6-9 压电式冲击波治疗仪

治疗结束后局部冰敷:15～20 min/次(图6-10)。

2)运动疗法

上肢功率自行车训练:坐位下,无痛范围内进行双上肢有氧耐力训练,20 min/次,2次/d(图6-11)。

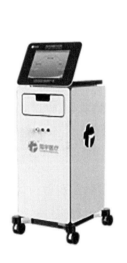

图6-10 物理加压循环降温仪

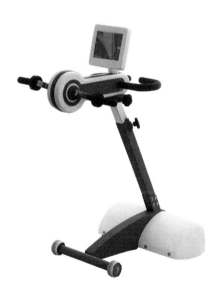

图6-11 多关节主被动训练仪

SET-悬吊辅助无痛范围内进行关节活动度训练,10 min/次,1~2次/d(图6-12)。

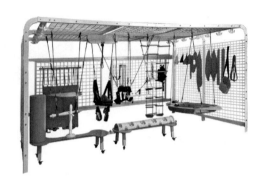

图6-12 智能三维综合训练平台

3)手法治疗:①在无痛范围内运用 Maitland Ⅰ、Ⅱ级手法进行盂肱关节、肩胛胸壁关节、肩锁关节、胸锁关节松动,改善疼痛和关节活动受限,10 min/(次·d)。关节周围及扳机点手法轻柔松解治疗(改善疼痛和活动度),10 min/(次·d)。②牵张技术。无痛范围内进行小幅度肩周各紧张肌群牵伸,10 min/(次·d)。

(2)Ⅰ期(第3~6周)

1)物理因子治疗:①活动前进行热敷,红外线/蜡疗,20 min/(次·d)。②治疗结束后局部冰敷,15~20 min/次。

2)运动疗法:使用 SET-悬吊或弹力带进行小重量的负重训练,加强本体感觉、提升关节稳定性及肌力训练,15 min/次,1~2次/d。

3)手法治疗:①运用 Maitland Ⅲ、Ⅳ级手法进行盂肱关节、肩胛胸壁关节、肩锁关节、胸锁关节松动,改善关节活动受限,10 min/(次·d)。关节周围及扳机点手法进行筋膜松解治疗,10 min/(次·d)。②自我牵伸训练,在肋木上进行肩关节各运动受限方向的自我牵伸,10 min/次,2次/d。

治疗后评估:活动中无明显疼痛;左肩关节各方向活动度均有8°~15°提升。

(3)Ⅱ期(6~12周):以提高关节活动度、灵敏度、协调度为主。

1)物理因子治疗:①活动前进行热敷,红外线/蜡疗,20 min/(次·d);②治疗结束后局部冰敷,15~20 min/次。

2)运动疗法:①Bosu 球上肘关节支撑,肩周稳定性、肌力训练,以可以承受的疲劳为度,5 min/次,1~2次/d;②灵敏度、协调训练,根据患者兴趣及特长,选用打乒乓球训练,10~15 min/(次·d)。

3)手法改为 MaitlandⅢ级,每次均接触到活动范围的最初痛点下方,帮助增加关节活动度。

治疗后评估:活动度接近正常,日常生活活动无影响。

(4)Ⅲ期(大于12周)以重返工作岗位为主,纠正不正确运动模式,防止再次受伤。

(何星飞 李 飞)

第七章 | 脑损伤康复

本章介绍的脑损伤康复包括脑卒中康复和颅脑损伤康复。脑卒中亦称脑血管意外,是指突然发生的、由脑血管病变引起的局限性或全脑功能障碍,持续时间超过 24 h 或引起死亡的临床综合征,包括脑梗死、脑出血和蛛网膜下腔出血。颅脑损伤是指因暴力直接或间接作用于头部引起颅脑组织的损伤,可导致意识障碍、记忆缺失及神经功能障碍。

脑损伤康复
相关量表

脑分为大脑、间脑、脑干和小脑等部分,大脑包括额叶、顶叶、颞叶、岛叶、枕叶等;间脑包括丘脑、下丘脑、上丘脑和底丘脑;脑干包括中脑、脑桥、延髓。大脑损伤的位置不同,所表现出的障碍亦不同,康复治疗手段也会相应不同。本章根据大脑损伤的位置来阐述康复问题,围绕不同的脑损伤位置所表现出的不同功能障碍,康复评价和治疗也有所不同。

第一节 脑卒中(除小脑、间脑和脑干卒中)

一、概述

(一)分类

脑卒中是指突然发生的、由脑血管病变引起的局限性或者全脑功能障碍,持续时间超过 24 h 或引起死亡的临床综合征。它包括脑梗死、脑出血和蛛网膜下腔出血。脑梗死包括脑血栓、脑栓塞和腔隙性脑梗死。

(二)病理生理

由各种原因引起的脑补血液供应障碍,使局部脑组织发生不可逆转性的损伤,导致脑组织缺血缺氧性坏死。

二、康复目标

发病急性期:脑卒中急性期持续时间一般为 2～4 周,待病情稳定后康复治疗即可介入。此阶段康复目的是预防并发症的出现;尽快地从床上的被动活动过渡到主动活动;为主动活动训练创造条件;尽早开始床上的生活自理;为恢复期功能训练做准备。

针对所呈现的功能障碍的特点和严重程度进行功能恢复。

1. 短期目标(1 个月) 提高患者生活自理能力,让患者能够独立完成生活中的基本能力。

2.长期目标(半年或1年) 必要时应用辅助器具,以补偿患肢的功能;重视心理、社会及家庭环境改造,使患者回归家庭、回归生活、回归工作。

三、康复问题

1.运动功能障碍(四肢、躯干尤为严重) 最常见的是病变半球对侧肢体的中枢性偏瘫,包括肌张力降低或增高,腱反射减弱或亢进,病理反射阳性及可能的阵挛;肢体运动时出现病理模式或协同运动,表现为上肢以屈肌张力增高,下肢以伸肌张力增高为主。

2.感觉障碍 包括偏身感觉障碍、一侧偏盲和感知觉障碍;实体感缺失;失认症;失用症等。

3.吞咽障碍 颅脑损伤严重者或有脑干病变者常出现吞咽困难并有构音障碍,属于功能性吞咽障碍或神经性吞咽障碍,主要发生在口腔期和咽期。

4.言语障碍

(1)失语症:常见有运动性失语、感觉性失语、命名性失语、传导性失语、皮质性失语等。

(2)构音障碍:表现为发音异常和构音不清楚,早期伴有吞咽功能障碍。

5.认知障碍 当各种原因引起脑部组织损伤时,导致患者记忆、语言、视空间、执行、计算和理解判断等功能中的一项或多项受损,包括注意障碍、记忆障碍、知觉障碍和执行能力的障碍。

6.心理障碍 多表现为焦虑、抑郁等。

7.日常生活活动能力 通常分为躯体的或基本的 ADL(BADL)和复杂性或工具性ADL(IADL)。表现在穿衣、梳洗、进食、洗澡、大小便处理、交流和家务劳动等方面。

8.其他 社会生活或职业能力受限。

四、康复分期

脑损伤康复包括急性期、早期、恢复期、后遗症期的康复。适合无特殊禁忌的脑血管意外患者。

五、康复治疗基础

(一)功能评定

1.姿势评估 包括以下几个方面。

前面观:从前面看,双眼应平视前方,两侧耳屏上缘和眶下缘中点应处同一水平面上,左右髂前上棘应处于同一水平面上。

后面观:从后面看,头后枕部、脊柱和两足跟夹缝线都应处于一条垂直线上;与脊柱相邻的两肩和两侧髂嵴,对称地处于垂直脊柱的水平线上。

侧面观:从侧向看,耳屏、肩峰、股骨大转子、膝、踝应五点一线,位于一条垂直线上。同时可见脊柱的4个正常生理弯曲,即向前凸的颈曲;向后凸的胸曲;向前凸的腰曲和向后凸的骶曲。颈曲和腰曲最大,胸曲次之,骶曲最小。

2.肌张力评定 改良 Ashworth 痉挛评定和临床肌张力分级来评定(表7-1)。

表 7-1 改良 Ashworth 痉挛评定标准

0 级	无肌张力的增加
Ⅰ 级	肌张力轻度增加,受累部分被动屈曲时,ROM 之末出现突然的卡住然后释放或出现最小的阻力
Ⅰ⁻	肌张力轻度增加,被动屈曲时,在 POM 后 50% 范围内突然出现卡住,当继续把 ROM 检查进行到底时,始终有小的阻力
Ⅱ 级	肌张力明显增加,通过 ROM 的大部分时,阻力均较明显地增加,但受累部分仍能较容易地移动
Ⅲ 级	肌张力严重增高,进行 PROM 检查有困难
Ⅳ 级	僵直,受累部分不能屈伸

3. 关节活动范围测量 主被动关节活动范围测量。同一患者应由专人测量,每次测量应取相同位置,两侧对比。

4. 肌力评定 徒手肌力评定,有条件也可做等速肌力测定。

5. 神经反射评定 按刺激部位分为浅反射、深反射、病理反射等,检查反射时一定要两侧比较,对称性的反射减弱或增强,未必都是神经系统损害的表现,而反射的不对称是神经系统损害的强有力的指征。

6. 感觉功能评定 包括浅感觉、本体感觉、复合感觉的评定。

(1)浅感觉检查:触觉、痛觉、温度觉和压觉。

(2)深感觉检查:运动觉、位置觉和振动觉。

(3)复合感觉检查:皮肤定位觉、两点辨别觉、实体觉和图形觉。

检查感觉功能时,注意两侧对称部位进行比较。先检查正常的一侧,使患者知道什么是正常感觉,然后请患者闭上眼或用东西遮上,再检查患侧。

7. 运动控制

(1)Brunnstrom 分期:Brunnstrom 将脑卒中偏瘫运动功能恢复分为 6 期(表 7-2)。

表 7-2 Brunnstrom 分期

分期	标准
1 期	患者无随意运动
2 期	患者开始出现随意运动,并能引出联合反应、共同运动
3 期	患者的异常肌张力明显增高,可随意出现共同运动
4 期	患者的异常肌张力开始下降,其共同运动模式被打破,开始出现分离运动
5 期	患者的肌张力逐渐恢复,并出现精细运动
6 期	患者的运动能力接近正常水平,但其运动速度和准确性比健侧差

（2）Fugl-Meyer 评分：见表 7-3。

表 7-3　Fugl-Meyer 评定法（运动功能评定部分）

评估内容\评分	0分	1分	2分	1	2	3
Ⅰ．上肢（共33项，各项最高分为2分，共66分）						
坐位与仰卧位						
1．有无反射活动						
（1）肱二头肌	不能引起反射活动		能引起反射活动			
（2）肱三头肌	同上		同上			
2．屈肌协同运动						
（3）肩上举	完全不能进行	部分完成	充分完成			
（4）肩后缩	同上	同上	同上			
（5）肩外展≥90°	同上	同上	同上			
（6）肩外旋	同上	同上	同上			
（7）肘屈曲	同上	同上	同上			
（8）前臂旋后	同上	同上	同上			
3．伸肌协同运动						
（9）肩内收、内旋	同上	同上	同上			
（10）肘伸展	同上	同上	同上			
（11）前臂旋前	同上	同上	同上			
4．伴有协同运动的活动						
（12）手触腰椎	没有明显活动	手仅可向后越过髂前上棘	能顺利进行			
（13）肩关节屈曲90°，肘关节伸直	开始时手臂立即外展或肘关节屈曲	在接近规定位置时肩关节外展或肘关节屈曲	能顺利充分完成			
（14）肩0°，肘屈90°，前臂旋前、旋后	不能屈肘或前臂不能旋前	肩、肘位正确，基本上能旋前、旋后	顺利完成			
5．脱离协同运动的活动						
（15）肩关节外展90°，肘伸直，前臂旋前	开始时肘关节屈曲，前臂偏离方向，不能旋前	可部分完成此动作或在活动时肘关节屈曲或前臂不能旋前	顺利完成			

续表 7-3

评估内容\评分	0分	1分	2分	1	2	3
（16）肩关节前屈举臂过头，肘伸直，前臂中立位	开始时肘关节屈曲或肩关节发生外展	肩屈曲中途、肘节屈曲、肩关节外展	顺利完成			
（17）肩屈曲30°~90°，肘伸直，前臂旋前、旋后	前臂旋前、旋后完全不能进行或肩肘位不正确	肩、肘位置正确，基本上能完成旋前、旋后	顺利完成			
6. 反射亢进						
（18）检查肱二头肌、肱三头肌和指屈肌3种反射	至少2~3个反射明显亢进	1个反射明显亢进或至少2个反射活跃	活跃反射≤1个，且无反射亢进			
7. 腕稳定性						
（19）肩0°，肘屈90°时，腕背屈	不能背屈腕关节达15°	可完成腕背屈，但不能抗拒阻力	施加轻微阻力仍可保持腕背屈			
（20）肩0°，肘屈90°，腕屈伸	不能随意屈伸	不能在全关节范围内主动活动腕关节	能平滑地不停顿地进行			
8. 肘伸直，肩前屈30°时						
（21）腕背屈	不能背屈腕关节达15°	可完成腕背屈，但不能抗拒阻力	施加轻微阻力仍可保持腕背屈			
（22）腕屈伸	不能随意屈伸	不能在全关节范围内主动活动腕关节	能平滑地不停顿地进行			
（23）腕环形运动	不能进行	活动费力或不完全	正常完成			
9. 手指						
（24）集团屈曲	不能屈曲	能屈曲但不充分	能完全主动屈曲			
（25）集团伸展	不能伸展	能放松主动屈曲的手指	能完全主动伸展			
（26）钩状抓握	不能保持要求位置	握力微弱	能够抵抗相当大的阻力			
（27）侧捏	不能进行	能用拇指捏住一张纸，但不能抵抗拉力	可牢牢捏住纸			
（28）对捏（拇、示指可夹住一根铅笔）	完全不能	捏力微弱	能抵抗相当的阻力			

续表7-3

评估内容\评分	0分	1分	2分	1	2	3
(29)圆柱状抓握	同(26)	同(26)	同(26)			
(30)球形抓握	同上	同上	同上			
10.协调能力与速度(手指指鼻试验连续5次)						
(31)震颤	明显震颤	轻度震颤	无震颤			
(32)辨距障碍	明显的或不规则的辨距障碍	轻度的或规则的辨距障碍	无辨距障碍			
(33)速度	较健侧长6 s	较健侧长2~5 s	两侧差别<2 s			
Ⅱ.下肢(共17项,各项最高分为2分,共34分)						
仰卧位						
1.有无反射活动						
(1)跟腱反射	无反射活动		有反射活动			
(2)膝腱反射	同上		同上			
2.屈肌协同运动						
(3)髋关节屈曲	不能进行	部分进行	充分进行			
(4)膝关节屈曲	同上	同上	同上			
(5)踝关节背屈	同上	同上	同上			
3.伸肌协同运动						
(6)髋关节伸展	没有运动	微弱运动	几乎与对侧相同			
(7)髋关节内收	同上	同上	同上			
(8)膝关节伸展	同上	同上	同上			
(9)踝关节跖屈	同上	同上	同上			
坐位						
4.伴有协同运动的活动						
(10)膝关节屈曲	无主动运动	膝关节能从微伸位屈曲,但屈曲<90°	屈曲>90°			
(11)踝关节背屈	不能主动背屈	主动背屈不完全	正常背屈			
站位						
5.脱离协同运动的活动						
(12)膝关节屈曲	在髋关节伸展位时不能屈膝	髋关节0°时膝关节能屈曲,但<90°,或进行时髋关节屈曲	能自如运动			

续表 7-3

评估内容\评分	0分	1分	2分	1	2	3
(13)踝关节背屈	不能主动活动	能部分背屈	能充分背屈			
仰卧						
6.反射亢进						
(14)查跟腱、膝和膝屈肌 3 种反射	2~3 个明显亢进	1 个反射亢进或至少 2 个反射活跃	活跃的反射≤1 个且无反射亢进			
7.协调能力和速度(跟-膝-胫试验,快速连续作 5 次)						
(15)震颤	明显震颤	轻度震颤	无震颤			
(16)辨距障碍	明显不规则的辨距障碍	轻度规则的辨距障碍	无辨距障碍			
(17)速度	比健侧长 6 s	比健侧长 2~5 s	比健侧长 2 s			
总结:上肢运动评分:　　　分;　　　下肢运动评分:　　　　　分						

(3)手功能评估:见表 7-4。

表 7-4　手功能评估

序号	评定方法	
1	将一信封放在桌上,让患者用健手在患手的帮助下剪开信封口	
2	患手悬空拿钱包,健手打开钱包取出硬币,然后拉上(关上)钱包	
3	患手持伞持续 10 s 以上(伞垂直支撑,不依靠在肩上)	
4	患手为健手剪指甲	
5	患手系健上肢衬衣的袖扣	
手功能的类型	完成动作情况	评定结果
实用手 A	5 个动作均完成	
实用手 B	5 个动作完成 4 个	
辅助手 A	5 个动作完成 3 个	
辅助手 B	5 个动作完成 2 个	
辅助手 C	5 个动作完成 1 个	
废用手	5 个动作均不能完成	

8.平衡协调性评定

(1)平衡:可采用三级平衡检测法,Ⅰ级平衡是指静态下不借助外力,患者可以保持坐位或站立位平衡;Ⅱ级平衡是指在支撑面不动,身体某个或某几个部位运动时可以保持平衡；Ⅲ级平衡是指患者在外力作用或外来干扰下仍可保持坐位或站立平衡。也可采用 Berg 平衡量表、Tinnetti 能力量表，有条件可以用平衡测试仪检测。

（2）协调：包括观察法和协调试验，其中协调试验包括平衡性与非平衡性试验两类。如以下几种试验。

指鼻试验：受试者肩关节外展90°，肘关节伸直，然后用示指头触及自己的鼻尖。

抓握试验：用力握拳、释放，并充分伸展各指，速度逐步增加。

前臂旋转试验：上臂靠近躯干，肘屈90°，掌心交替地向上和向下，速度逐步增加。

跟胫试验：受试者仰卧，一侧足跟在另一侧的胫前方上下滑动。

肢体保持试验：将上肢保持在前上方水平位，将下肢膝关节保持在伸直位。

9. 功能性活动评定　翻身、坐起、转移（床上移动能力、由坐到站、床与轮椅转移、轮椅与床转移、轮椅与坐便器转移）、步行能力。

步行能力评定：常用临床定性分析或定量分析。定量分析包括足印分析法、吸水纸法等评价步态参数方法，有条件的也可以使用步态分析系统进行评定。

10. ADL 评定　推荐使用改良 Barthel 指数评定（表7-5），功能独立性测量因涉及版权问题，暂时未在国内推广使用，故不做介绍。

表7-5　改良 Barthel 指数

项目	评分	标准	得分	得分	得分
大 便	0	失禁或昏迷			
	5	偶有失禁（每周<1 次）			
	10	控制			
小 便	0	失禁或昏迷或需由他人导尿			
	5	偶有失禁（每24 h<1 次）			
	10	控制			
修 饰	0	需要帮助			
	5	自理（洗脸、梳头、刷牙、剃须）			
用 厕	0	依赖他人			
	5	需部分帮助			
	10	自理（去和离开厕所、使用厕纸、穿脱裤子）			
进 食	0	较大或完全依赖			
	5	需部分帮助（切面包、抹黄油、夹菜、盛饭）			
	10	全面自理（能进各种食物，但不包括取饭、做饭）			
转 移	0	完全依赖他人，无坐位平衡			
	5	需大量帮助（1～2 人，身体帮助），能坐			
	10	需少量帮助（言语或身体帮助）			
	15	自理			

续表7-5

项 目	评分	标 准	得分	得分	得分
活 动	0	不能步行			
	5	在轮椅上能独立行动			
	10	需1人帮助步行(言语或身体帮助)			
	15	独立步行(可用辅助器,在家及附近)			
穿 衣	0	依赖他人			
	5	需一半帮助			
	10	自理(自己系、解纽扣,关、开拉锁和穿鞋)			
上下楼梯	0	不能			
	5	需帮助(言语、身体、手杖帮助)			
	10	独立上下楼梯			
洗 澡	0	依赖			
	5	自理(无指导能进出浴池并自理洗澡)			
总评分					
时间					
评定者					

11. 交流及口面部功能

(1)失语症:可用汉语失语症检查法、波士顿失语症检查法或西方失语症检查法评定。

(2)构音障碍:一般采用弗朗蔡构音器官功能性检查法评定。

(3)吞咽障碍:可以采用临床吞咽检查法、透视录像吞咽检查法以及内镜下吞咽检查法评定。

12. 认知功能评定 认知功能评定的前提条件是患者意识处于清醒状态,目前普遍采用格拉斯哥昏迷评分量表(表7-6),判断意识障碍的程度,如患者意识清楚,再用简易MMSE、修订HRB心理测验、Loewenstein作业治疗认知评价等来判断患者是否存在认知障碍。

表7-6 格拉斯哥昏迷评分量表

项目	状态	分数
睁眼反应(E)	自发性睁眼反应	4
	声音刺激有睁眼反应	3
	疼痛刺激有睁眼反应	2
	任何刺激均无睁眼反应	1

续表 7-6

项目	状态	分数
语言反应(V)	对人物、时间、地点等定向问题清楚	5
	对话混淆不清,不能准确回答有关人物、时间、地点等定向问题	4
	言语不当,但字意可辨	3
	言语模糊不清,字意难辨	2
	任何刺激均无语言反应	1
运动反应(M)	可按指令动作	6
	能确定疼痛部位	5
	对疼痛刺激有肢体退缩反应	4
	疼痛刺激时肢体过屈(去皮质强直)	3
	疼痛刺激时肢体过伸(去大脑强直)	2
	疼痛刺激时无反应	1

（二）治疗原理

1. 早期开始　生命体征稳定、神经学症状无进展后48 h即可开始床旁康复治疗。对昏迷患者或住在重症监护病房的患者,只要没有发热、血压稳定,神经学症状没有进展,也可以开始肢体的被动活动或通过物理因子干预。

2. 综合治疗　除了药物治疗之外,主要采取物理因子治疗、作业治疗、言语治疗、心理治疗、康复护理、康复生物工程以及中医治疗(包括针灸、中药)。

3. 循序渐进　治疗项目由少到多,治疗时间逐渐增加,治疗强度逐渐加大;治疗中外界给予患者的帮助逐渐减少,患者的主动参与逐渐增多。

4. 持之以恒　从急性期开始,康复即可介入,直至患者的功能达到最大程度的恢复。

六、康复治疗

（一）治疗目标

1. 短期目标　尽可能保留残存功能,改善受损的功能(如感觉、运动、语言、认知和心理等),防治各种并发症(如压疮、坠积性或吸入性肺炎、泌尿系统感染、深静脉血栓形成等)和二次损伤。

2. 长期目标　积极调动肢体的代偿功能,尽可能提高患者的日常生活自理能力,改善患者的生存质量,使其能重返家庭,回归社会。

（二）常规康复治疗方案

1. 运动治疗

（1）床旁基础训练:良肢位摆放,肢体的被动活动和主动活动,翻身、桥式运动等床上活动,转移训练等(图7-1)。

（2）上、下肢的治疗性活动：诱发和增强肌肉活动及训练伸向物体的控制能力，通过取物与够物训练加强上肢的运动控制能力等（图7-2）。

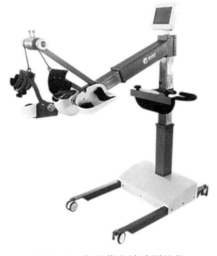

图7-1 多关节主被动训练仪

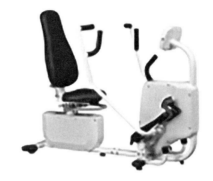

图7-2 全身协调功能训练机

（3）平衡训练：坐位平衡训练和站立平衡训练（图7-3）。

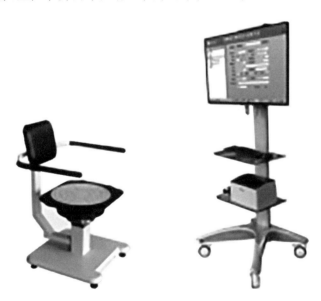

图7-3 平衡功能训练及评估系统

（4）步行训练：健腿前后迈步练习伸髋，膝关节控制训练，骨盆侧移训练，足跟着地训练等。

2.手法治疗 包括Bobath技术、PNF技术、运动再学习方法等。

（1）Bobath技术：抑制与促进的手法可对异常的肌张力进行调整。运动感觉训练可以促进和巩固正确的运动感觉,直至成为自发的技巧性活动。基本技术及操作方法有关键点的控制、促进姿势反射、刺激固有感受器和体表感受器等。

如在行走周期中,对摆动向前有困难者,会用许多不同的代偿运动向前迈步。治疗师可以通过控制胸部关键点,使患者体重向前,并且腹肌活动,腿无须费力向前摆动,且不再向后仰、提髋。

(2)PNF技术:根据患者的异常功能模式来选择适当的"螺旋对角交叉式"的运动模式来促进相关神经肌肉反应,改变肌张力。也可针对某一异常功能来选择部分特殊手法技术进行运动治疗,如针对关节活动度降低的患者可以选择动态反转、节律性稳定、反复牵拉等手法。

(3)运动再学习方法:可灵活运用于日常生活中的基本运动功能的训练,包括取物够物训练、口面部功能训练、床边坐起训练、坐位平衡训练、站起与坐下训练等。注意限制不必要的肌肉过强收缩,创造学习和促进恢复的环境,强调训练要点和应用反馈。

如在取物与够物的训练中,先分析所需要的主要技能、上肢所要用到的基本功能成分(肩外展、内收、前屈等,手指屈伸、对掌等,前臂旋前、旋后等)以及患者常见的问题(伸腕抓握困难,拇指外展、旋转困难,肩胛活动差,肩带压低,肩部前屈、外展控制不良等),再诱发操作的肌肉活动和训练运动控制。

3.物理因子治疗　局部机械性刺激(如用手在相应肌肉表面拍打等)、冰刺激、功能性电刺激、肌电生物反馈和局部气压治疗等可使瘫痪肢体肌肉通过被动引发的收缩与放松逐步改善其张力;经颅磁刺激改变大脑皮质兴奋性,改变皮质代谢及脑血流,对神经元起到易化或抑制作用;经颅直流电刺激可通过调节神经网络的活性发挥作用,采用阳极刺激和阴极刺激不同的脑功能区,从而起到不一样的治疗效果(图7-4)。

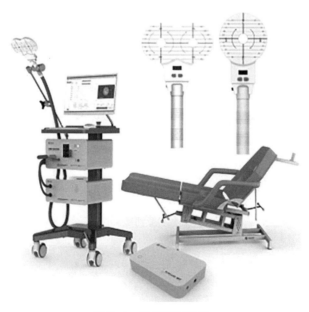

图7-4　经颅磁刺激器

4. 作业治疗

(1)常规作业治疗:根据患者的功能状况选择适应个人的作业活动,提高患者日常生活活动能力和适应社会的能力。包括以下两种。①日常生活活动:基本的日常生活活动(如主动移动、进食、个人卫生、更衣、洗澡、步行和用厕等)和应用型日常生活活动(如做家务、使用交通工具、认知和交流等)。②运动性功能活动:相应的功能活动增大患者的肌力、耐力、平衡与协调能力。

(2)辅助具选择及使用:手精细功能欠佳的患者可以选择性使用扣钩、魔术贴、长柄刷、剪指甲辅助器具等;体力低下者、下肢关节活动受限及平衡功能不佳者可选择性使用坐便器、洗澡椅等;穿戴了踝足矫形器或足部矫形器者可选择性使用鞋拔等。

(3)家庭环境改造:在对环境和患者的功能状况进行了详细的评估和全方面因素的分析后,可出具具体的环境改造方案,进行活动调整、物品重新摆放或者使用辅助器具,随后再进行再评估。环境改造可以应用到作业活动的调整、物件的改造、辅助器具的使用和物理结构环境的改造4个方面。其中,物理结构环境的改造包括对门口、通道等地方的改造。

5. 言语治疗　对于有构音障碍或失语的患者应早期进行言语功能的评价和训练,提高患者的交流能力,有助于其整体功能水平的改善。如针对运动性构音障碍,可采用放松训练、呼吸训练、构音运动训练、发音训练、韵律训练、交流辅助系统的应用等(图7-5)。

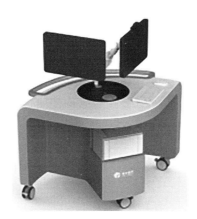

图7-5　言语障碍康复评估训练系统

6. 矫形器　按照人体使用部位,可分为上肢矫形器、脊柱矫形器和下肢矫形器,必要的手部支具、患足矫形器和助行器等的应用,有助于提高患者的独立生活能力。

如患者的踝背屈无力或者足内翻明显,影响其行走,可用踝足矫形器(AFO)使其踝足至踝背屈位,以利于行走,休息时可去除。

7. 中医传统治疗　包括经络腧穴、推拿、针灸、传统运动疗法、中医疗法等。

8. 心理治疗　可采用个别治疗和集体治疗两种方式,同时要有患者家庭成员和朋友或同事等社会成员的参与,心理治疗人员应注意建立良好的医患关系,使患者身心放松,解除其内心痛苦,矫正或重建某种行为等。

9.药物治疗 三环类或四环类抗抑郁药(如多塞平、米安舍林)、5-羟色胺再摄取抑制剂(如氟西汀)。

(三)治疗时序

1.早期 通过被动活动和主动参与,促进肌张力的恢复和主动活动的出现,以及肢体正确的摆放和体位的转换等,预防可能出现的压疮、关节肿胀等并发症。各种感觉刺激、心理疏导,以及其他相关的床边康复治疗有助于患者受损功能的改善。同时,积极控制相关的危险因素(如高血压、高血糖、高血脂和心房纤颤等)。主要内容如下。

(1)良肢位摆放:定时翻身(每2 h 一次)是预防压疮的重要措施,多主张偏瘫侧卧,开始以被动为主,待患者掌握翻身动作要领后,由其主动完成。

(2)肢体的被动活动:本期多数患者肢体主动活动不能或很弱,肌张力低。为了保持关节活动度,预防关节肿胀和僵硬,促进偏瘫侧肢体主动活动的早日出现,以被动活动瘫痪肢体为主。活动顺序为从近端关节到远端关节,每日2~3次,每次5 min 以上。

(3)床上活动:包括双手叉握上举运动、翻身运动、桥式运动等。

(4)理疗:包括功能性电刺激、音乐治疗、经颅磁刺激等。

(5)中医传统疗法:按摩、针刺治疗等。

2.恢复期 抑制肌肉痉挛,促进分离运动,加强协调性和选择性随意运动,结合日常生活活动进行实用功能的强化训练,纠正异常运动模式,改善运动控制能力。之后可以进一步促进精细运动,提高运动速度和实用性步行能力,掌握日常生活活动技能,提高生存质量。主要内容如下。

(1)床上与床边活动:上肢上举运动、床边坐与床边站运动、双下肢交替屈伸运动、桥式运动。

(2)坐位活动:坐位平衡训练、上肢负重训练、上肢功能活动训练、下肢功能活动训练等。

(3)站立活动:站立平衡训练、单腿负重训练、上下台阶运动训练等。

(4)减重步行训练:在无法适应单腿支撑的前提下可进行减重步行训练,训练通常支持部分体重使得下肢负重减轻,通过不断重复不但可以提高步行能力,还可以保证训练中步态的对称性。

(5)平行杠内行走:在可以实现单腿支撑的前提下可进行平行杠内行走,为避免伸髋不充分、膝过伸或膝软,治疗师应给予帮助指导。

(6)理疗:功能性电刺激/肌电生物反馈和低中频电刺激等。

(7)中医传统疗法:针刺和按摩等。

(8)作业治疗:针对患者的功能状况选择适合的功能活动内容,如书写练习、画图、下棋、打毛线、粗线打结;系鞋带、穿脱衣裤和鞋袜、做家务、社区行走、使用交通通信工具等。

(9)言语治疗:针对具体的言语功能障碍进行针对性的相应治疗。

(10)上下肢的治疗性活动:在进行功能性活动之前,必须先抑制异常的肌张力,再进行有关的功能性活动(以主动活动为主,必要时可给予适当的帮助)。

(11)日常生活活动能力训练:加强修饰、如厕、洗澡、上下楼梯等日常生活自理能力训练,增加必要的家务和户外活动训练等。

(12)心理治疗:鼓励和心理疏导,加强患者对康复治疗的信心,以保证整个康复治疗顺利进行。

3. 后遗症期　加强残留和已有功能的恢复,以及环境改造和必要的职业技能训练。同时,注意防止异常肌张力和挛缩的进一步加重。避免实用综合征、骨质疏松症和其他并发症的发生,帮助患者进行适当的户外活动,注意多与患者交流和必要的心理疏导,激发其主动参与的意识,发挥家庭和社会的作用。

(四)注意事项

(1)注意预防肩部问题,如肩手综合征、肩关节半脱位和肩部软组织损伤等。

(2)注意预防下肢深静脉血栓形成。

(3)注意完成动作过程中的安全性。

(4)在进行够物、取物训练时,要正确摆放肢体的位置,特别要防止上肢固定于内旋屈曲位。

七、典型病例

患者李××,男性,80岁,10多天前无明显诱因出现头昏倒在床边,当时神志清醒,可正常交流,但出现颈部疼痛,无语言模糊,半小时后出现呕吐,急往医院,行头部 CT、MRI 检查示多发性脑梗死。入院后保守治疗,无视物旋转,无视物模糊,无口角歪斜、流涎,无晕厥、意识障碍等其他特殊不适,左侧肢体乏力、协调及活动障碍,言语含糊,之前未做过康复治疗训练。吃饭、洗澡、修饰、如厕、上下楼梯等日常生活自理困难,影响睡眠,大小便正常。既往有高血压病史 10 年,最高血压不详,近几年血压正常,遂自行停用降压药。既往 10 年前因胆囊结石行胆囊切除术。否认肝炎、结核、疟疾病史,否认心脏病史,否认糖尿病、脑血管疾病、精神疾病史,否认手术、外伤、输血史。

(一)康复评估

1. 视诊　坐位身体向左侧倾斜。

2. 感觉　左侧肢体浅感觉(轻触觉、痛觉、针刺觉)减弱、深感觉正常。

3. 反射　双侧上下肢腱反射存在,右髌阵挛(+),巴宾斯基征(+)。

4. 肌张力(改良 Ashworth 评估)　无明显肌张力增高。

5. 平衡　坐位平衡 1 级,无法保持站立位。

6. 协调　左上肢协调能力差,左下肢协调能力差。

7. 步态　不能步行。

8. 运动功能　Brunnstrom 分期(右上肢-手-下肢:Ⅳ期-Ⅲ期-Ⅳ期)。

9. 言语及认知　失语症筛查:口语表达不能,听理解正常。MMSE 评分 9 分。

10. ADL 评价　改良 Barthel 评分 10 分。

11. 转移能力　能独立完成床上健侧翻身;床上转移能力较差;不可完成床—轮椅、轮椅—床的转移。

（二）康复问题

（1）左侧肢体运动控制障碍。

（2）ADL 障碍。

（3）运动性失语、构音障碍、认知障碍。

（4）感觉功能障碍。

（5）存在压疮、肺部感染等并发症。

（三）主要康复目标

1. 短期治疗目标（4周）　①改善协调功能。②增强左侧肢体肌力。③增强唇舌的活动，提高语言清晰度。④增强感觉功能，提高本体感觉。⑤预防压疮、肺部感染等并发症。

2. 远期治疗目标（1个月以上）　①提高协调动作的能力，增强平衡能力。②增强精细活动，可完成基本的日常生活。③提高记忆力。④改善步行姿势。⑤提高生活质量。

3. 治疗计划

（1）物理因子治疗：①超短波治疗：每日 1 次，每次 10 min。②功能性电刺激：每日 1 次，每次 20 min（图7-6）。③磁疗：每日 1 次，每次 20 min（图7-7）。

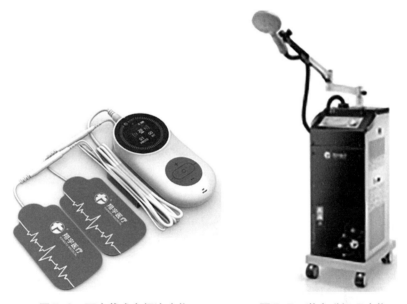

图7-6　可穿戴式中频治疗仪　　　图7-7　激光磁场理疗仪

（2）运动治疗

1）右侧肢体协调训练：①前臂旋前、旋后运动：让患者上肢前屈至90°，肘伸直，左右侧同时进行前臂旋前、旋后的练习。每组 10 个，每次 3 组，1 次/d。②双下肢交替屈髋运动：患者仰卧于床上，膝关节伸直，左右侧下肢交替进行屈髋运动（至90°），可逐渐加快速度。每组 10 个，每次 3 组，1 次/d。

2）右侧肢体的肌力训练：①主动活动训练。患者仰卧位，治疗师让患者做出各个方向不同的运动,并施加阻力,尽量让患者达到关节活动的全范围。每组 8 个,每次 1 组,1 次/d。②等长抗阻训练。让患者的肌肉在对抗阻力下进行无关节运动仅维持固定姿势,这种训练可使内部张力增加。每组 3 个,每次 1 组,1 次/d。

3)卧位到坐位到站立位转移训练:先将健侧足伸到患侧足下;用健侧腿抬起患侧腿向右(左)移动;用健侧足和肩支起臀部,同时将臀部移向右(左)侧;臀部右(左)移动完毕后,再慢慢将肩、头移向右(左)侧。①患者取坐位,在保持患者安全的情况下,治疗师从不同方向突然推向患者,使患者保持平衡,每次 5 min,3 次/d。提高患者坐位 3 级平衡。②电动起立床训练,每次 30 min,1 次/d。③踩单车训练,每次 20 min,每天 1 次。

4)言语训练:①冰刺激。用冰棉签刺激患者口腔器官,提高患者口腔感觉。每日 1 次,每次 15 min。②言语训练。教患者读字词句,纠正患者正确发音,提高患者吐词清晰度,每天训练 20 min。

5)作业治疗:通过取物、滚筒、进食、捡拾珠子或豆、写字、捏橡皮泥等作业活动来训练患者小关节的精细功能。也可根据患者病情,兴趣特点制订相对应的治疗方案。每日 1 次,每次 30 min。

(四)康复宣教

(1)良好的生活(饮食)习惯,低盐、低脂的生活。

(2)主动吃饭、刷牙,训练上肢的肌力及日常生活能力。

第二节　颅脑损伤

颅脑损伤临床分为开放性颅脑损伤和闭合性颅脑损伤。颅脑损伤是因外界暴力作用于头部而引发。颅脑损伤在原发性损伤的基础上,可引起不同程度和不同范围的脑缺血、出血、水肿及变性等一系列继发性损伤。

一、康复问题

相关功能障碍:运动功能障碍(四肢、躯干尤为严重),如四肢及躯干肌张力增高,肩关节半脱位、足下垂内翻、坐位平衡差、立位平衡差;感觉障碍,如深、浅、复合感觉减退;吞咽障碍、言语障碍;认知障碍;二便障碍;心理障碍;日常生活活动能力下降;社会生活或职业能力受限。

二、康复治疗基础

(一)功能评定

1.静态姿势评估　从冠状面、矢状面、水平面分别进行评估。

(1)前面观:双眼应平视前方,两侧耳屏上缘和眶下缘中点应处同一水平面上,左、右髂前上棘应处同一水平面上。

(2)后面观:头后枕部、脊柱和两足跟夹缝线都应处于一条垂直线上;与脊柱相邻的两肩和两侧髂嵴,对称地处于垂直脊柱的水平线上。

(3)侧面观:从侧向看,耳屏、肩峰、股骨大转子、膝、踝应五点一线,位于一条垂直线上。同时可见脊柱的4个正常生理弯曲,即向前曲凸的颈曲;向后曲凸的胸曲;向前曲凸的腰曲和向后曲凸的骶曲。颈曲和腰曲最大,胸曲次之,骶曲最小。

2.肌张力评定　改良 Ashworth 痉挛评定法(表7-1)。

3.主动关节活动范围测量　主动关节活动度和被动关节活动度测量,尤其是肩关节及踝关节的活动度要重点关注。

4.肌力评定　徒手肌力评定。

5.感觉功能评定　浅感觉(触觉、压觉、痛觉、温度觉)、本体感觉(位置觉、运动觉、振动觉)、复合感关节觉(两点辨别觉、图形觉、皮肤定位觉),对于颅脑损伤的患者根据损伤的位置不同,患者会出现不同的感觉障碍,后面的章节根据脑损伤位置会有详细的阐述。

6.上下肢运动功能评定　Brunnstrom 分期(表7-2)、Fugl-Meyer 评分运动功能部分(表7-3)、手功能评估(表7-4)。

7.协调性评定　轮替试验、跟膝胫试验、指指试验。

8.功能性活动　翻身、坐起、转移(床上移动能力、由坐到站、床与轮椅转移、轮椅与床转移、轮椅与坐便器转移)、步行能力。

9.ADL 改良 Barthel 指数评定　具体见表7-5。

10.交流及口面部功能　西方失语症成套测试(WAB)、汉语失语成套测试(ABC)、洛文斯顿作业治疗用认知评定(LOTCA)进行评定。

11.认知功能评定　认知功能评定的前提条件是患者意识处于清醒状态,目前普遍采用格拉斯哥昏迷评分量表(表7-6),判断意识障碍的程度,如患者意识清楚,再用简易MMSE 等来判断患者是否存在认知障碍,认知功能障碍是颅脑损伤患者评定的重点内容。

(二)治疗原理

从简单到复杂,从床上活动到坐立位活动再到立位活动,从功能向能力转换,从近端到远端治疗等。

三、康复治疗

颅脑损伤
康复

(一)治疗目标

1.短期目标(1 个月)　日常生活部分自理或基本自理。

2.长期目标(半年或 1 年)　回归家庭、回归生活、回归工作。

(二)常规康复治疗方案

1.运动治疗

(1)基础训练:良肢位摆放,肢体的被动活动和主动活动,翻身、坐起、桥式运动等床上活动,轮椅与床转移训练等。

(2)核心肌群训练:脑损伤患者都会出现躯干受损的问题,因此核心肌群训练非常重要,方法有很多,比如球上训练、悬吊训练、手法激活等(图7-8)。

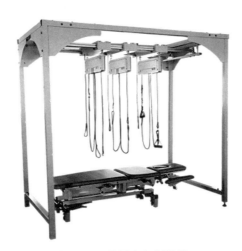

图7-8 悬吊康复训练器

（3）上、下肢的治疗性活动：诱发和增强肌肉活动及训练伸向物体的控制能力，通过取物与够物训练加强上肢的运动控制能力等（图7-9）。

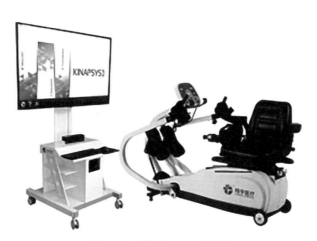

图7-9 四肢联动康复训练仪

（4）平衡训练：坐位平衡训练和站立平衡训练（图7-10）。

（5）步行训练：患侧腿留在后方的训练、健侧腿前后迈步练习、伸髋练习、膝关节控制训练、骨盆侧移训练、足跟着地训练、单腿支撑训练等。

（6）仪器设备：训练电动功率自行车、上下肢主被动训练仪等（图7-11）。

训练方法的选择要根据患者功能情况进行运动治疗的设计。

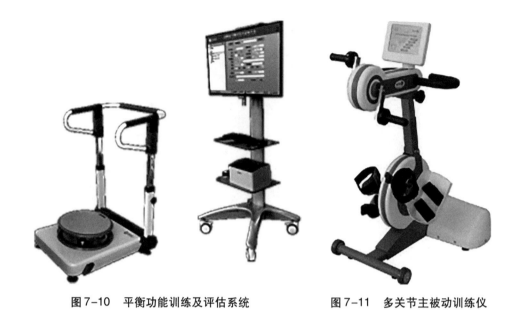

图7-10　平衡功能训练及评估系统　　　　图7-11　多关节主被动训练仪

2. 手法治疗

（1）Bobath理念：现代Bobath理念遵循ICF与临床推理的评价方法,治疗与评价一体化的评定,注重个性化的评定,注重24 h管理,训练没有固定的手法,注重患者是主动的学习者,认为手法只是一种工具,目前Bobath的治疗在临床上效果非常好,但是缺乏临床科研,深入掌握此理念需要系统的学习,很难用一两句话来描述出来它的具体方法,可以举一个例子:在行走过程中,对摆动向前有困难者,很多理论认为这是髂腰肌力量不足,会用许多不同的代偿运动向前迈步,但是Bobath理念认为是患者的姿势控制差,核心控制不好,导致骨盆不能控制在特定的位置所致的不能迈步,因此治疗师可以通过控制骨盆或胸椎关键点,使患者体重向前,负重侧的肢体力线要保持垂直,负重侧骨盆下降,迈步侧骨盆上提,并且激活腹肌的活动,腿无须费力就会向前摆动,且不再向后仰或是提髋。

（2）PNF技术：根据患者的异常功能模式来选择适当的"螺旋对角交叉式"的运动模式来促进相关神经肌肉反应,改变肌张力。也可针对某一异常功能来选择部分特殊手法技术进行运动治疗,如针对关节活动度降低的患者可以选择动态反转、节律性稳定、反复牵拉等手法。

（3）运动再学习方法：可灵活运用于日常生活中的基本运动功能的训练,包括取物够物训练、口面部功能训练、床边坐起训练、坐位平衡训练、站起与坐下训练等。注意限制不必要的肌肉过强收缩,创造学习和促进恢复的环境,强调训练要点和应用反馈。

3. 物理因子治疗　局部机械性刺激（如用手在相应肌肉表面拍打等）、冰刺激、功能性电刺激、肌电生物反馈和局部气压治疗等可使瘫痪肢体肌肉通过被动引发的收缩与放松逐步改善其张力;经颅磁刺激改变大脑皮质兴奋性,改变皮质代谢及脑血流,对神经元起到易化或抑制作用;经颅直流电刺激可通过调节神经网络的活性发挥作用,采用阳极刺激和阴极刺激不同的脑功能区,从而起到不一样的治疗效果。

4. 作业治疗

(1)常规作业治疗:围绕日常生活活动能力将动作分解进行分析,训练患者缺乏的部分,然后再将功能转化成日常生活能力,所选用的治疗器具根据分析患者的情况来选择,例如翻身、坐起、穿衣、吃饭、转移、上卫生间是训练的重点。

(2)辅助具选择及使用:根据手功能评价的结果来选择辅助具,比如大拇指固定支具。

(3)家庭环境改造:出院之后要到患者家里观察并测量家庭环境情况,根据患者能力给予家庭环境改造。

(4)认知训练:定向能力训练、注意力的训练、提高醒觉能力的训练、抽象思维能力训练、学习能力的训练、记忆能力训练、社交能力的训练、改善患者自知力的训练、记忆训练(联想法、背诵法、分解-联合法、提示法、记忆技巧法)。

5. 吞咽、言语治疗　根据评价结果确定患者属于吞咽障碍还是言语障碍,如果是言语障碍要进一步确定属于哪一种失语,根据评价结果进行针对性训练。

6. 矫形器　按照人体使用部位,可分为上肢矫形器、脊柱矫形器和下肢矫形器,必要的手部支具、患足矫形器和助行器等的应用,有助于提高患者的独立生活能力。一般选择肩吊带、足内翻矫形器,选择矫形器要慎重评估,不能因为矫形器隐藏患者的潜力。

7. 中医传统治疗　包括针刺方法、灸法、推拿疗法、拔罐法、传统运动疗法(八段锦、五禽戏、太极拳)等。

8. 心理治疗　关键要了解患者处于心理的哪一个分期阶段,心理分期有震惊期、否认期、抑郁期、反对独立期、适应期,在不同时期给予不同的心理疏导。

(三)治疗时序

1. 急性期　维持关节活动度,良肢位摆放,预防并发症。

2. 早期　围绕功能问题、诱发主动运动。

3. 恢复期　围绕能力进行训练。

4. 后遗症期　有效控制痉挛,建立合理正确的运动模式,提高患者能力。

(四)注意事项

(1)注意肩关节半脱位,被动活动前屈或外展不能超过60°,如果将关节复位并能保持就可以进行全范围活动。

(2)头控差及上肢不能支撑要慎重选择俯卧位。

(3)感觉差的患者注意上肢的拉伤。

(4)有下肢静脉血栓的患者治疗时禁止按摩血栓部位。

(5)足内翻严重的患者在转移过程中注意扭伤足踝。

四、典型病例

患者张××,男,20岁,2015年12月5日放学途中横穿马路,被疾驰的汽车从侧面撞飞倒地,当即昏迷不醒,呼之不应,急送至医院行颅脑CT检查提示原发性脑干损伤、右侧额颞顶脑挫裂伤、硬膜下血肿、蛛网膜下腔出血、脑肿胀,立即行开颅血肿清除、去骨瓣减压术,术后患者病情危重,送至监护室进行对症支持治疗,术后2d开始进行床旁康复治疗。术后 20 d,患者病情平稳后转入康复科。入科时情况:卧床,意识清醒,听理解正常,有自发言语,说话费力,找词困难,不能完成复述、阅读及书写,对话时注意力不集中,不能准确地说出目前的时间与地点,对受伤经过不能回忆。右侧肢体主动活动无明显异常。左上肢无随意运动,当右上肢进行屈肘活动时,左上肢亦出现类似动作。左下肢有最小限度的屈膝屈髋运动。给予肢体被动屈伸活动时,右侧所有关节均能达到全范围活动,无明显阻力;左肩关节及左肘关节在关节活动范围末端出现较小阻力,左腕关节、左髋关节及左膝关节在关节活动范围后 50% 范围内出现突然卡住,并在关节活动范围的后 50% 均呈现最小阻力,左踝关节下垂内翻,被动活动困难。坐位平衡 2 级,日常活动中进食、洗澡、修饰、穿衣均在他人帮助下完成,大小便偶尔失禁,不能自行上厕所、床椅转移及平地行走。查体:右侧颞顶部骨窗塌陷,双眼睑无下垂,左侧瞳孔约 2.5 mm,右侧瞳孔约 3.0 mm,直、间接对光反射均灵敏,口角无歪斜,鼻唇沟无变浅,颈软无抵抗,左足呈下垂内翻畸形。左侧肢体腱反射+++,右侧肢体腱反射++,双侧巴宾斯基征(+),双侧霍夫曼征(−),双侧踝阵挛(+),双侧髌阵挛(−),脑膜刺激征(−)。

(一)诊断

1.临床诊断　重型闭合型颅脑损伤恢复期(原发性脑干损伤,右侧额颞顶脑挫裂伤,硬膜下血肿,蛛网膜下腔出血开颅术后)。

2.功能诊断　①认知功能障碍;②言语功能障碍;③左侧肢体运动功能障碍;④日常活动能力障碍。

(二)康复评定

1.颅脑损伤严重程度评定　采用格拉斯昏迷评分(GCS)量表,得分 14 分,意识清醒。

2.认知功能评定　采用 NCSE、LOTCA、RBMT 进行评定,确定患者存在定向能力、注意力、记忆力等认知功能障碍。

3.言语功能评定　采用 ABC 进行评定,确定患者存在运动性失语。

4.运动功能评定　可采用 Brunnstrom 等级评定法确定患者目前上肢处于 Brunnstrom 分级第 1 期,下肢处于 Brunnstrom 分级第 2 期。

5.肌张力评定　采用改良 Ashworth 评定,确定患者左肩关节及左肘关节屈肌张力 1 级,左腕关节、左髋关节及左膝关节屈肌张力 1⁺级。

6.日常生活活动能力评定　如改良 Barthel 指数评分 20 分,属于重度残疾,生活依赖明显。

7.颅脑损伤结局评定　采用 GCS 评定,目前患者属于第 3 级,严重残疾。

(三)患者目前存在的主要问题

(1)定向能力、注意力、记忆力等认知功能障碍。

(2)左侧肢体偏瘫。

(3)运动性失语。

(4)左侧上下肢肌张力增高,左踝关节下垂内翻畸形。

(5)日常生活不能自理。

（四）康复目标

（1）近期1个月内认知功能、言语功能得到提高；左上肢运动功能进入 Brunnstrom 分级第2期，左下肢进入 Brunnstrom 分级第3期；左肩、肘关节肌张力0级，左腕、髋、膝关节肌张力1级；改良 Barthel 指数评分达到45分，日常生活需要帮助。

（2）远期3～6个月，认知功能及言语功能进一步提高或接近正常水平，左侧肢体运动功能均进入 Brunnstrom 分级第4期；左侧肢体肌张力0级，改良 Barthel 指数评分达到60分以上，生活基本自理；格拉斯哥结局量表评定达到4级或5级，重返社会。

（五）目前康复治疗计划

（1）认知、言语功能训练（感觉性失语）：通过匹配选择训练；通过视觉选择图案进行训练。

（2）诱发左侧肢体主动活动：通过 Bobath、Rood 技术都可以诱发患侧肢体主动活动。

（3）重点训练翻身、坐起、坐位平衡，通过这3个训练提高躯干的控制能力，进一步提高全身的控制能力。

第三节　小脑卒中

小脑卒中临床上主要分为缺血性和出血性两种。小脑梗死是指由各种原因引起的小脑血液供应障碍，使局部脑组织发生不可逆转性的损伤，导致小脑组织缺血缺氧性坏死。初始症状多为脑后部头痛、眩晕，伴恶心、呕吐，常反复发作站立不稳、构音障碍，尚有肢体麻木、面部感觉障碍和言语障碍等。小脑出血指小脑实质内的出血，与高血压病有直接关系，多数表现为突然起病的眩晕、频繁呕吐、枕部头痛，可有眼球震颤。

一、康复问题

（一）相关功能障碍

1. 运动功能障碍（四肢、躯干尤为严重）　小脑是运动的重要调节中枢，有大量的传入和传出联系。大脑皮质发向肌肉的运动信息和执行运动时来自肌肉和关节等的信息，都可传入小脑。小脑经常对这两种传来的神经冲动进行整合，并通过传出纤维调整和纠正各有关肌肉的运动，使随意运动保持协调。此外，小脑在维持身体平衡上也起着重要作用。它接受来自前庭器官的信息，通过传出联系，改变躯体不同部分肌肉的张力，使肌体在重力作用下，做加速或旋转运动时保持姿势平衡。小脑卒中患者多存在共济失调，可造成随意运动不协调，导致行走不稳，易跌倒摔伤。存在严重的安全隐患，影响正常生活。

2. 感觉障碍　小脑接受神经冲动后经锥体外系反射性地调节肌紧张力和协调运动，维持身体的姿势和平衡。小脑受损，主要表现为非意识性本体感觉障碍，即无法反射性地调节躯干和四肢的肌张力和协调运动，以维持身体的平衡和姿势。

3. 吞咽障碍　颅脑损伤严重者或者有脑干病变常出现吞咽困难并有构音障碍，属于功能性吞咽障碍或神经性吞咽障碍,主要发生在口腔期和咽期。

4.认知障碍 表现为记忆力障碍、注意力障碍、思维能力障碍、失认等。

5.心理障碍

(1)抑郁心理:主要表现为情绪低落,自感体力差、脑力迟钝、记忆力减退,失眠,自责和内疚,食欲差,易哭等。

(2)焦躁心理:主要表现为烦恼、固执、多疑、嫉妒等。

(3)情感障碍:主要表现为患者不能以正常方式表达自己的情感。

6.日常生活活动能力 一个人为独立生活必须每天反复进行的、最基本的、一系列的身体的动作或活动,即衣、食、住、行、个人卫生等的基本动作的技巧受到限制。

7.其他 社会生活或职业能力受限。

二、康复分期

康复分期分为急性期(1~2 周)、恢复早期[又称为亚急性期(3~4 周)]、恢复中期(4~12 周)、恢复后期(4~6 个月)、后遗症期(>6 个月)。

三、康复治疗基础

(一)功能评定

1.姿势评估 静态姿势(直立姿势)评定。

(1)前面观:双眼应平视前方,两侧耳屏上缘和眶下缘中点应处同一水平面上,左、右髂前上棘应处同一水平面上。

(2)后面观:头后枕部、脊柱和两足跟夹缝线都应处于一条垂直线上;与脊柱相邻的两肩和两侧髂嵴,对称地处于垂直脊柱的水平线上。

(3)侧面观:从侧向看,耳屏、肩峰、股骨大转子、膝、踝应五点一线,位于一条垂直线上。同时可见脊柱的 4 个正常生理弯曲,即向前曲凸的颈曲;向后曲凸的胸曲;向前曲凸的腰曲和向后曲凸的骶曲。颈曲和腰曲最大,胸曲次之,骶曲最小。

2.肌张力评定 改良 Ashworth 痉挛评定(表 7-1)和临床肌张力分级进行评定。

3.主动关节活动范围测量 主被动关节活动范围测量。同一患者应由专人测量,每次测量应取相同位置,两侧对比。

4.肌力评定 徒手肌力评定,有条件也可做等速肌力测定。

5.感觉功能评定 包括浅感觉、深感觉、复合感觉。

(1)浅感觉检查:检查方法如下。①触觉:用棉签或软毛笔轻触患者的皮肤,让患者回答有无一种轻痒的感觉或让患者数所触次数,每次给予的刺激强度应一致,但刺激的速度不能有一定规律。②痛觉:以均匀的力量用针尖轻刺患者需要检查部位的皮肤,让患者指出受刺激部位。③温度觉:用分别盛有冷水或热水的试管两支,交替、随意地接触皮肤,试管与皮肤的接触时间为 2~3 s。④压觉:检查者用大拇指用劲地去挤压肌肉或肌腱,请患者指出感觉。

(2)深感觉检查:检查方法如下。①运动觉:检查者轻轻握住患者手指或足趾的两侧,上下移动 5°左右,让患者辨别移动的方向。②位置觉:将其肢体放一定的位置,然后让患者说出所放的位置;或嘱患者用其正常肢体做与病侧肢体相同的位置。③振动觉:将每秒震动 256 次的音叉放置于患者身体的骨骼突出部位,询问患者有无振动感和持续时间。

（3）复合感觉（皮质感觉）检查:检查方法如下。①皮肤定位觉:用棉花签、手指等轻触患者皮肤后,由患者指出刺激的部位。②两点辨别觉:是区别一点还是两点刺激的感觉,两点须同时刺激,用力相等。③实体觉:嘱患者闭目,将一熟悉的物件放于患者手中,嘱其抚摸以后,说出该物的属性与名称。④图形觉:用手指或其他东西在患者皮肤上画一几何图形或数字,由患者说出所写的图形或数字。⑤其他大脑皮质感觉:通常大脑皮质感觉检查还包括重量识别觉（识别重量的能力）以及对某些质地（如软和硬,光滑和粗糙）的感觉。

6. 运动控制

（1）Brunnstrom 分期

Ⅰ期:软瘫期。

Ⅱ期:开始出现痉挛。

Ⅲ期:痉挛高峰。

Ⅳ期:分离运动出现。

Ⅴ期:从基本共同运动到独立运动。

Ⅵ期:协调运动大致正常（表 7-2）。

（2）Fugl-Meyer 评分:其内容包括肢体运动、平衡、感觉、关节活动度和疼痛 5 项,共 113 个小项目,每个小项目分为 3 级,分别计 0 分、1 分和 2 分,总分为 226 分（表 7-3）。

（3）手功能评估:主要包括实用手、辅助手和废用手的评定（表 7-4）。

7. 平衡评定　静态一级平衡,指人体在无外力作用下,在睁眼和闭眼时维持某种姿势稳定的过程;自动态二级平衡,指在无外力作用下从一种姿势调整到另外一种姿势的过程中,保持平衡状态;他动态三级平衡,指人体在外力的作用下,当身体重心发生改变时,迅速调整重心和姿势,保持身体平衡的过程。

（1）临床观察

1）定义:观察受检者在休息状态下的静态平衡功能和活动状态下的动态平衡功能。

2）适应证与禁忌证

适应证:凡是不能维持身体稳定性的疾患（如帕金森病等）都需要进行平衡评定。

禁忌证:没有绝对禁忌证。不能负重站立者（如下肢骨折未愈合）,不适宜评定站立位平衡;不能主动合作者不适宜评定动态平衡。

3）设备与用具:不需要设备。

4）操作方法与步骤

A. 跪位平衡反应:受检者跪位,检查者将受检者上肢向一侧牵拉,使之倾斜。

阳性反应:头部和躯干上部出现向中线的调整,被牵拉一侧出现保护性反应,对侧上、下肢伸展并外展。

阴性反应:头部和躯干上部未出现向中线的调整,被牵拉一侧和另一侧上、下肢未出现上述反应或仅身体的某一部分出现阳性反应。

B. 坐位平衡反应:受检者坐在椅子上,检查者将受检者上肢向一侧牵拉。

阳性反应:头部和躯干上部出现向中线的调整,被牵拉一侧出现保护性反应,另一侧上、下肢伸展并外展。

阴性反应:头部和躯干上部未出现向中线的调整,被牵拉一侧和另一侧上、下肢未出现上述反应或仅身体的某一部分出现阳性反应。

C. 站立位平衡反应:1851 年 Romberg 制定了简易的平衡功能检测方法。受检者双足并拢直立,观察其在睁、闭眼时身体摇摆的情况称之为 Romberg's 征,又称为"闭目直立检查法"。1966 年 Gragbiel 使用单腿直立检查法及强化 Romberg 检查法。

闭目直立检查法:测试时要求受检者两足并拢直立、闭目,两臂前举,以观察受检者睁眼及闭目时躯干有无倾倒发生。

单腿直立检查法:受检者单腿直立,观察其睁、闭眼情况下维持平衡的时间长短,最长维持时间为 30 s。

强化 Romberg 检查法:受检者两足一前一后、足尖接足跟直立,观察其睁、闭眼时身体的摇摆,最长维持时间为 60 s。

D. 跨步反应:受检者站立位,检查者向左、右、前、后方向推动受检者身体。

阳性反应:脚快速向侧方、前方、后方跨出一步,头部和躯干出现调整。

阴性反应:不能为维持平衡而快速跨出一步,头部和躯干不出现调整。

E. 活动:评定在活动状态下能否保持平衡。

例如,坐、站立时移动身体;在不同条件下行走,包括脚跟碰脚趾,足跟行走,足尖行走,走直线,侧方走,倒退走,走圆圈,绕过障碍物行走等。

5)注意事项:检查过程中应确保受检者的安全。

(2)量表评定

1)定义:利用量表评定受检者的静态和动态平衡。

2)适应证与禁忌证:同临床观察评定。

3)设备与用具:评定平衡功能的量表、秒表、小凳子、椅子、皮尺。

4)操作方法与步骤

A. Berg 平衡量表:是目前国际上脑卒中患者最常用的平衡评价量表,既可以评定受检者在静态和动态下的平衡功能,也可以用来预测正常情况下摔倒的可能性。BBS 操作简便,已被证实在脑卒中患者中具有较好的信度、效度和敏感性。有 14 个项目,需要 20 min 完成,满分 56 分,低于 40 分表明有摔倒的危险(表 7-3)。

B. "站起-走"计时测试(timed up and go test,TUGT):测试受检者从座椅站起,向前走 3 m,折返回来的时间并观察患者在行走中的动态平衡。测试方法:受试者坐在一张有扶手的靠背座椅上(椅子座高约 45 cm,扶手高约 20 cm),身体靠在椅背上,双手放在扶手上,如果使用助行具(如手杖、助行架),则将助行具握在手中。测试者记录受试者背部离开椅背到再次坐下靠到椅背所用的时间,以及在完成测试过程中出现可能会摔倒的危险性。如果没有标准的扶手靠背椅,也可以用一般的办公用靠背椅来代替,评定时受试者将双手放在双腿上。每次评定均用相同的靠背椅,每次测试 2 次,中间休息 1 min,取其均数作为结果。

评分标准:记录所用的时间,对测试过程中的步态及可能会摔倒的危险性按以下标准打分。正常1分;非常轻微异常2分;轻度异常3分;中度异常4分;重度异常5分。如果患者得分3分或以上,则表示有跌倒的危险(除了记录所用的时间外,对检查过程中的步态及可能会摔倒的危险性按以下标准打分,具体评定内容和标准如下:未使用1分;单脚拐2分;四脚拐3分;助行架4分)。

C.功能达到测试:在与肩水平的墙面上固定一个直尺,要求受试者站在墙边(不要靠到墙上),前臂抬起,手握拳,标记出掌指关节的位置(起始位);要求受试者尽可能沿着与直尺平行的方向,向前前伸。指令"尽可能向前伸,但不要迈步"可先尝试2次,再进行3次测量,取平均值。少于15.24 cm或17.78 cm,表明平衡受限。大多数健康人可达到25.4 cm。

5)注意事项:熟悉所使用的量表和评分标准,严格按照标准评定。评定时注意受检者的安全,避免发生意外。

(3)仪器检查

1)定义:采用平衡测量仪评定受检者的静态和动态平衡功能。

2)适应证与禁忌证:同临床观察评定。

3)设备与用具:各类平衡测试仪。

4)操作方法与步骤:按照平衡测试仪的具体测试要求站在测试板上。测试睁眼状态下的身体稳定性。测试闭眼状态下的身体稳定性。测试当屏幕光标移动或测试板移动时身体的稳定性(动态平衡)。

5)注意事项:熟悉操作步骤,严格按照说明书操作。评定中注意受检者的安全,避免发生意外。

8.协调评定 评定受检者协调地运用多组肌群共同参与并相互配合、准确完成运动的过程。

(1)上肢

1)定义:评定手部完成指定动作的准确性和协调能力。

2)适应证与禁忌证

适应证:①脑与脊髓疾患。小脑或前庭疾患、帕金森病、老年动脉硬化、脑瘫、脑基底节变性(脑炎或中毒)、脊髓疾病等。②其他疾患引起的协调障碍,如酒精中毒、巴比妥中毒、慢性肝病、甲状腺功能亢进症、低钙血症、碱中毒和进行性肌营养不良症等。

禁忌证:意识障碍、认知障碍或不能主动合作者。

3)设备与用具:不需要设备。

4)操作方法与步骤:如下。①轮替试验:受检者双手张开,一手向上,一手向下,交替转动;也可以一侧手在对侧手背上交替转动。②指鼻试验:受检者用自己的示指,先接触自己的鼻尖,再去接触检查者的示指。检查者通过改变自己示指的位置,来评定受检者在不同平面内完成该试验的能力。③指-指试验:检查者与受检者相对而坐,将示指放在受检者面前,让其用示指去接触检查者的示指。检查者通过改变示指的位置,来评定受检者对方向、距离改变的应变能力。④拇指对指试验:受检者拇指依次与其他四指相对,速度可以由慢渐快。⑤示指对指试验:受检者双肩外展90°,伸肘,再向中线运动,双手示指相对。⑥握拳试验:受检者双手握拳、伸开。可以同时进行或交替进行(一手握拳,一手伸开),速度可以逐渐增加。⑦拍膝试验:受检者一侧用手掌,对侧握拳拍膝;或一侧手掌在同侧膝盖上做前后移动,对侧握拳在膝盖上做上下运动。⑧旋转试验:受检者双侧上肢屈肘90°,前臂同时或交替旋前、旋后。

5)注意事项:①检查前向受检者详细说明检查目的和方法,取得其合作。②检查时注意观察受检者在完成指定动作中是否直接、精确,时间是否正常;在动作完成过程中有无辨距不良、震颤或僵硬;增加速度或闭眼时有无异常。③注意双侧对比。

(2)下肢

1)定义:评定下肢完成指定动作的准确性和协调能力。

2)适应证与禁忌证:参见上肢协调评定。

3)设备与用具:不需要设备。

4)操作方法与步骤:如下。①跟-膝-胫试验:受检者仰卧,抬起一侧下肢,先将足跟放在对侧下肢的膝盖上,再沿着胫骨前缘向下推移。②拍地试验:受检者足跟触地,脚尖抬起做拍地动作,可以双脚同时或分别做。③肢体放置:检查者让患者将双上肢前屈90°并保持,或让患者将膝伸直并保持。④还原试验:患者双上肢先前屈90°,再按照检查者的指令将上肢继续前屈至180°,再还原到90°;或将上肢放回身体一侧(0°),再还原至90°。⑤跟-膝-跟-趾试验:患者仰卧,抬起一侧下肢,足跟先后放在对侧下肢的膝部和拇趾上。⑥拍手试验:屈肘,前臂旋前,用手拍膝。⑦趾-指试验:患者仰卧位,抬起下肢,拇趾触及检查者手指,检查者可以通过改变手指的位置来评定患者对方向、距离改变的应变能力。⑧画圆试验:患者抬起上肢或下肢,在空中画出想象中的圆。

评定标准:动作是否直接、精确;时间是否正常;在动作中有无——辨距不良、震颤、僵硬;有无异常——增加速度、闭眼。

5)注意事项:参见上肢协调评定。

(二)治疗原理

从简单到复杂,从床上活动到坐立位活动再到立位活动,从功能向能力转换,从近端到远端治疗等。

四、康复治疗

小脑梗死或
出血康复

(一)治疗目标

1.短期目标　预防可能出现的压疮、关节肿胀、下肢深静脉血栓形成、泌尿系统和呼吸道的感染等。

2.长期目标

(1)恢复功能(运动障碍、吞咽障碍、言语障碍等通过针对性康复性训练而得到恢复)。

(2)提高患者生活自理能力(让患者能够独立完成一些生活中的基本活动)。

(3)社会参与能力的恢复(让患者重返工作岗位,不仅能够养活自己,还可以养活他的家庭)。

（二）常规康复治疗方案

1.运动治疗

（1）基础训练：体位与肢体摆放、偏瘫肢体被动活动、床上与床边活动、坐位活动、站立活动。

（2）上下肢的治疗性活动：在偏瘫侧上肢和手的治疗性活动中，尤要重视"由近到远，由粗到细"的恢复规律，近端关节的主动控制能力直接影响该肢体远端关节的功能恢复。

（3）平衡训练：坐位平衡训练和站立平衡训练。

（4）步行训练：健腿前后迈步练习伸髋、膝关节控制训练、骨盆侧移训练、足跟着地训练等。

2.手法治疗

（1）Bobath 技术：抑制与促进的手法可对异常的肌张力进行调整。运动感觉训练可以促进和巩固正确的运动感觉，直至成为自发的技巧性活动。基本技术及操作方法包括关键点的控制、促进姿势反射、刺激固有感受器和体表感受器等。

（2）Brunnstorm 技术：中枢神经系统损伤后，大部分在脑发育未成熟时才有的原始反射重新出现，称为病理性反射，如能适当地利用这些反射的特点，则可以促进损伤后的康复。如紧张性颈反射、同侧屈伸反射、交叉屈伸反射、阳性支撑反射、紧张性腰反射。

（3）PNF 技术：利用运动觉、姿势感觉等刺激，增强有关神经肌肉反应，促进相应肌肉收缩；利用牵张、关节压缩、牵引和施加阻力等本体感觉刺激，促进功能恢复。

（4）Rood 疗法：感觉输入决定运动输出；运动反应按一定的发育顺序出现；身、心、智是相互作用的。通过触觉刺激、温度刺激、轻叩、牵伸、挤压、特殊感觉刺激促进神经恢复。通过压关节以缓解痉挛、在肌腱附着点加压、用较轻的压力从头部开始沿脊柱直到骶尾部、持续的牵张等方法进行抑制。

（5）平衡与协调能力训练

1）平衡板训练：患者在前站在平衡板上，使用患腿前、后和左、右控制平衡板角度，进行动态平衡训练，改善患者平衡功能和本体感觉。

2）动静态平衡仪训练平台：由一个能进行高精度运算、模拟多种情况、自动控制平台训练角度的中央处理器和一个便于临床医生使用的高清晰的显示屏及一台打印机构成。它能快速准确地得出测试结果，以帮助临床医生进行病情诊断，还可以对患者进行针对性的训练。

3）步行训练：平行杠内步行训练、机器人步行训练。

3.物理因子治疗　常用的有局部机械性刺激、冰刺激、功能性电刺激、肌电生物反馈和局部气压治疗等。

4.作业治疗

（1）常规作业治疗

1）日常生活活动：基本的日常生活活动（如移动、进食、卫生、更衣、洗澡、步行和如厕等）和应用性日常生活活动（如家务、使用交通工具、认知与交流等）都应包括在内。

2）虚拟情景训练、AI 智能装备训练（图 7-12）。

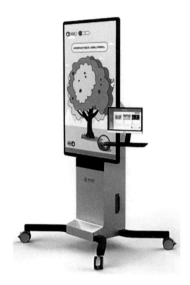

图 7-12　情景互动评估训练系统

（2）辅助具选择及使用：为了充分利用和发挥已有的功能可配置辅助用具或假肢，有助于提高患者的功能活动能力。对于年龄较大的患者，步行能力相对较差，为了确保安全，可使用步行架以增加支撑面，提高行走的稳定性。若下肢瘫痪程度严重，无独立行走能力者可用轮椅代步，以扩大患者的活动范围。

（3）家庭环境改造：在对环境和患者的功能状况进行了详细的评估和全方面因素的分析后，可出具具体的环境改造方案，进行活动调整、物品重新摆放或者使用辅助器具，随后进行再评估。环境改造可以应用到作业活动的调整、物件的改造、辅助器具的使用和物理结构环境的改造 4 个方面。其中，物理结构环境的改造包括对门口、通道等地方的改造。

5.言语治疗　构音障碍和失语症的言语功能训练（图 7-13）。

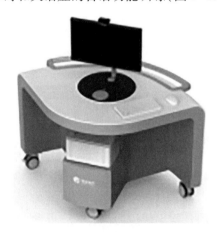

图 7-13　语言障碍康复评估训练系统

6.矫形器　按照人体使用部位,可分为上肢矫形器、脊柱矫形器和下肢矫形器,必要的手部支具、患足矫形器和助行器等的应用,有助于提高患者的独立生活能力。如卒中后足内翻的患者可借助矫形鞋垫改变足内翻的情况,辅助行走。

7.中医传统治疗　常用的有针刺和按摩等方法。部位宜选择偏瘫侧上肢伸肌和下肢屈肌,以改善其相应的功能。

8.心理治疗　可采用个别治疗和集体治疗两种方式,同时要有患者家庭成员和朋友或同事等社会成员的参与,心理治疗人员应注意建立良好的医患关系,使患者身心放松,解除其内心痛苦,矫正或重建某种行为等。

9.药物治疗　三环类或四环类抗抑郁药(如多塞平、米安)、5-羟色胺再摄取抑制剂(如氟西汀)。

（三）治疗时序

1.急性期　急性期是指发病后1~2周,相当于Brunnstrom分期1~2期,此期患者从患侧肢体无主动活动到肌肉张力开始恢复,并有弱的屈肌与伸肌共同运动。

本期康复目标是通过被动活动和主动参与,促进偏瘫肢体肌张力的恢复和主动活动的出现,以及肢体正确摆放和体位的转换(如翻身等),预防可能出现的压疮、关节肿胀、下肢深静脉血栓形成、泌尿系统和呼吸道的感染等并发症。

2.恢复早期　恢复早期,又称为亚急性期,是指发病后的3~4周,相当于Brunnstrom分期2~3期,患者从患侧肢体弱的屈肌与伸肌共同运动到痉挛明显,患者能主动活动患肢,但肌肉活动均为共同运动。

本期的康复目标除前述的预防常见并发症和脑卒中二级预防以外,应抑制肌痉挛、促进分离运动恢复,加强患侧肢体的主动活动并与日常生活活动相结合,注意减轻偏瘫肢肌痉挛的程度和避免加强异常运动模式(上肢屈肌痉挛模式和下肢伸肌痉挛模式)。同时,针对患者其他方面的功能障碍配合相应的康复治疗。

3.恢复中期　脑卒中恢复中期是指发病后的4~12周,相当于Brunnstrom分期3~4期,此期患者从患肢肌肉痉挛明显,能主动活动患肢,但肌肉活动均为共同运动到肌肉痉挛减轻,开始出现选择性肌肉活动。

本期的康复目标是以加强协调性和选择性随意运动为主,并结合日常生活活动进行上肢和下肢实用功能的强化训练,同时注意抑制异常的肌张力。

4.恢复后期　脑卒中恢复后期一般是指发病后的4~6个月,相当于Brunnstrom分期5~6期,此期患者大多数肌肉活动为选择性的,能自主活动,不受肢体共同运动影响直至肢体肌肉痉挛消失,肌肉活动为选择性的,分离运动平稳,协调性良好,但速度较慢。

本期的康复目标是抑制痉挛,纠正异常运动模式,改善运动控制能力,促进精细运动,提高运动速度和实用性步行能力,掌握日常生活活动技能,提高生存质量。

5.后遗症期　脑卒中后遗症期是指脑损害导致的功能障碍经过各种治疗受损的功能在相当长的时间内不会有明显的改善,此时为进入后遗症期,临床上有的在发病后6~12个月,但多在发病后1~2年。

本期康复目标主要是加强残存和已有功能的恢复,即代偿性功能训练,以及环境改造和必要的职业技能训练。同时,注意防止异常肌张力和挛缩的进一步加重。避免废用综合征、骨质疏松症和其他并发症的发生,帮助患者下床活动和适当的户外活动,注意多与患者交流和必要的心理疏导,激发其主动参与的意识,发挥家庭和社会的作用。

(四)注意事项

(1)注意预防肩部问题,如肩手综合征、肩关节半脱位和肩部软组织损伤等。

(2)注意肌痉挛与关节挛缩的发生。

(3)注意预防下肢深静脉血栓形成。

(4)注意完成动作过程中的安全性。

(5)注意患者情绪状态,防止抑郁状态发生。

(6)预防合并症与继发性功能损害。

五、典型病例

(一)病历资料

患者王××,男,46岁,出租车司机。

入院诊断:①左侧小脑出血;②言语障碍;③高血压2级(很高危)。

入院原因:患者右侧肢体活动不利5个月余入院。

入院情况:神清,精神可。言语欠清晰,右上肢耸肩及屈肘肌力3$^+$级,右侧腕背伸肌力3级,右手粗大运动尚可,精细运动欠佳,右下肢伸膝肌力4级,屈膝肌力4级,右侧踝背伸肌力3级,右侧跟腱紧张,右侧巴宾斯基征(+),右手指鼻实验完成欠佳。

既往史:否认肝炎、结核、疟疾病史,否认高血压、心脏病史,否认糖尿病、脑血管疾病、精神疾病史,否认手术史、输血史,否认食物、药物过敏史。

辅助检查:MRI平扫示缺血性脑白质改变,小脑局部异常信号,考虑陈旧性出血灶。

临床治疗方案:小脑出血恢复期康复治疗。

(二)康复方案

1.S(subjective data,主观资料)   患者小脑出血右侧肢体活动不利伴言语障碍5个月余。

2.O(objective data,客观资料)   MRI平扫显示缺血性脑白质改变,并小脑局部异常信号,考虑陈旧性出血灶。专科检查中右侧巴宾斯基征(+),右手指鼻实验完成欠佳。

3.A(assessment,功能评定)

1)肌力(MMT):左侧上、下肢肌力正常,右上肢耸肩及屈肘肌力3$^+$级,右侧腕背伸肌力3级,右下肢伸膝肌力4级,屈膝肌力4级,右侧踝背伸肌力3级。

2)肌张力(改良Ashworth评定):左侧上、下肢张力正常,右侧上肢伸肌张力1$^+$级,屈肌张力1级,下肢屈肌张力1级,伸肌张力1级。

3)平衡:Berg平衡量表评分37分(平衡能力可,能辅助步行)。

4)步行功能:Hoffer步行功能分级Ⅲ级(家庭性步行);Holden步行功能分级Ⅳ级(平地上独立)。

5)认知:30分(MMSE)。

6)心理评定:SAS评分0.50,为轻微型焦虑。

7)步态评估:患者呈偏瘫步态,患侧肢体支撑相短,躯干重心偏健侧,健侧较患侧步长短。

8)ADL 评定:Barthel 评分 70 分,患者轻度依赖,少部分(如厕、转移、步行、上下楼梯)需要其他人帮助。IADL 评定,FAQ 评分 6 分,显示患者不能独自外出,维持家务、自行购物等活动困难。

9)偏瘫运动功能评定:Brunnstorm 评定Ⅳ级,Fugl-Meyer 评定 73 分,明显运动障碍。

4.P(plan,康复治疗计划)

(1)康复目标(1~3 个月):抑制痉挛,纠正异常运动模式,改善运动控制能力,促进精细运动,提高运动速度和实用性步行能力,掌握日常生活活动技能,日常生活能力和社会参与能力提高,能进行社区内独立步行等,且能使用交通工具外出参与社会活动,提高生存质量。

(2)康复治疗方案:治疗时间(1~14 d)。

1)康复宣教:康复医生和护士与患者沟通平常生活习性,指导患者合理饮食和了解康复训练。物理治疗师指导患者正确的运动习惯,矫正患者不恰当地运动方式。作业治疗师指导患者如何完成穿衣、如厕等生活自理能力的训练。患者在指导过后可以按照正确方法完成如厕及穿衣等活动。言语治疗师指导患者正确饮食、说话方式,防止误咽发生。

2)治疗计划:①物理因子治疗。功能性电刺激、肌电生物反馈和局部气压治疗等。②运动功能训练。共济失调是小脑损伤后常见的遗留症状,除使用平衡训练仪器和传统平衡杠内的训练外,还应着重加强改善步态和行走功能的训练,并结合日常生活活动进行上肢和下肢实用功能的强化训练,同时注意抑制异常的肌张力。训练的重点应放在正常运动模式和运动控制能力的恢复上。上肢和手的治疗性活动要重视"由近到远,由粗到细"的恢复规律,近端关节的主动控制能力直接影响到该肢体远端关节的功能恢复(如手功能的改善与恢复)下肢的治疗性活动主要练习不同屈膝位的主动伸膝运动、主动屈膝运动和踝背屈活动,可加用指压第 1、2 跖骨间。③ADL 训练。小脑性共济失调引起的平衡和协调能力障碍以及肢体软弱无力等都会影响到患者的 ADL。应根据患者的具体情况采取相应的 OT 康复训练,训练上肢尤其是手部肌肉的运动协调能力,必要时使用一些经修改的日常生活自助器具,以增加运动的稳定性,最大限度提高患者的生活自理能力。④辅助器具的应用。本例患者病程较长,恢复情况较好,目前不需助行器具即可独立行走。但对于恢复早期患者和功能损害较重者,可根据患者保留功能的具体情况,选用轮椅、助行器、各种拐杖等,这对减少患者活动的能量消耗、减少对他人的依赖程度和增加活动的安全性非常重要。⑤步行训练。踝关节选择性背屈和跖屈运动训练、加强患侧下肢负重和平衡功能训练、向后方迈步训练、骨盆和肩胛带旋转训练、上下楼梯训练、减重步行训练。⑥作业治疗。由于患者尚处于中年,且四肢肌力较好,认知和智力无障碍,在改善运动功能和言语功能的同时,应注意职业训练,为将来重返工作岗位进行准备。在对患者进行训练的过程中向患者阐明该病的特点,使患者能注意活动的安全性和学会必要的自我保护方法。⑦言语治疗。该患者存在的构音障碍主要是参与构音的各组肌肉运动不协调所致,在训练时除了加强呼吸控制、肌力训练等一般练习外,应加强构音肌肉的运动速度、精确性和协调性练习,注意改善发音的准确性,改善语速、语调、节律和重音的控制,增强患者表达的流畅性和可理解度。

（三）出院评估（入院 14 d 后）

1. S(subjective data,主观资料)　同上。

2. O(objective data,客观资料)　同上。

3. A(assessment,功能评定)

1）肌力(MMT):左侧上、下肢肌力正常,右上肢耸肩及屈肘肌力 4 级,右侧腕背伸肌力 4 级,右下肢伸膝肌力 5 级,屈膝肌力 4 级,右侧踝背伸肌力 4 级。

2）肌张力(改良 Ashworth 评定):左侧上、下肢张力正常,右侧上肢伸肌张力 1$^+$ 级,屈肌张力 1 级,下肢屈肌张力 1 级,伸肌张力 1 级。

3）平衡:Berg 平衡量表评分 45 分(平衡能力好,能独立行走);"起立-行走"计时测试 15.8 s。

4）步行功能:Hoffer 步行功能分级Ⅳ级(社区性步行),Holden 步行功能分级Ⅳ级(平地上独立)。

5）认知:30 分(MMSE)。

6）心理评定:SAS 评分 0.47,无焦虑。

7）步态评估:患者偏瘫步态得到改善,患侧肢体支撑相相对短,躯干重心偏健侧,健侧与患侧步长在患者控制下可相对一致。

8）ADL 评定:Barthel 评分 90 分,能独立完成部分日常活动,但需一定帮助。IADL 评定,FAQ 评分 7 分,显示患者不能独自外出,维持家务、自行购物等活动困难。

9）偏瘫运动功能评定:Brunnstorm 评定Ⅴ级,Fugl-Meyer 评定 88 分,中度运动障碍。

4. P(plan,康复治疗计划)　后续的康复治疗应加强残存和已有的功能,即代偿性功能训练,以适应日常生活的需要,同时注意防止异常肌张力和挛缩的进一步加重。避免废用综合征、骨质疏松症和其他并发症的发生,帮助患者下床活动和适当的户外活动,注意多与患者交流和必要的心理疏导,激发其主动参与的意识。

（四）出院指导

（1）出院宣教:按照家庭治疗方案继续加强肌肉力量、耐力和柔韧性,活动度,关节稳定性训练,步行能力的训练。

（2）家属及照顾者教育,监督患者每日的日常训练,保证患者安全。

（3）定期复查,适当运动。

第四节　间脑损伤

根据损伤性质,可把间脑损伤分为间脑梗死和间脑出血。间脑位于中脑之上,是两大脑半球之间的脑组织,分为丘脑、下丘脑、上丘脑及底丘脑。间脑血供来源较多,以椎基底动脉系统为主,颈内动脉系为辅,当各种原因导致血管病变或者直接损害时,丘脑相应发生梗死或出血。

一、康复问题

间脑的体积不足中枢神经系统的 2%，但结构及功能非常复杂。间脑不同部位的损伤引起的临床表现、功能障碍亦不同。

1. 背侧丘脑（丘脑）损害　①对侧偏身感觉障碍；②对侧半身自发性疼痛（丘脑痛）；③对侧面部表情运动障碍；④对侧偏身不自主运动、意向性震颤或共济运动失调；⑤情感障碍。

2. 下丘脑损害　①中枢性尿崩症；②体温调节障碍；③摄食异常；④睡眠、觉醒障碍；⑤生殖与性功能障碍；⑥自主神经功能障碍；⑦丘脑癫痫。

3. 上丘脑损害　病变常见于松果体肿瘤，可出现由肿瘤压迫四叠体和中脑导水管而引起 Parinaud 综合征，表现为瞳孔对光反射消失及眼球垂直凝视麻痹（上丘受累）、神经性耳聋（下丘受累）、小脑共济失调（结合臂受累），可伴高颅压症状。

4. 底丘脑损害　可出现偏身投掷症：表现为对侧肢体近端大而快速的连续不能控制的投掷运动，特点是以上肢为重，症状只在患者清醒时出现，入睡后消失。

综合各部位间脑损伤的临床表现来看，间脑损伤后主要以各种感觉障碍为主。但因间脑的特殊神经网络结构特点，且临床上间脑损害往往与脑部其他部位损害伴发，除去感觉障碍之外，患者往往还伴发运动功能障碍、吞咽障碍、言语障碍、认知障碍、二便障碍、心理障碍等，导致日常生活活动能力、社会生活或职业能力受限。

二、康复治疗基础

（一）功能评定

1. 感觉功能评定

（1）浅感觉：轻触觉、痛觉、温度觉和轻压觉。①轻触觉：让患者闭目，检查者用棉签（棉花）或软毛笔对其体表的不同部位依次接触，询问患者有无（轻痒的）感觉。刺激的动作要轻，刺激不应过频，刺激时间间隔不要有规律。要在两侧对称的部位进行比较。检查四肢时刺激的方向应与长轴平行，检查胸腹部的方向应与肋骨平行。检查顺序为面部、颈部、上肢、躯干、下肢。②痛觉：让患者闭目，分别用大头钉的尖端和钝端以同等的力量随机轻刺受检者的皮肤。要求受检者立即说出具体的感受（疼痛、疼痛减退/消失、痛觉过敏）及部位。要进行上下和左右的比较。对痛觉减退的患者要从有障碍的部位向正常的部位检查，而对痛觉过敏的患者要从正常的部位向有障碍的部位检查，这样容易确定异常感觉范围的大小。③温度觉：包括冷觉与温觉。冷觉用装有 5～10 ℃ 的冷水试管，温觉用 40～45 ℃ 的温水试管。在闭目的情况下交替接触患者皮肤，嘱患者说出冷或热的感觉。选用的试管直径要小。管底面积与皮肤接触面不要过大，接触时间以 2～3 s 为宜，检查时两侧部位要对称，并进行比较。④轻压觉：让患者闭眼，检查者用大拇指使劲地去挤压肌肉或肌腱，请患者指出感觉。对瘫痪的患者，压觉检查常从有障碍部位到正常的部位。

（2）深感觉（本体感觉）：关节觉、振动觉、深部压觉。①位置觉：患者闭目，检查者将患者手指、脚趾或一侧肢体被动摆在一个位置上,让患者说出肢体所处的位置,或用另一侧肢体模仿出相同的位置。②运动觉:患者闭目,检查者以手指夹住患者手指或足趾两侧,上下移动5°左右,让患者辨别是否有运动及移动方向(向上、向下),如不明确可加大幅度或测试较大关节,让患者说出肢体运动的方向,或用对侧肢体进行模仿。患肢做4~5次位置的变化,记录准确回答的次数,将检查的次数作为分母,准确地说出或模仿出关节位置的次数作为分子记录(如上肢关节觉4/5)。③振动觉:让患者闭目,用每秒震动128或256次(Hz)的音叉柄置于患者骨骼突出部位上,请患者指出音叉有无震动和持续时间,并做两侧、上下对比。检查时常选择的骨突部位为胸骨、锁骨、肩峰、鹰嘴、尺桡骨茎突、棘突、髂前上棘、股骨粗隆、腓骨小头、内外踝等。

(3)复合感觉:大脑皮质(顶叶)对感觉刺激的综合、分析、统一与判断的能力,因此又称为皮质感觉。必须在深、浅感觉均正常时,检查才有意义。包括皮肤定位觉、两点辨别觉、实体觉、重量觉、图形觉、质地识别觉等。①皮肤定位觉:让患者闭目,检查者用手指或棉签轻触一处皮肤,请患者用手指出受触的部位,然后测量并记录与刺激部位的距离。正常误差手部小于3.5 mm,躯干部小于1 cm。②两点辨别觉:患者闭目,用特制的两点辨别尺或双脚规或叩诊锤两尖端,两点分开至一定距离,同时轻触患者皮肤(沿所查区域长轴),两点的压力要一致。让患者回答感觉到的是"一点"或"两点"。若感到两点时,再缩小距离,直至两接触点被感觉为一点为止。测出两点间最小的距离。正常人全身各部位的数值不同,正常值:口唇为2~3 mm;指尖为3~6 mm;手掌、足底为15~20 mm;手背、足背30 mm;胫骨前缘为40 mm;背部为40~50 mm。③实体觉:患者闭目,将日常生活中熟悉的某物品放于患者手中(如火柴盒、刀子、铅笔、橡皮、手表等)。让患者抚摸辨认并说出该物的名称、大小及形状等。先测患侧,两手比较。④重量(识别)觉:将形状、大小相同,但重量逐渐增加的物品逐一放在受检者手上,或双手同时分别放置不同重量的上述检查物品,要求受检者将手中重量与前一重量比较或双手进行比较后说出哪个轻或重。⑤图形觉:患者闭目,用铅笔或火柴棒在患者皮肤上写数字或画图形(如圆形、方形、三角形等),询问患者能否感觉并辨认,也应双侧对照。⑥质地识别觉:分别将棉、毛、丝、橡皮等不同质地的物质放入患者手中,让患者触摸分辨,说出材料的名称(如丝绸或光滑/粗糙)。

注意:对于间脑损伤患者感觉检查是重点。

2.运动控制

(1)Brunnstrom分期:经典的六阶段分期(表7-2)。

(2)Fugl-Meyer评分:(表7-3)。

(3)手功能评估(表7-4)。

3.日常生活活动能力(ADL)评定　①功能独立性评定量表(FIM)。②改良Bathel指数(表7-5)。

(二)治疗原理

通过对患者的功能评定,发现其存在的功能障碍,分析引起功能障碍的原因,选取相应的治疗手段介入。治疗原则一般有:①选择合适的康复对象;②早期开始康复治疗;③主动性康复;④个体化、阶段性康复训练;⑤身体-活动-参与的全面康复;⑥治疗的安全性。

间脑损伤
康复

三、康复治疗

(一)常规康复治疗方案

针对间脑损害的问题重点是感觉障碍的训练,包括感觉障碍安全教育、感觉再教育、代偿疗法、物理因子治疗及药物治疗等。

1.感觉障碍安全教育　感觉障碍发生的早期,患者难以感知外界针刺、温度、压迫及摩擦等变化,失去了对疼痛的保护机制,受累肢体易继发性创伤。而且一旦发生了创伤,由于神经损伤后伤口继发营养障碍,较难愈合。所以,此阶段要告知患者及家属如何利用视觉和常识,来判定肢体的位置和活动方式是否安全,指导患者对其周围的环境做必要的调整。

2.感觉再教育　脑的可塑性理论,为感觉训练提供了理论基础。感觉训练常常与认知和运动功能同时进行。在进行感觉训练之前,应尽量降低痉挛的肌肉张力,并抑制异常的运动模式。

(1)功能性作业活动:常需要多组肌肉参与活动,利于将神经冲动由强肌群泛化至弱肌群,从而带动弱肌群的收缩。举例:双手抓举重物、捡拾不同重量、形状与大小的物件等。

(2)浅感觉训练:主要以 Rood 技术为主的多种感觉刺激疗法,用冰水刺激皮肤,可以一次或连续刺激,用以训练温度觉;用大头针尖端和钝端刺激皮肤,用以训练痛觉;用大拇指由近端向远端挤压肌肉或肌腱,刺激压觉;轻拍、叩打、轻触患者皮肤,用软毛刷从患侧肢体远端到近端轻刷,将手、脚放到有豆子的盆里搓、踩刺激触觉等。

(3)深感觉训练:深感觉障碍可产生感觉共济失调、动作不准确、平衡功能差及姿势异常等。①早期:良肢位摆放训练。患侧上、下肢维持在指定的空间位置,反复训练患者,直到能独立完成这一动作。要求患肢关节负重,或被动手法挤压,以及 PNF 训练,使中枢神经系统和肢体关节、肌腱上的本体感受器得到感觉传入信号。②静态、动态平衡训练:坐摇椅、训练直立反应、保护性反应。③视觉生物反馈训练、镜前训练:可使关节位置反馈信号的传递和接收通过视觉得到补偿。

3.代偿疗法　触觉、温度觉障碍等可使用视觉代偿,以保护肢体,完成活动。

4.物理因子治疗　大量研究发现,对感觉障碍显著部位进行反复低频电刺激,可促使脑卒中致感觉障碍的患者重新学习、理解感觉传入信号,从而促进感觉功能恢复。

注意:若患者存在感觉障碍,其在接受康复治疗尤其是各类神经促通技术时,效果都要比没有感觉障碍的患者要差。而针对感觉障碍,目前尚无规范、统一、标准的康复训练方法,一般多进行与运动功能有密切关系的深感觉及复合感觉功能的训练。常采用多种感觉刺激法,Bobath 法、Brunnstrom 法、Rood 法及 PNF 技术均可用于感觉功能再训练。

(二)治疗时序

1.急性期　维持关节活动度、良肢位摆放、预防并发症。

2.早期　围绕功能问题、诱发主动运动。

3.恢复期　围绕能力进行训练。

4.后遗症期　解决痉挛、提高患者能力。

（三）注意事项

（1）关节被动活动训练时，手法应轻柔、缓慢，避免暴力造成软组织的损伤、骨折等，避免形成异位骨化。迟缓期不适合做过度的活动，肩关节屈曲、外展不超过90°。

（2）牵伸训练时避免引起或加剧疼痛，防止引起反射性肌肉收缩；避免快速牵伸，防止被牵伸肌肉出现牵张反射。

（3）肌力、耐力训练前，要了解患者的既往史和现病史；训练中严密观测血压、脉搏，正确掌握运动量，循序渐进，确保训练安全。

（4）各种训练中都要评估患者跌倒风险，防止跌倒。

（5）对于存在感觉障碍的患者，要注意保护肢体，避免烫伤、擦伤、拉伤等。

四、典型病例

患者颜××，男，61岁，汉族，广东茂名人，自由职业。患者于2019年7月16日步行后突发右侧肢体麻木，伴感觉异常，数分钟后肢体乏力不能行走3h余送入我院急诊科，行头颅CT提示：左侧丘脑出血。经会诊后转入我院神经内科。

既往史：高血压2年余，未规范服药。否认"结核、病毒性肝炎、肝吸虫病、血吸虫病"等传染病史，无"慢性支气管炎、冠心病、肾病、糖尿病"等慢性病史，无重大外伤、输血及手术史，无食物及药物过敏史。预防接种史不详。

个人史：原籍成长，否认疫水、疫区接触史。否认有毒化学物质及放射线接触史。无不良生活嗜好。无特殊烟酒嗜好。

自患者发病以来，神志清，精神差，未进食水，体重无特殊增减。

婚育史：适龄结婚，配偶及孩子体健。

家族史：否认有家族性遗传、免疫性和精神性疾病患者。

体格检查：患者发育正常，营养中等，神志清楚，半自主体位，急性面容，查体简单合作，推床入院，全身皮肤黏膜无黄染、瘀点、瘀斑、皮疹及出血点等，无肝掌、蜘蛛痣等，全身浅表淋巴结无肿大，头颅及五官详见专科情况。颈软，无颈静脉怒张，气管居中，双侧甲状腺未及肿大，胸廓对称，无畸形，胸骨无压痛，胸廓扩张度对称，无胸膜摩擦感，叩诊呈清音，双肺呼吸音清，未闻及干湿性啰音，心前区无隆起，无抬举样搏动，无震颤及磨擦感，心界不大，心率95次/min，心音有力，心律齐，各瓣膜听诊区未闻及病理性杂音，腹平，腹肌软，肝脾肋下未及，全腹无压痛、反跳痛，移动性浊音（-），肠鸣音正常，脊柱四肢无畸形，脊柱生理弯曲存在，四肢各关节被动活动自如，双下肢无水肿。

专科情况：患者神志清醒，查体合作GCS评12分（E3V3M6），双侧瞳孔等圆等大，直径2mm，对光反射迟钝，双侧鼻唇沟左侧变浅，口角向右歪斜，四肢肌张力正常，右侧上肢肌力1级，下肢3级，左侧正常。腹壁反射正常，提睾反射正常，双侧Hoffmann征（-），双侧Oppenheim征（-），双侧Babinski征（-），双侧Gordon征（-）。颈抵抗（-），Kernig征（-），Brudzinski征（-）。

辅助检查：2019年7月16日，CT颅脑平扫+三维成像血管成像，诊断意见：①左侧丘脑脑出血,随访复查;②双侧基底节及放射冠区多发腔隙性脑梗死;③老年脑。

初步诊断:①左侧丘脑出血;②高血压2级,很高危组。

患者于入院1周后,康复科介入。

1.诊断

(1)临床诊断:左侧丘脑出血。

(2)功能诊断:①右侧肢体运动功能障碍;②右侧肢体感觉功能障碍;③日常活动能力障碍。

2.康复评定

(1)颅脑损伤严重程度评定:采用格拉斯昏迷量表(GCS),得分12分,意识清醒。

(2)运动功能评定:Brunnstrom分期,右侧上肢Ⅳ期,手Ⅲ期,下肢Ⅳ期。

(3)PROM评定:右侧上下肢各关节PROM未见异常。

(4)肌张力评定:采用改良Ashworth评定,右侧上下肢肌张力0级。

(5)感觉评定:右侧上下肢浅感觉减弱,深感觉缺失,图形觉缺失。

(6)平衡功能评定:坐位平衡3级,立位平衡1级。

(7)日常生活活动能力评定:改良Barthel指数评分40分,重度依赖。

3.患者目前存在的主要问题　①右侧肢体运动功能障碍;②右侧上下肢感觉功能障碍;③ADL重度依赖。

4.康复目标

(1)短期目标(2~3周):立位平衡达到2~3级,辅助下室内行走。

(2)长期目标(3~6月):生活自理,回归家庭。

5.康复治疗计划

(1)神经促通技术:通过Bobath、Rood等技术促进右侧上下肢的分离运动,强化运动控制;姿势调整、核心训练等。

(2)感觉再教育:功能性作业活动、深感觉训练等。

(3)立位平衡训练及步行准备活动训练:立位下自动态平衡训练、重心转移训练、迈步训练、辅助下步行训练等(图7-14)。

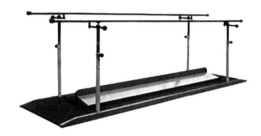

图7-14　平行杠

(4)ADL训练:翻身、进食、个人卫生、转移等训练。

(5)认知训练(图7-15)。

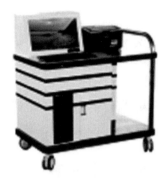

图 7-15 认知障碍康复评估训练系统

第五节 脑干卒中

脑干梗死或出血康复（中脑、脑桥、延髓）

脑干（brain stem）由中脑、脑桥、延髓组成。脑桥居中，延髓向下与脊髓相接。脑干由下往上依次为延髓、脑桥、中脑，是大脑、小脑、脊髓之间联系的干道，第 3～12 对脑神经自上而下依次与脑干相连，同时脑干内有许多重要核团和纤维束。由于各层面的解剖结构不同，所表现出来的功能障碍各有差异。还可根据疾病性质分为出血性和缺血性。

脑干病变多影响运动节律的产生；姿势张力的调节；保持姿势及平衡的感觉信息整合；自主运动中预期姿势控制。

一、康复问题

（一）康复评定

1. 姿势评估　脑干患者的姿势评估分为静态和动态两种。

静态：从侧面看与人体重心线有关部位的情况；从后面看，重心线有无左或右侧倾斜，足部跟腱和跟骨情况有无异常，髋部有无股内收或外展，骨盆有无倾斜，脊柱有无侧偏等；从前面看，足部足趾位置和纵弓有无异常，膝部髌骨的位置，骨盆有无倾斜，肋骨有无旋转，头部有无倾斜或旋转等。

动态：参照步态评估。

2. 肌张力评定　脑干病变的脑卒中患者在静态下，多无肌张力的增加，多数在动态下存在姿势张力等（表 7-1）。

3. 主动关节活动范围测量　脑干病变的患者早期多无关节活动度的问题，仅后遗症期，有制动情况的患者可能存在一定关节活动度问题。四肢大关节为关注重点。

4. 肌力评定　脑干病变患者多无肌力障碍且中枢性瘫不适用于肌力评定。

5. 感觉功能评定　浅感觉"触觉、压觉、痛觉、温度觉"；本体感觉"关节觉、位置觉、运动觉、振动觉"；复合感觉"两点辨别觉、图形觉、皮肤定位觉、质地识别觉、重量（识别）觉"。

（1）对于颅脑损伤的患者根据损伤的位置不同,患者会出现不同的感觉障碍。延髓外侧:损害脊髓丘脑束和三叉神经脊束、脊束核,引起对侧半身和同侧面部痛、温度觉缺失,为交叉性感觉障碍。脑桥上部、中脑:对侧面部及偏身的深浅感觉障碍。

（2）运动控制:参见 Brunnstrom 分期（表 7-2）,脑干患者用此评估方法,对于运动功能的评估,准确性有待进一步商榷。Fugl-Meyer 评分（表 7-3）、手功能评估（表 7-4）等。

（3）协调性评定:评定受检者协调地运用多组肌群共同参与并相互配合、准确完成运动的过程。此项评估对于脑干患者至关重要。包括轮替试验、指鼻试验、指-指试验、拇指对指试验、示指对指试验、握拳试验、拍膝试验、旋转试验、跟-膝-胫试验、拍地试验。

（4）功能性活动:翻身、坐起、转移（床上移动能力、由坐到站、床与轮椅转移、轮椅与床转移、轮椅与坐便器转移）、步行能力。

（5）ADL:参见改良 Barthel 指数评定（见表 7-5）。

（6）交流及口面部功能:西方失语症成套测试（WAB）、汉语失语成套测试（ABC）（见表 7-8）、洛文斯顿作业治疗用认知评定（LOTCA）进行评定。

（二）相关功能障碍

运动功能障碍（四肢、躯干尤为严重）、感觉障碍、吞咽障碍、言语障碍、认知障碍、二便障碍、心理障碍、日常生活活动能力、社会生活或职业能力受限。

二、康复治疗

（一）常规康复治疗方案（按病种合理选择书写）

1.运动治疗 呼吸训练、核心训练、姿势控制能力训练等。

（1）呼吸训练:呼吸练习应贯穿在所有运动练习中,其要点是指导患者进行胸腹式呼吸,加强躯干的内稳定。

（2）核心训练:脑干患者运动功能障碍,躯干问题尤为突出,应为训练重点。这些核心肌群组成了一个四方形的盒子,维持或增大腹内压。对躯干的控制至关重要。核心控制与姿势控制相关,核心控制是所有运动的基础,姿势控制是所有运动的背景,因此姿势控制尤为重要。

（3）姿势控制能力训练:包括以下几种。①卧位提高躯干屈曲控制能力的训练;②卧位躯干旋转控制训练;③仰卧位躯干伸展和侧屈控制能力训练;④长坐位躯干屈伸、伸展、侧弯及旋转的控制训练;⑤端坐位:躯干旋转控制训练、躯干侧屈控制训练,躯干屈伸控制训练;⑥分别于长坐、端坐、立位进行抗干扰的躯干控制训练。平衡与协调训练等。

2.手法治疗 包括 Bobath 技术、PNF 技术、运动再学习等。

（1）Bobath 技术:Bobath 以日常生活活动任务为导向的姿势控制和运动控制。Bobath 技术主要包括控制关键点、反射性抑制模式、促进姿势反射、感觉刺激、姿势控制和以任务为导向的运动控制训练等。

（2）PNF 技术:又称本体感觉神经肌肉促进技术,是通过对本体感受器刺激,达到促进相关神经肌肉的反应,改善运动控制、肌力、协调和耐力,最终改善功能的治疗技术。

（3）运动再学习:运动再学习是将中枢神经系统损伤后恢复运动功能的训练视为再学习或重新学习的治疗方法。

运动再学习的具体操作分为4个步骤:描述正常的活动成分并通过对作业的观察来分析缺失的基本成分和异常表现;练习丧失的运动成分;作业练习;训练的转移。

对于脑干病变的患者,根据病变的基本情况,提高运动功能的学习过程至关重要,这关系到提高运动功能的每个细节。

3.物理因子治疗　在脑卒中的康复治疗中及时、恰当地应用各种物理因子治疗手段,将对促进消炎、镇痛及促进功能重建起到重要作用。包括以下几种。①低频脉冲电疗法:功能性电刺激疗法(FES)、神经肌肉电刺激(NES)、经皮神经电刺激疗法(TENS);②肌电生物反馈疗法(图7-16);③电脑中频疗法;④超短波疗法;⑤紫外线疗法;⑥石蜡疗法;⑦高频脉冲电疗法;⑧超短波疗法。

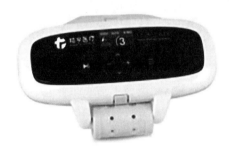

图7-16　肌电生物反馈刺激仪

4.作业治疗作业治疗

（1）常规作业治疗:作业治疗根据患者的功能状况选择适应其个人的作业活动,提高患者日常生活活动能力和适应社会生活能力。作业活动一般包括以下几种。

1）日常生活活动:基本的日常生活活动(如主动移动、进食,个人卫生、更衣、洗澡、步行和用厕等)和应用性日常生活活动(如做家务、使用交通工具、认知与交流等)。

2）运动性功能活动:通过相应的功能活动增大患者的肌力、耐力、平衡与协调能力和关节活动范围。

（2）辅助具选择及使用:需要根据患者的情况,必要时为需要的患者选取适合的辅助用具:如步行架与轮椅的应用对于年龄较大,步行能力相对较差者,为了确保安全,可使用步行架以增加支撑面,提高行走的稳定性。若下肢瘫痪程度严重,无独立行走能力者可用轮椅代步,以扩大患者的活动范围。

（3）家庭环境改造:家庭训练指导包括日常生活活动指导,辅助器具使用训练和指导,并对有需的患者进行环境改造指导和环境适应训练。

5.言语治疗　对有构音障碍或失语的脑卒中患者应早期进行言语功能训练,提高患者的交流能力,有助于其整体功能水平的改善,脑干病变患者常存在构音障碍,构音障碍者进行构音训练、发音训练、交流能功训练等。部分患者还需进行摄食-吞咽训练等。详细的治疗方法可参见有关章节(图7-17)。

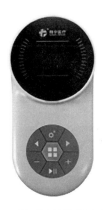

图 7-17　吞咽神经和肌肉电刺激仪

6.矫形器　部分患者为提高能力,需要在特定时期使用矫形器,如足下垂或内翻患者需配置踝足矫形器;膝关节不稳定者需配置膝踝足矫形器;手功能障碍者需配置必要的生活自助器具如进食自助具等。

7.中医传统治疗　中医传统治疗常用的有针刺和按摩等方法。部位宜选择偏瘫侧上、下肢和头颈、躯干,进行治疗,以改善其相应的功能。

8.心理治疗　康复不仅需加强患者躯体功能,还应重视心理及行为方面的康复。心理变化明显影响康过程及结果,心理变化也常改变疾病恢复的结果。脑卒中后的心理障碍常常是原始的残疾。康复应是直接改变记忆障碍或意识状态。

（二）治疗时序

按功能及结构病理病程进展书写治疗时痛陈。

1.急性期　积极预防和处理临床并发症,增加对患侧的各种感觉刺激。包括:正确的良肢位摆放;对患侧肢体进行被动关节活动;预防并发症的发生,包括防止肌肉萎缩、体位性低血压适应性训练。

2.早期　围绕日常生活活动能力,诱发主动运动。从简单到复杂,从床上活动到坐立位活动再到立位活动,从功能向能力转换,从近端到远端治疗等。从床上训练开始:①翻身训练;②床上抑制肌痉挛训练;③坐起及坐位平衡训练;④站立和站立平衡训练;⑤上肢及手功能训练。针对运动节律的产生;姿势张力的调节;保持姿势及平衡的感觉信息整合;自主运动中预期姿势控制等问题。

3.恢复期　以恢复躯干控制及稳定能力为主;之后为四肢的稳定性训练和协调性训练;再到结合 ADL 环境的能力训练。

4.后遗症期

（1）继续进行维持性康复训练,加强残存能力和已有的功能训练以防功能退化。

（2）防止异常肌张力和挛缩的进一步加重,使患者更加自如地使用患侧避免废用综合征和误用综合征及其他并发症的发生。

（3）适时使用必要的辅助器具,以补偿患肢的功能。

（4）对患侧功能不可恢复或恢复很差者,应充分发挥健侧的代偿作用。

（5）对家庭环境做必要和可能的改造。如去除门槛、浴缸前加扶手、改蹲便为坐式便器等。

（6）应重视职业、社会、心理康复。注意多与患者交流和进行必要的心理疏导，激发其主动参与的意识。

（三）治疗原则与注意事项

1.治疗原则　早期康复介入；康复评定贯穿于康复治疗全过程；主动参与、循序渐进。

（1）一般治疗：主要包括维持生命体征和预防、治疗并发症，其中控制脑血管病危险因素，启动规范化二级预防措施为主要内容。

（2）特殊治疗：主要包括溶栓治疗、抗血小板聚集及抗凝药物治疗、神经保护剂应用、手术介入治疗等。

（3）中医治疗：以益气和血、通络降脂、活血、化痰为主。

2.注意事项　训练中要密切观察患者的生命体征，结合基础疾病，设定适当的训练强度和训练时间。以患者的 ADL 能力提高为目标，围绕目标进行针对性训练。①注意观察患者的反应；②注意训练强度；③强调主动参与；④反复练习；⑤避免屏气和过度用力；⑥练习有控制的肌肉活动，训练内容应与日常生活相结合。

（四）适应证、禁忌证

1.适应证　原发疾病病情稳定，生命体征平稳的脑干病变，且有康复需求的患者，即可康复训练。

2.禁忌证　原发疾病病情不稳定，生命体征不平稳，康复训练可能导致严重并发症和不良后果者。

（1）发热、全身症状严重、脏器功能丧失代偿期。

（2）运动的过程中可能会发生严重并发症，如动脉瘤、血管和神经干附近有金属异物等。

（3）运动时伴有身体结构异常，如骨折且愈合不充分。

（4）运动前或运动中有剧烈疼痛。

（5）全身性疾病的急性期。

（6）患者情绪不稳定，不接受和配合康复治疗者。

三、典型病例

患者朱××，男，35 岁，汉族，已婚，诊断脑干梗死，发病时间 2015 年 3 月 21 日，入院时间 2015 年 4 月 7 日。

现病史：患者 3 月 21 日自觉头晕，呈头重脚轻感，恶心呕吐数次，呕吐物为胃内容物，嗜睡，发作时自觉周身无力。到我院门诊检查头部 CT 示"未见异常"，回家自行静点甘露醇、天麻素治疗，症状无明显改善，第二日自觉右侧肢体无力，加重后被家属送至我院神经内科治疗，差头部 CT 及头磁共振示脑干梗死，给予改善循环、抗凝等药物治疗，病情平稳后，为求进一步治疗来我科门诊以"脑干梗死恢复期"收入院。

既往史：既往高血压病病史，血压最高 190/110 mmHg，口服降压药物治疗。此次发现糖尿病史，否认冠心病史，否认输血史及手术史，否认外伤史，否认药物及食物过敏史。预防接种史不详。

生命体征：血压 150/100 mmHg，脉搏 90 次/min，体温 36.7 ℃，呼吸 20 次/min。

评定内容：①共济失调症状。②肌张力查体。左手集团屈 2 级，左前臂旋后 1 级，右手掌伸肌群 2 级，右前臂旋后 1 级，伸肌 1⁺级，肩外展肌群 1 级，右肩旋后肌群 3 级，右下肢屈膝屈髋 3 级内收 1 级，左下肢内收 1 级。③关节活动度检查。右手屈曲不能，右肩关节前屈 160°，肩关节外旋 0°，右肩关节内旋 45°。④感觉查体。有疼痛定位。⑤Barthel 量表报告。5 分。⑥口颜面言语失用检查。患者舌不灵活，短缩。

评定结果：该患者日常生活完全依赖，患者言语不利，上下肢肌力低，张力异常升高，关节活动存在受限，活动最大角度时有疼痛反应，患者共济失调，双踝关节背屈不能，右手集团屈曲不能，主动动作较缓慢，饮水偶有呛咳。

目标：提高日常生活能力（进食，穿衣）；降低异常张力、改善关节活动度、改善语言能力。

治疗思考：建议手法维持关节活动度，应用关节松动术打开受限关节，应用 Bobath 技术诱发患者上下肢主动运动，患者自主体能训练，ADL 训练侧重，翻身坐起，穿衣进食等日常生活管理训练，言语吞咽治疗，针灸疏通经络，醒脑开窍，重镇安神，改善感觉障碍。推拿手法刚柔并济改善患者异常张力，缓解疼痛。重点训练翻身、坐起、坐位平衡，通过这 3 个训练提高躯干的控制能力，进一步提高全身的控制能力。

（张利云　吴　鸣　吴　伟　龙建军　谢荣芝　张树宇）

第八章 | 周围神经损伤康复

第一节 概 述

周围神经损伤康复相关量表

一、定义与病因

周围神经损伤(peripheral nerve injuries)是指周围神经干或其分支受到外界直接或间接力量作用而发生的损伤。

损伤原因有压砸伤、枪弹伤、切割伤、手术误伤、注射伤、挤挫伤、车拉伤、冷热伤害(冻伤、灼伤)等。这些伤害可以直接作用于神经本身影响其功能,也可以降低神经抵抗继发损伤等能力。周围神经的继发损伤原因有感染、瘢痕组织及骨折愈合组织形成、血管病变(如动脉瘤、动静脉畸形、动脉关闭不全、局部缺血等)等。

二、损伤分类

1. 神经失用 又称神经震荡,为轻型神经损伤。无论是神经纤维或是神经鞘膜都不发生断裂,但丧失了兴奋及传导功能。这种情况多由钝性损伤引起,一般在2~3周后即可自行恢复。

2. 轴突断裂 神经受钝性损伤或持续性压迫,轴突断裂致远端的轴突和髓鞘发生变性,神经内膜管完整。临床表现为该神经分布区运动、感觉功能丧失,肌萎缩和神经营养性改变,但多能自行恢复。严重的病例,神经内瘢痕形成,需行神经松解术。

3. 神经断裂 神经完全断离,神经功能完全丧失,需手术修复。

第二节 康复问题

一、症状和功能障碍

周围神经干包含运动神经纤维、感觉神经纤维和自主神经纤维,故神经干损伤后就相应出现主动运动障碍、感觉功能障碍和自主神经功能障碍。

1. 主动运动障碍 周围神经受损后,其所支配的肌肉主动运动甚至消失,肌张力也消失,呈迟缓性瘫痪。值得注意的是,若肌肉有由另一条神经支配的先天性变异,则不出现此症状,即仍有主动运动。

神经损伤后,瘫痪肌肉与其相拮抗的肌肉之间失去平衡,可出现动力性畸形。损伤时间越久,畸形就越明显。必须指出,挛缩和畸形是截然不同的。神经损伤后,早期出现动力性畸形是由对抗的肌肉牵拉所致,呈可复性;如果畸形持久而不纠正,则瘫痪肌肉相对缩短,形成继发性肌肉挛缩。肌肉挛缩进一步促使关节韧带挛缩,使畸形成为不可复性,甚至引起骨性的固定畸形。虽然大多数皮肤感觉区及肌肉有两条或以上周围神经交叉支配区域,但仍有一些周围神经损伤后会表现出特有的临床症状。

2.感觉功能障碍　周围神经损伤后,其感觉纤维支配的皮肤区域内感觉理应消失,但由于皮肤的感觉神经分布是相互重叠的,故早期形成感觉减退区,称为中间区。由于皮肤感觉神经分布重叠和上、下神经代偿,所以在逐渐恢复后,仅剩其中较小的区域,形成局限性感觉完全消失,称为自主区(绝对区)。

常用的感觉神经功能检查包括深部痛觉和浅表痛觉、触觉、两点辨别觉、温度觉、实体感觉等。这些感觉在神经完全断裂时会完全消失,但在不完全性神经损伤时,各种感觉消失程度不一。同样,在神经再生恢复等过程中,各种感觉等恢复程度也不一样。在感觉恢复过程中,常出现感觉过敏现象,多见痛觉过敏:轻触皮肤即有痛感,甚至有烧灼样异常温度觉表现。一般来说,在恢复过程中先出现痛觉、温度觉及排汗功能恢复等,接着出现轻触觉、振动觉及本体感觉,而两点辨别觉的恢复有较大的临床意义。

3.自主神经功能障碍　周围神经具有交感性自主神经纤维,主要包括4个方面的功能:①血管舒缩功能;②出汗功能;③竖毛肌运动;④营养性功能。

神经损伤后,其支配区的皮肤早期由于血管扩张而温度升高、潮红,约2周后,因血管收缩而温度降低、苍白、汗腺停止分泌,皮肤干燥。后期变化包括皮肤萎缩、变薄,远侧指节尤为明显,原来丰满的指腹变扁,指纹平坦,光滑发亮;指甲增厚、歪曲、背脊状、脆弱甚至缺失;原来有毛的部位汗毛脱落,皮脂分泌减少、干燥,皮肤角化增加,粗糙,有时有水疱或溃疡形成;肌肉张力松弛、萎缩;骨质疏松等。营养性障碍以手或足较为明显。正在生长发育的肢体,失神经支配后,出现生长迟缓甚至停止生长,对于单侧下肢神经损伤的年轻患者,可出现下肢不等长。

二、诊断要点

1.病史　有无明确的外伤史,注意损伤的部位,特别注意常见能引起周围神经损伤部位,如肘部损伤并发尺神经及正中神经损伤、肱骨干骨折并发桡神经损伤等。注意询问有无运动功能及感觉功能障碍。

2.体征　检查患者的运动感觉障碍分布区域,典型的畸形有正中神经在肘上损伤可出现猿手畸形、桡神经在臂中部损伤可出现腕下垂、尺神经在前臂损伤可出现爪形手、腓总神经在腓骨颈平面损伤可出现足下垂等。

3.叩击实验(Tinel征)　Tinel征既可以帮助判断神经损伤的部位,亦可检查神经修复后,再生神经纤维的生长情况。即按压或叩击神经干,局部出现针刺性疼痛,并有麻痛感向神经支配区放射为阳性,表示为神经损伤的部位。或从神经修复处向远端沿神经干叩击,Tinel征阳性则是神经恢复的表现。

4. 汗腺功能的检查　汗腺功能的检查对神经损伤的诊断和神经功能恢复的判断亦有重要意义。

5. 神经电生理检查　肌电图检查和体感诱发电位对于判断神经损伤的部位和程度以及帮助观察损伤神经再生及恢复情况有重要的帮助。

第三节　康复分期与康复评定

一、康复分期

1. 急性期康复　保持功能位,预防关节挛缩变形;被动运动和按摩,可促进淋巴血液循环,维持肌张力及关节活动度;患者出现主动运动时,应积极进行主动活动。

2. 恢复期康复　急性期炎症水肿消退后,即进入恢复期。此期康复的重点在于促进神经再生、保持肌肉质量、增强肌力和促进感觉功能恢复。

二、康复评定

1. 形态评定　主要测定病损肢体的围度。准确、客观地测量和记录,以协助疾病的诊断和为制订康复治疗方案、判断康复效果提供依据。

2. 肌张力评定　周围神经损伤后,其所支配的肌肉呈现为弛缓性瘫痪。

3. 肌力评定　周围神经损伤后,可通过徒手肌力检查(MMT)来评定受损神经支配区域肌肉的肌力水平。

4. 关节活动度评定　周围神经损伤后,需评定受损部位以下各关节的活动范围。关节活动范围的测量需包括主动活动范围测量和被动活动范围测量。

5. 运动功能恢复的评定　周围神经损伤后的运动功能恢复情况分为6级。

6. 感觉评定　感觉功能包括触觉、痛觉、温度觉、压觉、两点辨别觉、皮肤定位觉、皮肤图形辨别觉、实体觉、运动觉、位置觉、神经干叩击试验(Tinel征)等。感觉功能恢复的情况也分为6级。

7. 日常生活能力评定　日常生活能力(ADL)是人类在生活中反复进行的最必需的基本活动。周围神经损伤后,会不同程度地出现ADL能力困难,ADL评定对了解患者的能力,制订康复计划,评价治疗效果,安排重返家庭或就业都十分重要。

8. 电生理检查　对周围神经病损伤,电生理检查具有重要的诊断和功能评定价值。常用的方法有以下几种。

(1)肌电图检查:通过针极肌电图检查,可判断神经受损的程度是神经失用或轴突断离或神经断离。评估标准如下。

1)轻度失神经支配:肌电图可见自发电活动,运动单位电位波幅、时限基本正常,募集相为混合至干扰相,神经传导速度正常,波幅可下降。

2)中度失神经支配:肌电图出现较多自发电活动,募集相为单纯至混合相,神经传导速度下降不超过20%,波幅下降不超过50%。

3)重度失神经支配:肌电图出现大量自发电活动,仅见单个运动单位电位,运动单位电位波幅可增高,时限可增宽,募集相为单纯相,神经传导速度下降超过20%,波幅下降超过50%。

4)完全失神经支配:肌电图出现大量自发活动,无运动单位电位出现,电刺激神经干相应肌肉测不到复合肌肉动作电位。

(2)神经传导速度测定:神经传导速度的测定是利用肌电图测定神经在单位时间内传导神经冲动的距离。可判断神经损伤部位、神经再生及恢复的情况。

(3)体感诱发电位检查:体感诱发电位(SEP)是刺激从周围神经上行到脊髓、脑干和大脑皮质感觉区时在头皮记录到电位,具有灵敏度高、对病变进行定量估计,对传导通路进行定位测定、重复性好等优点。对常规肌电图难以查出的病变,SEP可容易做出诊断,如周围神经靠近中枢部位的损伤,在重度神经病变和吻合神经的初期测定神经的传导速度等。

第四节　康复治疗

周围神经损
伤康复

一、治疗目标

可分为短期目标和长期目标。

1.短期目标　及早消除炎症、水肿,促进神经再生,防止肢体发生挛缩、畸形。在神经损伤的恢复期,促进神经再生,增强肌力和促进感觉功能恢复,矫正畸形。

2.长期目标　最大限度地恢复原有功能,使患者恢复正常的日常生活和社会活动,重返工作岗位或从事力所能及的工作,提高患者的生活质量。

二、常规康复治疗方案

1.运动治疗　损伤早期,保持功能位,预防关节挛缩变形;在无痛范围内或关节正常活动范围内进行运动,不能过度牵拉瘫痪的肌肉;周围神经和肌腱缝合术后,要在充分固定后进行。出现主动运动时,应积极进行主动活动。当肌力为1级时,可以做等长收缩和助力收缩,肌力在2级以上可进行助力收缩和去除重力下主动运动。当肌力达到3级时可以进行抗阻运动,同时进行速度、耐力、协调性和平衡性的训练。抗阻运动方法有渐进抗阻运动、短暂最大负载等长收缩训练、等速训练。原则是大重量、少重复。

2.物理因子治疗　超短波、毫米波、蜡疗等可改善循环,促进水肿吸收,缓解疼痛;低中频电疗、激光治疗等有消炎、促进神经再生的作用。早期应用超短波、微波无热或微热量,可以消除炎症、促进水肿吸收,有利于神经再生。用温水浸浴、旋涡浴,可以缓解肌肉紧张,促进局部循环,松解粘连。在水中进行被动运动和主动运动,可防止肌肉挛缩。

3.作业治疗

(1)常规作业治疗:根据功能障碍的部位及程度、肌力和耐力的评估结果,进行有关的作业治疗。比如ADL训练、编织、打字、木工、雕刻、缝纫、刺绣、泥塑、修理仪器、文艺和娱乐活动等。治疗中不断增加训练的难度和时间,以增强肌肉的灵活性和耐力。应注意防止由于感觉障碍而引起机械摩擦性损伤。

(2)矫形器:周围神经损伤后出现肢体功能障碍,有时需要使用包括上下肢的固定性、矫形性、承重性及功能性矫形器。适当应用这些矫形器可以明显地改善肢体活动功能,并可能避免施行某些矫形修复手术(表8-1)。

表8-1 常见周围神经病损及其矫形器的应用

功能障碍部位	神经损伤	矫形器
肩关节	臂丛神经肩关节	外展夹板
全上肢麻痹	臂丛神经	肩外展夹板、上肢组合夹板
指间关节、腕关节	桡神经	上翘夹板、Oppenheimer 夹板
指关节伸直挛缩	正中、尺神经	正向屈指器
指关节屈曲挛缩	桡神经	反向屈指器
拇对掌受限	正中神经	对掌夹板
猿手畸形	正中神经	对掌夹板、长拮抗夹板
爪形手	尺神经	短拮抗夹板、反向屈指器
下垂足、马蹄内翻足	腓总神经	足吊带、AFO、踝支具
膝关节	股神经	KAFO、KO、膝框支具
屈膝挛缩	股神经	KO、KAFO 膝铰链伸直位制动
外翻足、踝背伸挛缩	胫神经	AFO、矫正鞋

(3)家庭环境改造:根据患者病情及经济情况,尽可能评估有利和不利因素,使患者功能实现最大化。

4.中医传统治疗 应用中医传统治疗,如针灸、推拿、药熏与中药等止痛与改善循环疗法。

5.心理治疗 周围神经损伤后出现功能障碍,患者不仅劳动、工作、学习的能力要受到一定影响,而且日常生活活动能力也可能出现困难,加之对康复前景的忧虑,促使患者承受沉重的心理负担。因此,心理康复的工作十分重要。心理康复工作不仅心理医师要做,其他康复医技人员也都要以高度的同情心去进行科学的解释及疏导,在首诊时即应做比较详尽的谈话,在治疗过程中要注意经常鼓励患者增强信心去战胜伤病。经验证明,患者的精神状态对康复效果有重大的影响。

三、治疗时序

1.早期 早期一般为发病后 5～10 d。首先要针对致病因素去除病因,减少对神经的损害,预防关节挛缩的发生,为神经再生做好准备。具体措施如下。

(1)受累肢体各关节功能位的保持:周围神经损伤后,常易发生关节挛缩、畸形,故应早期应用矫形器将关节固定于功能位。动力性矫形器可提供或帮助瘫痪肢体完成某些功能性活动。下肢的某些矫形器还有承重的作用。

（2）受累肢体各关节的主动被动运动：由于肿胀、疼痛、不良肢位、肌力不平衡等因素，周围神经损伤后常易出现关节挛缩和畸形，故受累肢体各关节应做全范围各轴向等被动运动，每天至少1～2次，以保持受累关节正常活动范围。若受损程度较轻，则进行主动运动。

（3）受累肢体出现肿胀的处理：可采用抬高患肢、弹力绷带包扎、做轻柔的向心性按摩与受累肢体的被动活动、冰敷等措施。水肿与病损后血液循环障碍、组织液渗出增多有关。

（4）物理因子的应用早期应用：超短波、微波、红外线等温热疗法，既有利于改善局部血液循环，促进水肿、炎症吸收，又有利于促进神经再生，有条件时可用水疗。

（5）受累部位的保护：由于受累肢体的感觉丧失，易继发外伤，应注意对受累部位的保护，如戴手套、穿袜等。如出现外伤，选择适当的物理因子进行物理因子治疗，如紫外线，促进伤口早期愈合。

2. 恢复期　早期炎症水肿消退后，即进入恢复期，早期的治疗措施仍可有选择地继续使用。此期的重点是促进神经再生、保持肌肉质量、增强肌力和促进感觉功能恢复。

（1）神经肌肉电刺激疗法：周围神经病损后，肌肉瘫痪，可采用神经肌肉电刺激疗法以保持肌肉质量，迎接神经再支配。失神经支配后前1个月，肌萎缩最快，宜及早进行神经肌肉电刺激，失神经后数月仍有必要使用神经肌肉电刺激治疗。通常选用三角形电流进行电刺激。此外，还可选用直流电、调制中频、温热等进行治疗。

（2）肌力训练：受神经支配肌肉肌力为0～1级时，进行被动运动、肌电生物反馈治疗；受累神经支配肌力为2～3级时，进行助力运动、主动运动及器械性运动，但应注意运动量不宜过大，以免肌肉疲劳。随着肌力的增强，逐渐减少助力；受累神经肌肉肌力为3⁺～4级时，可进行抗阻练习，以争取肌力的最大程度恢复，同时进行速度、耐力、灵敏度、协调性与平衡性的专门训练。

（3）日常生活训练：在进行肌力训练时应注意结合功能性活动和日常生活活动性训练，如上肢练习洗脸、梳头、穿衣、伸手取物等动作；下肢练习踏自行车、踢球动作等。治疗中不断增加训练的难度和时间，以增强身体的灵活性和耐力。

（4）作业治疗：根据功能障碍的部位和程度、肌力及耐力的评估结果，进行有关的作业治疗。

（5）感觉训练：先进行触觉训练，选用软物摩擦手指掌侧皮肤，然后时振动觉训练。后期训练涉及对多种物体大小、形状、质地和材料的鉴别。

（6）促进神经再生：可选用神经生长因子、B族维生素等药物以及超短波、微波、红外线等物理因子，有利于损伤神经的再生。

（7）手术治疗：对保守治疗而无效，又有手术指征的周围神经损伤患者应及时进行手术治疗，如神经探查术、神经松解术、神经移植术、神经缝合术等。

四、注意事项

周围神经损伤等恢复过程中有许多注意事项：如早期就应在病情允许下，在肢体受限范围内尽早活动，以预防水肿、挛缩等；对于有感觉缺失的患者必须教育其不要用无感觉的部位区接触危险的物体，如运转中的机器、搬运重物，对有感觉缺失的手、手指应经常保持清洁、戴手套保护。

一旦下列并发症发生，医生及治疗师应教育患者正确对待之，并采取积极的防护措施，必要时及时就诊。

1. 肿胀　肿胀是由病损后循环障碍、组织液渗出增多所致，是创伤后必然出现的组织反应。慢性水肿渗出液内富有蛋白质，在组织内沉积形成胶原，引起关节挛缩、僵硬，因此，应采取措施减少水肿发生的倾向。

2. 挛缩　在伤口愈合过程中，如果受伤处保持活动就会形成疏松结缔组织。若伤口处制动，就会形成致密瘢痕。促使致密纤维化形成的因素有制动、水肿、外伤、循环障碍等。制动使疏松结缔组织发生短缩变成致密结缔组织，失去了弹性和伸缩性能。正常关节固定4周，运动功能就会降低或丧失，受伤的关节固定2周就会导致致密结缔组织纤维融合，关节运动功能丧失。一旦发生了挛缩，治疗比较困难，所花的时间很长。因此重点在于预防。

3. 继发性外伤　周围神经病损患者常有感觉丧失，因此失去了对疼痛的保护机制，加上运动功能障碍，无力抵抗外力，故无感觉区容易被灼伤、外伤。感觉丧失的骨突部位，如腕部、腓骨小头、外踝、足跟部位等，更易与矫形器、鞋子发生慢性磨损，一旦发生了创伤，由于伤口有营养障碍，较难愈合。

第五节　常见周围神经损伤及其康复

一、特发性面神经炎

1. 概述　面神经炎又称贝尔(Bell)麻痹。它是面神经非化脓性炎症致周围性面神经麻痹，多为单侧、偶见双侧，病因尚不清楚，部分患者因头面部受凉或病毒感染后发病。

2. 诊断要点

(1)症状：发病较急，多晨起洗漱时发现口角漏水，口眼歪斜，眼闭不紧，流泪，进食齿颊间隙内积食，患侧可有耳后、耳内、乳突区轻度疼痛。

(2)体征：患侧耳前后乳突区有压痛点，患侧表情肌瘫痪，额纹变浅或消失，眼裂扩大，不能皱额蹙眉，眼睑闭合不良或不能闭合，鼻唇沟变浅或平坦，口角下垂，鼓颊或吹哨时漏气，角膜反射、眼轮匝肌反射减弱或消失等。

3. 康复评定

(1)身体结构与功能方面

1)额的检查：首先观察额部皮肤皱纹是否相同、变浅或消失，眉目外侧是否对称、下垂;其次检查抬眉运动:检查额枕肌额腹的运动功能。重度患者额部平坦,皱纹一般消失或明显变浅,眉目外侧明显下垂;皱眉运动:检查皱眉肌是否运动,两侧眉运动幅度是否一致。

2)眼的检查:首先观察眼裂的大小,两侧是否对称、变小或变大,上眼睑是否下垂,下眼睑是否外翻,眼睑是否抽搐、肿胀,眼结膜是否有充血溃疡,是否有流泪、干涩、酸、胀的症状。其次检查闭眼运动:闭眼时应注意患侧的口角有无提口角运动,患侧能否闭严及闭合的程度。

3)鼻的检查:首先观察鼻唇沟是否变浅、消失或加深。其次检查耸鼻运动,观察压鼻肌是否有皱纹,两侧上唇运动幅度是否相同。

4)面颊部的检查:观察面颊部是否对称、平坦、增厚或抽搐。面部是否感觉发紧、僵硬、麻木或萎缩。

5)口的检查:首先观察口角是否对称、下垂、上提或抽搐;口唇是否肿胀,人中是否偏斜。其次检查示齿运动,注意观察两侧口角运动幅度,口裂是否变形,上下牙齿暴露的数目及高度;努嘴运动,注意观察口角两侧至人中的距离是否相同,努嘴的形状是否对称;鼓腮运动,主要检查口轮匝肌的运动功能,观察两侧鼓腮是否对称,口角是否有漏气。

6)茎乳突的检查:观察茎乳突是否疼痛或压痛。

7)耳的检查:首先观察是否有耳鸣、耳闷、听力下降,耳部有无疱疹。

8)舌的检查:检查舌前2/3味觉减退或消失。

(2)活动方面:面神经炎影响口面部肌肉主动运动,包括咀嚼和吞咽有关的日常生活活动能力方面。

(3)参与方面:面神经炎可影响患者社会参与能力方面。

4.康复治疗

(1)一般治疗:注意休息,少看书报,避免局部受凉。

(2)物理因子治疗

1)急性期

电疗法:超短波疗法:发病次日即可进行,采用小功率治疗机,两个中号圆形电极,分别置于耳前和乳突处,并置,或大功率治疗机,玻璃电极置于患侧耳前,单极,无热量,12~15 min/次,1 次/d,15~20 次。

光疗法:He-Ne 激光或半导体激光,小剂量患侧穴位照射,常用的穴位有阳白、四白、耳门、地仓、颊车等穴位。

2)恢复期

电疗法:低频脉冲电、调制中频电、感应电、间动电等低中频电疗法均可应用,但治疗过程应注意患侧肌肉如果出现肌张力增高或肌痉挛,应立即停止治疗,改用蓝光疗法、蜡疗法等治疗。

光疗法:红外线或白炽灯照射,照射患侧耳前与面部,距离30~50 cm,15~20 min/次,1 次/d,10~15 次(需注意避免照射眼部)(图8-1)。

(3)运动疗法

1)面神经炎时主要累及的表情肌为枕额肌额腹、眼轮匝肌、提上唇肌、颧肌、提口角肌、口轮匝肌和下唇方肌。进行这些主要肌肉的功能训练,可促进整个面部表情肌运动功能恢复正常。每日训练 2~3 次,每个动作训练 10~20 次。

2)抬眉训练:抬眉动作的完成主要依靠枕额肌额腹的运动。可嘱患者上提健侧与患侧的眉目,有助于抬眉运动功能的恢复。

3)闭眼训练:闭眼的功能主要依靠眼轮匝肌的运动收缩完成。训练闭眼时,嘱患者开始轻轻地闭眼,两眼同时闭合 10~20 次,如不能完成完全闭合眼睑,露白时可用示指的指腹沿眶下缘轻轻地按摩一下,然后用力闭眼 10 次,有助于眼睑闭合功能的恢复。

4)耸鼻训练:耸鼻运动主要靠提上唇肌及压鼻肌的运动收缩来完成。耸鼻训练可促进压鼻肌、提上唇肌的运动功能恢复。有少数患者不会耸鼻运动,在训练时应注意往鼻子方向用力。

5)示齿训练:示齿动作主要靠颧大肌、颧小肌、提口角肌及笑肌的收缩来完成。而这4 块肌肉的运动功能时引起口角歪斜的主要原因。嘱患者口角向两侧同时运动,避免只向一侧用力。

6)努嘴训练:努嘴主要靠口轮匝肌收缩来完成。进行努嘴训练时,用力收缩口唇并向前努嘴,努嘴时要用力。口轮匝肌恢复后,患者能够鼓腮,刷牙漏水或进食流口水的症状随之消失。训练努嘴时同时训练了提上唇肌、下唇方肌及颏肌的运动功能。

7)鼓腮训练:鼓腮训练有助于口轮匝肌和颊肌运动功能的恢复。鼓腮漏气时,用手上下捏住患侧口轮匝肌进行鼓腮训练。患者能够进行鼓腮运动,说明口轮匝肌及颊肌的运动功能可恢复正常,刷牙漏水、流口水及食滞症状消失。此方法有助于防治上唇方肌挛缩(图 8-2)。

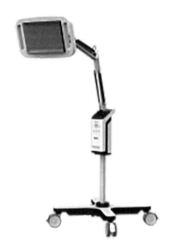

图 8-1 频谱治疗机

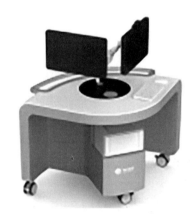

图 8-2 语言障碍康复评估训练系统

(4)中医传统治疗

1)体针:恢复期可配合针刺治疗,以疏散风寒、通经活络为治疗原则,多局部取穴。常取患侧的太阳、下关、阳白、四白、地仓、颊车、迎香等穴,健侧的合谷。不能抬眉者加患侧的攒竹穴;乳突疼痛加翳风穴;舌麻、味觉消失加廉泉穴。

2)耳针:选面颊、眼、目1、目2等穴。

3)电针:为了加大对局部的刺激量,可以在体针治疗的基础上,加脉冲电流刺激,每次10~20 min。同电量以患者感到舒适、不出现面肌痉挛为宜(图8-3)。

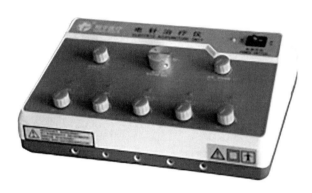

图8-3 电针治疗仪

4)穴位注射:用维生素B_1、维生素B_{12}等药物进行穴位注射。可选取患侧地仓、颊车、下关和健侧合谷穴。每穴注射0.2~0.5 mL,每周2~3次,5次为1个疗程。

5)按摩治疗:沿眼轮匝肌、口轮匝肌作环向按摩,以及沿面肌向耳根部按摩,强度中等,每次20~30遍,2次/d。多用于恢复期。

(5)药物治疗:急性期可用强的松或氢化可的松,肌肉注射维生素B_1、维生素B_{12},口服血管扩张剂等。

(6)手术治疗:病后1年还留有明显后遗症者,可考虑整容术、面-舌下神经吻合术、面-副神经吻合术。

(7)注意事项:①一般热疗后再进行按摩治疗效果更好。②发病15 d内,宜用改善局部血液循环、消炎、消肿的治疗,忌用刺激性治疗。③如果患者眼睑不能闭合、好流泪者,需戴眼镜或眼罩,并滴消炎眼药水或涂眼药膏以保护眼睛。

二、胸廓出口综合征

1. 概述 胸廓出口综合征(thoracic outlet syndrome,TOS)是指在胸廓出口处,由于某种原因导致臂丛神经或锁骨下动脉或锁骨下静脉受压迫而产生的一系列上肢神经、血管症状的统称。临床表现主要有肩、臂及手部出现疼痛,麻木,无力,甚至肌萎缩,手部发冷、青紫、桡动脉搏动减弱、消失等。虽然对这类疾病的了解在不断加深,治疗也在不断进步,但是由于其临床表现多样,缺乏特征性表现及客观的诊断标准,对其诊治仍存在较大争议。

2. 临床特点 TOS临床表现非常多样,缺乏特异性表现,根据神经和血管受压部位及程度的不同而产生各不相同的症状。可分为神经型TOS和血管型TOS。神经型TOS占90%~95%,血管型TOS又分为静脉型TOS和动脉型TOS,其中静脉型约占5%,动脉型非常少见,占1%以下。

(1)上干受压型:即颈5、6神经根卡压型。上干受压时主要表现为肩外展、屈肘无力,肌力减退,常伴有肩颈部疼痛不适,但被动活动正常。

(2)全臂丛受压型:表现为上、中、下干均有受压的临床表现,大多数患者有颈肩部疼痛、不适和手麻痛,发病前3个月内可能有过病毒感染史,并表现为发热、全身疼痛,最后局限在患肢疼痛与不适。部分患者可能有外伤史,伤后逐渐出现上肢无力,整个上肢感觉减退。

(3)交感神经刺激型:交感神经纤维受压,除上肢酸痛外,还常有雷诺现象,表现为肢体苍白、发绀、怕冷,亦有患者表现为双手大量出汗。

(4)锁骨下动、静脉受压型:表现为肢体易疲劳、乏力,桡动脉搏动明显减弱,双手下垂时肢体充血,呈潮红色,甚至呈紫红色,少数患者可出现肢体水肿。

(5)椎动脉受压型:有椎动脉血供不足的症状,如偏头痛、头晕、眼涩、眼部异物感;可能同时存在颈丛卡压的症状,患者面部麻木,耳周皮肤感觉减退。

(6)假性心绞痛型:以心前区刺痛、左肩部不适为主要表现。目前已认识到,心前区刺痛时由于胸长神经受到刺激所致,特别是起源于颈5神经根的胸长神经支,常和肩胛背神经合干,一并穿过中斜角肌的起始部腱性纤维,特别容易受压。

3.诊断 TOS较为少见,其临床表现非常复杂多样,易被误诊为其他疾病。患者可出现单侧或者双侧压迫症状,或者同时出现神经、血管均受压迫的混合症状,无疑增加了诊断的难度。TOS的诊断应基于临床病史和体格检查,但是由于大多数患者症状不典型,所以通常需要影像学检查来进一步明确诊断,并为治疗提供准确的压迫部位。

(1)激发试验:激发试验产生的病理生理机制可能是通过影响胸廓出口神经血管束来实现的,是最主要的早期诊断方法。①肩外展试验(Wright test):患者坐位,检查者扪及患者腕部桡动脉搏动后,慢慢使前臂旋后,外展90°~100°,屈肘90°,桡动脉搏动消失或减弱为阳性。②斜角肌挤压试验(Adson test):患者坐位,检查者扪及患者腕部桡动脉搏动后,使其肩外展30°,略后伸,并令患者头颈后伸,逐渐转向患侧,桡动脉搏动减弱或消失为阳性。③锁骨上叩击试验(Moslege test):令患者头偏向健侧,叩击患者颈部,出现手指发麻或触电样感为阳性。④锁骨上压迫试验:检查者用同侧手扪及患者的腕部桡动脉搏动后,用对侧拇指压迫其锁骨上窝处,桡动脉搏动消失为阳性。⑤Roos test:为活动的Wright test,即令患者双上肢放在肩外展试验的位置上用力握拳,再完全松开,1次/s,45 s内就不能坚持者为阳性。⑥肋锁挤压试验:患者站立位,双上肢伸直后伸,脚跟抬起,桡动脉搏动消失、明显减弱为阳性。

(2)神经电生理检查:电生理检查对神经型TOS诊断至关重要,它能客观地将神经型TOS和一些具有相似疼痛症状的疾病区分开来,排除其他节段性或系统性的神经病变。

(3)诊断性前斜角肌阻滞试验:前斜角肌阻滞试验是将利多卡因或者肉毒杆菌注射至前斜角肌的不同部位,达到缓解肌肉挛缩或痉挛的目的。如果患者达症状得到临时改善,即可证实诊断。该试验阳性往往提示术后可获得良好疗效。

(4)X射线、CT:颈椎和胸部X射线能明确如颈肋、C_7横突过长、下沉的肩胛带等骨性异常。三维CT可以更有效地识别胸廓出口先天性异常、占位性病变、肋骨及锁骨骨折畸形愈合等。

(5)B超:B超具有费用少、无创等优点,是一种非常有效的初始检查方法。它是对血管狭窄、阻塞具有高度特异性,因此非常适用于血管型 TOS 的诊断。

(6)MRI:MRI 能良好地解析胸廓出口的解剖结构。由于其对软组织成像的优越性,能可靠地识别如斜角肌等。因此,在神经型 TOS 中显示臂丛神经卡压时,MRI 是一种较好的检查方法。

(7)血管造影:传统的动脉或静脉造影能准确发现血管受压的部位,曾是诊断血管型 TOS 的金标准。但由于是有创操作,并且不能呈现血管周围组织结构,使得它在 TOS 诊断中的作用越来越有限,目前多应用于一些需要血管内介入手术的患者。

4.治疗　TOS 的治疗应根据潜在的病因来决定。大部分神经型 TOS 首选保守治疗,并且具有良好的预后。手术减压的适应证存在争议,目前多数学者认为对于有症状的血管型 TOS 和经保守治疗 3 个月后症状仍持续存在的神经型 TOS,以及出现肌萎缩或者肌肉功能进一步缺失的患者,应采取手术治疗。

(1)康复治疗

1)物理治疗:利用热敷与电疗等仪器减缓疼痛症状、放松肌肉、促进循环与愈合。如超短波疗法:板状电极,置于损伤部位,对置法,微热量,10～20 min/次,1 次/d,15～20 次为一疗程。

2)手法治疗:斜角肌、胸小肌按摩放松、第 1 肋骨复位、神经松动术等。

3)运动治疗:斜角肌伸展、胸小肌伸展、肩胛骨稳定运动、姿态矫正等。

(2)注射治疗:对颈部不适显著者可予颈部压痛明显点局部封闭。

(3)手术治疗:手术的目的在于解除胸廓出口软组织性或骨性压迫。对于症状明显或伴有血管相关性并发症的血管型 TOS,在减压的基础上往往还需要进行血管重建。

三、臂丛神经损伤

1.概述　臂丛由 $C_{5～8}$ 和 T_1 前支大部分组成,各神经出椎间孔后先组成上、中、下 3 干。每干又组成 3 个束。臂丛分支组成上肢神经即腋神经、桡神经、肌皮神经、正中神经、尺神经和臂内侧神经等。臂丛神经损伤常见的原因为压迫、牵拉等。根据损伤的部位可分为神经根损伤、神经干损伤、神经束损伤和全臂丛神经损伤 4 类(图 8-4)。

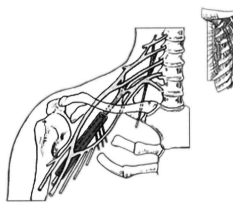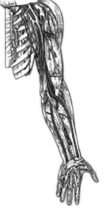

图 8-4　臂丛神经

（1）神经根损伤：可分为上臂丛神经损伤和下臂丛神经损伤。

1）上臂丛神经损伤，包括腋、肌皮、肩胛上下神经、肩胛背神经、胸长神经麻痹、桡神经和正中神经部分麻痹。主要表现为肩不能上举，肘不能屈曲而能伸，屈腕力减弱，上肢伸面的感觉大部分缺失。三角肌和肱二头肌萎缩明显，前臂旋前亦有障碍，手指活动尚正常。

2）下臂丛神经损伤，包括前臂及臂内侧皮神经、尺神经麻痹，正中神经和桡神经部分麻痹。表现为手功能丧失或严重障碍，肩肘腕关节活动尚好。出现患侧 Horner 征。检查时，可见受内部肌全部萎缩，尤以骨间肌为甚，有爪形手、扁平手畸形。前臂及手尺侧感觉缺失。

（2）神经干损伤：可分为神经上干（C_5、C_6）、中干（C_7）和下干（C_8、T_1）损伤。

1）上干损伤出现腋神经、肌皮神经、肩胛上神经麻痹，桡神经和正中神经部分麻痹，临床表现与上臂丛损失相似。

2）中干独立损伤在临床上少见，除了短期内伸肌群肌力有影响外，无明显的临床症状和体征。

3）下干损伤出现尺神经、正中神经内侧根、上臂和前臂内侧皮伸肌麻痹，表现与下臂丛损伤相似，即手功能全部丧失。

（3）神经束损伤：神经束损伤后所产生的症状及体征十分规则，根据臂丛结构就可明确诊断。①外侧束损伤，出现肌皮、正中神经外侧根、胸前神经麻痹。②内侧束损伤，出现尺、正中神经内侧根、胸前内侧神经麻痹。③后束损伤，肩胛下神经、胸背神经、腋神经、桡神经麻痹。

（4）全臂丛神经损伤：全臂丛损伤的后果严重，在损伤早期，整个上肢呈弛缓性麻痹，各关节不能主动运动。由于斜方肌功能存在，有耸肩运动。上肢感觉除了臂内侧尚有部分区域存在外，其余全部丧失。上肢腱反射全部消失。肢体远端肿胀，并出现 Horner 综合征。

2.诊断要点

（1）病史：有相应的外伤史

（2）症状、体征：由于解剖特点，臂丛损害各有不同表现。

1）臂丛神经上部损伤表现肌肉麻痹、感觉障碍，以上肢近端为主，手和手指的功能保存。

2）臂丛神经下部损伤表现为肌肉麻痹、感觉障碍，以上肢近端为主，手部小肌肉受累，出现特殊的手，如"爪形手""猿手"。

3）后期表现失神经肌肉萎缩、关节僵硬、畸形。

4）腱反射：反射检查仅在患侧减弱或消失、健侧存在时才有意义。

（3）特殊检查：电生理检查。

3.康复评定

（1）肌力评定：常采用徒手肌力评定，也可采用仪器测定法。

（2）感觉评定：常用评定方法为英国医学研究会提出的分级法（MCRR1954）。

（3）疼痛评定：通常采用目测类比法（VAS）、简化 McGill 疼痛问卷和压力测痛法等评定方法。

（4）患肢周径评定和关节活动范围评定。

（5）特殊检查：Tinel 征、诱发试验。

（6）根据损伤部位可采用手功能评定抓、握、捏等。

4. 康复治疗

（1）损伤早期康复：去除病因，消除炎症水肿，减轻对神经的损害，预防挛缩畸形的发生。

1）针对病因进行治疗。

2）物理因子治疗：方法如下。①运动疗法：保持功能位，预防关节挛缩变形。臂丛神经上部损伤时，功能位置为：三角巾悬吊患肢，肘关节屈曲 90°；臂丛神经下部损伤时，功能位置为：夹板固定呈半握拳状，手中可握半圆形小棍或纱布卷。被动运动和按摩，可促进淋巴、血液循环，维持肌张力及关节活动范围。当患者出现主动运动时，应积极进行主动活动。②电疗法：超短波疗法：板状电极，损伤上肢，对置法，微热量，10 ~ 20 min/次，1 次/d，15 ~ 20 次为一疗程。短波疗法：板状电极，损伤上肢，对置法，或电缆电极环绕于患肢，微热量，15 ~ 20 min/次，1 次/d，15 ~ 20 次为一疗程。③超声波疗法：声头置于损伤上肢部位或手术伤口周围，移动法，功率 0.5 ~ 1.5 W/cm^2，5 ~ 15 min/次，1 次/d，15 ~ 20 次为一疗程。

（2）恢复期康复：防止粘连，促进神经再生，保持肌肉质量，增强肌力和促进感觉功能恢复。

1）物理因子治疗：方法如下。①运动疗法：臂丛神经上部损伤时，肩关节和肩胛带肌肉的被动运动、主动-辅助运动和主动运动、渐进抗阻、短暂最大负荷训练、等长收缩训练。臂丛神经下部损伤时，做拇指、示指屈曲运动、拇指与小指对掌运动、分指运动、肩胛带肌肉运动训练。②电疗法：中频电疗法：电极并置于受累肌群运动点，20 ~ 30 min/次，1 次/d，15 ~ 30 次为一疗程（图 8-5）。③超声波药物透入疗法：将需透入的药物制成耦合剂（如碘甘油等），声头在瘢痕或粘连部位移动，功率 1.5 W/cm^2，5 ~ 15 min/次，1 次/d，15 ~ 20 次为一疗程。④光疗法：红外线照射患部，距离 30 ~ 50 cm，15 ~ 20 min/次，1 次/d，10 ~ 15 次为一疗程（图 8-6）。

2）作业治疗：可编排一些有目的的活动，增强患者的肌力、耐力和协调性。进行手的各种主动运动训练、简单的作业治疗，并进行呼吸训练。必要时可采用上肢的固定性、矫形性、功能性及承重性矫形器，以较好地改善肢体活动功能，避免施行某些矫形修复手术。

3）促进感觉功能的恢复。①局部麻木、疼痛：可采用镇静、镇痛剂治疗；交感神经节封闭治疗；TENS 疗法、干扰电疗法、超声波疗法、激光疗法及电针灸疗法等物理因子治疗。②感觉过敏：采用脱敏疗法，教育患者使用敏感区，在敏感区逐渐增加刺激。具体方法用旋涡浴疗法、按摩及适应性刺激。③感觉丧失：采用感觉重建的方法，用不同的物体放在患者手中，而不靠视力帮助，进行感觉训练。开始让患者识别不同形状、大小的木块，然后用不同织物识别和训练，最后用一些常用的家庭器皿进行训练。

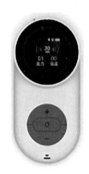

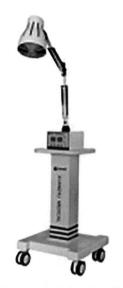

图8-5　电脑中频治疗仪　　　　　图8-6　智能疼痛治疗仪

（3）神经吻合术后：应注意改良康复程序，避免术后2～3周内进行牵拉神经的运动，必要时可采用夹板限制过度运动。可采用物理治疗。

（4）神经痛的处理：轻者可采用冷敷、热疗、TENS、超声波等物理治疗，或可服用非皮质类固醇类镇痛药及针灸等。重者可采用交感神经节封闭（选择脊髓颈胸节段）或相应的交感神经节切除。

（5）心理咨询：让患者了解神经损伤的性质、程度和康复治疗方案，从而增强战胜疾病的信心，并获得患者的密切配合。患者家属的支持和理解也非常重要。

四、正中神经损伤

1. 概述　正中神经由 $C_{5\sim8}$ 和 T_1 神经根组成，运动纤维主要支配前臂和手的掌面肌（图8-7）。损伤常见的原因为骨折、刀枪伤、感染等。腕管综合征、月状骨脱位也可损伤正中神经。

2. 诊断要点

（1）病史：有相应的外伤史。

（2）症状、体征：正中神经在前臂上部损伤后，桡侧屈腕肌，屈拇指、中指、示指肌肉功能丧失，大鱼际肌萎缩。在前臂或腕部水平损伤后，由于大鱼际肌麻痹、萎缩变平，拇指不能对掌及因第1、第2蚓状肌麻痹致使示指与中指MP关节过度伸展，形成"猿手"畸形。肘关节水平损伤时，临床上表现为拇指、示指屈曲功能受限。拇指、示指、中指及环指桡侧半感觉消失。若在腕部受伤，前臂肌肉

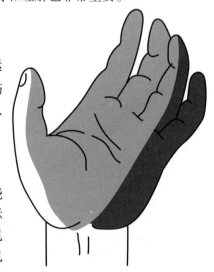

图8-7　正中神经

功能良好,只有拇指外展和对掌功能障碍。因此,正中神经损伤将使手的精细功能受到严重影响,丧失技巧性活动的能力,如系鞋带、写字等。

1)腕部正中神经损伤。①运动:3个鱼际肌即拇对掌肌、拇短展肌及拇短屈肌浅头瘫痪,因此拇指不能对掌,不能向前与手掌平面形成90°,不能用指肚接触其他指尖,大鱼际萎缩、拇指内收形成猿手畸形,拇短屈肌有时为异常的尺神经供给。②感觉:手部感觉丧失以正中神经伤影响为最大。伤后拇、示、中指、环指桡侧半掌面及相应指远节背面失去感觉,严重影响手的功能,持物易掉落,无实物感,并易受外伤及烫伤。③营养改变:手指皮肤、指甲有显著营养改变,指骨萎缩,指端变小、变尖。

2)肘部正中神经损伤。①运动:除上述外,尚有旋前圆肌、桡侧腕屈肌、旋前方肌、掌长肌、指浅屈肌、指深屈肌桡侧半及拇长屈肌瘫痪,故拇指、示指不能屈曲,握拳时此二指仍伸直,有的中指能屈一部分,示指及中指掌指关节能部分屈曲,但指间关节仍伸直。②感觉与营养改变:同前。

3)特殊检查:电生理检查。

3.康复评定

(1)肌力评定:常采用徒手肌力评定,也可采用仪器测定法。

(2)感觉评定:常用评定方法为英国医学研究会提出的分级法(MCRR 1954)。

(3)疼痛评定:通常采用目测类比法(VAS)、简化McGill疼痛问卷和压力测痛法等评定方法。

(4)患肢周径评定和关节活动范围评定。

(5)特殊检查:Tinel征、诱发试验。

4.康复治疗

(1)早期康复:去除病因,消除炎症水肿,减轻对神经的损害,预防挛缩畸形的发生。

1)对病因进行病因治疗。

2)物理因子治疗:方法如下。①运动疗法:保持功能位,预防关节挛缩变形。上臂部位损伤时夹板固定掌指关节及指关节呈半屈状位置;前臂部位损伤时,功能位置同上臂部位损伤时。被动运动和按摩,可促进淋巴血液循环,维持肌张力和关节活动度。当患者出现主动运动时,应积极进行主动活动。②电疗法:超短波疗法:板状电极,损伤上肢,对置法,微热量,10~20 min/次,1次/d,15~20次为一疗程。短波疗法:板状电极,损伤上肢,对置法,或电缆电极环绕于患肢,微热量,15~20 min/次,1次/d,15~20次为一疗程。③超声波疗法:声头置于损伤上肢部位或手术伤口周围,移动法,功率0.5~1.5 W/cm²,5~15 min/次,1次/d,15~20次为一疗程。

(2)恢复期康复:防止粘连,促进神经再生,保持肌肉质量,增强肌力和促进感觉功能恢复。

1)物理因子治疗:方法如下。①运动疗法:上臂部位损伤时,做屈腕运动、屈手指运动,特别是第1、2手指屈曲运动。对指运动及整个手臂被动运动和主动运动;前臂部位损伤时,拇指对掌运动、手指屈曲运动,整个手臂的被动运动和主动运动。②电疗法:中频电疗法:电极并置于受累肌群运动点,20~30 min/次,1次/d,15~30次为一疗程。③超声波药物透入疗法:将需透入的药物制成耦合剂(如碘甘油等),声头在瘢痕或粘连部位移动,功率 1.5 W/cm², 5～15 min/次, 1 次/d, 15～20 次为一疗程。④光疗法:红外线照射患部,距离 30～50 cm, 15～20 min/次, 1 次/d, 10～15 次为一疗程。

2)作业治疗:可编排一些有目的的活动,增强患者的肌力、耐力和协调性。进行手的各种主动运动训练、简单的作业治疗,并进行呼吸训练。必要时可采用上肢的固定性、矫形性、功能性及承重性矫形器,以较好地改善肢体活动功能,避免施行某些矫形修复手术。

3)促进感觉功能的恢复。①局部麻木、疼痛:可采用镇静、镇痛剂治疗;交感神经节封闭治疗;TENS 疗法、干扰电疗法、超声波疗法、激光疗法及电针灸疗法等物理治疗。②感觉过敏:采用脱敏疗法,教育患者使用敏感区,在敏感区逐渐增加刺激。具体方法包括旋涡浴疗法、按摩及适应性刺激。③感觉丧失:采用感觉重建的方法,用不同的物体放在患者手中,而不靠视力帮助,进行感觉训练。开始让患者识别不同形状、大小的木块,然后用不同织物识别和训练,最后用一些常用的家庭器皿训练。

(3)神经吻合术后:应注意改良康复程序,避免术后 2～3 周内进行牵拉神经的运动,必要时可采用夹板限制过度运动。

(4)神经痛的处理:轻者可采用冷敷、热疗、TENS、超声波等物理治疗,或可服用非皮质类固醇类镇痛药及针灸等。重者可采用交感神经节封闭(选择脊髓颈胸节段)或相应的交感神经节切除。

(5)心理咨询:让患者了解神经损伤的性质、程度和康复治疗方案,从而增强战胜疾病的信心,并获得患者的密切配合。患者家属的支持和理解也非常重要。

五、桡神经损伤

1.概述　桡神经由 $C_{5～6}$ 和 T_1 前支组成,运动纤维主要支配前臂、腕和手的伸肌群。桡神经损伤常见的原因为外伤、手术、骨折等。不同损伤部位表现亦不同。高位损伤可引起整个桡神经麻痹;前臂中 1/3 损伤,主要表现为伸指障碍(图 8-8)。

2.诊断要点

(1)病史:有相应的外伤史。

(2)症状、体征:由于解剖特点,桡神经各有不同表现。①高位损伤指在腋下部位受损,表现前臂肌肉麻痹、垂腕、前臂伸直时不能旋后,指关节屈曲,拇指内收不能外展;肘关节、上臂和前臂后面、手背桡侧部位感觉障碍;桡骨膜反射、肱三头肌腱反射降低。②前臂中 1/3 损伤,主要表现为伸指障碍、无垂腕、手指无感觉障碍。

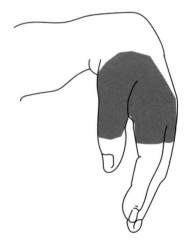

图 8-8　桡神经损伤

(3)特殊检查:电生理检查。

3.康复评定

(1)肌力评定:常采用徒手肌力评定,也可采用仪器测定法。

（2）感觉评定：常用评定方法为英国医学研究会提出的分级法（MCRR1954）。

（3）疼痛评定：通常采用目测类比法（VAS）、简化 McGill 疼痛问卷和压力测痛法等评定方法。

（4）患肢周径评定和关节活动范围评定。

（5）特殊检查：Tinel 征、诱发试验。

4. 康复治疗

（1）早期康复：去除病因，消除炎症水肿，减轻对神经的损害，预防挛缩畸形的发生。

1）对病因进行治疗。

2）物理因子治疗：方法如下。①运动疗法：保持功能位，预防关节挛缩变形，支具、绷带或钢丝架固定使手腕呈背伸和手指半握拳状。被动运动和按摩，可促进淋巴、血液循环，维持肌张力及关节活动范围。当患者出现主动运动时，应积极进行主动活动（图 8-9）。②电疗法：超短波疗法，即板状电极，损伤上肢，对置法，微热量，10～20 min/次，1 次/d，15～20 次为一疗程。短波疗法，即板状电极，损伤上肢，对置法，或电缆电极环绕于患肢，微热量，15～20 min/次，1 次/d，15～20 次为一疗程。③超声波疗法：声头置于损伤上肢部位或手术伤口周围，移动法，功率 0.5～1.5 W/cm²，5～15 min/次，1 次/d，15～20 次为一疗程。

（2）恢复期康复：防止粘连，促进神经再生，保持肌肉质量，增强肌力和促进感觉功能恢复。

1）物理因子治疗：方法如下。①运动疗法：腕关节背伸，前臂伸直、旋后，手指被动运动，主动-辅助运动和主动运动，着重训练手指伸直、伸拇运动及整个手臂和肩胛带肌肉的主动运动（图 8-10）。②电疗法：中频电疗法：电极并置于受累肌群运动点，20～30 min/次，1 次/d，15～30 次为一疗程。③超声波药物透入疗法：将需透入的药物制成耦合剂（如碘甘油等），声头在瘢痕或粘连部位移动，功率 1.5 W/cm²，5～15 min/次，1 次/d，15～20 次为一疗程。④光疗法：红外线照射患部，距离 30～50 cm，15～20 min/次，1 次/d，10～15 次为一疗程。

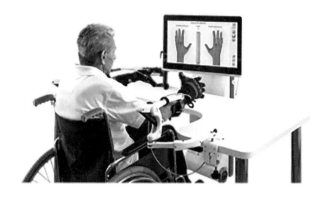

图 8-9 手功能综合康复系统

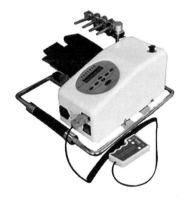

图 8-10 智能关节康复器

2）作业治疗：可编排一些有目的的活动，增强患者的肌力、耐力和协调性。进行手的各种主动运动训练、简单的作业治疗，并进行呼吸训练。必要时可采用上肢的固定性、矫形性、功能性及承重性矫形器，以较好地改善肢体活动功能，避免施行某些矫形修复手术。

3）促进感觉功能的恢复。①局部麻木、疼痛：可采用镇静、镇痛剂治疗；交感神经节封闭治疗；TENS 疗法、干扰电疗法、超声波疗法、激光疗法及电针灸疗法等物理治疗。②感觉过敏：采用脱敏疗法，教育患者使用敏感区，在敏感区逐渐增加刺激。具体方法用旋涡浴疗法、按摩及适应性刺激。③感觉丧失：采用感觉重建的方法，用不同的物体放在患者手中，而不靠视力帮助，进行感觉训练。开始让患者识别不同形状、大小的木块，然后用不同织物识别和训练，最后用一些常用的家庭器皿进行训练。

（3）神经吻合术后：应注意改良康复程序，避免术后 2～3 周内进行牵拉神经的运动，必要时可采用夹板限制过度运动。

（4）神经痛的处理：轻者可采用冷敷、热疗、TENS、超声波等物理治疗，或可服用非皮质类固醇类镇痛药及针灸等。重者可采用交感神经节封闭（选择脊髓颈胸节段）或相应的交感神经节切除。

（5）心理咨询：让患者了解神经损伤的性质、程度和康复治疗方案，从而增强战胜疾病的信心，并获得患者的密切配合。患者家属的支持和理解也非常重要。

六、尺神经损伤

1. 概述　尺神经由 C_8 和 T_1 神经根组成，运动纤维主要支配尺侧腕屈肌、指伸屈肌、小鱼际肌、第 3 和 4 蚓状肌、各骨间肌、拇短屈肌、拇内收肌。尺神经损伤常见的原因为压迫、牵拉、手术、外伤等（图 8-11）。

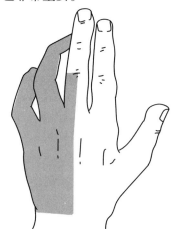

图 8-11　尺神经损伤

2. 诊断要点

（1）病史：有相应的外伤史。

（2）症状、体征：屈腕能力减弱，无名指和小指的末一指节不能屈曲，小鱼际肌、骨间肌萎缩，小指活动受限，各指不能靠拢，拇指内收能力消失，呈"爪形手"。感觉障碍主要位于手掌面的尺侧部，小指和无名指尺侧半，以及手背部的小指、无名指和中指的一半。

（3）特殊检查：电生理检查。

3. 康复评定

（1）肌力评定：常采用徒手肌力评定，也可采用仪器测定法。

（2）感觉评定：常用评定方法为英国医学研究会提出的分级法（MCRR1954）。

（3）疼痛评定：通常采用目测类比法（VAS）、简化 McGill 疼痛问卷和压力测痛法等评定方法。

（4）患肢周径评定和关节活动范围评定。

（5）特殊检查：Tinel 征、诱发试验。

4.康复治疗

(1)损伤早期康复:去除病因,消除炎症水肿,减轻对神经的损害,预防挛缩畸形的发生。

1)对病因进行病因治疗。

2)物理因子治疗:方法如下。①运动疗法:保持功能位,预防关节挛缩变形。固定手指呈半握拳,手内放圆垫。被动运动和按摩,可促进淋巴血液循环,维持肌张力和关节活动度。当患者出现主动运动时,应积极进行主动活动。②电疗法:超短波疗法。板状电极,损伤上肢,对置法,微热量,10～20 min/次,1 次/d,15～20 次为一疗程。短波疗法。板状电极,损伤上肢,对置法,或电缆电极环绕于患肢,微热量,15～20 min/次,1 次/d,15～20 次为一疗程。③超声波疗法:声头置于损伤上肢部位或手术伤口周围,移动法,功率0.5～1.5 W/cm^2,5～15 min/次,1 次/d,15～20 次为一疗程。

(2)恢复期康复:防止粘连,促进神经再生,保持肌肉质量,增强肌力和促进感觉功能恢复。

1)物理因子治疗:方法如下。①运动疗法:手指分合运动、伸直运动,尤为第1节手指运动、第5指对掌被动运动和主动运动。②电疗法:中频电疗法,即电极并置于受累肌群运动点,20～30 min/次,1 次/d,15～30 次为一疗程。③超声波药物透入疗法:将需透入的药物制成耦合剂(如碘甘油等),声头在瘢痕或粘连部位移动,功率1.5 W/cm^2,5～15 min/次,1 次/d,15～20 次为一疗程。④光疗法:红外线照射患部,距离30～50 cm,15～20 min/次,1 次/d,10～15 次为一疗程。

2)作业治疗:可编排一些有目的的活动,增强患者的肌力、耐力和协调性。进行手的各种主动运动训练、简单的作业治疗,并进行呼吸训练。必要时可采用上肢的固定性、矫形性、功能性及承重性矫形器,以较好地改善肢体活动功能,避免施行某些矫形修复手术。

3)促进感觉功能的恢复。①局部麻木、疼痛:可采用镇静、镇痛剂治疗;交感神经节封闭治疗;TENS 疗法、干扰电疗法、超声波疗法、激光疗法及电针灸疗法等物理治疗。②感觉过敏:采用脱敏疗法,教育患者使用敏感区,在敏感区逐渐增加刺激。具体方法用旋涡浴疗法、按摩及适应性刺激。③感觉丧失:采用感觉重建的方法,用不同的物体放在患者手中,而不靠视力帮助,进行感觉训练。开始让患者识别不同形状、大小的木块,然后用不同织物识别和训练,最后用一些常用的家庭器皿进行训练。

(3)神经吻合术后:应注意改良康复程序,避免术后2～3周内进行牵拉神经的运动,必要时可采用夹板限制过度运动。

(4)神经痛的处理:轻者可采用冷敷、热疗、TENS、超声波等物理治疗,或可服用非皮质类固醇类镇痛药及针灸等。重者可采用交感神经节封闭(选择脊髓颈胸节段)或相应的交感神经节切除。

(5)心理咨询:让患者了解神经损伤的性质、程度和康复治疗方案,从而增强战胜疾病的信心,并获得患者的密切配合。患者家属的支持和理解也非常重要。

七、胫神经损伤

1. 概述　胫神经由 $L_{4~5}$ 和 $S_{1~3}$ 神经根组成的坐骨神经在腘窝处两个终末分支之一（图8-12）。运动纤维主要支配小腿后肌群。股骨髁上骨折和膝关节脱位使损伤胫神经的常见原因。

2. 诊断要点

（1）病史：有相应的外伤史。

（2）症状、体征：胫神经损伤后出现小腿腓肠肌、比目鱼肌及屈趾肌和足底部肌肉瘫痪、足部感觉消失，可出现足底压疮或神经性溃疡。表现为足跖屈、足内收肌内翻动作困难，呈外翻足，足趾亦不能跖屈，足弓弹性和强度丧失，小腿消瘦。由于胫骨前肌挛缩而踝关节过度背伸，跟腱反射消失。如果损伤部位在腓肠肌和趾长屈肌分支以下时，只出现足趾运动障碍和足底感觉障碍。胫神经部分损害时，常出现灼性神经痛，并伴有出汗和营养障碍。

（3）特殊检查：电生理检查。

3. 康复评定

（1）肌力评定：常采用徒手肌力评定，也可采用仪器测定法。

（2）感觉评定：常用评定方法为英国医学研究会提出的分级法（MCRR 1954）。

（3）疼痛评定：通常采用目测类比法（VAS）、简化 McGill 疼痛问卷和压力测痛法等评定方法。

（4）患肢周径评定和关节活动范围评定。

（5）特殊检查：Tinel 征、诱发试验。

4. 康复治疗

（1）损伤早期康复：去除病因，消除炎症水肿，减轻对神经的损害，预防挛缩畸形的发生。

1）对病因进行病因治疗。

2）物理因子治疗：方法如下。①运动疗法：保持功能位，预防关节挛缩变形。被动运动和按摩，可促进淋巴血液循环，维持肌张力和关节活动度。当患者出现主动运动时，应积极进行主动活动。②电疗法：超短波疗法，即板状电极，损伤下肢，对置法，微热量，10 ~ 20 min/次，1 次/d，15 ~ 20 次为一疗程。短波疗法，即板状电极，损伤下肢，对置法，或电缆电极环绕于患肢，微热量，15 ~ 20 min/次，1 次/d，15 ~ 20 次为一疗程。③超声波疗法：声头置于损伤下肢部位或手术伤口周围，移动法，功率 $0.5 ~ 1.5$ W/cm²，5 ~ 15 min/次，1 次/d，15 ~ 20 次为一疗程。

（2）恢复期康复：防止粘连，促进神经再生，保持肌肉质量，增强肌力和促进感觉功能恢复。

1）物理因子治疗：方法如下。①运动疗法：重点是预防足畸形，可用小腿矫形器或穿矫正鞋。训练足跖屈动作，做足跟提起练习。重视感觉障碍的康复和患者教育，防止足底压

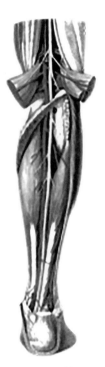

图8-12　胫神经

疮和溃疡的发生。②电疗法:中频电疗法:电极并置于受累肌群运动点,20~30 min/次,1 次/d,15~30 次为一疗程。③超声波药物透入疗法:将需透入的药物制成耦合剂(如碘甘油等),声头在瘢痕或粘连部位移动,功率 1.5 W/cm²,5~15 min/次,1 次/d,15~20 次为一疗程。④光疗法:红外线照射患部,距离 30~50 cm,15~20 min/次,1 次/d,10~15 次为一疗程。

2)作业治疗:进行步态训练,必要时可采用下肢的固定性、矫形性、功能性及承重性矫形器。

3)促进感觉功能的恢复。①局部麻木、疼痛:可采用镇静、镇痛剂治疗;交感神经节封闭治疗;TENS 疗法、干扰电疗法、超声波疗法、激光疗法及电针灸疗法等物理治疗。②感觉过敏:采用脱敏疗法,教育患者使用敏感区,在敏感区逐渐增加刺激。具体方法用旋涡浴疗法、按摩及适应性刺激。③感觉丧失:采用感觉重建的方法,进行感觉训练。

(3)神经吻合术后:应注意改良康复程序,避免术后 2~3 周内进行牵拉神经的运动,必要时可采用夹板限制过度运动。

(4)神经痛的处理:轻者可采用冷敷、热疗、TENS、超声波等物理治疗,或可服用非皮质类固醇类镇痛药及针灸等。

(5)心理咨询:让患者了解神经损伤的性质、程度和康复治疗方案,从而增强战胜疾病的信心,并获得患者的密切配合。患者家属的支持和理解也非常重要。

八、腓总神经损伤

1. 概述　腓总神经(图 8-13)由 L_4~L_5 和 S_1~S_3 神经根组成的坐骨神经在腘窝处两个终末分支之一。腓总神经分为腓浅神经和腓深神经,运动纤维主要支配小腿前肌群。损伤常见的原因为牵引、骨折、挫伤等。

2. 诊断要点

(1)病史:有相应的外伤史。

(2)症状、体征:腓浅神经损伤(图 8-14),足不能外展但能背屈,呈内翻足;腓深神经损伤(图 8-15)使踝关节不能背伸及伸趾,但可以外展,步行时呈垂足步态,晚期出现痉挛性尖足。小腿前外侧肌肉萎缩,小腿前外侧、足背部感觉障碍。

(3)特殊检查:电生理检查。

3. 康复评定

(1)肌力评定:常采用徒手肌力评定,也可采用仪器测定法。

(2)感觉评定:常用评定方法为英国医学研究会提出的分级法(MCRR 1954)。

(3)疼痛评定:通常采用目测类比法(VAS)、简化 McGill 疼痛问卷和压力测痛法等评定方法。

(4)患肢周径评定和关节活动范围评定。

(5)特殊检查:Tinel 征、诱发试验。

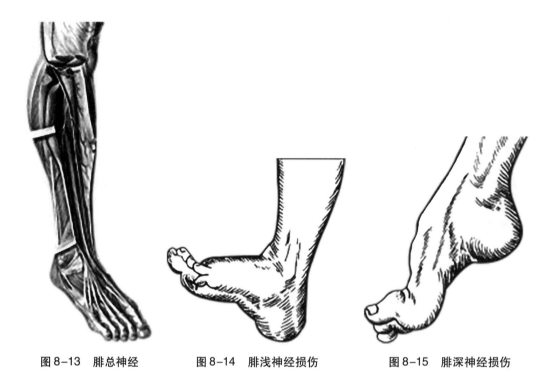

图 8-13　腓总神经　　　　图 8-14　腓浅神经损伤　　　　图 8-15　腓深神经损伤

4.康复治疗

(1)损伤早期康复:去除病因,消除炎症水肿,减轻对神经的损害,预防挛缩畸形的发生。

1)对病因进行病因治疗。

2)物理因子治疗:方法如下。①运动疗法:保持功能位,预防关节挛缩变形。被动运动和按摩,可促进淋巴血液循环,维持肌张力和关节活动度。当患者出现主动运动时,应积极进行主动活动。②电疗法:超短波疗法,即板状电极,损伤下肢,对置法,微热量,10~20 min/次,1 次/d,15~20 次为一疗程。短波疗法,即板状电极,损伤下肢,对置法,或电缆电极环绕于患肢,微热量,15~20 min/次,1 次/d,15~20 次为一疗程。③超声波疗法:声头置于损伤下肢部位或手术伤口周围,移动法,功率 0.5~1.5 W/cm²,5~15 min/次,1 次/d,15~20 次为一疗程。

(2)恢复期康复:防止粘连,促进神经再生,保持肌肉质量,增强肌力和促进感觉功能恢复。

1)物理因子治疗:方法如下。①运动疗法:重点是预防足畸形,可用小腿矫形器或穿矫正鞋。训练足跖屈动作,做足跟提起练习。重视感觉障碍的康复和患者教育,防止足底压疮和溃疡的发生。②电疗法:中频电疗法,即电极并置于受累肌群运动点,20~30 min/次,1 次/d,15~30 次为一疗程。③超声波药物透入疗法:将需透入的药物制成耦合剂(如碘甘油等),声头在瘢痕或粘连部位移动,功率 1.5 W/cm²,5~15 min/次,1 次/d,15~20 次为一疗程。④光疗法:红外线照射患部,距离 30~50 cm,15~20 min/次,1 次/d,10~15 次为一疗程。

2)作业治疗:进行步态训练,必要时可采用下肢的固定性、矫形性、功能性及承重性矫形器。

3)促进感觉功能的恢复。①局部麻木、疼痛:可采用镇静、镇痛剂治疗;交感神经节封闭治疗;TENS疗法、干扰电疗法、超声波疗法、激光疗法、直流电药物导入疗法及电针灸疗法等物理治疗。②感觉过敏:采用脱敏疗法,教育患者使用敏感区,在敏感区逐渐增加刺激。具体方法用旋涡浴疗法、按摩及适应性刺激。③感觉丧失:采用感觉重建的方法,进行感觉训练。

(3)神经吻合术后:应注意改良康复程序,避免术后2～3周内进行牵拉神经的运动,必要时可采用夹板限制过度运动。

(4)神经痛的处理:轻者可采用冷敷、热疗、TENS、超声波等物理治疗,或可服用非皮质类固醇类镇痛药及针灸等。

(5)心理咨询:让患者了解神经损伤的性质、程度和康复治疗方案,从而增强战胜疾病的信心,并获得患者的密切配合。患者家属的支持和理解也非常重要。

第六节 典型病例

患者胡××,男,企业员工,29岁,已婚未育。

主诉:左下肢外伤后跛行3个月余。

病例特点:患者因"左下肢外伤后跛行3个月余"前来就诊。患者4个月前因车祸致左下肢受压,X射线片排除骨折,后逐渐出现左下肢行走无力感,踝背伸动作困难,无明显麻木等不适感,偶有左下肢发凉。检查肌电图(2019年6月16日):神经性受损(左侧腓总神经)。

既往史:否认肝炎、结核、疟疾病史,否认高血压、心脏病史,否认糖尿病、脑血管疾病、精神疾病史,否认手术史、输血史,否认食物、药物过敏史,否认家族病史。

诊断:左侧腓总神经损伤。

(一)S(subjective data,主观资料)

患者主诉因车祸外伤致受压后跛行3月余,后逐渐出现左下肢行走无力感,踝背伸动作困难,无明显麻木等不适感,偶有左下肢发凉。

(二)O(objective data,客观资料)

X射线片排除骨折,检查肌电图(2019-06-16):神经性受损(左侧腓总神经)。

(三)A(assessment,功能评定)

1. 肢体外观 腿部未见陈旧性外伤瘢痕。

2. 步态评估 轻度跛行,左侧支撑相较右侧缩短,左膝轻度过伸;左侧摆动相时间相对减少,左足呈足下垂伴内翻。

3. 肢体围度 下肢大腿围度(髌骨上缘15 cm处):左32 cm,右34 cm;小腿围度(小腿最粗处)左24 cm,右27 cm。

4. 左踝关节活动度 背伸主动:0°～5°,被动:0°～15°;跖屈主动:0°～45°,被动:

0°~50°。其余下肢关节活动度正常。

5.肌力 MMT　左侧屈髋肌 5 级;伸膝肌 5 级;屈膝肌 5ˉ级;踝背伸肌 2 级;跖屈肌 5 级;踝内翻肌 5 级;踝外翻肌 2ˉ级。

6.皮肤感觉检查　未见明显减退。

7.疼痛视觉模拟评分(visual analogue scale,VAS)评分　静息时 0 分,步行时 2 分。

8.日常生活能力(改良 Barthel 指数)评分　85 分,日常生活能力自理。

(四)P(plan,康复治疗计划)

1.主要康复目标

(1)短期康复目标:针对致病因素去除病因,减少对神经的损害;预防和及时处理并发症;维持关节活动度和肌肉软组织的正常长度,防止失用综合征(制动综合征),如预防肌肉萎缩、骨质疏松、关节挛缩等,为神经再生做好准备;对残存肌力或受损平面上的肢体进行肌力和耐力训练。

(2)长期康复目标:促进神经再生,保持肌肉质量,增强肌力和促进感觉功能恢复;进一步提高运动功能及日常生活活动能力,帮助患者最大程度地回归社会。

2.康复治疗方案

(1)肌力训练:腓总神经支配肌肉(胫骨前肌、腓骨长短肌等)的肌力训练,训练形式以主动-辅助运动为主。

(2)关节活动度训练:踝关节被动运动和周围组织按摩,促进淋巴血液循环,维持肌张力及关节活动度。

(3)步态训练:平衡杠内站立,改善患肢负重能力;双杠内步行训练;上下楼梯训练;斜板练习。

(4)患肢本体感觉训练。

(5)踝部行 AFO 矫形器进行辅助牵伸治疗,预防关节挛缩变形,支具固定在功能位。

(6)作业治疗:日常生活活动训练、文体训练、工作能力训练、辅助具应用;进行踩自行车等练习。治疗中不断增加训练的难度与时间,以增强肌肉的灵活性和耐力。

(7)物理因子治疗:肌电生物反馈治疗、超短波疗法、功能性电刺激,促进水肿吸收,缓解疼痛,促进炎症吸收,减轻肌肉紧张等。

(8)传统康复治疗:针灸、推拿等。

(9)心理治疗:使患者尽早克服悲观、失望、消沉、焦虑、抑郁等情绪,勇敢地面对现实,改善其非适应社会的行为,积极配合康复治疗。

(五)治疗 1 个月后评估

1.S(subjective data,主观资料)　患者跛行状态较治疗前有明显改善,步行时无明显无力感,患者自我感觉治疗后生活自理能力有所提高。

2.O(objective data,客观资料)　同上。

3.A(assessment,功能评定)

(1)步态评估:左膝过伸情况改善,支撑相较右侧无明显差异;左侧足下垂较之前有所改善。

(2)肢体围度:下肢大腿围度(髌骨上缘 15 cm 处)左 33.5 cm,右 34 cm;小腿围度(小腿最粗处)左 25 cm,右 27 cm。

(3)左踝关节活动度:背伸主动 0°～11°,被动 0°～20°;跖屈主动 0°～45°,被动 0°～50°。其余下肢关节活动度正常。

(4)肌力 MMT:踝背伸肌 3⁻级;跖屈肌 5 级;踝内翻肌 5 级;踝外翻肌 2⁺级。

(5)疼痛视觉模拟评分(visual analogue scale,VAS)评分:静息时 0 分,步行时 1 分。

(6)日常生活能力(改良 Barthel 指数)评分:95 分。

4. P(plan,康复治疗计划)

(1)肌力训练:腓总神经支配肌肉(胫骨前肌、腓骨长短肌等)的肌力训练,增加主动抗阻运动。

(2)关节活动训练:继续前期训练,进一步改善踝关节活动度。

(3)步态训练:强化患肢负重能力,提高步行速度和稳定性。

(4)本体感觉训练。

(5)健康宣教:按照治疗方案继续加强肌肉力量、耐力和柔韧性,活动度,关节稳定性训练,步行能力的训练;指导家属监督患者每日的日常训练,保证患者安全;定期复查。

(谢财忠　李　飞)

第九章 | 脊髓损伤康复

第一节 概 述

一、损伤病因

1. 定义　脊髓损伤(spinal cord injure,SCI)是指由于外伤、结核、肿瘤、炎症等各种原因导致的脊髓解剖结构与功能损伤,造成损伤平面以下的感觉、运动功能障碍,合并有自主神经功能受损。颈段脊髓损伤可造成患者四肢及躯干乃至内脏器官功能障碍称之为四肢瘫,胸段及以下脊髓损伤可造成患者躯干、下肢及内脏器官功能障碍称之为截瘫,包含马尾神经损伤和圆锥损伤。

2. 临床特点　脊髓损伤的受伤原因:有外伤伴有或者不伴有脊柱骨折脱位;脊柱发生肿瘤及血管畸形;脊髓血管阻塞;脊髓相关炎症;脊髓受压(如椎间盘突出、脊椎退变、肿瘤侵袭等);此外还有脊柱结核、后天畸形等因素。

外伤性脊髓损伤以青壮年为主,40 岁以下约占 80%,男女发病率为 4:1。一般多见于车祸外伤、运动损伤、高空坠落、高空重物砸伤。脊髓损伤是一种严重致残性疾病,并且延续终身,致残率非常高,而且其平均寿命比健全人仅少 4~5 年,给家庭和社会带来沉重的经济负担。脊髓损伤患者功能预后与神经损伤程度、损伤平面、康复措施干预、是否有并发症,以及年龄、性别、家庭支持、经济基础等多种因素相关。

二、损伤类型

1. 按脊髓损伤的程度分类
(1)完全性脊髓损伤:脊髓损伤平面以下 $S_4 \sim S_5$ 的感觉、运动功能完全丧失。
(2)不完全性脊髓损伤:脊髓损伤平面以下 $S_4 \sim S_5$ 仍有运动或(和)感觉功能存留。
2. 按脊髓损伤平面分类
(1)颈段脊髓损伤:上颈段(C_4 以上)、中下段脊髓损伤(C_4 以下)。不包括臂丛病变或椎管外周围神经损伤。
(2)胸腰段脊髓损伤:胸段损伤主要发生在胸髓 $T_1 \sim L_1$ 节段,胸腰段的损伤常发生在 $T_{11} \sim L_2$ 或 $L_2 \sim S_1$ 节段。
(3)腰骶段损伤:包括马尾神经损伤和圆锥损伤,但不包括腰骶丛神经病变或者椎管外周围神经损伤。

3. 按脊髓损伤病理分类

（1）原发性脊髓损伤：包括脊髓震荡、脊髓休克、脊髓挫裂伤、脊髓压迫等。

（2）继发性脊髓损伤：包括原脊柱损伤不确定、脊髓缺血损伤、伤后神经递质变化/水肿及能量代谢。

三、损伤性质

国内资料统计显示，在脊髓损伤的人群中，完全性损伤 56.7%，不完全性损伤 43.3%。其中颈髓完全性损伤 33.6%，不完全性 66.4%；胸髓完全性损伤 75.6%，不完全性 24.4%。

四、临床表现

1. 中央综合征 中央综合征是最常见的临床综合征，最常见于颈椎病患者发生过伸性损伤时（常见原因为摔伤），可伴有或不伴有骨折与脱位，临床上表现为不完全性损伤。损伤平面的腱反射消失而损伤平面以下的腱反射亢进，上肢受累程度与功能障碍往往比下肢更显著，患者有可能恢复一定的步行能力。

2. 半切综合征 也叫 Brown-Sequard 综合征，一般多见于刀刺伤或者枪伤。表现为脊髓同侧损伤平面及以下本体感觉、振动觉和运动功能障碍，以及对侧痛温觉减退或障碍。单纯脊髓半切导致的典型 Brown-Sequard 综合征比较少见，更常见的是临床表现为某些 Brown-Sequard 综合征和中央综合征的特点，有些人称之为 Brown-Sequard-Plus 综合征。

3. 前柱综合征 前柱综合征相对少见，病史常见脊髓前 2/3 血运减少或缺血，后柱功能保留，但皮质脊髓束和脊髓丘脑束功能受损。临床表现为损伤平面以下的自主运动和痛温觉消失，而轻触觉和关节位置觉有所保留，预后一般不错。

4. 后柱综合征 表现损伤平面以下的深感觉、位置觉丧失，而痛温觉和运动功能完全正常，多见于椎板骨折患者。患者难以正常步态行走，但整体预后尚可。

5. 圆锥综合征 临床表现与马尾综合征类似，但损伤位置更高（L_1 和 L_2 区域），鉴别存在一定困难，常见于胸腰段损伤。根据损伤平面不同，损伤类型可以同时具有上运动神经元（脊髓损伤）和下运动神经元损伤（神经根损伤）。圆锥高位损伤可能保留某些骶段反射（即球海绵体反射和肛门反射），特点是双下肢瘫痪，合并无反射性直肠和膀胱，预后相对较好。

6. 马尾综合征 马尾综合征涉及马尾部腰骶神经根，而脊髓本身可能并无损伤。神经根损伤表现为下运动神经元损伤，常导致下肢软瘫（肌肉受累情况取决于损伤平面）及肠道和膀胱反射消失。特点是双下肢不对称性损伤较为明显，预后通常不错。

第二节 康复问题及康复分期

一、脊髓损伤康复问题

(一)运动功能障碍

脊髓损伤发生后,损伤平面以下运动功能出现障碍,在脊髓休克期内表现为损伤平面以下运动消失、肌张力下降、肌腱反射减弱或消失,浅反射如腹壁反射、提睾反射、肛门反射和足趾反射消失;而脊髓休克期在结束之后,患者会表现为肌腱反射亢进,肌张力增高和病理反射阳性。对于四肢瘫患者而言,他们的膈肌、胸腹部肌肉等呼吸肌出现瘫痪,从而造成呼吸功能障碍和躯干控制能力下降,对于呼吸功能和维持坐位平衡来说是不小的挑战。

(二)感觉功能障碍

脊髓损伤发生后,损伤平面以下出现感觉功能障碍,包括浅感觉(触觉、痛觉和温度觉)和深感觉(压觉和本体感觉)的障碍。

1. 完全性脊髓损伤　损伤平面以上可有感觉过敏,而损伤平面以下所有感觉完全消失。

2. 不完全性脊髓损伤　因损伤部位不同,感觉障碍表现亦不同。前束综合征患者主要表现为痛觉、温度觉障碍;后束综合征患者主要表现为触觉和本体感觉障碍;半切综合征患者则表现为对侧的痛温觉障碍及同侧的触觉及深感觉障碍。

值得注意的是,感觉功能障碍是脊髓损伤患者出现压疮、擦伤、烫伤等的主要原因,因他们缺乏良好的感觉反馈功能来避免那些可能的并发症。

(三)二便障碍

1. 排便障碍　脊髓损伤后患者自主神经功能紊乱,消化功能低下,肠道蠕动减慢,直肠松弛,大便潴留,可数天不能排便,需定时协助患者排便。

2. 排尿障碍　颈段脊髓损伤患者,均有不同程度的膀胱功能障碍。脊髓休克期,膀胱呈完全弛缓状态,全部反射功能和肌肉收缩功能均消失,可发生尿潴留。因排尿低级中枢位于 $L_2 \sim L_3$ 和 $S_2 \sim S_4$ 节段,可支配膀胱逼尿肌产生收缩,故颈段脊髓损伤患者可通过引起反射完成排尿功能。

(四)循环系统障碍

脊髓损伤后交感神经系统功能低下,而迷走神经功能则处于优势地位。患者可出现心动徐缓、脉压差增加等现象。卧床时间超过 2 周的患者很容易就会出现体位性低血压问题,对于胸腰段脊髓损伤患者而言,他们交感神经系统功能基本正常。一般来说,经过数周时间即可克服这个问题,进入轮椅坐位阶段。但是对于颈段脊髓损伤患者来说,患者迷走神经功能占优势,这使得他们往往需要花费较长的时间才能逐渐克服这个问题。

值得注意的是,深静脉血栓可产生肺栓塞等严重问题,临床上要高度警惕。

（五）性功能障碍

对于女性脊髓损伤患者而言,性快感可能会下降,性兴奋区会发生转移,但对于性功能与生育功能几乎并无大的影响。然而对于男性而言,则较有可能出现勃起无力、充血不足、射精无力或者不能射精等症状,进而带来生育功能障碍问题。现代科技可以通过各种人工辅助技术帮助这类患者恢复部分性功能,甚至生育功能。

（六）心理障碍

长期严重的功能障碍导致多数脊髓损伤患者均存在不同程度的心理障碍。患者生活难以自理,职业、经济、家庭关系等受到影响,出现焦虑、抑郁甚至厌世、愤怒等情绪失控症状。对于脊髓损伤患者,克服心理障碍往往是康复治疗的重要前提。这是一项长期而复杂的工程,需要医院、家庭、社会三方共同参与。

二、脊髓损伤康复分期

（1）急性不稳定期(伤后 2~4 周)。

（2）急性稳定期训练(伤后 4~8 周)。

（3）恢复期康复治疗(8 周以后)。

第三节　康复治疗基础

一、功能评定

1. ASIA 评估

（1）神经平面、感觉平面、运动平面、椎骨平面。①神经平面:指在身体两侧有正常的感觉和运动功能的最低脊髓节段。②感觉平面:指在身体两侧有正常感觉功能的最低脊髓节段。③运动平面:指在身体两侧有正常运动功能的最低脊髓节段。④椎骨平面:指影像学发现损伤最严重的椎骨节段。因为并非所有脊髓损伤患者都有骨折,骨折程度与脊髓损伤程度也并不具有一致性,且该术语不能反映神经功能改善或恶化的程度,因此椎骨平面目前并不包含在当前脊髓损伤神经学分类国际标准(International Standards for Neurological Classification of Spinal Cord Injury, ISNCSCI) 2013 检查中。

值得注意的是,ASIA 评定里将感觉平面和运动平面分为左右双侧评定,而神经平面即是这 4 个节段中最高平面的位置。

（2）完全性损伤和非完全性损伤(见前述)。

（3）脊髓功能部分保留区(partial preservation zone, PPZ):此术语只适用于完全性损伤患者,指在神经平面以下一些皮节和肌节保留部分神经支配,有部分感觉和运动功能的节段范围称为部分保留带。

（4）感觉功能检查:检查身体两侧的 28 对关键点,每个关键点检查轻触觉和针刺觉,并按 0 分(缺失)、1 分(障碍)、2 分(正常)3 个等级分别评定打分。

（5）运动功能检查：检查身体两侧 10 对关键肌的肌力，上下肢各有 5 对。按照 MMT 将肌力分为 0 ~ 5 级，对应 0 ~ 5 分计分。10 对关键肌（表 9-1）。

表 9-1　10 对关键肌

部位	关键肌
上肢	C_5 屈肘肌（肱二头肌、肱肌）
	C_6 伸腕肌（桡侧腕长伸肌、短伸肌）
	C_7 伸肘肌（肱三头肌）
	C_8 中指屈指肌（指深屈肌）
	T_1 小指外展肌
下肢	L_2 屈髋肌（髂腰肌）
	L_3 伸膝肌（股四头肌）
	L_4 踝背伸肌（胫前肌）
	L_5 伸踇长肌（踇长伸肌）
	S_1 踝跖屈肌（小腿三头肌）

（6）ASIA 残损分级（根据改良 Frankel 分级）：用于判定脊髓损伤严重程度。

A 级：完全性损伤，在骶段 S_4 ~ S_5 无任何感觉和运动功能保留。

B 级：不完全性损伤，在神经平面以下包括 S_4 ~ S_5 存在感觉功能，但无运动功能。

C 级：不完全性损伤，在神经平面以下存在运动功能，且平面以下至少一半以上关键肌的肌力小于 3 级。

D 级：不完全性损伤，在神经平面以下存在运动功能，且平面以下至少一半以上关键肌的肌力大于或等于 3 级。

E 级：正常，使用 ISNCSCI 检查所有节段的感觉和运动功能均正常。且患者既往有神经功能障碍，则分级为 E。既往无 SCI 者不能评为 E 级。

2. 非关键肌评估　除去 ASIA 评估中 10 对关键肌，还建议评定下列肌肉：膈肌、三角肌、腹肌、髋内收肌、髋外展肌、髋后伸肌群、屈膝肌群等，同样采用 MMT 评定标准。

3. 呼吸功能评估　主要针对颈段平面损伤患者，尤其是上颈段损伤患者，需要评估膈肌能力，以便后续在制订治疗计划时做针对性强化训练。

4. 肌张力评估　改良 Ashworth 痉挛分级量表，是临床最为常用的评估方法（表 9-2）。

表 9-2　改良 Ashworth 痉挛分级量表

分级	评定标准
0	无肌张力的增加

续表9-2

分级	评定标准
1	肌张力略微增加:受累部分被动活动时,在关节活动范围终末时,呈现最小的阻力或出现突然卡住和释放
1+	肌张力轻度增加:在关节活动范围后50%范围内出现突然卡住,然后在关节活动范围后50%均呈最小阻力
2	肌张力明显增加:通过关节活动范围大部分时,肌张力均较明显地增加,但受累部分仍能较容易地被移动
3	肌张力严重增加:被动活动患侧肢体时,在关节全范围内均有阻力,被动活动比较困难
4	僵直:受累部分被动活动时呈现僵直状态,不能活动

还有Penn痉挛频率量表,用于评定脊髓损伤患者每小时双下肢痉挛出现的频率,了解患者痉挛的程度,有利于治疗的前后对比(表9-3)。

表9-3　Penn痉挛频率量表

分值	评定标准
0分	无痉挛
1分	轻度痉挛,可由刺激引起
2分	每小时痉挛出现1次
3分	每小时痉挛出现>1次
4分	每小时痉挛出现>10次

5.平衡功能评估　常用方法有三级平衡评估:静态平衡、自动态平衡、他动态平衡,适用于端坐位、站位平衡能力评估。而长坐位也叫直腿坐位,直腿坐位静态平衡六级分级法,适用于胸腰段脊髓损伤的患者(表9-4)。

表9-4　直腿坐位静态平衡六级分级法

分级	评定标准
0级	无法保持直腿坐位静态平衡
1级	双手支撑在背后可保持直腿坐位静态平衡
2级	双手扶膝盖可保持直腿坐位静态平衡
3级	双上肢外展90°可保持直腿坐位静态平衡
4级	双上肢前屈90°可保持直腿坐位静态平衡
5级	双上肢举过头顶(肘关节伸直,肩关节前屈180°)可保持直腿坐位静态平衡

6. 步行功能评估　脊髓损伤患者步行功能根据不同损伤平面分为 3 个类型。可以按 $T_6 \sim T_{12}$、$L_1 \sim L_3$、L_4 以下，分别为治疗性、家庭性、社区性功能性步行的关键水平。如为不完全性损伤则后果要好得多。

治疗性步行：$T_6 \sim T_{12}$ 损伤，需佩戴带骨盆托的髋膝踝足矫形器（hip knee ankle foot orthosis，HKAFO），借助双腋拐短暂步行。

家庭性步行：$L_1 \sim L_3$ 损伤，可室内行走，佩戴膝踝足矫形器（knee ankle foot orthosis，KAFO），但行走距离达不到 900 m。

社区性步行：L_4 以下损伤，可配戴踝足矫形器（ankle foot orthosis，AFO），能上下楼梯，能独立进行日常生活活动，能连续行走 900 m 以上。

7. ADL 评估　通常使用改良 Barthel 指数。从自理生活角度看，C_7 是个关键水平，C_7 基本上能自理，C_7 以下完全能自理；C_7 以上时，C_5、C_6 只能部分自理；C_4 为完全不能自理。从轮椅上独立操控的角度看，C_8 是个关键水平，C_8 以下均能独立。

8. 脊髓损伤预后评估　根据 ASIA 评估结果，可以将脊髓损伤分为 A、B、C、D、E 共 5 个不同等级。如果脊髓休克期结束之后依然为 A 级，往往提示预后不佳。此外还需要综合考虑影像学检查、电生理诊断、患者自身状态、家人环境支持程度等指标进行判断（表 9-5）。

表 9-5　不同平面损伤 1 年后的功能性预后结局（A 级患者）

项目	$C_1 \sim C_4$	$C_5 \sim C_7$	$C_8 \sim T_1$	$T_2 \sim T_9$	$T_{10} \sim L_2$	$L_2 \sim S_5$
进食	依赖	需辅助器具	独立	独立	独立	独立
修饰	依赖	需辅助器具	独立	独立	独立	独立
上肢穿衣	依赖	需部分帮助	独立	独立	独立	独立
下肢穿衣	依赖	依赖	依赖	独立	独立	独立
洗澡	依赖	依赖	部分依赖	独立	独立	独立
床上转移	依赖	依赖	部分依赖	独立	独立	独立
重心转移	电动轮椅独立 手动轮椅依赖	依赖	部分依赖	独立	独立	独立
转移	依赖	依赖	依赖	独立	独立	独立
轮椅驱动	依赖	电动轮椅独立 手动轮椅依赖	基本独立	独立	独立	独立
步行	不能	不能	不能	功能性步行	室内步行	社区步行
步行辅助器具	无法使用	无法使用	无法使用	双侧 KAFO 或助行器	双侧 KAFO 或助行器	KAFO/AFO 或使用手杖

二、治疗原理

（1）肌肉系统：肌肉跨越、功能代偿。

（2）神经功能：神经跨越、神经指令功能再训练、神经反射功能再训练。

第四节 康复治疗

一、治疗目标

1. **短期目标** 保持主要关节的被动与主动关节活动度,保持心肺功能的正常,增强双上肢、腰背肌、腹肌的力量,可以完成自行翻身坐起,床椅之间转移,对轮椅的主动操控;以及步行训练达到功能性步行。

2. **长期目标(步行训练,生活自理)** 从功能性步行到家庭性步行,完成日常生活活动;可参与家庭生活,完成一些基本家庭劳动,未来争取恢复一定的劳动能力,达到重新回归社会的目的。

二、常规康复治疗方案

1. **运动治疗**

(1)关节活动度练习:被动与主动训练。

(2)肌力训练:躯干肌力训练、四肢残存肌力的训练。

(3)呼吸功能训练:包括胸式呼吸、腹式呼吸及体位排痰训练。

(4)膀胱功能训练:早期留置尿管、后期开始间歇导尿和自主排尿或反射性排尿训练。

(5)体位和体位变换:床上良肢位摆放。

(6)电动起立床训练:渐进式站立负重训练。

(7)翻身训练:从仰卧位到两边侧卧位的翻身。

(8)坐起训练:从卧位到坐位训练。

(9)坐位平衡练习:包括静态与动态平训练(长坐位与端坐位)。

(10)转移训练:床—椅转移训练。

(11)轮椅训练:大轮平衡训练。

(12)步行训练:在助行架/腋杖等辅助器具帮助下,穿戴长腿矫形器(KAFO)/踝足矫形器(AFO)等支具练习步行训练。

2. **物理因子治疗** 低频电疗法(包括神经肌肉电刺激、功能性电刺激)、气压治疗、高频电疗法(短波疗法、超短波疗法)、肌电生物反馈疗法、超声波疗法、水疗法、传导热疗法、磁刺激疗法等。

3. **作业治疗** 四肢瘫患者通常需要各种支具或特殊的装置才能完成穿衣、进食、个人清洁卫生和利用家庭电器设备等活动。作业治疗师就需要根据患者上肢功能状况,制作不同的支具,如万能袖套、带支撑把的匙或叉子以及粗柄饭勺等,并教会其使用;根据患者的经济情况,选用头控、颌控、手控电动转椅,选用气控、颏控、手控的环境控制系统来完成开关电灯、开关窗帘、看电视、打电话等,以提高患者的生活质量。

另外,作业治疗师应根据患者在院内训练的情况,指导完成患者家庭住房的改造,以利于患者回归社会和家庭。

文体治疗:选择患者力所能及的一些文娱体育活动,对患者进行功能恢复训练,如轮椅篮球、乒乓球、射箭等,一方面恢复其功能,一方面使患者得到娱乐。文体活动可以增加患者运动系统的活动,从而提高其功能和改善体质,增加耐力,从心理上增强患者的自信心和自尊心,还可以分散他们对自身残疾的注意,对患者重返社会,积极参与社会活动都有好处。

4.矫形器　①手部夹板;②自助器,如进食自助器、书写自助器;③无助动功能步行矫形器;④助动功能步行矫形器。

5.中医传统治疗　①针刺疗法,如督脉电针疗法、体针与电体针、头针;②中药药物疗法;③灸法;④按摩疗法。

6.心理治疗　心理康复是现代康复的重要组成部分,它可以使残疾的影响降到最低限度,通过心理评定与心理治疗,可使患者具备较好的心理状态,去接受其他康复治疗,通过功能的改善和环境条件的改变而重返社会。

三、治疗时序

1.急性不稳定期(伤后2~4周)　此阶段患者处于卧床制动阶段,主要治疗均在床边完成。主要目的是防止废用综合征,为后期康复创造条件。此阶段主要内容包括如下内容。

(1)呼吸功能训练,这对于颈段损伤患者尤其重要。

(2)四肢主被动训练,以维持关节活动度,避免肌肉过度萎缩。

(3)正确摆放肢体位置,避免关节变形僵硬。

(4)可以配合使用气垫床,避免出现局部压疮。

2.急性稳定期训练(伤后4~8周)　此阶段患者临床情况已经稳定,治疗地点从床边转移到治疗室内进行,可以展开更多范围的治疗。此阶段主要治疗内容包括以下几方面。

(1)肌力训练:加强所有可主动运动的肌肉力量训练,完全性截瘫患者尤其需要加强上肢支撑训练。

(2)活动度训练:由近端到远端每个关节在每个方向上缓慢轻柔被动运动5~10次,每天2次,肩关节外展早期不超过90°,在脊柱尚处于不稳定阶段时(3个月内),对于T_8损伤平面以下的患者,屈髋不应超过90°。

(3)呼吸功能训练:颈段损伤患者以腹式呼吸训练为主,胸腰段损伤患者练习胸式呼吸为主,可以与体位引流排痰相结合。

(4)膀胱功能训练:帮助患者制订饮水计划,早期可留置导尿,后期鼓励患者学习清洁导尿或反射性排尿训练。

(5)平衡训练:包括床上长坐位训练,端坐位训练,坐位静态与动态平衡训练,站位静态与动态平衡训练等。

(6)支撑及转移训练:包括练习上肢支撑训练,床—轮椅转移训练。

(7)对于脊柱不稳定患者:根据患者损伤部位,帮助其制作及穿戴颈围或脊柱固定支具,并做适应性训练,与前面所给出的训练进行有机结合。

四、恢复期复治疗(8 周以后)

脊髓损伤患者因其损伤平面、损伤性质不同,预后差异性很大,训练侧重点也有所不同,很难一概而论。本文以完全性损伤为例,粗略总结颈段平面、胸段平面、腰段平面患者的各自不同训练内容。

1. 四肢瘫患者主要训练内容　残存肌力加强训练,心肺耐力加强训练,轮椅活动,操控训练,上肢支具、辅助具适应性训练。

2. 截瘫患者主要训练内容　残存肌力加强训练,心肺耐力加强训练,轮椅活动、操控训练,治疗性站立、步行训练($T_2 \sim T_{12}$),在支具/助行架/拐杖辅助下,功能性步行训练($L_1 \sim L_4$)。

五、注意事项

(1)关节被动活动及牵伸训练时,手法应轻柔、缓慢,避免暴力造成软组织的损伤、异位骨化、骨折等。

(2)对急性期颈椎不稳定者,需佩戴颈围给予足够的安全保护,忌颈部活动,且肩带、肩关节活动范围不宜过大。

(3)肌力、耐力训练前,要了解患者的既往史和现病史;训练中严密观测血压、脉搏,正确掌握运动量,循序渐进,确保训练安全。

(4)各种训练中都要评估患者跌倒风险,防止跌倒。

(5)对于存在感觉障碍的患者,要注意保护肢体,避免烫伤、擦伤、拉伤等。

(6)定时翻身、减压,避免压疮。

第五节　典型病例

一、颈段脊髓损伤

(一)病史

患者李××,男,37 岁,建筑工人,广东茂名人。患者于 40 d 前下楼梯时向后滑倒,头颈部先着地,当时患者意识清,自感双下肢无力,无法站立及行走,双上肢可抬举,但不能持物,无法活动颈部。工友拨打 120 急送入医院急诊科。急诊查 CT 示:C_6 锥体粉碎性骨折。患者于第二日在医院骨科行"C_6 椎体骨折内固定术"。术后患者病情平稳,遗留有四肢运动感觉障碍、二便障碍,ADL 完全依赖。现为求进一步康复转入医院康复科。

入院时见:家属推床入院,佩戴颈托。神志清,精神稍差。双上肢可上举,但不能持物;双下肢活动不能,感觉缺失。纳眠可,二便控制障碍,留置尿管,大便开塞露助排。患者平素身体健康,无"高血压、糖尿病、冠心病"等慢性疾病,无"乙肝、肺结核"等传染性疾病,无食物、药物过敏史,无重大外伤及手术史,无输血史,预防接种史不详。已婚,育有一子,11岁,体健。

出生于原籍,长期居留于深圳,无疫水接触史。嗜烟、偶饮酒。工地工人,无长期工业毒物,放射性物质接触史。

诊断:①C_6椎体骨折内固定术后;②四肢瘫。

(二)康复评定

1. ASIA分级 C_6,AIS=A级。

2. 肌力 双侧肩周肌群4~5级。左侧肘屈肌5级、腕伸肌4级、肘伸展肌2级、指屈肌0级和小指外展肌0级;右侧肘屈肌5级、腕伸肌4级、肘伸展肌3级、指屈肌0级和小指外展肌0级。双下肢肌力均为0级。

3. 肌张力 双上肢自腕关节周围肌群开始张力稍低,双下肢肌张力低下。

4. 关节活动度 四肢各关节被动关节活动度正常。

5. 感觉 左侧轻触觉与针刺觉C_7以下障碍,C_8以下缺失;右侧轻触觉与针刺觉C_8以下障碍,T_1以下缺失。

6. 平衡 床上长坐位平衡1级,端坐位平衡、立位平衡均无法维持。

7. 呼吸 以腹式呼吸为主。

8. 其他 神经源性膀胱、神经源性直肠。

9. ADL 改良Barthel指数0分,完全依赖。

10. 心理 抑郁状态,不爱说话,不喜与人沟通。

(三)康复问题

(1)C_6平面以下四肢运动、感觉功能障碍;双下肢肌力0级。

(2)二便功能障碍。

(3)ADL完全依赖。

(4)心理障碍。

(四)康复目标

1. 短期目标 ①床上长坐位平衡达到2~3级(2周);②独立完成床上翻身及平移(2~3周);③辅助下完成进食和修饰(2~3周)。

2. 长期目标 ①坐位平衡达到2~3级,可乘坐电动轮椅在家庭及社区独立移动;②独立完成床上翻身、床边坐起、进食、二便管理,生活部分自理。

(五)康复治疗方案

(1)四肢被动活动训练:四肢各关节各方向3~5次全范围活动,每天2次。

(2)肌力训练:肩周肌群、肘屈肌和腕伸肌抗阻训练,肘伸展肌助力主动训练;床上手支撑训练(图9-1)。

(3)坐位平衡训练:摇高床头,床上长坐位保持训练、自动态平衡训练;逐渐过渡到床边端坐位平衡训练(图9-2)。

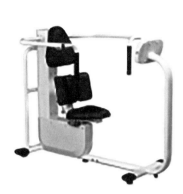

图 9-1　上肢功能康复训练机

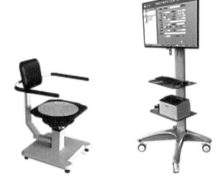

图 9-2　平衡功能训练及评估系统

（4）床上翻身、平移训练：见图 9-3。

（5）ADL 训练：进食、修饰、穿衣训练等。

（6）物理因子治疗：气压治疗、低频电刺激等（图 9-4）。

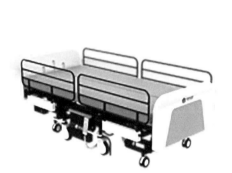

图 9-3　多功能康复护理床

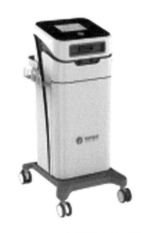

图 9-4　空气波压力治疗仪

（7）二便管理：见图 9-5。

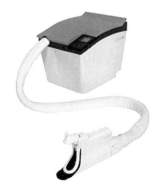

图 9-5　二便排泄自动护理系统

（8）心理疏导。

（9）轮椅使用技巧训练。

（10）宣教。

二、胸段脊髓损伤

（一）病史

患者邓××,男,42 岁,患者因"L₁ 椎体骨折"在我院骨科住院治疗,于 2019 年 6 月 11 日在全麻下行"L₁ 椎体骨折后路切开复位减压内固定术",术后患者遗留有双下肢感觉、运动消失,遂转康复科行康复治疗。2019 年 6 月 9 日 MRI 示:T₁₂椎体Ⅱ度滑脱,T₁₂～L₁ 椎体相对失稳,L₁ 压缩性骨折伴髓腔水肿;2019 年 6 月 18 日 MRI 示:L₁ 椎体骨折内固定术后,内固定器完整。

入院时见:神志清,精神尚可,双下肢活动不能,感觉功能缺失。纳眠可,二便控制障碍,留置尿管,大便需使用开塞露。患者平素身体健康,无高血压、糖尿病等慢性疾病,无乙肝、肺结核等传染性疾病,无食物、药物过敏史,无重大外伤及手术史,无输血史,预防接种史不详。

出生于原籍,长期居留于长期居留地点,无疫水接触史。无吸烟嗜好。无饮酒嗜好。无长期工业毒物,粉尘,放射性物质接触史。

诊断:①L₁ 椎体骨折、椎体滑脱内固定术后;②完全性截瘫。

（二）康复评定

1. ASIA 分级　T₁₂,AIS＝A 级。

2. 肌力　双上肢主要肌群力量均为 5 级,双下肢主要肌群力量均为 0 级。

3. 肌张力　双上肢肌张力正常,双下肢肌张力低下。

4. 关节活动度　双上肢关节活动度正常;双下肢被动关节活动度正常。

5. 感觉　T₁₂以下感觉消失,直肠感觉消失、肛门自主收缩消失,球海绵体反射阴性。

6. 腱反射　腹壁反射、提睾反射、膝反射、跟腱反射均消失。

7. 病理征　Babinski 征、Oppenheim 征、Gordon 征等病理征均未引出。

8. ADL　Barthel 指数 15 分(扣分项:进食、转移、修饰、行走、上下楼梯、大小便控制),ADL 完全依赖。

（三）康复问题

（1）T₁₂平面以下感觉运功功能障碍;双下肢主要肌群力量均为 0 级。

（2）患者目前卧床状态,不能独立坐。

（3）二便功能障碍。

（4）ADL 完全依赖。

（四）康复目标

1. 短期目标　①2 周内可佩戴支具主动轴向翻身;②佩戴支具可逐渐摇高床头至 70°;③增加双上肢和腰背肌肌力训练。

2.长期目标　①可以独立穿衣、进食,生活大部分自理;②可熟练使用轮椅,并且独立完成臀部减压和床椅转移。

(五)康复治疗方案

1.物理因子治疗　功能性电刺激治疗预防肌肉萎缩,20 min/次,每天2次;气压治疗预防血栓形成,20 min/次,每天2次。

2.关节被动活动　进行双下肢被动活动,被动活动髋关节、膝关节和踝关节,可施加轻柔的牵伸手法,防止关节挛缩20 min/次,每天2次。

3.翻身训练　患者将两手交叉上举,先举向转移的相反方向,再快速向转移的方向摆动,使躯干产生侧向翻转,训练早期可以在治疗师或家属辅助下完成,逐渐过渡到主动完成。

4.床上靠坐训练　先侧身,用一侧肘将上身撑离床面,然后转换成用双肘支撑床面,再逐渐过度到双手支撑床面直至坐位;进行靠坐训练(9-6)。

5.电动起立床站立训练　患者于电动起立床上仰卧,绑带固定后,床面头侧逐渐抬起,逐渐增加角度,使患者呈站立体位,并观察患者状态和听取患者反馈,20 min/次,每天2次(图9-7)。

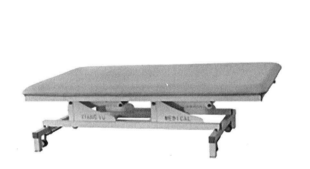

图9-6　医用诊疗床

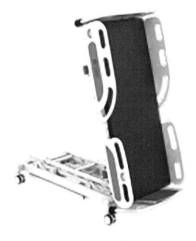

图9-7　康复床

6.力量训练　双上肢抗阻训练(肩前屈、外展、后伸、屈肘、伸肘等),腰背部力量训练(仰卧起坐、引体向上、小燕飞等),根据患者年龄及心肺功能制定力量训练的运动处方,遵循大强度少重复的原则,训练强度控制在最大心率的60%~80%,每组重复10~15次,每块肌群训练重复3~5组。

7.坐位平衡训练　患者体位转移到坐位后,主动维持坐位下平衡,再由静态平衡过渡到动态平衡的训练(重心前后、左右移动),坐位下进行上肢前屈、外展、交替屈肘活动,目标够物等训练,20 min/次,每天2次(图9-8)。

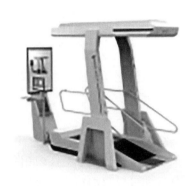

图 9-8 平衡功能训练及评估系统

8. 床-椅转移训练 以枢轴转移方法为例,当患者从轮椅向床转移时,轮椅靠近床边,制动双轮,与床的长轴呈 30°~45°,将双侧脚踏板竖起,患者双足着地,将臀部移动至轮椅坐垫前缘,一手支撑轮椅不靠近床边的扶手,另一手支撑在床上,将臀部摆动到床上。若使用轮椅的侧板能够拆卸或向后翻转,对患者的转移有很大帮助,当患者从床向轮椅转移时,过程相反。除此之外,脊髓损伤患者的床椅转移也有其他的方法,如垂直转移、水平转移等。

9. ADL 训练 穿衣、进食、个人清洁卫生(考虑间歇性导尿)和利用家庭电器设备、熟悉轮椅使用。

三、腰段脊髓损伤

(一)病史

患者王××,女性,19 岁。2019 年 4 月 22 日不慎从学校 3 楼摔落,当时自觉全身多处疼痛,头皮有流血不止,伴短暂昏迷,醒后即自觉双下肢麻木,不能自主活动。无恶心、呕吐、胸闷、头痛、腹痛、便血等症状,急送至当地医院,查 X 射线及 CT 示腰椎骨折,右踝骨折。遂给予头皮缝合、右踝石膏固定,腰椎骨折内固定术,病情稳定后于 5 月 8 日又行右踝关节内固定术。后又到其他医院康复科接受康复治疗,目前仍遗留双下肢运动感觉障碍,二便控制障碍,ADL 大部分依赖。今为求进一步康复来医院,门诊以"脊髓损伤"为诊断收入康复科。

入院时见:神志清,精神差,双下肢活动不利,纳眠一般,二便控制障碍,留置尿管,大便开塞露助排。患者平素身体健康,无"高血压、糖尿病、冠心病"等慢性疾病,无"乙肝、肺结核"等传染性疾病,无食物、药物过敏史,无重大外伤及手术史,无输血史,预防接种史不详。

出生于原籍,长期居留于长期居留地点,无疫水接触史,无吸烟嗜好,无饮酒嗜好。无长期工业毒物、粉尘、放射性物质接触史。

诊断:①腰椎体骨折术后并脊髓损伤;②不完全性截瘫;③右侧内踝骨折内固定术后(图 9-9)。

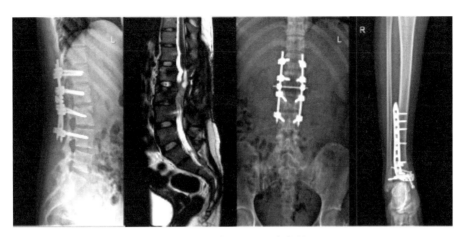

图 9-9　腰椎、小腿影像资料

（二）康复评定

1. ASIA 分级　L_1，AIS＝C 级。

2. 肌力　双上肢主要肌群力量均正常,左侧屈髋肌群 2 级,伸髋肌群 2 级,外展肌群 2 级,内收肌群 2 级,伸膝肌群 3 级,踝背屈肌群 3 级,踇长伸肌 3 级,跖屈肌群 3 级;右侧屈髋肌群 2 级,伸髋肌群 3 级,外展肌群 2 级,内收肌群 1 级,伸膝肌群 1 级,屈膝肌群 3 级,踝背屈肌群 3 级,踇长伸肌 3 级,踝跖屈肌群 3 级。

3. 平衡能力　患者坐位平衡二级,不能独立站立。

4. 转移能力　可独立完成床上翻身训练,卧位-坐位转移,中等辅助下可完成床-轮椅之间转移,不能完成坐-站转移。

5. 其他　神经源性膀胱、神经源性直肠。

6. ADL　改良 Barthel 指数得分,50 分。

（三）康复问题

（1）患者 L_1 平面以下不同程度感觉及运动功能障碍,S_2 以下感觉功能缺失。

（2）双下肢主要肌群力量不足。

（3）坐位平衡达不到 3 级,站位平衡无法完成。

（4）床-轮椅转移需部分依赖,不能独立完成。

（5）二便管理功能障碍。

（6）ADL 中等程度依赖。

（四）康复目标

1. 短期目标　①加强双下肢残存肌力训练;②强化坐位平衡训练;③加强床-椅转移训练;④小便自我管理(学习间歇性导尿)。

2. 长期目标　①在助行器辅助下实现家庭范围内行走;②二便自我管理;③生活基本自理。

（五）康复治疗方案

1. 物理因子治疗　功能性电刺激针对下肢薄弱肌群，20 min/次，每天 2 次；盆底磁治疗改善大小便功能障碍，20 min/次，每天 2 次。

2. 肌力训练　针对双下肢肌群力量，强化髋关节屈曲、伸展、外展的力量，膝关节屈伸的力量以及踝关节屈伸的力量，由主动运动逐渐过度到抗阻训练，每块肌群训练 3 ~ 5 组，每组完成动作 10 ~ 15 次，每天 2 次。

3. 平衡训练　坐位下进行抛接球训练，坐位保护下重心前后及左右转移训练，在支具和治疗师辅助下进行站立平衡训练，完成重心前后转移训练和左右转移训练，20 min/次，每天 2 次。

4. 床-椅转移训练　以垂直转移为例，由轮椅向床转移时将轮椅正面推向床边，制动双轮，上肢帮助瘫痪的下肢逐一移到床面上，轮椅向前进一步靠近床沿，然后用手撑轮椅扶手，逐步推动臀部和腿移动到床上，完成转移。下床时采用相反的方式，即将臀部移到床边，背对轮椅，再用手撑床面逐渐移动向轮椅。该方法适用于转移目标与轮椅座位高度接近。当该患者下肢力量及关节稳定性提高后，可进行坐-站-轮椅的方法进行床-椅转移训练。

5. 步行训练　使用助行器及膝关节固定支具练习在治疗师监护下进行行走训练和上、下楼梯训练，20 min/次，每天 2 次。

6. ADL 训练　穿衣、个人清洁卫生、自主间歇性导尿（记录排尿日记）等。

（吴　伟　左　茹　谢荣芝）

第十章 | 脑瘫儿童康复

脑性瘫痪(cerebral palsy,CP)简称脑瘫,由发育不成熟的大脑(产前、产时或产后)先天性发育缺陷(畸形、宫内感染)或获得性(早产、低出生体重、窒息、缺氧缺血性脑病、核黄疸、外伤、感染)等非进行性脑损伤所致,患病率约为每1 000活产儿中有2.0~3.5个。主要表现为运动障碍,伴或不伴有感知觉和智力缺陷。脑瘫的脑部病理改变主要是脑白质损伤、脑部发育异常、颅内出血、脑部缺氧引起的脑损伤等。

第一节 临床特点

一、临床表现

脑瘫的主要临床表现为持续性运动发育障碍及姿势异常,可表现为不同模式,同时伴有肌张力和肌力的异常。这些异常往往以运动发育迟缓、反射发育异常及肌张力和肌力异常最早出现。

1.典型特征

(1)中枢性运动障碍持续存在:婴幼儿脑发育早期(不成熟期)发生,抬头、翻身、坐、爬、站和走等大运动功能和精细运动功能障碍,或显著发育落后。功能障碍是持久性、非进行性,但并非一成不变,轻症可逐渐缓解,重症可逐渐加重,最后可致肌肉、关节的继发性损伤。

(2)运动和姿势发育异常:包括动态和静态,以及俯卧位、仰卧位、坐位和立位时的姿势异常,应根据不同年龄段的姿势发育而判断。运动时出现运动模式的异常。

(3)反射发育异常:主要表现有原始反射延缓消失和立直反射(如保护性伸展反射)及平衡反应的延迟出现或不出现,可有病理反射阳性。

(4)肌张力及肌力异常:大多数脑瘫患儿的肌力是降低的;痉挛型脑瘫肌张力增高、不随意运动型脑瘫肌张力变化(在兴奋或运动时增高,安静时降低)。可通过检查腱反射、静止性肌张力、姿势性肌张力和运动性肌张力来判断。主要通过检查肌肉硬度、手掌屈角、双下肢股角、腘窝角、肢体运动幅度、关节伸展度、足背屈角、围巾征和跟耳试验等确定。

(5)随年龄增长出现继发性肌肉及骨关节损伤。

2.运动障碍特点

(1)运动发育的未成熟性:表现为整体运动功能落后,也可表现为部分运动功能落后。

（2）运动发育的不均衡性:表现为运动发育与智能发育的不均衡性;粗大运动与精细运动发育过程中的分离现象;身体不同部位运动发育的不均衡性;不同体位下运动发育的不均衡性,各种功能发育不能沿着里程碑发育发展;对于外界刺激的异常反应而导致的运动模式紊乱。

（3）运动发育的异常性:可表现为运动发育迟缓的同时伴有异常姿势和异常运动模式,原始反射发育异常,肌张力及肌力异常;感觉运动发育落后,违背了姿势运动发育由上到下、有近端到远端、有粗大到精细、由低级到高级、由简单到复杂、由反射运动到自主运动的规律。

（4）运动障碍的多样性:表现为锥体系损伤呈痉挛性瘫痪;锥体外系损伤呈不随意运动、肌张力障碍等;小脑损伤呈平衡障碍、共济失调及震颤等。

（5）异常发育的顺应性:表现为脑瘫患儿得不到正常运动、姿势、肌张力的信息感受,而不断体会和感受异常姿势和运动模式,形成异常的感觉神经反馈,发育向异常方向发展、强化而固定下来,异常姿势和运动模式逐渐明显,症状逐渐加重。

二、临床常见各型脑瘫主要特点

小儿脑瘫康复

1.痉挛型脑瘫　以锥体系受损为主,包括皮质运动区损伤及传导束损伤。牵张反射亢进是本型的特征。痉挛型约在脑瘫患儿60%～70%,分为四肢瘫、双瘫及偏瘫。其中以双瘫及偏瘫患儿预后较好。四肢肌张力增高,上肢背伸、内收、内旋,拇指内收,躯干前屈,下肢内收、内旋、交叉、膝关节屈曲、剪刀步、尖足、足内外翻,拱背坐,腱反射亢进、踝阵挛、折刀征和锥体束征等。

2.不随意运动型脑瘫　以锥体外系受损为主,主要包括舞蹈性手足徐动和肌张力障碍;该型最明显特征是非对称性姿势,头部和四肢出现不随意运动,即进行某种动作时常夹杂许多多余动作,四肢、头部不停地晃动,难以自我控制。该型肌张力可高可低,可随年龄改变。腱反射正常、锥体外系征 TLR(+)、ATNR(+)。静止时肌张力低下,随意运动时增强,对刺激敏感,表情奇特,挤眉弄眼,颈部不稳定,构音与发音障碍,流涎、摄食困难,婴儿期多表现为肌张力低下。

3.共济失调型脑瘫　以小脑受损为主,以及锥体系、锥体外系损伤。本型不多见,多与其他型混合出现,主要特点是由于运动感觉和平衡感觉障碍造成不协调运动。为获得平衡,两脚左右分离较远,步态蹒跚,方向性差。运动笨拙、不协调,可有意向性震颤及眼球震颤,平衡障碍、站立时重心在足跟部、基底宽、醉汉步态、身体僵硬。肌张力可偏低、运动速度慢、头部活动少、分离动作差。闭目难立征(+)、指鼻试验(+)、腱反射正常。

4.混合型脑瘫　具有两型以上特点,以痉挛型和不随意运动型混合存在多见。

第二节　康复评定

　　康复评定是脑瘫儿童运动障碍系统管理中的重要环节,通过评定可以全面了解患儿的生理功能、心理功能、社会功能,综合分析个人因素以及环境因素对其病情的影响,为制定合理的康复治疗方案、判定康复效果提供依据。评估的主要目的有:明确脑瘫儿童运动发育水平,了解患儿的关于特征和进展状况;帮助判断进行运动治疗的适时性;回答家长对患儿运动发育水平的疑问,引导家长配合康复管理;测定运动能力的改变状况,评价治疗的效果,鼓励家长坚持接受康复治疗。

一、评定具体内容

　　1. 生长的评定　　脑性瘫痪儿童生长的评定可以通过问诊收集患儿的许多问题。

　　(1)问诊内容:①主诉、就诊的动机(目的);②到目前为止就诊及治疗的经历;③一般健康状况;④既往史,如脑炎、脊髓炎、脑外伤、癫痫等;⑤家族史,发育迟滞、神经肌肉疾病、遗传性疾病;⑥妊娠围生期的危险因素;⑦发育状况;⑧基本生活习惯;⑨养育环境(家庭、幼儿园环境条件);⑩家属对障碍的理解,对康复治疗的希望。

　　(2)通过病史可收集到患儿的许多问题,分为如下4种。①与一般健康相关的问题:食欲、生长延迟、痉挛、视听觉障碍、牙齿、预防接种、遗传等问题。②发育上的问题:运动、精神、语言发育缓慢、行为异常等。③骨科问题:脊柱变形、髋关节半脱位、X形腿、O形腿、足部畸形、先天性斜颈、肢体瘫痪等。④养育上的问题:疗育场所的选择等。

　　2. 发育阶段水平的评估　　于发育阶段水平检查18个月以内的孩子可参照Key months检查项目表进行。对容易发现异常的月龄,通过运动发育、反射、精神发育3方面选择容易评定的项目。

　　(1)月龄:4个月。

　　问诊项目:①哄孩子会笑吗? ②看见东西能追视吗? ③头稳定吗? ④一边摇哗啷棒,一边用舌舔吗? ⑤母亲招呼时能回头吗? ⑥能区分母亲和他人吗?

　　检查项目:①头的稳定性;②原始反射,如Moro反射、紧张性颈反射的消失倾向;③追视检查。

　　(2)月龄:7个月。

　　问诊项目:①能翻身吗? ②能向声音的方向转头吗? ③能伸手抓住东西,再放回原处吗? ④不用手支撑,稍坐片刻? ⑤需要什么东西时能频繁发出叫声吗?

　　检查项目:①坐位检查;②视觉性调正反射;③用布遮目检查;④伸手抓物体、观察动作;⑤对声音的反应。

　　(3)月龄:10个月。

　　问诊项目:①用双手拿茶碗或杯子,能放到嘴边吗? ②能够扶着栏杆等站立吗? ③说"不能去"并把手拉过来,小儿看着亲人的脸吗? ④能模仿"不不、拜拜、要要"等口语吗? ⑤能爬吗?

检查项目:①扶着站起来;②保护性伸展反应检查;③模仿"拜拜、我要等"话语;④对熟人的认识。

(4)月龄:18个月。

问诊项目:①能不跌倒顺利走步吗?②能牵手上阶梯吗?③能指出画册上认识的一些东西吗?④能高兴地玩自行车或玩具吗?⑤能说出有意义的单词吗?⑥能用铅笔潦草地写吗?⑦呼名字时能回头吗?⑧耳朵能很好地听声音吗?

检查项目:①检查走路;②Hopping反应—跨步或跳跃反应检查;③复述理解的单词;④在画册上指出知道的东西。

3. 体格发育评定 如同健康发育儿童一样在围绕身长、体重、头围、头盖、眼、耳、口腔、颈部、胸部、腹部、四肢和脊柱、皮肤等方面进行检查。

4. 神经系统发育的评定 此项为小儿脑性瘫痪评定的重点项目。主要包括肌张力、姿势、反射(反应)、上肢功能、言语发育等内容。

(1)肌张力评定

1)年龄较小的患儿常做以下肌张力检查:硬度、摆动度、关节伸展度、内收肌角(外展角)、腘窝角、足背屈角、足跟耳试验。

2)年龄稍大的患儿可采用修改的Ashworth痉挛评定法。

3)静止性肌张力。

4)姿势性肌张力。

5)运动性肌张力。

6)异常肌张力:①肌张力低下,如蛙位姿势、W字姿势、对折姿势等;②肌张力增高,如头背屈、角弓反张、下肢交叉、尖足等。

(2)反射运动发育评定

1)原始反射:觅食反射、吸吮反射、手与足握持反射、拥抱反射、张口反射、跨步反射、踏步反射、躯干侧弯反射。

2)姿势反射:非对称紧张性颈反射(ATNR)、对称紧张性颈反射(STNR)、紧张性迷路反射(TLR)、调正反应、平衡反应、保护性伸展反射(降落伞反射)。

需要特别注意的是,脑性瘫痪患儿的各种反射活动的异常是分析和评定功能的重要线索或内容。原始性反射超越了消失的时间,多认为反射发育异常,但是要与兴奋、哭泣条件下出现原始反射相鉴别。在5~6个月以后仍可见到原始反射,则可考虑上位运动神经元异常。原始反射消失以后可见到翻正反射,其成为运动发育的基础。但翻正反射仍未出现或延迟出现,提示脑部损伤的可能性。

5. 自发运动或行为的观察的评估 尽量使患儿处于自然放松的状态中,做如下观察:①自发运动的种类或部位、随意控制的程度;②活动和肌张力的左右差别;③有无不随意运动,有无影响因素,如激动兴奋;④各种姿势的特征;⑤残存的原始反射;⑥对声音和光刺激的反应;⑦与周围环境的关系;⑧有无多动和自闭症倾向。

6. 姿势运动发育评定 常用的评估量表有Peabody运动发育量表(Peabody developmental motor scale,PDEMS)、脑瘫儿童粗大运动功能评估(gross motor function measure,GMFM)。精细运动功能评定量表(FMFM)。

7.言语发育评定 常用S-S法(汉语儿童语言发育迟缓评定法)。

阶段1:事物、事物状态理解困难阶段。

阶段2:事物的基本概念阶段。

阶段3:事物的符号阶段。

阶段4:词句、主要句子成分。

阶段5:词句、语法规则。

8.其他相关评定 感觉统合能力发展评定、智力评定、行为评定、学习障碍评定及心理测验。心理测验主要对理解力、注意力、判断力、问题解决能力、概念形成、时间管理、情绪、自制力、自我概念等进行评定。

二、康复评定注意事项及要点

1.肌张力分型及强度 ①基本张力:痉挛、强直、肌张力低下、动摇。②给予以下刺激时,基本的张力发生什么变化? 各种速度的运动、会话、噪声、兴奋及其刺激。

2.异常姿势模式与异常运动模式 ①分析各肢位中的模式,即仰卧位、俯卧位、坐位、四点支持位(四爬位)、膝立位、立位、步行位时的模式。②痉挛或手足徐动的程度。③紧张性反射活动。④非对称性。⑤紧张性反射活动如何阻碍患儿的能力。⑥观察联合反应。

3.基本的自发反应 ①头的控制(矫正反应),即于仰卧位、俯卧位、坐位时头的控制。②平衡反应(倾斜反应)。③上肢的保护伸展反应。

4.发育阶段 ①确切了解以患儿年龄与精神活动为基础的发育现象,决定在运动发育上应主要填补的空白。②患儿的运动模式是否以原始的运动模式为主,有否病态的异常活动或是为单纯的发育落后。

5.挛缩与变形 ①已经出现的挛缩与变形。②挛缩与形变的起因,是何种运动模式的持续存在所致。③目前是否仍处于引起挛缩与变形的异常运动与姿势模式。④通过减少过紧张可否阻止挛缩与变形的进展。⑤对尚未出现挛缩与变形的患儿如何预防。

重点关注:评估后需要确定的问题。①脑瘫的分型、瘫痪部位。②导致患儿致病的可能病因。③合并障碍有无及存在类型。④患儿目前存在的主要问题点,并分析问题的原因。⑤目前在治疗中首先需要解决的问题。

第三节 康复目标

康复目标的制定需要遵循儿童生长发育特点及需求,结合患儿个人因素、家长、生活环境和教育环境等因素,患儿日常生活中最需要的、尽可能主动性的、符合患儿心理发育、趣味性、具有功能性和参与性的目标。分为短期目标和长期目标。

(一)短期目标

治疗师对脑瘫儿童进行短期治疗后,能最先达到治疗目的的目标,是治疗的最初目的,一般设定为经过4~8周的治疗可达到的功能目标。短期目标一般可以制定一个或多个,它的制定是为了脑瘫儿童经过反复强化训练后最快达到纠正或改善功能的目的。

（二）长期目标

长期目标是通过较长一段时间的一个或多个短期目标训练后,得到一个较好的功能纠正和改善,如功能性地会坐、会站、会走等。一般设定为经过3~6个月的治疗可达到的功能目标。长期目标的设定必须结合患儿的日常活动能力、家长的治疗期望、年龄相对应的教育环境等因素。

（三）制订康复计划

康复治疗师针对患儿相应的功能障碍,结合康复目标、患儿个人隐私、家庭因素和教育环境因素,制订具体的康复治疗计划。

例如9个月痉挛型脑瘫儿童坐位下表现为圆背、坐位面积小、负重点在骶尾骨、坐位平衡差、向侧方跌倒时上肢没有保护性反应。短期治疗目标:头躯干的控制、纠正骨盆位置、髋关节的充分屈曲和外旋能力、腰背肌的力量训练、上肢的保护性反应。长期治疗目标:建立功能性坐位,坐位下能够完成双上肢活动。

第四节 康复治疗

痉挛型脑瘫
康复

一、常规康复治疗方案

（一）运动疗法

儿童运动疗法的应用目的在于改善功能、抑制不正常的姿势反射、诱导正常的运动发育。目前较常用的有 NDT 法、Vojta 法、Bobath 法、Rood 法、上田法、PNF 法等。

1.头部控制训练 完成头与颈的中间位控制,为翻身、运动完成与躯干控制打下良好的基础。

2.训练流程 颈立直反射促通—俯卧位抬头训练—仰卧位抬头训练—肘支撑抬头及回旋训练—坐位头控训练。

3.基本操作方法

（1）床上坐位的手法:患儿取床上坐位,操作时缓慢地向后倾倒患儿身体,使其重心从基底面上向后移动,这样可以诱导患儿的头部向竖直方向的调节;同样使患儿向前倾斜（图10-1）。

（2）膝上俯卧位的手法:治疗师坐于床上,两下肢伸展,让患儿松弛地俯卧在其双腿上,治疗师固定患儿肩、上臂等然后左右活动自己身体,使患儿身体随之向前、后移动（图10-2）。

（3）球上俯卧位的促通手法:患儿俯卧于大球上,从俯卧变成肘支持的俯卧位,之后两上肢交替拿向前方进行支撑,将球向前方移动,患儿随之向前移动,利用促通头部的矫正反应来诱发抬头运动（图10-3）。

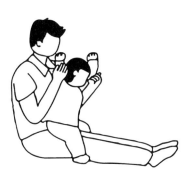

图 10-1 床上坐位的手法

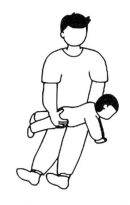

图 10-2 膝上俯卧位的手法

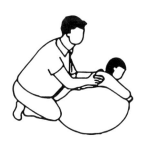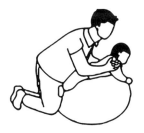

图 10-3 球上俯卧位的促通手法

（4）患儿取仰卧位，治疗师坐于患儿对面，将患儿拉起与地面呈45°时停止片刻，诱导患儿主动收缩上肢使肘关节屈曲90°，保持头立直位。

（5）患儿坐于球上，治疗师扶住患儿腰部，将球向前滚动，随着球向前身体向前倾，于是促通了头的伸展。

（6）患儿取俯卧位，以肘支撑上身抬起，治疗师可扶持其肘关节辅助，并用玩具诱导患儿抬头左右回旋。

（二）翻身训练

翻身可促进躯体回旋运动完成，促使非对称姿势的消失。

1. 翻身训练的流程　俯卧位抬头训练—肘手支撑训练—手口眼协调训练—仰卧位至俯卧位翻身训练—俯卧位至仰卧位翻身训练。

2. 基本操作方法

（1）手支撑促通：患儿取俯卧位，以手支撑上身抬起。治疗师可扶持其肘关节辅助，并用玩具诱导患儿头部左右回旋。

（2）球上肘支撑训练：患儿俯卧于巴氏球上，肘关节支撑，治疗师位于患儿身后，双手固定其肘关节，前后滚动球，促进其主动抬头及上肢支撑（图10-4）。

（3）楔形板手支撑训练：患儿俯卧于楔形板上，借助楔形板支撑抬起上身，完成上肢手支撑及促进头控训练，治疗师可于肩关节轻轻加压，增强上肢关节负重，提高手支撑稳定性(图10-5)。

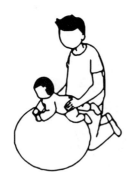
图10-4　球上肘支撑训练

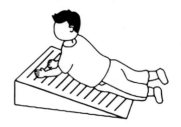
图10-5　楔形板手支撑训练

(4)手口眼协调促通:患儿取仰卧位,治疗师诱导患儿两手抓握双足进行感触,促进其手、口、眼运动的协调。

(5)肩部控制翻身促通:患儿取仰卧位,治疗师双手分别握住患儿双臂上举过头,将两臂左右交叉,后方侧上肢向欲翻向侧用力,从而带动患儿身体旋转,完成一次肩控式翻身动作。

(6)患儿取俯卧位,治疗师双手分别握住患儿双上肢前臂,将两臂左右交叉,后方侧上肢向欲翻向侧用力,从而带动患儿身体旋转,完成一次肩控式翻身动作。

(7)骨盆控制翻身促通:患儿取仰卧位,治疗师握其小腿,屈曲单侧的髋和膝带动骨盆,向左翻时右下肢屈曲,身体向左侧回旋,同时向下牵拉屈曲侧的下肢,身体回旋至俯卧位。

(8)患儿取俯卧位,一侧上肢上举,另一侧上肢自然屈曲,治疗师握其小腿,屈曲单侧的髋和膝带动骨盆,向左翻时右下肢屈曲,身体向左侧回旋,同时向下牵拉屈曲侧的下肢,身体回旋至仰卧位。

(9)球上俯卧位至侧卧位翻身促通:患儿俯卧于球上,治疗师在其身体一侧,一手扶患儿肩,一手扶腹部,双手协同患儿俯卧于球上,治疗师在其身体一侧,一手扶患儿肩,一手扶腹部,双手协同用力使患儿从俯卧位转为侧卧位。两侧交替进行(图10-6)。

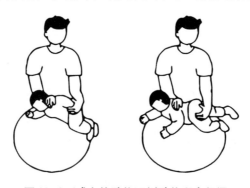
图10-6　球上俯卧位至侧卧位翻身促通

（10）主动翻身促通：患儿取仰卧位，以玩具逗引其翻身至侧卧位，再逗引其主动翻身至俯卧位。

注意事项：翻身训练中应避免头部的过度伸展。

（三）独坐训练

坐位为向立位发育过程中中间姿势，患儿不能坐就不可能站起来。独坐的完成标志着人最基本动作即坐位的静态平衡与动态平衡完成。

1. 独坐训练流程　坐位立直训练—撑手坐训练—扶坐训练—独坐训练—坐位平衡训练—姿势转换训练—（仰卧位至坐位，俯卧位至坐位—长坐位至横坐位—四点跪位—坐位）。

2. 基本操作方法

（1）患儿背靠墙或使用椅背成角的坐具，长腿坐以缓解下肢痉挛，使髋关节充分屈曲。

（2）患儿取长坐位坐于平衡板上，身体与平衡板呈垂直，治疗师缓慢摇晃平衡板，诱导患儿躯体重心向侧方移动并自动回旋身体保持身体平衡。

（3）患儿取长坐位坐于平衡板上，身体与平衡板呈平衡方向。治疗师缓慢晃动平衡板，诱导患儿躯体重心向前（后）方移动并自动屈伸身体保持平衡状态。

（4）患儿能保持静态坐位平衡后，训练其动态平衡。治疗师将患儿骑跨在滚筒上，扶住患儿髋部，左右方向不断轻轻移动使患儿体验身体重心不断转移的感觉，诱导患儿坐位动态平衡反应。

（5）患者坐于巴氏球上，治疗师在患儿前方双手扶持患者下肢，向患儿前方拉球，诱导患儿出现重心移动，躯干后倾患儿继而出现躯干的伸展（图10-7）。

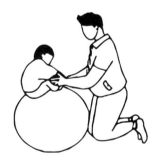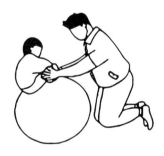

图10-7　独坐训练

（6）仰卧位向坐位转换训练：患儿取仰卧位，治疗师拉患儿一只手，使身体重心向侧前方移动，然后慢慢拉起，完成由仰卧位-单肘支撑-手支撑-侧坐位-长坐位的姿势转换，左右交替完成。

（7）患儿取长坐位，治疗师协助其重心向侧方转移，同时躯干向侧方回旋，完成长坐位-横坐位的姿势转换。

（四）爬行训练

爬行运动是直立运动的基础。独立行走的两个条件：四爬运动的完成，站立平衡的完成。

1. 爬行训练的流程　肘支撑训练—手支撑训练—腹爬训练—四点支撑训练—三点支撑训练—姿势转换训练（四点支撑—坐位，腹爬位—四点支撑，仰卧位—四点支撑）—四点支撑平衡训练—膝手爬训练—高爬训练。

2. 基本操作方法

（1）患儿取手支撑位，治疗师双手放于其肩部，缓慢施加压力增加双上肢负重力，并使患儿重心向左右轻轻移动，提高肩关节稳定性。

（2）患儿在滚筒上取四爬位，两上肢在滚筒前方支撑，双下肢在滚筒的后方，双侧屈曲，可训练四点支撑，一侧屈曲着地，一侧下肢伸展，治疗师固定伸展一侧下肢，可训练三点支撑（图 10-8）。

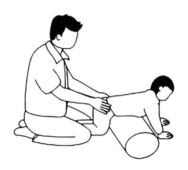

图 10-8　爬行训练

（3）患儿取四点支撑位，治疗师双手放于患儿髋部，缓慢垂直施加压力，提高髋部负重能力，同时向前后方、侧方用力使其重心前后左右移动。

（4）患儿取四爬位，以床单、围巾或悬吊系统于患儿腹部以减轻患儿负重，协助患儿完成爬行训练

（5）患儿借助助爬器，调整吊带至患儿刚好呈四爬高度，减轻患儿负重，有利于患儿爬行。

（6）患儿可于楼梯中，进行爬楼梯训练，强化患儿高爬训练，要求患儿髋关节有良好的分离及屈曲能力。

（五）膝跪位训练

跪位是站立运动的基础，是站立位的前期训练阶段。故患儿若能完成跪位，将来学习站、走就要方便与快速得多。

1. 膝跪位训练流程　双膝跪位训练—单膝跪位训练—跪位行走训练—姿势转换训练（双膝跪位—单膝跪位—站立位）—跪位重心转移训练—独站训练。

2. 基本操作方法

（1）患儿双膝关节屈曲90°跪地，双髋关节充分伸展，挺直腰部，治疗师可扶持患儿两

侧髋部,以帮助保持双膝跪位姿势维持身体平衡。患儿前面可放一小椅子增加患儿稳定性。

(2)单膝跪位是在双膝立位的基础上,在一条腿跪地,另一条腿抬起并使其足底着地,维持平衡。

(3)患儿跪于平衡板上,治疗师左右缓慢晃动平衡板诱发患儿跪位平衡反应的出现。

(4)患儿跪于巴氏球前面,双手推球前进,双膝交替向前迈步,完成跪走训练。逐步过渡都独立跪走训练(图10-9)。

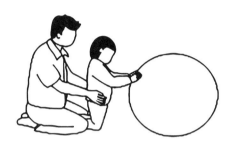

图10-9　膝跪位训练

(5)治疗师两手扶于患儿的两侧髋部,轻轻地诱导患儿向前移动膝关节,反复练习,完成跪走练习。

(六)独站训练

站位是行走的基础,患儿只有完成立位静态、动态平衡,才能正常行走。

1.站位训练流程　四爬训练—靠站训练—扶站训练—抓站训练—姿势转换训练(椅坐位—立位,蹲位—立位,四爬位—立位,跪位—立位)—立位平衡训练。

2.基本操作方法

(1)患者取站立位,以站立架或固定于立位促通板上,进行被动站立。

(2)患儿立于平衡板上,双脚保持与肩同宽,治疗师双手轻扶其髋部,轻轻左右晃动平衡板使患儿重心左右移动,诱导出患者平衡反应,调整保持平衡(图10-10)。

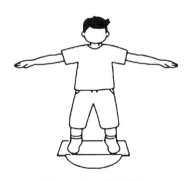

图10-10　独站训练

（3）治疗师站于患儿前方，让患儿保持站立位，治疗师用双手扶住患儿骨盆，诱导患儿身体重心向前、后移动而双脚不离开地面。

（4）患儿取单膝跪位，首先让患儿身体重心移向前方的屈曲侧下肢，然后诱导患儿身体前倾，将身体的重心移动前脚，同时身体躯干、腰、骨盆向前上抬，后面跪位的下肢慢慢伸直向前迈出，使身体呈立位。

（5）患儿取站立位，躯干及下肢保持直立，治疗师以一定压力反复加压，增加躯干及下肢的负重感觉。

（6）患儿双足向两侧分开，双足间距等同肩宽，髋膝关节伸展，呈站立姿势，保持正常站立。

（七）行走训练

行走是人运动发育过程重点最高阶段。能否行走、步态是否正常是患儿家长最关心的问题。

1.行走训练的流程　四爬训练—高爬训练—独站训练—扶行训练—助行训练—牵手行走训练—立位动态平衡训练—步行训练—跨越障碍训练—上下楼梯训练。

2.基本操作方法

（1）患儿取站立位，治疗师于患儿身后，双手扶持患儿两侧骨盆，帮助患儿骨盆回旋及身体重心移动，以带动双下肢随着骨盆的旋转向前迈步，从而让患儿感觉到交替步行和交替负重的感觉（图10-11）。

（2）患儿取站立位，前面放置巴氏球，患儿扶住巴氏球，边向前推球，边向前迈步行走，治疗师可于患儿后方双手控制髋关节，辅助患儿骨盆回旋，促通迈步（图10-12）。

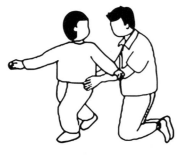 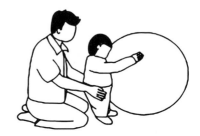

图10-11　行走训练　　　　　　　图10-12　行走训练

（3）患者扶助行器或双杠内行走（图10-13）。

（4）患者有一定行走能力后，可增加步行难度，前方放置一小木箱或其他障碍物，引导患儿跨过障碍物（图10-14）。

（5）当患儿在平地上有一定的独立行走能力时，可进行上下楼梯的训练，开始治疗师可双手辅助髋关节，协助其进行上楼梯训练。

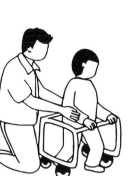

图 10-13　行走训练

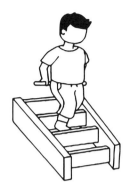

图 10-14　行走训练

(八)物理因子治疗

1.功能性电刺激　电刺激疗法用于脑瘫患儿治疗,主要是缓解脑瘫患儿的肢体和躯干肌肉的痉挛,进而改善运动异常及姿势异常。

2.生物反馈疗法　脑瘫患儿可根据反馈信息对骨骼肌进行放松训练或对瘫痪肌群进行运动功能训练,该疗法可增强肌力、降低肌张力、增加肌肉的协调性、加强感觉反馈、促进脑功能重组,辅助肢体功能恢复。

3.经颅磁刺激技术　其运用于治疗脑瘫患儿的主要机制可能是 rTMS 通过影响一系列大脑神经电活动和代谢活动增强神经可塑性,改善局部血液循环;rTMS 作用于大脑皮质运动区可以通过皮质脊髓束抑制脊髓水平的兴奋性,降低 α 和 γ 运动神经元的兴奋性,从而降低肢体肌张力,缓解痉挛(图 10-15)。

4.水疗　水疗法既是一种运动疗法,也是一种物理因子疗法,通过水的温度刺激、机械刺激和化学刺激来缓解肌痉挛,改善循环,调节呼吸频率,增加关节活动度,增强肌力,改善协调性,提高平衡能力,纠正步态等水疗可增加患儿训练的兴趣,使其树立自信心、改善情绪、积极参与娱乐活动,对其智力、语言、个性的发展都有极大的好处(图 10-16)。

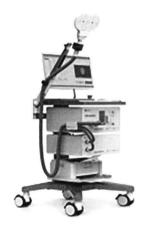

图 10-15　经颅磁刺激器

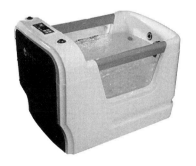

图 10-16　儿童水疗机

5. 蜡疗 石蜡具有良好持久的温热效应,使局部皮肤毛细血管扩张,促进肢体的血液循环,改善肌肉营养,减少肌肉中的蛋白质消耗,松解粘连,使挛缩的肌腱软化、松解,同时蜡在冷却过程中体积逐渐缩小,对皮下组织起局部机械压迫作用,松弛患儿关节韧带、肌肉、肌腱,从而扩大关节活动度、降低肌张力,建立正常的运动模式,提高脑瘫患儿的生活质量(图10-17)。

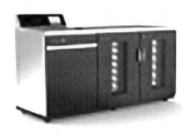

图10-17 电脑恒温电蜡疗仪

（九）悬吊治疗

悬吊训练系统既可以充分调动儿童主动参与的兴趣,又能达到在嬉戏中训练,在训练中嬉戏的目的。最大刺激其各种感觉器官,调动及训练其深部感觉的综合协调能力,增强其神经、肌肉反馈和肌肉力量的目的。利用这个系统,治疗师可以让孩子们在主动的运动过程中完成各项治疗计划,根据每个孩子的功能水平设计不同的治疗内容,完全的个性化治疗方案使孩子们进步很快,可以集神经发育疗法、感觉统合训练、引导教育于一体,对肌张力的缓解、肌力的增强、平衡协调性的提高都能在孩子们的主动运动中完成(图10-18)。

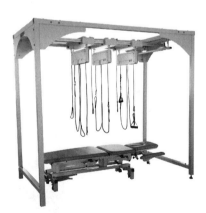

图10-18 悬吊康复训练器

1. 悬吊点

（1）轴向悬吊:运动轨迹为水平面;各向活动均无重力参与;仅在较大范围的运动,肢体做升降运动时重力参与。关节受到轻微压力(取决于绳子的长度)。

（2）头端悬吊：运动轨迹为凸面；运动过程中阻力不断下降；回到起始位的运动阻力不断增加；运动过程中关节承受压力；运动范围较轴向悬吊增加。

（3）尾端悬吊：运动轨迹为凹面；运动过程阻力不断增加；回到起始位的运动阻力不断下降；运动过程中关节被动减压；运动范围较轴向悬吊减小。

（4）外侧悬吊：体位仰卧位，手臂放于体侧，悬吊点在髋关节的外侧。

（5）吊带系于踝部，拉高吊带使腿微微高于水平位，侧方悬吊，朝向悬吊点的运动阻力不断下降；远离悬吊点的运动阻力不断增加；倾斜的运动轨迹决定运动为复合运动。

（6）内侧悬吊：体位仰卧位，手臂放于体侧，悬吊点在髋关节的内侧端，吊带系于踝部，拉高吊带使下肢微微高于水平位，内侧悬吊朝向悬吊点的运动阻力不断下降；远离悬吊点的运动阻力不断增加；倾斜的运动轨迹决定运动为组合运动。

（7）中立位悬吊：体位侧卧位，头枕于臂或垫之上，悬吊点位于髋关节的远端并垂直悬吊，吊带系于踝部，窄带系于膝部，拉高吊绳使下肢水平，中立位悬吊运动轨迹为凹面，运动过程中阻力不断增加（取决于吊带的长度）；回到起始位的运动阻力不断下降；关节既不受压亦无减压。

例：悬吊手支撑训练（轴向悬吊）。

2. 操作方法　患儿俯卧位，治疗师将吊带套入患儿踝关节或膝关节上方，令患儿双手支撑起后升高悬吊点。其高度越高或越低难度越大，与患儿平行时难度最小。

3. 作用　训练该患儿全身稳定肌及上肢关节感受器的刺激和全身伸展肌的肌力训练，尤其以上肢支撑能力所体现。

（十）作业疗法

1. 常规作业疗法　作业疗法通过专门训练、游戏、文娱活动、集体活动等促进患儿感觉运动技巧的发育，掌握日常活动技能，提高社会参与能力。脑瘫儿童作业疗法的应用方式有功能性活动、自我照顾活动、休闲活动。

2. 功能性活动训练流程　肩关节训练（肩关节负重训练—屈伸训练）—肘关节训练（肘关节负重训练—屈伸训练—肘关节旋前、后训练）—手功能训练（抓握—放松训练，手眼协调训练，取物训练，捏物训练）。

基本操作方法：①治疗师让患儿主动或被动地进行肩关节上举外展训练，也可让患儿做双臂伸直、外展后伸动作，利用投篮、传球、扔球动作进行肩关节的屈伸训练。②让患儿俯卧在巴氏球上，肩胛带前伸，伸肘取物，或进行套圈活动。③患儿通过拧开房门的把手进行前臂旋后旋前的主动训练，反复多次。④教患儿双手抓捏皮球，放开手可缩回来，用来练习握住、放松基本运动。⑤训练患儿进行搭积木，可训练患儿向高处抬起手再放下，可练习患儿的拇指张开抓握动作，同时训练手眼协调。

3. 其他　进食训练、更衣训练、如厕训练、沐浴训练、学习与交流（认知训练）。

（十一）家务活动

辅助器具的分类方法很多，脑瘫患儿依据功能活动常用的辅助器具包括进食、洗漱、穿衣、如厕、修饰、转移、交流等方面的辅助器具。在治疗上常用的辅助器具为保持坐位姿势辅助器具、立位姿势辅助器具、移动用辅助器具。坐位姿势辅助器具可保持骨盆的稳定性,增加对躯干的稳定支持,以达到改善功能、适应生长发育,最大限度利用残存功能,提高上肢功能,提高摄食能力。立位姿势辅助器具可维持患儿立位,预防或矫正足、下肢及髋关节的异常姿势,强化不负荷体重的躯干与髋关节肌肉,让患儿体验到立位平衡的感觉,强化头部、躯干、髋关节、下肢等部位抗重力肌的功能,达到抑制屈曲、促进伸展的目的。移动用辅助器具可辅助脑瘫患儿训练及进行力所能及的移动活动,促进和发展移动的能力,包括爬行架、坐位移动辅助器具、助行架。

矫形器是应用最为广泛的辅助器具之一,作用于人体四肢和躯干等部位,通过生物力学原理的作用以预防、矫形正畸、治疗和补偿其功能的辅助器具。常用于脑瘫患儿的下肢矫形器包括足矫形器(foot orthosis,FO)、踝足矫形器(ankle foot orthosis,AFO)、膝踝足矫形器(knee ankle foot orthosis,KAFO)、髋内收外展控制矫形器、下肢旋转矫形器、膝矫形器(knee orthosis,KO)。矫形器可以预防/矫正畸形;增加关节稳定性;辅助与促进治疗效果;抑制肌肉痉挛和不随意运动,促进正常运动发育;支持体重;代偿丧失功能,改善整体活动能力。踝足矫形器在纠正脑瘫患儿尖足、提高下肢运动功能方面起到积极的作用。

(十二)言语治疗

脑瘫患儿或多或少伴有言语障碍,主要表现为发音功能障碍、语言表达功能障碍及语言发育迟滞。言语训练主要针对发音训练、语言理解能力训练、表达能力训练。

1. 发音训练　包括舌功能训练、唇功能训练、构音肌群功能训练。

2. 语言理解能力训练　包括言语性理解能力训练与非言语性理解能力训练。

3. 表达能力训练　包括言语性表达能力训练、认知训练、非言语性表达能力训练。

(十三)药物及手术治疗

1. 药物治疗　主要针对脑瘫患儿的痉挛治疗和癫痫治疗,痉挛治疗常用药物为 A 型肉毒素注射治疗。目前常在超声引导下进行注射治疗。口服药物常用地西泮、巴氯芬、丹曲林、替扎尼定。

此外患儿因负重、营养等因素,常出现骨质疏松,易造成骨折,故临床上常使用维生素 D、钙剂等相关药物以改善患儿的骨质疏松。癫痫治疗临床常用药物有丙戊酸钠、卡马西平、拉莫三嗪、左乙拉西坦、奥卡西平等。要针对患儿实际情况在神经科医师指导下选用药物,用药期间要密切观察疗效与药物不良反应,定期监测药物血浓度及肝肾功能。至少每年复查一次常规脑电图。

2. 手术治疗　目前国内针对脑瘫患儿开展的手术为两类:①针对神经系统,常采用选择性脊神经后根切断术,以降低重症痉挛型脑瘫的下肢肌张力,但应严格选择适应证。②局部矫形手术,常采用肌腱延长术和骨关节矫形手术,目的是改善功能,矫正局部畸形和挛缩。提倡在选择手术治疗时,要倾听患儿家长及康复治疗相关人员的意见,严格选择适应证,确立符合脑瘫患儿实际情况的目标及治疗方案。

(十四)其他疗法

1. 传统医学康复疗法　中医认为脑瘫属于五软、五迟、五硬范畴,属于儿科的疑难杂症。中医中药治疗小儿脑瘫的方法很多,如中药治疗、针刺疗法的头针、体针、手针、耳针、电针等,推拿疗法的各种手法,穴位注射,中药药浴、熏蒸等。

2.马术治疗 又称治疗性骑马。患儿随着马体的上起下落获得平衡感觉,促进动作协调、增加肌肉力量及关节活动度,改善姿势控制能力,消除紧张,并能体验积极的前进运动。培养患儿热爱动物、善待生灵的健康心理。马术治疗分为3类。

(1)被动性马术治疗:患儿骑在马背上,通过专门训练的治疗师,利用马背行走的三维运动来调整患儿的身体,达到某种治疗目的。

(2)主动性马术治疗:患者骑马时向马发出各种指令,让马做出各种动作,如行走、停止、跳跃、慢走、快走等,而马的各种动作通过身体反馈给患儿,达到人和马的互动与交流。这样可以对患者的认知、思维和观念产生良好的矫正和治疗作用。

(3)实用性马术治疗:患者在经过严格训练后,达到独立骑马的目标,并且获得一定的实用性功能。

3.多感官刺激 通过视觉、听觉、触觉、嗅觉等多感官的刺激,促进患儿主动探索环境的兴趣及能力,从而培养及引发他们在日常生活技能的表现,提升对儿童在感官反应方面的知识及探索环境的发展及训练方法。训练原则:活动设计需结合不同感官活动,需考虑患儿的发展能力和需要,并且要多样性,多变化。环境布置要考虑取材方便、耐用、易替代为主。训练过程中以提供患儿亲自探索、操作、体验为导向。

4.文娱治疗 通过各种娱乐活动,如看电影、跳舞、做游戏等,可以陶冶性情,增进身心健康,促进智力及运动发育的一种治疗方法。在开展文娱活动时以患儿康复训练为目的,在活动中以患儿为中心原则。应首先对患者做出全面的评估。根据评估结果制订个体化的训练计划,通过各种活动诱导患儿的主动性,完成强化训练,达到最佳训练效果,可避免造成患儿的心理创伤,有利于患儿的全面发展。

活动设计示范如下。

(1)活动主题:击鼓传球。

(2)康复目标:提高注意力及反应能力,提高躯干稳定性。

(3)活动步骤和方法

准备活动:准备一个球,一面鼓,有一个人负责敲打。讲解游戏规则。

步骤:游戏开始前先演示一遍游戏内容,让患儿准确理解游戏。鼓停后拿到球的人要表演节目,表演内容自选。

5.音乐治疗 音乐是一种强有力的感觉刺激形式和多重感觉体验,可以促进运动发育,改善认知学习能力,促进沟通交往能力,提高心理素质。常用的音乐治疗形式有音乐欣赏、说唱活动、乐器演奏、游戏活动。

6.心理康复与教育 脑瘫患儿常常受到过分的溺爱或无人关注,缺少自信心和自立性,与正常儿童比较,更易产生自卑感和抑郁的情绪,产生一些心理障碍及学习困难。常用的治疗有行为治疗、集体治疗、认知治疗、家庭治疗、游戏治疗。

二、注意事项与治疗原则

1.早期发现异常表现,早期干预 0~1岁是大脑发育最迅速和代偿能力较强的时期,目前公认对脑损伤的治疗和干预越早越好早期发现异常表现,早期干预是取得最佳康复效果的关键。早期治疗的同时早期康复训练确能使大部分脑损伤康复,也可减轻脑瘫儿童伤残程度。早期干预对降低早产儿脑瘫的发生可能有作用,对智力及运动发育有明显的提升作用。对高危新生儿进行早期干预和早期治疗是保证患儿潜在能力最大程度发挥的途径。

2. 综合性康复　小儿脑瘫康复治疗复杂、见效慢、时间长,需要综合、协调地应用各种治疗方法和技术,才能使患儿运动、语言和智力等功能达到最佳功能状态。

3. 与日常生活相结合　脑瘫患儿的病程长,多伴有不同程度的 ADL 障碍,其异常运动和姿势模式体现在 ADL 中,因此康复必须与日常生活活动紧密结合。

4. 康复训练与游戏相结合　脑瘫儿童同样具有儿童的天性,需要趣味、游戏、轻松愉快的氛围,需要引导、诱发,不断感知、感受、反复学习和实践,从而建立正常模式,促进身心发育。

5. 遵循循证医学的原则　小儿脑瘫康复治疗也提倡遵循循证医学的原则,防止盲目地强调某种方法的奇妙性、滥用药物,盲目地应用某些仪器设备或临床治疗方法。

6. 集中式康复与社区康复相结合　社区康复可以为脑瘫患儿在自己熟悉的环境中提供有效的、快捷的康复治疗。

三、伴随障碍的治疗

1. 癫痫　药物治疗。
2. 髋脱位　婴儿期可选择支具治疗,幼儿期一般手术治疗。
3. 骨关节障碍　支具或手术治疗。

第五节　典型病例

患儿,男,3 岁,早产,第一胎第一产,孕 29 周出生,体重轻:出生时体重 1.6 kg,产后窒息。患者运动、智力落后,能独坐,不能独站,辅助下可以行走,但呈剪刀步态,双膝屈曲,双足跟不能着地。双下肢肌张力高,关节活动度差,外展受限。

(一)康复评定

身体结构功能:不能独站,辅助行走时双下肢但呈剪刀步态,双膝屈曲,双足跟不能着地。

个人活动:不能参与个人活动。

社会参与:少。

环境因素:家住 3 楼无电梯。

家庭经济条件:赚钱少,经济状况较差。父亲在外地打工,母亲带孩子,无工作。

(二)主要问题

不能独立步行;运动、智力发育与同龄儿童相比滞后;不能独站,辅助下可以行走,但呈剪刀步态,双膝屈曲,双足跟不能着地;双手精细动作稍差;双下肢肌张力高;关节活动度差,外展受限。

（三）康复目标

1. 短期目标 ①独立站立,改善双下肢肌张力;②扩大关节活动度,双手精细动作改善;③执行指令性活动。

2. 长期目标 ①独立行走;②生活自理;③尽可能地参与一些社会活动。

（四）治疗方案

1. 手法治疗 双下肢牵伸训练。

2. 运动疗法

（1）站立前训练

1）患儿骑坐滚筒,治疗师控制患儿骨盆,膝关节90°,全足掌着地,进行左右负重,促通髋关节外展、促进足的感觉输入。

2）跪立位训练,患儿跪立位,治疗师位于患儿后方,双手控制骨盆,使患儿双膝关与肩同宽,髋关节充分伸展。可以提高下肢支撑能力,同事进行体重的左右移动、体轴回旋等运动,也可以增加腰腹肌的协同收缩。

3）坐位至站立位姿势转换,控制双膝关节,防止出现下肢内收、内旋,诱导患儿反复由坐位到立位的姿势转换。

（2）立位训练

1）患儿单足立位,治疗师位于患儿的前面,患儿双手扶住治疗师的双肩,治疗师用手压住患儿的一侧膝关节,协助站立,促通骨盆的分离运动。

2）立位平衡促通

（3）平衡杠内步行训练:患儿手扶平行杠,训练人员固定其一只脚,诱导其另一条腿屈膝,抬脚,再足跟、脚掌顺序着地。患儿穿戴AFO练习步行。

（4）上下楼梯训练:上下楼梯开始让患儿一手扶栏杆,一手拉大人手,以维持平衡,逐渐让他脱离成人的支持,靠自己的手臂和腿的力量,两步一个台阶,上下楼梯。

3. 作业治疗

（1）辅助器:轮椅、粗柄或长柄汤勺、弯把勺、盘碗吸垫。

（2）佩戴矫形器:AFO。

（3）精细动作训练:训练手与大脑的协调能力,提高患儿的动手能力和手的灵活性。训练方法主要有抓、捏、握物品或玩具,要选择适合小孩玩的物品,由方形、长方形逐步过渡到圆形。给玩具上弦、搭积木、握笔写字画图等。

（4）日常生活自理能力训练,如,进食、如厕等。

4. 心理治疗 尊重患者,认真倾听和理解、安慰、鼓励患儿,激发患儿的积极参与性,积极与患儿交流,逐渐克服患儿的不良心理,培养其自理能力,使其适应社会。

5. 物理因子治疗 水疗、气压治疗、冷敷、神经电刺激疗法、温热疗法。

（李雪红 何永正）

第十一章 慢性病康复

第一节 慢性阻塞性肺疾病

慢性病康复
相关量表

慢性阻塞性肺疾病(chronic obstructive pulmonary disease,COPD)目前在中国是第四致死率疾病,肺康复是 COPD 个体化多学科医疗实践技术方案,并在世界各国广为应用,包括肺康复对重度 COPD 急性发作患者以及对其他慢性呼吸系统疾病患者的疗效,强调肺康复在 COPD 慢性病管理中的重要作用。典型的肺康复治疗项目包括患者评估、运动训练、健康教育、营养干预和心理社会支持。

2006 年美国胸科学会和欧洲呼吸病学会联合制定的肺康复定义:肺康复是对于有症状的日常生活能力下降的慢性呼吸系统疾病患者,采取的多学科综合干预措施,将肺康复的计划融于患者的个体化治疗中,通过稳定或逆转疾病的全身表现而减轻症状,优化功能状态,增加参与合作,减少医疗费用。成功康复治疗的 3 个重要特征为多学科、个体化及关注生理社会功能,除了生理残疾,成功的肺康复也关注心理、情感和社会问题,帮助优化药物治疗以改善肺功能和运动耐量,增加社会参与度,减少卫生保健费用支出的目的。

一、肺康复机制及意义

肢体肌肉功能障碍是慢性阻塞性肺疾病的一个重要的全身后果,肢体肌肉萎缩和无力普遍存在,它影响身体活动、运动耐受性、生活质量甚至生存,可导致患者多系统问题。因此,运动康复是肺康复计划里重要的措施之一,它可以增加呼吸,使心血管、淋巴、血液、神经、肌肉、内分泌、泌尿生殖、消化、皮肤及多系统多脏器功能改善,改变有氧代谢能力和氧运输,明显改善日常生活受限、运动耐量降低及心理功能障碍。运动和活动参与下降或失能,与患者的致残率和病死率相关,因此,综合评价患者严重程度的方法,需要结合临床检查指标、临床症状、活动情况、运动耐量、营养状况、心理状况、生活质量及恶化频率,可体现患者整体状况。有益于增加 COPD 患者运动能力,降低呼吸困难感觉,提高生活质量,减少住院次数,改善患者心理障碍及社会适应能力。

作为肺康复的一部分,多种形式的运动训练可改善慢性呼吸系统疾病患者(如间质性肺疾病、支气管扩张、囊肿性纤维化、哮喘、肺动脉高压、肺癌、肺容积减少术及肺移植)的症状,提高了患者的运动耐量及生活质量。对于通气限制程度较低的有症状的 COPD 患者,增加运动耐量及提高生存质量,安全有效,可减少住院时间,危急病患者进行运动康复可减少机体功能丧失并加速恢复,家庭运动训练可以减少 COPD 患者呼吸困难并提高运动量。康复过程中多种技术和检测手段来支持运动训练,健康教育,对患者进行体力管理,拓宽了结局评估范畴,包括 COPD 相关的知识掌握和自我效能的评估,下肢和上肢肌肉功能,平衡和体力活动情况等。此外,肺康复还可缓解患者的焦虑和抑郁症状。

二、功能障碍问题

1. 换气功能障碍　慢性气管炎症,导致支气管壁的损伤-修复过程反复发生,进而引起支气管结构重塑,瘢痕形成,管腔狭窄,发展成 COPD 的肺泡腔扩大,肺泡弹性纤维断裂。肺气肿加重导致大量肺泡周围的毛细血管受膨胀肺泡的挤压减退,致使肺毛细血管大量减少,肺泡间的血流量减少,此时肺泡虽有通气,但肺泡壁无血流灌流,导致无效腔气体量增加,也有肺区虽有血流灌注,但肺泡区通气不良,不能参与气体交换,导致功能性分流增加,从而产生通气与血流比例失调,肺泡和毛细血管大量丧失,弥散面积减少。通气血流比例失调与弥散障碍共同作用导致换气功能障碍。

2. 通气功能障碍　肺过度通气,使得胸壁被刚性的固定在一个位置上,从而正常的胸壁活动机制受损,肋膈角变平,膈肌受压在一个活动幅度较小的位置,导致呼吸力量下降,而且,由于气道管壁狭窄,大量纤毛被破坏,痰液容易潴留,使肺通气阻力增加,进而引起通气功能障碍。

3. 运动功能障碍　运动耐力降低是 COPD 患者常见症状,归因于疾病本身如通气功能障碍,换气功能障碍,心功能不全,既往的心血管适应水平及骨骼肌功能障碍。肌无力和肌肉疲劳是 COPD 致残的主要原因。该类患者有严重的静坐生活习惯,户外活动时间较少,导致周围肌肉功能不全。其他导致肌肉功能不全的原因包括激素使用,营养不良,蛋白质失衡,慢性低氧血症,高碳酸血症,氧化应激和肌细胞凋亡,运动能力下降与病死率相关。

骨骼肌消耗且功能失调与心肺功能下降是患者活动能力和运动耐力逐渐下降的主要原因,严重影响患者的生活质量。

4. 日常生活能力受限明显　运动耐受能力的降低使慢阻肺患者的生存质量大大下降,几乎所有患者在洗澡和穿衣时均存在不同程度的气促,很多患者在简单日常生活或步行是时也会感到呼吸困难。

5. 心理障碍　慢阻肺主要症状之一为呼吸困难,急性加重期的痛苦感受、运动能力的下降、生活能力下降导致患者抑郁,焦虑,对生活充满恐慌,对肢体活动、日常生活、娱乐活动失去信心。抑郁症状与生存质量下降、再住院发生率及住院时间延长和病死率增加有关,形成恶性循环。

6. 营养问题　体重下降患者比正常体重患者生活质量更低,是预后不良的独立危险因素。

三、康复分期

1. 急性加重期　该期根据患者耐受程度而异,保证生命体征稳定情况下可予以气道廓清训练减轻感染、四肢助力及被动活动训练,神经肌肉电刺激治疗,尽量减少因卧床废用引起并发症。

2.稳定期 可进行住院和门诊肺康复训练。

3.适应证 COPD 或其他呼吸系统疾病,度过急性加重期的患者。

4.禁忌证 生命体征不稳定,患有严重的认知功能障碍,严重的精神情绪功能障碍,患有相关的炎症疾病,患有肌肉、骨骼疾病而妨碍患者参与运动,不稳定的心血管疾病患者(如不稳定型心痛、主动脉瓣疾病、不稳定肺动脉高压)。

四、康复治疗基础

1.一般情况的评估 第一次评估需要面谈,采集患者的现病史、既往史,并告知患者肺康复的过程。

2.临床检查 包括体格检查、化验检查(实验室检查、肺部 CT、心电图、动脉血气分析、肺功能检查)、诊断。

3.症状相关性评定 痰液分级、症状(呼吸困难、疲劳)评估:慢阻肺评估测试(COPD assessment test,CAT)、改良英国医学研究委员会呼吸困难量表(modified Medical Research Council Scale,mMRC)、圣乔治呼吸困难问卷、Borg 自我感觉评级量表。

4.运动相关评定 应记录运动能力、耐力、力量、活动范围和功能能力的基线值,包括肌力评定、心肺运动试验(cardiopulmonary exercise test,CPET)、6 分钟步行试验、6 分钟阶梯试验、运动测试及评估(代谢踏车)、运动量评定、风险分级评定。

5.心理评定 抑郁和焦虑、圣乔治的慢性呼吸问卷。

6.活动参与评定 日常生活活动能力评估包括基础性(改良 Barthel 指数)和工具性使用评估。

7.吞咽功能评定 洼田饮水试验。

8.营养评估 最简单的方法为体重(单位是 kg)除以身高的平方(单位是 m^2)计算 BMI 指数。其他营养相关的评估包括实验室指标血清白蛋白、前白蛋白。

五、康复治疗

慢性阻塞性
肺疾病康复

(一)康复目标

1.短期目标 减少呼吸困难症状;增加肌力和肌耐力(包括周围肌和呼吸肌);增加运动能力;改善日常功能;缓解恐惧和焦虑,改善生活质量;增加肺部疾病知识,加强自我管理。

2.长期目标 延缓病情,改善生活质量,减少再入院率及病死率。

(二)康复治疗方案及措施

1.运动治疗

(1)有氧运动:有氧运动是肺康复的核心内容。它包含运动方式、运动强度、运动持续时间、频率和运动周期等内容。运动方式可采用持续性或间歇性运动训练,持续性耐力运动训练,每次 20~30 min,可以采用步行和或踏车相结合。间歇性训练每次时间为 20~30 min,先给予 30 s 至 2~3 min 的高强度锻炼,休息相同时间后再进行下一次高强度锻炼,如此反复循环。其他运动形式包括下肢活动(爬楼梯、站立、靠墙半蹲、坐站交替、原地单车等),胸廓运动和上肢运动(推墙、手臂转圈和耸肩,双臂上举,划船机等),伸展运动,平衡能力运动训练。运动强度可依据:①呼吸困难水平,可用 Berg 量表(13~14 分)或改良 Berg 量表(3~4 分),测量在活动其间的呼吸困难水平。②运动测试结果的 60%~80%,来设定运动计划。这些运动测试包括 6 分钟步行测试和往返步行测试,而应在运动计划开始前已完成。③运动强度百分比,如最大心率的 60%~80%。但对于有肺疾病的患者而言,由于他们的运动耐力一般是受制于呼吸困难,因此这不是测量训练强度的最佳方法。训练频率仍有争议,建议至少持续 8 周,每周 4~5 次。

(2)肌力训练:肌力训练是肺康复主要内容之一,需要结合呼气,缓慢,不要憋气。每组 12 次,一次做 2 组,每周训练 3 次。如出现肢体异常疼痛,立即暂停。

2.呼吸治疗

(1)体位引流。

(2)气道廓清技术:叩背震动,主动呼吸循环技术,也可使用辅助器械治疗如排痰达、呼气末正压 Acapella。在气道廓清前加强湿化可促进痰液排出。主动呼吸循环技术包括呼吸控制、胸廓扩张运动、用力呼气技术 3 个部分。

(3)呼吸肌的训练:①控制性深慢呼吸锻炼。采用这种训练法能较快使患者的呼吸形态由浅促转为深慢。②缩唇-腹式呼吸锻炼。缩唇呼气与腹式呼吸结合进行,称为缩唇一腹式呼吸法。③抗阻力呼吸训练方法主要用于延长呼气或吸气时间,促进气体从肺泡内排出,减少肺内残气量,同时提高膈肌肌力,如腹部压沙袋的方法。④呼吸体操包括压腹呼吸、压腿盘膝、单举呼吸、抱球呼吸、托天呼吸、旋腰呼吸、蹲站呼吸、甩打呼吸、捺腹呼吸。⑤复合呼吸肌肉训练法,指将腹式呼吸、缩唇呼气和扩胸、弯腰、下蹲等动作结合在一起的锻炼方法,呼吸气功等也属于此列。⑥唱歌或吹奏乐器,可以提高呼吸肌力,减少残气量。呼吸肌康复锻炼方法简单易行,无创无痛,成本低下,容易被患者接受,可在家庭及社区广泛开展。

(4)各种呼吸训练器的应用:便携式主动吸气肌训练装置,吸气量测量桶可使患者在训练过程中随时看到自己吸气量的进步,并可用游标标记,激励自己不断提高吸气量,气体流量测量装置可协助患者深慢呼吸形式的形成。使用非线性阻力呼吸器训练吸气肌,提高最大吸气压;阈值压力负荷训练器:根据最大吸气压设定吸气压力训练吸气肌;Acapella 等排痰训练也有训练呼吸肌力的作用。

3.物理因子治疗　体外膈肌起搏器,其本质是一种低频电刺激,体外刺激膈神经走行方向,有提高潮气量的作用。神经肌肉电刺激,作用与肌力为 3 级以下肌肉,可用于治疗接受呼吸机治疗卧床超过 30 d 的重度功能丧失的患者。

4.作业治疗　通过呼吸策略达到能量节省和控制气短的目的,在活动中调整呼吸是很重要的,合理需要使用能量消耗。①站立:在移动前先吸气,从座位上站起来时呼气;举物高于头顶:举起前吸气,举过头顶后呼气。②穿鞋:移动前吸气,弯腰穿鞋时呼气。③避免举重物:使用手推车,以推代替拉,以滑动代替上举,工作时使用较大的肌肉群—

下蹲时腿受力,避免弯腰,提东西时分散负荷。例如,提半壶水,尽可能坐着活动,站着比坐着做事更费能量。④可能的话,考虑坐着熨衣服、洗碗、洗澡、切菜、园艺、打电话、在棚内工作,准备一个高椅子在厨房或工作台使用,完成任务前先计划准备。⑤步行时,建立一个步速相协调并较易维持的呼吸模式,例如,你可以一步一呼吸或几步一呼吸,视符你的体适能与呼吸困难程度,在你改变步速时,你需要调整呼吸模式。⑥在爬楼梯和上坡时,获得呼吸控制是很重要的,不要为了尽快完成某些任务而闭气呼吸,这只会使呼吸更困难、更气短。

5. 中医传统治疗 穴位按压,对运动耐量无影响,对改善呼吸困难有效;三伏贴;太极拳、八段锦、广播体操等,注意控制运动量和运动强度。

(三)治疗时序

1. 急性加重期(重症期康复) 该期患者以改善功能结局的通气和活动策略为主,患者可能会使用机械通气,此类患者的制动和卧床对于医疗团队是一个挑战。机械通气,易导致呼吸机相关性肺炎、气压伤、呼吸机相关性损伤;镇静、意识障碍引起肌肉无力、活动受限、ICU 获得性虚弱,影响肌肉和神经损伤,导致肌力下降,肌肉萎缩,活动障碍,血栓形成,皮肤损伤如压疮。

该类患者的治疗措施包括:暂停或减量镇静,予以唤醒,进行胸廓扩张训练,咳嗽训练,呼吸机用呼吸末正压排痰仪,体位引流(合并支气管扩张),背部悬空靠坐及下床训练。

2. 缓解期(慢病康复) 治疗强度较急性加重期可适当放宽,内容如上述,较加重期更加广泛,包括运动治疗、呼吸治疗、物理因子治疗、作业治疗、中医治疗等。

肺康复团队可根据患者的需求和目标个体化制订肺康复计划,包括肺部疾病教育及其管理方法、药物使用、呼吸再训练、运动、节约能量技巧、应对能力技巧、作业治疗、营养咨询(表 11-1)。

表 11-1　缓解期的康复治疗方案

康复计划	方案
肺部疾病教育及管理方案	帮助患者理解疾病:肺部如何维持正常功能,疾病产生的原因,预防措施,常见需就诊的情况,可以采取小组教学形式
药物的使用	药物的作用,雾化吸入剂的使用方法,现场演示可以提高患者用药依从性
呼吸训练 (根据患者体能及爱好有个体差异)	①气道廓清训练:体位引流,主动呼吸循环训练技术,叩背排痰,Acapella 排痰仪,根据患者痰液量及体能状态选择,晨起和睡前各进行一次,直到痰液清除。②呼吸肌训练:腹部加沙袋,通过鼓腹提高呼吸肌力,重量为 2.5 ~ 5 kg,时间为 15 ~ 20 min。训练呼吸肌力的呼吸训练器,每次 5 ~ 10 个,休息一次,避免过度通气
运动疗法	①运动疗法:训练前予以 6 分钟步行测试;踏车运动,持续性或间歇性运动共 20 ~ 30 min,训练强度参考呼吸困难程度,60% ~ 80% 最大心率,60% ~ 80% 测试结果,老年人首次训练需根据患者自身感觉慢慢提高训练量。②呼吸体操:不同编排的体操,不限形式,适合患者强度,结合兴趣有利于长期坚持。③四肢肌力训练:需配合呼吸

续表11-1

康复计划	方案
作业治疗	节能技巧训练、应对能力技巧、唱歌或吹奏乐器
营养咨询	针对体重下降的患者：①每天多摄入 836.8～1 046 J。②多吃高热量、高脂肪的食物。例如高脂乳制品（冰激凌、全脂牛奶、黄油）、油、坚果和花生酱。③吃饭时和饭前不要喝太多的水或饮料，避免增加饱腹感。④使用膳食补充剂。⑤增加钙剂补充和减少钠的摄入

（四）注意事项

（1）当发热、感染或者一般的感冒时，避免剧烈运动。

（2）如果患者运动计划被中断，从低强度重新开始。

（3）不要在一顿饱餐后立即做运动。

（4）不要在极冷或极热的环境下做运动。

（5）运动前可使用支气管扩张剂（呼吸道的舒缓药物可扩张呼吸管和气道）。

（6）假如你在运动时遇到下列症状，如恶心、胸痛、头晕、呼吸异常困难、过度气喘、咯血应立即停下来休息，并及时就医。

六、典型病例

患者李××，70 岁，大学学历，反复咳嗽咳痰胸闷气喘 5 年，活动或季节交替时加重时有痰，白色黏痰，辅助检查提示：血象正常；肺功能提示 FEV_1/预计值 38%，重度阻塞性肺部疾病；胸部 CT 提示肺大疱，肺透亮度增加；心脏超声未见明显异常。双肺呼吸音低，可闻及湿性啰音，心率 70 次/min，血压 120/89 mmHg，呼吸 16 次/min，血氧 95%。患者吸烟史 30 年，已戒烟 10 年。

诊断为：慢性阻塞性肺疾病（稳定期）。

康复评估：

S（subjective data，主观资料）：双肺呼吸音低，可闻及湿性啰音，活动后呼吸困难加重，运动量下降，季节交替时症状加重，痰液增多。

O（objective data，客观资料）：血象正常；肺功能提示 FEV_1/预计值 38%，重度阻塞性肺部疾病；胸部 CT 提示肺大疱，肺透亮度增加；心脏超声未见明显异常。

A（assessment，功能评定）：BMI 20 kg/m^2（体重 56 kg，身高 1.67 m）；四肢肌力评定 5 级；CAT 评分：28 分；呼吸困难程度 Berg 评分 4 分；咳嗽能力下降：有较明显咳嗽声响，痰液不易咳出；Millier 痰液评分：少许脓性；吞咽功能正常；6 分钟步行测试：360 m，步行前血氧饱和度、呼吸困难程度 Berg 评分分别为（96%、4 分），步行后血氧饱和度、呼吸困难程度 Berg 评分（88%、5 分）；疲劳 Berg 评分 4 分；改良 Barthel 指数：100 分；焦虑评分：轻度；抑郁评分：轻度。功能障碍：消瘦，有痰，运动能力下降，呼吸困难，疲劳感明显。

P（plan，康复治疗计划）：治疗方案为宣教教育，加强营养，予以肌力训练，配合呼吸训练；踏车运动或步行训练，1 次/d，每次 20～30 min，采用间歇训练，训练强度采用

60%～80%最大心率。呼吸肌力训练：压沙袋法，每天 2 次，每次 5 min；排痰训练：排痰阀，Acapella 等，吹 5 次咳嗽 2 次。

（吴　鸣）

第二节　糖尿病

慢性病管理康复治疗指南

　　糖尿病是一种以高血糖为特征的代谢障碍疾病，其主要与内分泌系统胰腺分泌的胰岛素有关。其主要原因是体内的糖类代谢异常不能被合理分解，直接从尿液里排出。长期存在高血糖会导致各种组织损伤，特别是眼、心脏、肾脏、血管、神经慢性损害和功能障碍。

　　糖尿病患者在前期通常会出现不明原因的体重减轻，恶心呕吐，尿频，过度的饥饿或口渴，视线模糊，伤口的愈合缓慢等症状。

　　根据糖尿病的症状表现可以分为两种类型：1 型糖尿病又称为胰岛素依赖型糖尿病（IDDM），胰岛 B 细胞被破坏，导致胰岛素绝对缺乏，容易出现糖尿病酮症酸中毒（DKA），此类分型的糖尿病患者自身不能产生胰岛素，代谢紊乱明显，需要靠外来注射的胰岛素维持体内血糖稳定。据研究表明，通常好发于青少年人群，常表现为"三多一少"，多尿，多饮，多食，体重下降。2 型糖尿病是一种常见的疾病，以胰岛素分泌不足，或胰岛素抵抗为主伴胰岛素分泌不足，渐进式发病并且症状在早期可能是轻微的，多发于成年人。在治疗过程中不需要注射胰岛素，通常无酮症酸中毒倾向，2 型糖尿病的遗传易感性较 1 型糖尿病高。其危险因素主要包括不健康的高糖饮食习惯，久坐不动的生活方式，肥胖及糖尿病家族史。

　　糖尿病患者的生活习惯调整和血糖监测的自我管理意识是进行康复治疗的重要组成部分，其有助于评估患者的糖类代谢的程度以及制订合理的降糖康复方案和措施。

一、康复问题

　　1. 代谢功能障碍　患者表现为血糖的异常升高，表现为糖、脂及蛋白质的代谢紊乱，并伴有心、脑、肾等靶器官损害。

　　2. 运动功能下降　糖尿病患者常伴有下肢不同程度的肌力下降，常出现在神经病变的患者身上足部环绕小腿的肌肉萎缩最常见。糖尿病会导致肌肉质量和强度降低，因此肌无力和运动减慢，步态不稳和跌倒频繁有关。

　　3. 软组织愈合功能障碍　糖尿病溃疡及创伤愈合困难是 2 型糖尿病致残率和致死率居高不下的重要因素之一。数据显示，因 2 型糖尿病导致截肢的患者是非糖尿病的20 倍。2 型糖尿病创伤愈合困难的原因众多，潜在的外周血管疾病的复杂因素使得大多数糖尿病足溃疡无症状，直到后来不愈合溃疡运动功能障碍导致由于肌肉萎缩引起的脚的生物力学改变而导致足溃疡发展的风险增加。这可能导致皮肤压力增加，从而导致足部溃疡并最终截肢。

4. 感觉障碍　糖尿病性神经病变是在下肢远端开始的感觉功能丧失,其特征还在于疼痛和显著的发病率。

5. 日常生活自理能力受限　糖尿病和糖尿病状态下发生的各种慢性临床症状和体征会给个人、家庭和社会造成一定的影响。导致个人的日常生活能力受到不同程度的降低,有时会部分依赖家庭和社会,同时,对家庭经济、日常生活和娱乐造成影响。

6. 认知障碍　糖尿病与认知障碍相关,可能转变为血管或神经退行性痴呆。认知损害影响 1 型尤其是 2 型糖尿病患者,因其发展涉及许多血管,代谢和心理社会因素。糖尿病患者的认知损害表现为反应速度变慢,短时记忆减少等。

7. 性功能障碍　临床上由于缺乏对女性糖尿病患者性功能的标准化评估,因此女性性功能障碍的细节并不明确。男性性功能障碍是糖尿病常见并发症,男性中勃起功能障碍(ED)患病率从 35% ~75% 不等。

二、糖尿病并发症

糖尿病患者慢性并发症主要有糖尿病脑血管病变、糖尿病心血管病、糖尿病周围神经病变。

糖尿病足溃疡是造成糖尿病患者感染、截肢、住院的主要原因,占糖尿病并发症的 85%。据流行病学研究显示,严重的溃烂患者下肢截肢的风险是非糖尿病患者的 40 倍。糖尿病足多科室多学科联合模式(MDT),中医和西医相结合,内科与外科相结合,各自发挥其优势,骨科、放射、病理、营养、康复多学科共同参与的中西医综合治疗平台,在糖尿病足诊治中得到广泛应用。

外周神经病变为主的糖尿病并发症,包括糖尿病足,运动可增加人体热量的消耗,改善脂质的代谢,提高胰岛素的敏感性,进而控制血糖,增强神经细胞营养,促进神经传导功能的作用,进而改善周围神经病变。有研究表明,通过长期的运动和平衡训练可以降低糖尿病神经病变风险。推拿配合抗组训练也能有效改善糖尿病患者的踝臂指数和震动感觉阈值。非负重运动治疗有利于糖尿病足溃疡的愈合,疗效优于单纯常规治疗及局部治疗。此外,还有研究显示对糖尿病足患者进行为期 12 周的有氧运动即能明显降低患者的 HbA1c 水平、增加骨骼肌力量和改善运动感知水平。

三、康复治疗基础

(一)康复评定

1. 运动功能评定　临床上常用 Fugl-Meyer 进行患者的上下肢运动功能评定。Fugl-Meyer 评估(FMA)是基于表现的损伤指数。它旨在评估患者的运动功能、感觉、平衡、关节活动范围和关节疼痛。适用于临床和研究,以确定疾病严重程度,描述运动恢复,并计划和评估治疗。

2. 心功能评定　每分心输出量:心室每分钟射出的血液量,这是反映心泵功能的综合指标。心脏指数:是指单位体表面积的每分心输出量,可用于不同个体间的心功能比较,是反映心泵功能的有用指标。射血分数:是指每搏输出量与心室舒张末期容积之比值,是反映心室收缩功能的常用指标。临床上心输出量、心脏指数、射血分数可用超声心电图测定。血压测量:①受测者应放松静坐至少5 min。测量前30 min内应排空膀胱,避免咖啡因摄入、运动以及吸烟。移除受测手臂上的衣物。②受测者手臂应与其右心房持平,将合适尺寸的袖带平整缚于上臂,血压测量设备应经过校准。③记录两手臂上分别测量的数值,并取较高值。每次测量应间隔1 min以上。④取同一手臂两次测量的平均值,即为受测者的血压值。心率监测:常用的心率监测可采用听诊、触诊、心电图、血氧仪、心率监测腕表等。听诊技术:听诊器放置在受测者心尖部(一般位于左锁骨中线内侧第5肋间处),记录1 min心脏跳动的次数。触诊技术:触摸并计算体表可扪及的大动脉的脉搏次数。安静状态下可测定15~30 s的次数,并折算成每分钟脉搏数(图11-1)。

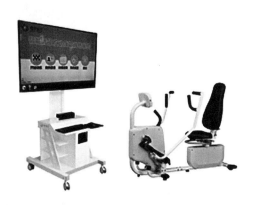

图11-1　心肺功能评估训练系统

3. 神经及感觉功能评定　定量感觉检查(quantitive sensor testing,QST)是对感觉进行定量判断的一种心理物理学技术,它可以对感觉障碍的程度进行定量评价,是近年来发展较快的一门技术。QST代替了传统的用大头针、棉签等检查来评价感觉神经功能,相对于传统的方法较客观、可比性好。同时临床上还常用糖尿病周围神经病变的Toronto评分、半定量音叉检查、感觉神经定量检查-温度觉分析仪进行评价(图11-2)。

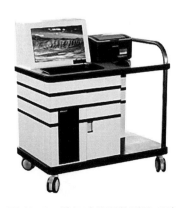

图11-2　神经功能评估训练系统

4.日常生活能力评定 日常生活活动(ADL)包括涉及照顾自己和身体的基本行为,包括个人护理,行动和饮食。包括基础性日常生活能力(BADL)和工具性日常生活能力(IADL),基础性日常生活能力包括进食、梳理、穿衣、穿脱衣、大小便控制、床椅转移、洗澡和上厕所等。

5.认知功能评定 运用 MMSE、LOTCA、CDR、GDS 量表评价总体认知功能,通过这些量表评估定向力、语言、记忆力、注意力、视觉空间能力和执行功能等不同领域的认知功能。

(二)治疗原理

运动疗法是治疗糖尿病的基本方法之一,特别是用于治疗 2 型糖尿病效果较明显。药物治疗糖尿病与运动疗法干预糖尿病的信息系统存在差别,但是两者的作用机制类似。高亭昕等人的实验结果表明,长期有规律的体育锻炼可以有效降低 2 型糖尿病患者的血糖,与口服降糖药物的作用疗效相当。

1.康复中能量代谢转变的生理机制 在人体内骨骼肌有两种摄取葡萄糖的方式:非胰岛素依赖型和胰岛素依赖型。在静息状态下,人体对葡萄糖的摄取主要通过胰岛素依赖的途径进行,当产生胰岛素抵抗或 2 型糖尿病发生时,人体肌肉摄取葡萄糖的胰岛素依赖型途径受损,而由于肌肉收缩运动所引起的非胰岛素依赖型的葡萄糖摄取消耗途径则不受影响。因此,体育锻炼对于调节胰岛素抵抗状态中糖代谢和 2 型糖尿病的糖代谢具有重要的生理意义。

2.康复改善糖代谢 康复训练增加肌肉组织代谢率,促进葡萄糖的摄取和控制血糖。当人体开始运动时,首先消耗体内肌糖原,导致细胞内 6-磷酸葡萄糖浓度逐渐降低,己糖激酶活性的抑制作用减轻,增强葡萄糖磷酸化作用,加快葡萄糖的消耗利用,促进糖化血红蛋白(HbA1c)分解,使血红蛋白与氧结合率增加,血糖降低。

3.运动可以调节胰岛素

(1)运动可以增强胰岛素的分泌能力。糖尿病的主要发病机制是胰岛素分泌不足,相应的胰岛素分泌能力增强就能改善糖尿病。

(2)运动可以增加组织对胰岛素的敏感性。人体在运动中肌肉等组织对葡萄糖的摄取是在血浆胰岛素含量较低的情况下进行的,体育锻炼可以增强身体肌肉等外周组织对胰岛素的敏感性。

(3)体育运动可以改善胰岛素受体,抵抗胰岛素与受体结合,以利于肌肉对葡萄糖的转运。

康复训练后肌糖原的合成增加在 2 型糖尿病患者中,胰岛素刺激葡萄糖转运的衰减和损害降低了肌糖原合成的速率。体育锻炼后身体内葡萄糖的转运得到改善,胰岛素敏感性和 GLUT4 的增加促使肌糖原合成酶活性升高,致使机体内糖原合成增加。

4.康复改善脂代谢 康复训练可以提升肌肉组织中脂蛋白脂酶的活性,减少人体内极低密度脂蛋白,增加高密度脂蛋白。体育锻炼还可以促进体内脂肪分解,增加胆固醇和游离脂肪酸的利用,有助于预防和减少糖尿病并发症。肥胖是导致 2 型糖尿病发病的一个重要因素,体育锻炼可减轻体重,加速脂肪消耗,预防糖尿病的发生。

科学合理地进行康复训练会引起人体生理功能的适应性变化,糖尿病的发病机制目前尚未完全阐明,但是合理的体育锻炼对糖尿病的治疗和改善效果已有明显的定论,尤其是对 2 型糖尿病的效果更为明显。康复训练通过提高胰岛素敏感性,改善血糖水平,加速脂肪分解,降低体重,改善脂代谢状况等来对糖尿病进行干预和影响,这是目前比较经济和有效的治疗方案。科学合理地进行康复训练可以促使我们预防、治疗和控制糖尿病及其并发症的发生。

5. 改善骨骼肌的功能　康复训练可以改善糖尿病患者的骨骼肌功能,主要包括机械收缩功能和代谢功能。研究表明运动可以促进骨骼肌体积增大,肌肉力量增强,骨骼肌纤维 I、II 型纤维的增生。其中 I 型纤维较 II 型纤维肌肉纤维具有更高的胰岛素的敏感性、更大抗氧化能力、更多的线粒体。另外,运动能够通过改善糖尿病患者骨骼肌的胰岛素敏感性,改善骨骼肌细胞摄取、利用葡萄糖能力,提高脂质代谢能力,增加骨骼肌内脂质动员分解,降低骨骼肌内脂质的堆积。此外,运动能够诱导骨骼肌细胞线粒体生物合成。

6. 改善心理状态　运动改善糖尿病患者心理状态的机制主要有心理和生理两个方面。心理性包括自我效能和控制感增加,以及注意力的分散、自我观念的改变等;生理机制包括中枢神经系统去甲肾上腺素传递增加,下丘脑肾上腺皮质系统。5-羟色胺合成和代谢以及内啡肽的变化。

7. 降低糖尿病的发病因素　糖尿病的发病危险因素因糖尿病类型不同而不同,1 型糖尿病的易感因素主要有遗传易感性、自身免疫、病毒感染、牛乳喂养、药物及化学物;2 型糖尿病的易感因素主要有遗传易感性、体力活动减少及能量摄入增多、肥胖、胎儿及新生儿期营养不良、年龄、吸烟、药物及氧化应激等。其中部分易感因素是可以被防治及控制的。如运动作为一种行为疗法,使患者形成坚持运动的习惯。研究表明,规律运动可以促使患者体内 β 内啡肽水平显著增高,使患者产生运动愉悦感,从而使患者愿意运动。如肥胖可通过运动治疗结合饮食疗法来加以纠正等。

四、康复治疗

(一)治疗目标

1. 短期目标　通过控制高血糖和代谢紊乱来消除糖尿病症状和防止出现急性代谢并发症。

2. 长期目标　通过良好的代谢控制达到预防慢性并发症、提高患者生活质量和延长寿命。

(二)常规康复治疗方案

1. 运动治疗

(1)概述:运动疗法是重要的改善血糖控制的非药物治疗方法。饮食和运动是健康生活方式的基础,这些对于糖尿病患者来说具有重要意义。通过大量国内外的流行性病学研究发现,适当的运动对预防和改善糖尿病有积极的作用。运动疗法可以改善糖尿病的机制,增加胰岛素敏感性(短期和长期),降低血糖水平,改善心血管(CV)功能,同时运动也可以改善肌肉骨骼的功能,降低 BMI,改善蛋白质和脂肪的代谢功能,进而提高糖尿病患者的生活质量。

Bweir 等 2009 做了一项关于阻力运动训练和有氧训练对 2 型糖尿病患者疗效的对比研究。目前尝试比较这两种运动形式对糖尿病患者的影响的研究较少。本研究比较了10 周抗阻训练和跑步机有氧运动对受试者运动前后血糖水平和 HbA1c 的影响,在每次运动之前和之后测量即时血糖值和 HbA1c 作为收集的数据。在为期 10 周的阻力计划后,数据分析结果显示,阻力组 80% 的受试者在参与运动后血糖水平维持在正常范围内,而在有氧运动组只有 20% 的受试者达到了正常血糖范围。与等热量和强度的有氧运动相比,10 周的阻力训练能够显著改善血糖的控制,使其稳定维持在正常范围内,并且阻力运动训练比有氧训练更能降低糖尿病患者的 HbA1c。研究结果发现,两组的运动前和运动后血糖水平以及 HbA1c 值均得到改善。然而,阻力训练组在实现血糖控制方面改善得更加明显。

这一项研究证据也得到了来自澳大利亚的研究学者支持。基于之前的研究,Maiorana 等(2001)做了一项 Meta 分析,研究表明有氧运动联合抗阻运动可以改善糖尿病患者外周阻力和血管的舒缩功能。该研究包含了 3 种条件设置(不运动、进行性阻力运动和有氧运动),有 372 名 2 型糖尿病患者纳入其中。与有氧运动(SMD 1.44,95% CI 0.83~2.05)或无运动(SMD 0.95,95% CI 0.58~1.31)相比,进行性阻力运动导致强度大幅改善。渐进性阻力运动增加了强度并导致糖化血红蛋白的小幅减少,这可能对 2 型糖尿病患者具有临床意义。

有研究表明,有监督的住院康复治疗可以提高机体功能,减少并发症,是 2 型糖尿病患者安全有效的干预措施(Mehtap Ozdirenc 等,2004)。该试验分为无任何运动指导组(对照组)和低强度运动康复治疗组(运动组),运动组患者在住院期间被分配到平均(12.0±2.4 d)的低强度运动康复计划。在实验结果评估中,6 分钟步行测试中行走的距离在运动组中明显高于对照组(18.0%,10.2%;$P<0.05$)。估计最高 VO_2 也增加了更多(28.6%,3.5%,$P<0.05$)。此外,运动组的受试者描述在进行 6 分钟步行测试相比于比治疗前更容易。

相比于 2 型糖尿病对于 1 型糖尿病的运动疗法研究较少,Arutchelvam 等(2009)做了一项研究,旨在比较运动后 1 型糖尿病患者血浆中的 3 种基础胰岛素:地特胰岛素,中性鱼精蛋白(NPH)胰岛素,甘精胰岛素。受试者在 3 个时期内用胰岛素治疗方案进行治疗:一个时间段为进餐时胰岛素(门冬胰岛素)加基础地特胰岛素(2 次/d),一个时段为门冬胰岛素和 NPH(2 次/d),另一个时期为甘精胰岛素(1 次/d)。在运动计划开始之前,胰岛素剂量优化超过 4 周。在每个治疗组中,受试者在最后进餐时间和基础胰岛素注射后 5 h,运动 30 min。在相对良好控制的 1 型糖尿病患者中,地特胰岛素与甘精胰岛素相比,与运动期间和运动后的 NPH 胰岛素相比,低胰岛素血症较少。

(2)运动治疗处方:糖尿病患者在进行运动治疗前应该由专业的康复医生或治疗师进行评估。评估主要包括糖尿病现病史、治疗史、心血管疾病史、体格检查、运动基础状态评估(运动耐力测试和心电图运动试验。根据评估的结果制定相应的个体化训练方案。运动处方主要包括运动的类型、时间、频率、强度、注意事项、短期和长期运动疗效。运动过程中要遵循"循序渐进"的原则,确保运动疗法安全有效地进行。

　　糖尿病患者开始运动时,建议从低强度的有氧运动开始,在运动过程中调动身体整个肌群的参与,随着功能的提高可适当增加强度。根据每个患者的爱好不同,常见的有氧运动包括打太极拳、跳广场舞、慢跑、打乒乓球等运动。在运动过程中应遵循持续性和周期性原则。在运动前首先要做热身准备活动,一般 10 min。对于糖尿病患者可适当地进行小负荷抗阻运动(30 min/d),增加肌肉的力量防止肌萎缩,不适合做大负荷的无氧运动,因为剧烈运动可以使血液中的儿茶酚胺等升糖激素分泌增多,尤其是 1 型糖尿病的患者。应鼓励患者每周至少有 150 min 低强度的有氧运动。临床检查出现肾功能不全肾病及尿毒症患者禁用运动疗法。在运动过程中避免糖尿病患者由于不恰当的运动方式、强度和运动时间带来的不必要损伤,例如低血糖、眼底出血、骨骼肌损伤、骨折、低血糖、心肌缺血等损害。

　　Goodyear's 等(1988)研究发现,运动是治疗非胰岛素依赖性糖尿病和胰岛素依赖性糖尿病的重要辅助手段。单次运动会增加葡萄糖摄入骨骼肌的速度。运动导致葡萄糖转运的激活,这一点与胰岛素相似。但是实验结果也显示,如果运动间歇超过 3 d,已经获得的胰岛素敏感性会降低。运动频率一般以每周 3~7 次为宜,如果运动量较大,可间隔 1 d,如果每次运动量较小,则每天可进行规律性的运动。此外有研究表明,规律、系统的运动可以改善糖尿病患者的心理状态,减轻患者的精神负担,改善患者的生活质量,进而有利于血糖的控制。

　　治疗处方如下。

　　1)运动项目:糖尿病运动疗法的形式主要包括步行、慢跑、游泳、太极拳等。患者可根据自身的情况任选 1~2 项,其中步行是目前国内外最常用的,应作为首选。

　　2)运动频率:合理的运动频率是每周 3~7 次,具体视运动量的大小而定。如果每次的运动量较大,可间隔一两天,但不要超过 3 d,如果每次运动量较小且患者身体允许,则每天坚持运动 1 次最为理想。

　　3)运动时长:对于提高心肺功能和最大摄氧量的耐力训练的要求与对运动强度的要求正好相反。随着训练强度的增加,实现提高心肺功能的耐力训练事假越短。低强度、长时间的运动计划可以收到与高强度、短时间运动同样的效果。目前推荐每次 20~60 min 的有氧运动,但不包括热身和结束后的整理运动。因为频率的关系,如果有氧运动超过 60 min,会增加关节损伤的概率。为了避免急性损伤,应该在数周到 1 个月的周期运动后逐渐增加运动频率、时间和强度。

　　4)运动强度:运动强度是运动处方中的核心问题,运动强度应该根据患者的目标量身定制,对于有氧运动来说合理的强度应该是其最大摄氧量的 40%~70%,身体欠佳的患者应该从最大摄氧量的 40%~50% 开始。训练的强度可以运用几种方式安排,最常用的包括目标心率(THR),计算最大摄氧量,主观体力感觉范畴的设定。在最大运动强度的情况下心率和摄氧量呈线性相关。因此,多数情况下,我们利用心率间接推测患者的摄氧量。

　　最大心率 = 220 - 年龄。

　　储备心率 = 最大心率 - 静态心率。

　　目标心率(THR) = 储备心率 × 训练强度 + 静态心率。

2. 饮食治疗 医学营养治疗是糖尿病的基础治疗手段,包括对患者进行个体化营养评估、营养诊断、制订相应营养干预计划,并在一定时期内实施及监测。此治疗通过调整饮食总能量、饮食结构及餐次分配比例,有利于血糖控制,有助于维持理想体重并预防营养不良发生,是糖尿病及其并发症的预防、治疗、自我管理以及教育的重要组成部分。

3. 作业治疗 在慢性疾病中的作用管理被描述为促进患者的坚持性、习惯和正确地进行健康管理任务,坚持在日常生活中使用。治疗师还利用短信发送信息提醒,以及在面对面的交流中进行临床问题对话。例如,由于习惯在干预中被着重强调,而习惯依赖于环境因素,如果治疗师对参与者的提示不成功的话,可以调整提示(例如,提醒自己吃药时可在睡觉时在床头柜上放药作为视觉提示,而不是在睡觉的时候设置闹钟)。真正的干预手册包括对干预协议和理论框架的概述,以及以下7个内容模块。

模块1:评估和目标设定。①健康生活史回顾;②历史生活的叙述;③寻找障碍和糖尿病护理。

模块2:糖尿病患者的生活干预,其干预内容如下。①什么是糖尿病? ②它是如何治疗的? ③理解急性和长期并发症。分发的额外资料包括:①了解自身的糖尿病基本情况(HbA1c、血压、胆固醇);②自我监测血糖;③脚护理建议。

模块3:访问和宣传,其干预内容如下。①得到护理;②找到一个保健提供者,使用医疗福利;③做治疗决策,与护理提供者沟通保持健康。额外资料包括:①保持健康(理解访问频率以及适当的测试和筛选);②获得医疗服务(当地诊所的时间和地点,参与者的住所)。

模块4:活动和健康,其干预内容如下。①日常生活和糖尿病自我保健;②打破习惯;③高风险活动(如喝酒、吸毒)糖尿病的困境。额外资料包括:①学习如何与糖尿病相处(建议每日自我保健活动);②健康饮食(美国农业部饮食指导方针;部分控制);③体育活动建议。

模块5:社会支持,其干预内容如下。①管理糖尿病社交场合;②"糖尿病患者警察";③家庭生活,同伴关系。

模块6:情绪幸福,其干预内容如下。①情感和糖尿病:焦虑、抑郁、愤怒、内疚、否认、恐惧;②应对糖尿病倦怠,自我毁灭行为;③促进健康和发展积极的应对策略,亲密关系。额外资料包括如何处理与糖尿病有关的额外消极情绪。

模块7:长期未来健康规划,其干预内容如下。①预期的变化生活方式和日常;②适应变化;③糖尿病并发症,健康状况的变化。额外资料包括心血管疾病糖尿病性视网膜病的预防和治疗。

每个模块包括建议的目标,建议支持这些目标的相关活动,以及客户需要的额外资源。干预方案是单独量身定做的。强调基于活动的干预,诸如客户角色表现环境调适,或直接参与活动的策略,比如准备一顿饭来提高碳水化合物的计算能力,或者探索与糖尿病有关的博客,开发一个糖尿病患者支持网络,指导视力障碍患者使用非视觉设备来测量胰岛素,帮助患者使用可以有语音的血糖仪(某些患者需要使用单手就可以操作的血糖仪)。

4. 心理治疗 心理治疗尤其是认知行为疗法对抑郁、焦虑等情绪障碍有效。糖尿管理团队成员应能提供必要的心理咨询,最好有专业的心理治疗师或有经验的精神科医师加盟,以便提供更为专业的心理治疗服务。

（三）治疗时序

糖尿病的康复治疗以自我管理为重。因此可能并不存在线性的恢复阶段。但根据运动处方的变化,可以进行一定阶段的划分。根据 2012 年《中国糖尿病运动指南》,以健身走为例,介绍糖尿病患者(无其他合并症)运动处方的具体实施方法(以田径场 400 m 跑道为单位递增距离或用配备距离显示器的跑台计算距离)。

1. 第一阶段(初始期)　第一周练习前用中慢速度走 5 min,然后用中速走 1 600 m/d,3 d/周。练习的距离和强度都不变,稍微感觉疲劳即停止,持续 2 周。第三周距离增加到 2 400 m/d,不计算练习时间,要保证完成行走距离。3 d/周,持续 3 周。第六周距离增加到 3 200 m/d,不计算练习时间,保证完成行走距离,3 d/周(注:以上训练距离如过大,可将其分 2~3 次完成。当患者身体已适应此强度即可以开始第二阶段训练)。

2. 第二阶段(适应调整期)　第一周中速走 3 200 m/d,3 d/周。训练强度略加大,开始计算训练时间,持续 2 周。第三周距离增加到 4 000 m/d,3 d/周,持续 3 周。第六周距离增加到 4 800 m/d,3 d/周。如果身体已适应这一强度即可进入第三阶段。

3. 第三阶段(稳定期)　第一周中速走 4 800 m/d,3 d/周,以 45~60 min 完成练习为目标,持续 2 周。第三周中速走 4 800 m/d,4 d/周,持续 3 周。第六周距离增加到 5 600 m/d,4 d/周。如果身体已适应这一强度即可进入第四阶段。

4. 第四阶段(巩固提高期)　第一周中速走 6 400 m/d,4 d/周。以 35~60 min 完成练习为目标,持续 2 周。第三周中速走 6 400 m/d,5 d/周,持续 3 周。第六周中速走 7 200 m/d,5 d/周。如果身体已适应这一强度就可进入第五阶段。

5. 第五阶段(达标期)　第一周中速走 10 min,然后慢跑,不考虑时间和距离,尽量持续跑 20 min,3 d/周,以逐渐达到自己目标心率上限为目标,持续 2 周。第三周每次持续跑的时间增加 1 min,直至可坚持连续跑 30 min。4 d/周,持续 3 周。第六周维持 30 min 的持续跑,4 d/周,目标心率保持在上限。运动者根据处方训练一段时期(数周或数月)后,重复接受身体检查,以评定运动效果,通过适当调整以制定下一阶段的运动处方。

（四）注意事项

1. 血糖控制及监测　美国糖尿病协会对 2 型糖尿病的诊断依据如下:糖化血红蛋白水平 $\geq 6.5\%$,空腹血浆葡萄糖水平 ≥ 126 mg/dL(7.0 mmol/L),或口服葡萄糖耐量试验中 2 h 血浆葡萄糖水平 ≥ 200 mg/dL(11.1 mmol/L)。对于具有典型的高血糖症状患者,且随机血浆葡萄糖水平 ≥ 200 mg/dL(11.1 mmol/L)也可以被诊断为糖尿病。

血糖控制的总体目标在于维持血糖稳定,减少远期并发症,目前的糖尿病指南推荐糖化血红蛋白的值应控制在小于 6.5% 或小于 7%。有心血管疾病或多种心血管危险因素的老年患者则应制定较宽松的血糖值。对于血糖目标值的设定得是否恰当还取决于患者心理因素,自我照顾能力和家庭的监督与支持,定期监测血糖指数的变化。

2. 康复教育　糖尿病是一种慢性终身病,具有病程长、无传染、可控制、难根治的特点,更多取决于患者的自我管理和控制,正确的康复宣教对糖尿病患者的康复起到了积极的作用。

对糖尿病患者及其家属进行正确的康复宣教是预防并发症,实现良好治疗计划的核心。同时对脂肪和蛋白质的代谢控制也有良好的意义。据美国糖尿病协会(ADA)统计数据显示,病程 3 年以上的糖尿病患者,出现并发症的概率在 46% 以上;5 年以上的糖尿病患者,出现并发症的概率在 61% 以上;10 年以上的糖尿病患者出现并发症的概率高达 98%。进行糖尿病自我管理教育(DSME)是促进糖尿病患者自我保健所需的知识,技能和能力的持续过程。该过程结合了糖尿病患者的需求,目标和生活经历,并以循证标准为指导。教育的内容包括对了解糖尿病的临床表现,如何在生活中积极预防并发症的发生,以及对日常生活中对饮食结构的调整。

有文献研究评估自我管理教育对 2 型糖尿病患者成人 GHb 的疗效。自我管理教育可以立即随访提高 GHb 水平,增加接触时间可以提高效果。平均随访时,干预后 GHb 较对照组降低 0.76%(95% CI 0.34 ~ 1.18);随访 1 ~ 3 个月,增加 0.26%(增加 0.21% 到减少 0.73%);随访 ≥4 个月时观察到 0.26%(0.05 ~ 0.48)。随着参与者和教育者之间的额外接触时间,GHb 减少更多;每增加 23.6 h(13.3 ~ 105.4)接触,减少 1%。干预措施停止后 1 ~ 3 个月,疗效减少,这表明学习行为会随着时间的推移而发生变化。需要进一步研究以制订有效维持长期血糖控制的干预措施。

3. 运动时机　糖尿病患者在按照运动处方所建议的运动进行训练时应特别注意时机的选择。不要在注射胰岛素和(或)口服降糖药物发挥最大效应时做运动训练;胰岛素依赖型糖尿病患者不要在空腹时进行运动等。为预防糖尿病患者发生运动性低血糖现象,建议患者在运动时,身上常备些快速补糖食品,以便及时补充糖分,预防低血糖昏迷的发生。

五、典型病例

(一)病历资料

患者王××,女,66 岁,退休人员。

主诉:糖尿病病史 4 年余,头晕,胸闷,乏力 1 周。

现病史:患者发现血糖增高至今有 4 年余。表现为头痛头晕,口渴口苦乏力等。当时查空腹血糖 11.2 mmol/L,患者长期降糖药物(二甲双胍,美吡达,消渴丸,量不详)。日常血糖控制在 6.11 ~ 7.00 mmol/L 左右。每逢血糖增高时,患者会出现头晕、头痛、心慌、体乏无力等症状。1 周前患者感觉比以前有更明显的饥饿感,并且头晕、胸闷、胸痛、体乏,小便增加,无抽搐昏迷等症状;无双下肢水肿,双视力无明显下降。今为求进一步治疗,前来我院,门诊查以"糖尿病"收入我科。患者自发病以来,神志清,精神可,多食,多饮,小便多,大便尚可,体重明显减轻。

既往史:患者既往健康一般;患有"糖尿病"2 年;无手术外伤史、输血及献血史。无食物过敏史等。

专科检查:神志清,无失语,无构音异常,一般情况可。嗅觉视力可,两眼各方向运动充分,两侧瞳孔等大等圆,直接间接对光反射灵敏,未引出眼震。感觉系统无异常,颈软,克尼格征(-),布鲁津斯基征(-),右侧 Babinski 征(-),左侧(-)。

辅助检查:血脂示总胆固醇 5.55 mmol/L,甘油三酯 2.47 mmol/L;血清葡萄糖 32.55 mmol/L;肝功能:无明显异常改变(-);经颅多普勒:所测颅内部分动脉血管血流速度增快;腹部彩超示:①肝弥漫性回声改变;②双肾小结石;心电图示:窦性心动过速,心电轴正常。

初步诊断:糖尿病。

临床治疗方案:①饮食疗法(低糖饮食);②降糖;③预防感染;④对症及支持治疗。

（二）治疗笔记

1. S(subjective data,主观资料)　患者主诉患糖尿病很多年,但近期常常头晕,胸闷且身体乏力。

2. O(objective data,客观资料)　血脂:总胆固醇 5.55 mmol/L,甘油三酯 2.47 mmol/L;血清葡萄糖 32.55 mmol/L;肝功能:无明显异常改变(-)。

3. A(assessment,功能评定)

（1）血压 138/78 mmHg,心率 85 次/min。

（2）Barthel 评分:78 分,患者可以完成大部分生活自理活动,仅在照顾者监督或少量帮助下完成如厕等活动,预防跌倒。

（3）6 米步行测试:53 s。

（4）MMSE 认知功能评定:18 分,中度认知障碍。

（5）FMA:下肢 30 分,上肢 66 分(满分)。

4. P(plan,康复治疗计划)　鼓励患者按照运动康复计划每天餐后进行机体康复锻炼,运动方式主要以慢跑、太极拳、游泳等有氧运动为主,每天运动时间控制在 30 min,若患者病情严重可适当增加运动锻炼强度,若患者脉搏指标检测后显示较高则需要控制运动强度。

定期复查,不适随诊。

举例:

运动项目:有氧功率自行车(佩戴心率带监测心率)。

运动频率:10 min 热身,30 min 有氧训练,每周 3 次。

运动强度:心率-(220-66)×60% =92 次/min(目标心率)。

（三）注意事项

（1）运动应在康复治疗师指导下进行,患者在训练中如有任何不适应及时向治疗师反馈并终止训练。

（2）运动前应进行血压测试。

（3）训练中患者应保持精神放松、情绪愉快,动作要有节律,不用力使劲,呼吸自然,不闭气。运动与休息应交替进行,避免过劳。

（4）循序渐进,锻炼前做好热身活动,锻炼结束要缓慢停止。

第三节 高血压

正常人的血压随内、外环境的变化在一定范围内波动,由于血压波动与心血管和肾脏不良事件连续相关,临床上将收缩压≥140 mmHg 和(或)舒张压≥90 mmHg,根据随机临床试验的证据,通过降压治疗使血压下降获益定义为高血压。

高血压可分为原发性高血压和继发性高血压。其中原发性高血压约占高血压患者的95%,是指以原发性血压升高为主要临床表现伴或不伴有多种心血管危险因素的综合征,是多种心、脑血管疾病的重要病因和危险因素,是心血管疾病死亡的主要原因之一。继发性高血压是指某些确定的疾病或病因引起的高血压,约占所有高血压的5%。继发性高血压一般针对其原发病因治疗,不作为康复治疗的对象。本节重点介绍原发性高血压的康复治疗。

原发性高血压是全球分布的疾病,全球大约有 10 亿高血压患者。我国近 20 年来高血压的发病率逐年上升,1959 年为5.11%,1979 年为7.73%,1991 年为11.88%,2002 年卫生部的调查资料表明我国 18 岁以上成年人高血压患者总数已达 1.6 亿,按 2010 年我国人口数量与结构计算,我国目前现有高血压患者 2 亿。今年来康复医学的运动治疗、心理调节、教育等对高血压的控制效果已经被肯定。

一、康复问题

1. 自主神经紊乱　交感神经亢进是产生并维持高血压的始动因素之一。长时间的交感神经系统兴奋性过高会使外周血管平滑肌收缩,血管口径缩小,血管阻力增大;钙离子内流增多、增快致使心率加快;心肌收缩力增强;心排血量增加。多种因素共同参与均可致使动脉血压增高。

2. 循环系统障碍　微动脉收缩痉挛,引起血管阻力增加而导致高血压,并造成红细胞聚集成团,血液黏度增加,血流变缓。因此循环系统障碍是高血压的重要因素之一。

3. 行为障碍　许多情感因素也是高血压的危险因素,如负面情绪、易怒、容易紧张和担心的个性等,此外,高血压患者往往伴有不良的生活习惯、心理障碍等,这些也是高血压的重要诱因。

二、康复分期

1. 高血压的诊断标准　人群中血压呈连续性正态分布,同时心脑血管病的危险性也随着血压的升高而逐渐增加。但正常血压和高血压之间没有一个明确的界限,为更好地减少高血压损害,我国采用 1999 年世界卫生组织(WHO)和国际高血压学会(ISH)提出的新标准,即收缩压≥140 mmHg 和(或)舒张压≥90 mmHg,且必须为非药物状态下 2 次或 2 次以上非同日多次重复测得的血压,即诊断为高血压。

2. 高血压分期和分级　在未使用降压药物的情况下,诊室收缩压(SBP)≥140 mmHg 和(或)舒张压(DBP)≥90 mmHg。根据血压升高水平,将高血压分为 1 级、2 级和 3 级。

根据血压水平、心血管危险因素、靶器官损害、临床并发症和糖尿病进行心血管风险分层,分为低危、中危、高危和很高危 4 个层次。

(1)按血压水平分类:目前我国采用正常血压(SBP<120 mmHg 和 DBP<80 mmHg)、正常高值[SBP 120~139 mmHg 和(或)DBP 80~89 mmHg]和高血压[SBP≥140 mmHg 和(或)DBP≥90 mmHg]进行血压水平分类。以上分类适用于 18 岁以上任何年龄的成年人。

将血压水平(120~139)/(80~89) mmHg 定为正常高值血压,主要根据我国流行病学研究的数据确定。血压水平(120~139)/(80~89) mmHg 的人群,10 年后心血管风险比血压水平 110/75 mmHg 的人群增加 1 倍以上;而且,血压(120~129)/(80~84) mmHg 和(130~139)/(85~89) mmHg 的中年人群,10 年后分别有 45% 和 64% 的可能成为高血压患者。高血压定义为:在未使用降压药物的情况下,非同日 3 次测量诊室血压,SBP≥140 mmHg 和(或)DBP≥90 mmHg。SBP≥140 mmHg 和 DBP<90 mmHg 为单纯收缩期高血压。患者既往有高血压史,目前正在使用降压药物,血压虽然低于 140/90 mmHg,仍应诊断为高血压。根据血压升高水平,又进一步将高血压分为 1 级、2 级和 3 级。ABPM 的高血压诊断标准为:平均 SBP/DBP 24 h≥130/80 mmHg;白天≥135/85 mmHg;夜间≥120/70 mmHg。HBPM 的高血压诊断标准为≥135/85 mmHg,与诊室血压的 140/90 mmHg 相对应。

由于诊室血压测量的次数较少,血压又具有明显波动性,需要数周内多次测量来判断血压升高情况,尤其对于 1 级、2 级高血压。如有条件,应进行 24 h 动态血压监测或家庭血压监测。

(2)按心血管风险分层:虽然高血压是影响心血管事件发生和预后的独立危险因素,但是并非唯一决定因素,大部分高血压患者还有血压升高以外的心血管危险因素。因此,高血压患者的诊断和治疗不能只根据血压水平,必须对患者进行心血管综合风险的评估并分层。高血压患者的心血管综合风险分层,有利于确定启动降压治疗的时机,优化降压治疗方案,确立更合适的血压控制目标和进行患者的综合管理。

根据 2005 与 2010 年中国高血压指南的分层原则和基本内容,将高血压患者按心血管风险水平分为低危、中危、高危和很高危 4 个层次。根据以往我国高血压防治指南实施情况和有关研究进展,对影响风险分层的内容做了部分修改,增加(130~139)/(85~89) mmHg 范围;将心血管危险因素中高同型半胱氨酸血症的诊断标准改为≥15 μmol/L,将心房颤动列入伴发的临床疾病;将糖尿病分为新诊断与已治疗但未控制两种情况,分别根据血糖(空腹与餐后)与糖化血红蛋白的水平诊断。

3.适应证 临界性高血压,Ⅰ~Ⅱ期高血压以及部分病情稳定的Ⅲ期高血压患者。对于血压正常偏高者,也可用于预防高血压的发生,达到一级预防的目的。运动锻炼对以舒张期血压增高为主的患者作用更为显著。

4.禁忌证 任何临床情况不稳定均应作为禁忌证,包括急进性高血压、重症高血压、高血压危象、病情不稳定的Ⅲ期高血压、合并其他严重并发症(严重心律失常、心动过速、脑血管痉挛、心力衰竭、不稳定型心绞痛、降压药不良作用明显且未能控制、运动中血压>220/110 mmHg 等)。

三、康复治疗基础

(一)康复评定

1. 心功能评定

(1)每分心输出量:心室每分钟射出的血液量。这是反映心泵功能的综合指标。

(2)心脏指数:是指单位体表面积的每分心输出量。可用于不同个体间的心功能比较,是反映心泵功能的有用指标。

(3)射血分数:是指每搏输出量与心室舒张末期容积的比值。是反映心室收缩功能的常用指标。临床上心输出量、心脏指数、射血分数可用超声心电图测定。

2. 血压测量及心率监测

(1)血压测量:①受测者应放松静坐至少5 min。测量前30 min内应排空膀胱,避免咖啡因摄入,运动以及吸烟。移除受测手臂上的衣物。②受测者手臂应与其右心房持平,将合适尺寸的袖带平整缚于上臂,血压测量设备应经过校准。③记录两手臂上分别测量的数值,并取较高值。每次测量应间隔1 min以上。④取同一手臂两次测量的平均值,即为受测者的血压值。

(2)心率监测:常用的心率监测可采用听诊、触诊、心电图、血氧仪、心率监测腕表等。

1)听诊技术:听诊器放置在受测者心尖部(一般位于左锁骨中线内侧第5肋间处),记录1 min心脏跳动的次数。

2)触诊技术:触摸并计算体表可扪及的大动脉的脉搏次数。安静状态下可测定15~30 s的次数,并折算成每分钟脉搏数。

3. 运动前风险评估 运动前风险评估的目的是决定个体是否适宜进行运动训练及运动训练的强度。针对高血压患者,收缩压/舒张压≥140/90 mmHg的患者进行中等强度及以上运动疗法风险较高,易诱发心肌梗死、心绞痛、中风等疾病。

美国运动医学会运动前评估如下。

第一步:判断患者当前的运动水平,是否经常锻炼。

患者在过去3个月每周至少有3 d进行30 min以上的中等强度(40%~60%最大摄氧量或改良自觉用力程度量表5~6分之间)的运动,则为经常锻炼。

第二步:患者是否确诊有心血管疾病、代谢性疾病及肾脏疾病或有以上疾病的指征及症状。

心血管疾病、代谢性疾病及肾脏疾病的指征及症状:心肌缺血导致胸部、颈部、下巴、手臂或其他一些部位的不适或疼痛;休息时气短;头晕;阵发性夜间呼吸困难;脚踝水肿;心悸、心动过速;间歇性跛行;已知的心脏杂音。

第三步:决定个体运动训练是否需要医生的许可以及运动训练的强度。

(1)运动负荷评估

1)心肺运动试验(CPET):是指在逐渐递增的运动负荷下,通过心电以及气体分析,监测机体在运动状态下的摄氧量、二氧化碳排出量、心率、血压、心电图等一系列数据指标,综合评价心肺等器官系统的整体功能和储备能力。

主要指标如下。①最大摄氧量（VO_2max）：指人体在极限运动是的最大耗氧能力；②无氧代谢阈值（anaerobicthreshold，AT）：指有氧代谢到无氧代谢的临界点，用于判断运动耐力；③代谢当量（metabolic equivalent，MET）：每千克体重进行 1 min 活动，消耗 3.5 mL 的氧，此运动强度为 1MET。可用于各种活动定量及运动的强度判断；④最大心率（HRmax）：指最大运动量时的心率。

测试设备包括功率自行车型、跑步机型等。

2）6 分钟步行测试：主要用于评价中、重度心肺疾病患者对治疗干预的疗效，测量患者的功能状态，可作为临床试验的重点观察指标之一，也是患者生存率的预测指标之一。

3）2 分钟踏步测试：该测试可以测量老年个体（>60 岁）的有氧耐力及下肢耐力。该测试方法为：选取一面墙并在墙上放置或涂画标记，标记位置高度与受测者髌骨到髂嵴的中点高度一致，受测者离墙约半米并正对标记站好。然后受测者开始原地踏步 2 min，提膝高度应到标记高度。测试过程允许休息，扶墙或其他支撑物。

测试结果：记录 2 min 内右膝盖够到标记高度的次数。并参考表 11-2 做出评估。

表 11-2　老年个体有氧耐力及下肢耐力测试

年龄	60~64	65~69	70~74	75~79	80~84	85~89	90~94
男性	87~115	86~116	80~110	73~109	71~103	59~91	52~86
女性	75~107	73~107	68~101	68~100	60~90	55~85	44~72

4）主观疲劳程度评定（RPE，又称自觉疲劳程度）：RPE 是一个非常实用的工具，尤其是对那些测量脉搏感觉不适的人，主要包括心律失常患者（心房颤动、心房扑动）及需要使用药物（β 受体阻滞剂、钙离子通道拮抗剂）控制心率的患者。RPE 可以在不干扰有氧运动的同时有效且准确的评估。

5）老年衰弱的评定：衰弱是老年人因生理储备下降而出现抗应激能力减退的非特异状态，涉及多系统的生理学变化，包括神经肌肉系统、代谢及免疫系统病变。这种状态增加了死亡、失能、谵妄及跌倒等负性事件的风险。故当 70 岁以上老年高血压患者在开始康复治疗介入之前，应当进行老年衰弱状态的评估，并帮助治疗师更为安全、科学、有效地为患者制定运动治疗处方。常见的临床衰弱量表包括帮助诊断的 FRIED 量表、衰弱筛查量表 FRAIL 及临床衰弱评估量表 CFS。

（二）治疗原理

（1）降低自主神经系统活性：耐力训练或有氧训练可作为降低交感神经兴奋性。

（2）降低毛细血管，微动脉及小动脉的阻力：运动训练时外周血管扩张，使阻力降低，对舒张压的降压有显著作用。

（3）降低血液黏度和血液循环的代偿功能，改善微循环，增强物质代谢的氧化还原和组织内的营养过程。

（4）儿茶酚胺释放减少和（或）敏感性下降。

（5）血管顺应性增加和（或）压力感受敏感性增高。

（6）内皮源性一氧化氮释放增多。

四、康复治疗

（一）治疗目标

将原发性高血压患者血压降到最大耐受程度或理想水平的同时,全面降低心血管疾病的其他危险因素和高血压并发症所引起的致残率和病死率。

其降压标准为收缩压<150 mmHg,如病情允许可降至 140/90 mmHg 以下,但舒张压不宜低于 60 mmHg;合并糖尿病或肾病时,其降压目标值尽量逐步降至 130/80 mmHg 以下,以提高患者生存质量和延长寿命。

（二）常规治疗方案

1. 运动疗法　运动疗法的适应人群为轻度高血压患者,或高血压临界患者（收缩压/舒张压≤140/90 mmHg）。运动疗法应以有氧运动为主并辅以抗阻运动。

（1）频率:每天都进行有氧运动,可达到最佳的治疗效果。根据个人情况,可调整至每周进行 3～5 次有氧运动,并不应少于每周 3 次。动态抗阻运动,每周应进行 2～3 次。

（2）强度:有氧运动应为中等强度,即 40%～60% 的最大摄氧量或对应靶心率［40%靶心率＝40%（最大心率−静息心率）+静息心率;或改良自觉用力程度量表 5～6 分之间（0～10 分制,0 为完全不用力,10 为最大程度用力）］。动态抗阻运动同样是中等强度,即 50%～70% 的最大抗阻重量。

（3）时间:有氧运动时间应为 30～60 min,如同一天有氧运动为分开完成,则每次运动时间至少为 10 min,累计运动时间不少于 30 min。动态抗阻运动应包含 8～10 种针对上、下肢大肌群的抗阻训练,每种训练应至少进行 1 组,每组 10～12 次。

（4）类型:有氧运动,如散步、慢跑、骑自行车以及游泳。动态抗阻运动可使用健身训练器械,哑铃,弹力带完成。应针对上、下肢大肌群进行训练,如肱二头肌、肱三头肌、背阔肌、臀大肌、股四头肌。具体训练种类可根据个体情况选择及调整。

2. 行为疗法　过量饮酒、吸烟、嗜盐、高血压家族史、性格急躁以及超体重均为高血压的主要危险因素。应强调以下几点注意事项。

（1）日常起居生活规律,坚持戒烟,避免长期大量饮酒。2013 版 ESH/ESC 高血压治疗指南建议:饮酒的高血压男性饮酒量每日不超过 20～30 g 乙醇,女性不超过 10～20 g 乙醇,总酒精消耗量男性每周不应超过 130 g,女性不应超过 80 g。

（2）减少钠盐摄入,建议饮食中氯化钠摄入<6 g/d。

（3）降低体重,减少热量摄入,保持规律运动及高纤维素饮食。

（4）减少胆固醇和饱和脂肪酸摄取,每日胆固醇摄取<300 mg,脂肪占总热量的 30%以下,饱和脂肪酸占总热量的 10% 以下。运动与饮食相结合在血脂和血压改善方面作用最强。

（5）避免使用激素、避孕药等升压药物。

（6）改善行为方式,避免过分情绪激动,逐步学会适当的应激处理技术和心态。

五、典型病例

（一）病例介绍

患者，男性 67 岁，干部，因发现血压高 5 年，间断头晕、头痛 2 年，加重半月。现病史：患者于 5 年前单位体检时测血压 150/90 mmHg，当时无不适症状，未服药。2 年前无诱因出现头晕、头痛，不伴恶心和呕吐，曾就诊于××区医院，诊断为：高血压病。先后给予口服拜新同、倍他乐克及依那普利治疗，均因药物不良作用未坚持用药，血压控制不详。近半月不适症状加重伴恶心，自测血压 190/110 mmHg 来诊。患者发病来无心悸、气短和胸前区痛，无浮肿及便少，进食，睡眠好，二便正常。望通过非药物手段控制血压故来康复科咨询。

（二）康复评估

1. S（subjective data，主观资料）

主诉：发现高血压升高 5 年。

现病史：患者 5 年前体检时发现高血压升高，因无不适症状，未服药。2 年前因头晕不适再次就诊，诊断为高血压病，先后给予口服拜新同、倍他乐克及依那普利治疗，均因药物不良作用未坚持服药，血压控制不详。近半月不适症状加重伴恶心，自测血压 190/110 mmHg 来诊。患者希望通过运动及饮食调控管理控制血压。故来康复科进行康复治疗。

既往史：否认糖尿病等慢性病史，否认药物过敏史，否认乙肝等传染病史。

生活习惯、心理及社会因素：否认烟酒嗜好，饮食偏咸，退休生活和谐，曾为科级干部，情绪易激动。

2. O（objective data，客观资料）

身高：158 cm，体重 55 kg，腰围 86 cm，臀围 96 cm。

血压 130/70 mmHg，体温 36.3 ℃，心率 70 次/min，呼吸 20 次/min。

患者神情，精神可，双肺呼吸音清，心音有力，心率 70 次/min，律齐，各瓣膜听诊区未闻及杂音。腹平软，无压痛，脾肝未及。双侧颈动脉、锁骨下动脉、腹主动脉及股动脉未闻及杂音，四肢肌力正常，双下肢不肿，双足背动脉搏动可及。

患者于××市人民医院行心肺功能评定，功能正常。

6 分钟步行测试（6-MWT）：565 m（正常）。

2 分钟踏步测试：82（偏低）。

3. A（assessment，功能评定）　根据患者主诉及病史，体格检查，口服降压药有效，原发性高血压诊断明确，血压最高可达 190/110 mmHg，故为 3 级极高危组，需要预防高血压所致心脑肾等并发症的发生。

患者心肺功能评定正常，运动负荷评定正常，可进行适度有氧训练。建议患者在康复治疗师指导下进行适度运动训练调节控制血压。

4. P（plan，康复治疗计划）　物理治疗。

运动目的：鼓励患者按照运动康复计划每天餐后进行机体康复锻炼，内容为运动方式主要以慢跑、打太极拳、游泳等有氧运动为主,每天运动时间控制在0.5 h,若患者病情严重可适当增加运动锻炼强度,若患者脉搏指标检测后显示较高则需要控制运动强度。

定期复查,不适随诊。

运动项目:有氧功率自行车(佩戴心率带监测心率)。

运动频率:10 min热身,30 min有氧训练,每周3次。

运动强度:心率-(220-67)×60% = 90次/min(目标心率)。

(三)注意事项

(1)运动应在康复治疗师指导下进行,患者在训练中如有任何不适应及时向治疗师反馈并终止训练。

(2)运动前应进行血压测试。

(3)训练中患者应保持精神放松、情绪愉快,动作要有节律,不用力使劲,呼吸自然,不闭气。运动与休息应交替进行,避免过劳。

(4)循序渐进,锻炼前做好热身活动,锻炼结束要缓慢停止。

(四)健康教育宣教

过量饮酒、吸烟、嗜盐、高血压家族史、性格急躁以及超体重均为高血压的主要危险因素。应强调以下几点注意事项。

(1)日常起居生活规律,坚持戒烟,避免长期大量饮酒。2013版ESH/ESC高血压治疗指南建议:饮酒的高血压男性饮酒量每日不超过20~30 g乙醇,女性不超过10~20 g乙醇,总酒精消耗量男性每周不应超过130 g,女性不应超过80 g。

(2)减少钠盐摄入,建议饮食中氯化钠摄入<6 g/d。

(3)降低体重,减少热量摄入,保持规律运动及高纤维素饮食。

(4)减少胆固醇和饱和脂肪酸摄取,每日胆固醇摄取<300 mg,脂肪占总热量的30%以下,饱和脂肪酸占总热量的10%以下。运动与饮食相结合在血脂和血压改善方面作用最强。

(5)避免使用激素、避孕药等升压药物。

(6)改善行为方式,避免过分情绪激动,逐步学会适当的应激处理技术和心态。

(朱玉连　吴　鸣)

第十二章 帕金森病康复

第一节 概 述

帕金森病康复相关量表

（一）定义

帕金森病（Parkinson's disease，PD）又称"震颤麻痹"综合征，是一种多发于中老年人群的中枢神经系统锥体外系变性疾病。该病起病缓慢，呈慢性进行性发展，以静止性震颤、肌强直、运动减少和姿势步态异常为主要临床表现。

（二）流行病学特点

帕金森病是老年人中第四位最常见的神经变性疾病。在 65 岁以上的人群中，PD 发病率为 1.7%，平均发病年龄为 60 岁左右，40 岁以下起病的帕金森病患者较少见。在我国，约有 200 万人患有此病。

（三）病因与发病机制

帕金森病最主要的病理改变是中脑黑质多巴胺（dopamine，DA）能神经元的变性死亡，由此而引起纹状体 DA 含量显著性减少而致病。导致这一病理改变的确切病因目前仍不清楚，目前大多数学者认同：帕金森病并非由单一因素引起，遗传因素、环境因素、年龄老化、氧化应激因素等均可能参与 PD 多巴胺能神经元的变性死亡过程。另外，这些因素与发病机制并非孤立，而是相互关联、相互影响的。

第二节 康复问题（功能障碍）

（一）运动功能障碍

1. 震颤 PD 患者的震颤是一种节律性的、振荡性的身体不自主运动。震颤常常是患者的首发运动症状，由一侧上肢远端（手指）开始，逐渐累及同侧下肢、扩展到对侧肢体。下颌、口唇、舌及头部通常最后受累。患者的典型表现是拇指与示指呈"搓丸样"震颤，这种状态在休息时明显，在紧张时加剧，入睡后消失。

2. 肌张力增高或肌强直 PD 患者表现的肌张力增高属于强直性肌张力增高，是锥体外系病变中的特殊张力变化。表现为主动肌和拮抗肌张力均增高，被动运动时有均匀的阻力，类似弯曲软铅管的感觉，因此也被称为"铅管样强直"；伴有震颤时则呈"锯齿样"，就像转动齿轮，称为"齿轮样强直"；早期表现为起始动作缓慢，不能随意地变换动作。随后引起关节活动范围受限，最后导致头部前倾、躯干前屈、髋膝屈曲等异常姿势；有效肌力减弱，快速完成连续动作的能力也因此减退。并且 PD 患者肌张力为选择性增高，上肢以内收肌、屈肌与旋前肌为主，下肢伸肌肌张力增高更明显。过高的肌张力可引起关节疼痛、活动不灵活、脊柱侧弯、躯干前屈等症状，严重影响 PD 患者的生活质量。

3. 运动迟缓　主要表现为患者随意动作明显减少，起始动作尤为缓慢。如走路时，表现为启动困难；患者面部表情肌活动减少，常双眼呆滞，瞬目减少，形成"面具脸"；由于手及前臂肌肉的强直，手指精细活动障碍，书写时，字越写越小，呈"写字过小征"。

4. 姿势控制和步态异常　PD 患者往往在中期出现姿势控制和步态异常，随着病情逐渐加重。患者站立时呈屈曲体姿，姿势控制的稳定性下降，重心转移能力差；走路时启动困难，而动作一旦启动又不能立即停止，不能随意控制速度，双臂弯曲且不能自然摆动，步距变短，迈步后往往无法控制惯性而向前冲去，越走越快，不能及时停步或转弯，呈"慌张步态"。有时，患者在通过狭窄的门或通道、穿越人多的地方或接近目的地时，会突然不能抬起脚，好像脚被粘在地上一样，称为"冻结"现象。

（二）认知功能障碍

帕金森病认知功能障碍可分为轻度认知功能障碍和帕金森病痴呆两个阶段。到中晚期的一部分 PD 患者会出现认知功能障碍，以智力迟钝、记忆力减退、定向力消失、执行功能损失为主要特征。主要表现为穿衣、进食困难，感情淡漠，远离家庭生活，并且在活动组织上存在困难，不能完成安排的任务。帕金森病患者中，痴呆的发生率为 20% ～ 50%。有研究显示，帕金森病患者发病 9 年后，发生痴呆的概率是 26%，病程 13 年的患者发生痴呆的概率可达 52%。帕金森病患者发生痴呆可能与皮质的改变有关。

（三）构音障碍与吞咽障碍

PD 患者的言语障碍是一种运动减少型构音障碍，表现为音调单一，音量减弱，声音嘶哑，发声吃力、不协调，言语清晰度下降等，部分伴有鼻音化构音和语速的改变，影响患者的情感、交流、心理等多方面。

吞咽困难是 PD 患者的主要非运动症状，发病率达 35% ～82%。伴有吞咽障碍的 PD 患者生活质量明显降低，严重者可发生呼吸衰竭或呼吸窘迫综合征，最终导致死亡。此外，患者可因摄入不足，造成水和电解质紊乱及其他营养成分缺乏、白蛋白降低和严重消瘦。由于吞咽功能障碍导致的吸入性肺炎以及恶病质，往往是帕金森病患者高病死率的一个重要原因。PD 患者在口腔期、咽期和食管期各阶段均可出现吞咽功能障碍，个体差异大。各阶段因其运动性质及解剖结构的不同，吞咽异常各有特点，但作为功能整体，往往又相互影响。

（四）自主神经功能障碍

自主神经功能障碍包括便秘、泌尿障碍和体位性低血压等。在进行康复训练时，尤其需要关注 PD 患者血压的变化，避免出现意外。

第三节　康复分期

（一）改良 Hoehn 和 Yahr（H&Y）分级

改良 H&Y 分级评定法是对 PD 患者功能障碍水平和活动能力障碍水平进行综合评定的分级方法，共分5级。

0 级：无症状。

1 级：单侧肢体症状。

1.5 级：单侧肢体合并躯干（轴）症状。

2 级：出现轻度双侧肢体症状，但无平衡障碍。

2.5 级：轻度双侧肢体症状，但能从后拉试验中自行恢复。

3 级：轻至中度双侧肢体症状，不能从后拉试验中自行恢复，姿势不稳，转弯变慢，许多功能受到限制，但能自理。

4 级：重度病残，严重影响活动能力，但患者可以自行走动和站立。

5 级：卧床或坐轮椅，生活不能自理，完全依赖他人。

（二）不同阶段康复的主要问题

1. 早期（H&Y 分级 1~2.5 级）　此期的患者仅有轻微的单侧或双侧的运动症状，表现为动作变慢，伴有震颤或肌张力轻度增高，轻微运动功能障碍。同时，可能伴有一些非运动症状，如失眠、便秘、嗅觉减退、抑郁等。患者日常生活能完全自理，部分患者甚至还能从事工作。

2. 中期（H&Y 分级 3~4 级）　当疾病进展至中期阶段，患者开始出现平衡和姿势控制障碍、步行能力下降，步态异常，跌倒的风险增加，部分患者反复跌倒；此期的 PD 患者还可能出现认知障碍，影响患者的学习能力、执行功能、记忆及空间定向。另外，一些非运动症状也日益凸显，对患者的生活质量造成严重影响。但此期大部分的患者生活尚能自理。

3. 晚期（H&Y 分级 5 级）　晚期的帕金森病患者，由于严重的平衡功能障碍和步行功能丧失，只能瘫痪卧床，丧失自理能力，生活需要他人照护。由于长期缺乏运动，造成心肺功能低下，关节挛缩、肌肉萎缩；因为吞咽障碍，造成营养不良；因为误吸，造成反复的肺部感染；还有部分患者伴有痴呆。此期康复干预更多的是指导照顾者如何帮助患者的日常起居，在保证安全的基础上进行简单的活动，同时尽量减少误吸、压疮、挛缩、跌倒、骨折等情况的发生，保证营养摄入均衡，并给予患者心理上的疏导，减轻痛苦。

第四节 康复治疗基础

（一）功能评定

1.运动功能评定

（1）姿势评定：由于肌张力异常和姿势控制障碍，大部分 PD 患者在疾病发展过程中，会逐渐出现姿势的改变。如站立时，躯干前倾或偏向一侧；行走时，身体前倾，膝关节屈曲，如猿人走路。躯干前屈严重者前屈甚至超过 45°，称为躯干前屈症。久而久之，患者的胸椎甚至出现严重后凸或脊柱侧弯。因此，需要对 PD 患者的姿势进行评定，观察患者静态、动态的姿势变化，区分老年性的姿势改变（如驼背），还是 PD 患者特有的姿势改变，及早采取姿势矫正、肌力训练等物理治疗措施进行干预。评定时，通常采用观察法，从前、后、侧方观察患者静态或动态时头、肩部、骨盆、四肢的对称性。也可利用三维动作分析系统进行姿势的分析。

（2）肌力评定：通常采用徒手肌力评定法（manual muscle test，MMT）来评估肌肉的力量，但因 PD 患者多伴有肌张力的增高，因此 MMT 不能敏感、准确评估 PD 患者肌力的变化，可采用等速测试或等长测定等方法替代。

（3）肌张力评定：一般采用 Ashworth 或改良 Ashworth 肌张力评定法。

（4）关节活动度评定：由于肌张力的增高及运动减少，会引起 PD 患者出现继发的软组织挛缩和关节受限。其主动关节活动度和被动关节活动度的测量，可使用通用的量角器或电子量角器等。

（5）平衡功能评定：PD 平衡障碍的发生可能与脚桥核以及大脑皮质的胆碱能通路有关。虽然跌倒等平衡障碍的症状常在病程晚期出现，但是既往研究发现在 PD 早期亦可能出现身体摇摆异常，即轻度的平衡功能失调，并随着病程的进展逐渐加重，增加发生跌倒的风险。

对于 PD 患者的平衡功能可采用量表评定，临床常用的且信度和效度较高的量表主要有 Berg 平衡量表、Tinnetti 量表以及"起立-行走"计时测试等。但是量表的主观判定往往存在较大的结果偏倚，无法用于检测轻度 PD 患者的平衡功能异常。

相对客观的检查方法可以更加敏感、特异地评价 PD 患者的平衡功能，发现早期患者的平衡功能异常。目前，广泛用于研究的客观检测方法是姿势描记。姿势描记可以测量受试者站立时的平衡摇摆，又分为动态姿势描记和静态姿势描记。动态姿势描记造价高昂，无法广泛应用于临床及普查。而静态姿势描记法相对便宜，且操作简单。在进行静态姿势描记时，受试者尽量保持站立姿势平衡，然后通过测力板测量足底压力中心或者通过后腰部佩戴的加速度感应器来检测平衡摇摆。静态姿势描记可以作为平衡功能的客观检测方法应用于早期患者的平衡功能筛查。

2.言语功能评定　帕金森病的言语障碍是一种运动减少型构音障碍。临床上常用 Frenchay 构音障碍评定法和嗓音障碍指数（voice handicap index，VHI）对 PD 患者言语特点进行评估。嗓音障碍指数是一个提问式量表，从患者角度出发，以其主观感受为中心,从生理、功能、情感3个维度描述患者喉部不适的感受、日常生活中使用嗓音的障碍及由此引起的情感反应。此外,UPDRS-Ⅲ运动部分的言语表达评分项也是较常使用的PD患者言语功能主观评定方法,多用于言语障碍治疗前后言语功能的对比评定。

3.吞咽功能评定　PD患者吞咽困难的评估可采用洼田饮水试验或反复唾液吞咽测试。还有其他影像学和非影像学的检查方法,如电视荧光放射吞咽功能检查、纤维内窥镜吞咽功能检查、超声检查、肌电图检查等。

4.认知功能评定　帕金森病认知功能障碍可分为轻度认知功能障碍和帕金森病痴呆两个阶段。在帕金森病全面认知功能评估中,帕金森病认知功能评定量表(Parkinson's diseasecognitive rating scale,PD-CRS)具有高度的敏感度和特异度,可用于早期认知功能受损的筛查及帕金森病痴呆的诊断。但是,PD-CRS评估耗时长,认知障碍的筛查也可选用蒙特利尔认知功能评定量表,其筛查轻度认知功能障碍的敏感度与简易精神状态检查法(MMSE)相比要高出许多。

5.日常生活活动能力评定　目前,没有PD专用的ADL评定量表。临床上多采用Barthel指数或改良Barthel指数评定以及功能独立性评定(FIM)。

6.生活质量评定　最常用于帕金森病患者的量表为健康状况36项调查问卷(medical outcomes study 36-item short-form health survey,MOS SF-36)。SF-36包含两大类分数,总分越高代表生活质量越好。SF-36在帕金森病中的应用非常广泛,且其信效度颇佳,是评价的最常用量表。

7.帕金森专科量表　帕金森病统一评分量表(unified pakinson's disease rating scale,UPDRS)是国际上公认的专门用于PD患者的评分量表,主要包括精神/行为和情绪、日常生活活动能力、运动检查、治疗的并发症、修订Hoehn和Yahr分期以及Schwab和英格兰日常生活活动量表6个部分。其中精神/行为和情绪4项、日常生活活动能力13项、运动检查14项、治疗的并发症11项,总共42项内容;每项都可以分为4级,级别范围从0~3级,UPDRS量表得分越低,表明PD对患者健康和生活产生的影响越小,反之得分越高,PD对患者的影响更大。UPDRS主要的优点在于量表所选评分项目组内的信度较高,结构效度较为合理,并且具有可靠、有效、快速的特点,因而成为评价PD患者症状与体征的金标准。

(二)帕金森病治疗原理

目前,医学界对PD存在3种治疗模式。①医学模式:注重药物治疗,改善症状,而忽略了影响生存质量的其他重要因素。②康复模式:即注重利用康复治疗中的物理治疗、作业治疗及言语治疗等方法,改善患者的运动和言语等功能,提升患者的ADL能力。③长期综合关注模式:综合医学模式和康复模式,引进个体化长期关注的理念,重点关注患者个体化的感知需要和功能,它还包括了对患者生存质量的健康管理。

美国神经病学治疗学质量标准分会对1997至2005年1月发表的就PD相关文献中的数据进行的循证医学研究认为:方便快捷的疾病康复管理以及个性化功能训练指导是PD治疗中不容忽视的辅助措施,不仅可改善患者的功能障碍,而且还可借此期望解决PD治疗最优化与成本最小化之间的突出矛盾。

我国对PD的治疗,长期处于较单一的医学模式。近年来,随着康复医学的发展和普及,这种情况有所改善,越来越多的医生和患者认识到康复治疗的重要性。康复治疗是PD治疗中重要的内容。康复治疗不能阻止疾病的进展,也不能完全替代药物,而是通过两者配合,力求以小剂量的药物获得更好效果,或推迟用药或减少用药量,同时达到改善部分功能,提高生活自理能力和生活质量,促进DBS等手术后功能恢复的作用。具体到每一种PD康复治疗的方法,又有它们各自的作用和机制。

第五节 康复治疗

帕金森病
康复

(一)帕金森病不同阶段的治疗目标

对于病程尚处于早期(H&Y分期1~2.5期)的PD患者,此阶段康复治疗的目标是:①尽可能促使患者主动完成自身的活动以及ADL;②针对运动范围减少及前倾、前屈等异常姿势,帮助患者进行躯干伸展运动,防止屈曲挛缩;③鼓励患者尽可能不减少每日的活动量。康复治疗的内容主要为:①关节活动范围及肌肉牵伸训练(以被动运动为主,进行俯卧位保持,利用墙壁、肋木、站立台、体操棒等);②肌力增强训练(强化躯干及四肢的伸展肌);③姿势矫正训练(利用镜子等);④平衡训练;⑤移动、步行训练。

中期(H&Y分期3~4期)的PD患者,随着病症的不断进展,自主性的运动会越来越困难,应训练患者移动身体和变换姿势的方法和技巧。由于肌紧张和少动症状的加重会出现姿势反应障碍,患者容易摔倒,所以应进行平衡训练。步行训练在此期也是重点。对于软组织的挛缩,应进行积极的被动牵伸运动。同时,为了防止跌倒,确保安全,应进行必要的家居环境改造。

对于晚期(H&Y分期5期)已经卧床的患者,训练的目的为:①防止由于卧床而引起的二次合并症(压疮等);②努力维持残存的ADL(进食等);③尽量减轻家属的帮助。训练内容为:①关节活动范围训练(以被动运动为主);②ADL训练;③呼吸训练。

(二)常规康复治疗方案

1.运动治疗

(1)牵伸训练与关节活动:肌张力增高是PD的主要临床表现之一,上肢以内收肌、屈肌与旋前肌为主,下肢伸肌肌张力增高更明显。过高的肌张力可引起关节疼痛、活动不灵活、脊柱侧弯、躯干前屈等症状,严重影响PD患者的生活质量。因此,有选择性地针对张力高的肌肉进行牵伸训练,有助于缓解PD患者的肌强直,维持肌肉和软组织的正常长度和形态,保持正常的关节活动度,预防继发的挛缩,纠正不良的身体姿态。另外,躯干的伸展运动对呼吸运动也有促进作用。通过对胸廓的牵伸,使胸廓的伸展性增大,促进呼吸时胸廓的活动范围,使呼吸顺畅,可预防肺炎等二次并发症发生。

具体训练方法举例:主动或被动训练,脊柱与四肢各个关节、各个方向全范围的活动。如颈和躯干前屈、后伸、左右侧屈、左右旋转;上肢重点牵伸屈肌,如胸大肌、肱二头肌、腕屈肌等;下肢重点牵伸伸肌,如股四头肌、小腿三头肌等。

(2)抗阻肌力训练:PD患者近心端肌群可能更容易早期受累,而且受累程度较远心端为重,远心端肌群则常在晚期受累。中轴症状(步态和姿势异常)不仅影响患者的行走能力,而且还是影响 PD 患者 ADL 的最主要因素。因此,肌力训练的重点应针对躯干核心肌群及股四头肌等近心端大肌群。核心肌群的训练首先要从基本的腰腹肌训练开始,腰腹肌训练能够改善患者下肢肌强直,强化小腿肌群的力量,提高平衡能力,增强姿势的稳定性。研究表明,强化核心肌力训练对帕金森病的康复有着积极的意义,能有效改善患者平衡协调能力、步行能力及日常生活活动能力。

具体训练方法举例如下。①躯干训练:站立位或坐位,躯干的前屈、后伸、侧屈及旋转训练。②腹肌训练:仰卧位,双下肢交替运动(空中踏车动作)、仰卧位直腿抬高训练、仰卧起坐训练。③腰背肌训练:飞燕训练、三点支撑训练;④臀肌训练:俯卧位,伸膝交替向上抬起下肢。

在常规肌力训练的基础上,还可以采用渐进抗阻训练法(10RM 训练法)和离心肌力训练等方式达到提升肌力的目的。现有研究表明,渐进抗阻训练可促进 PD 患者肌肉的激活,增强下肢肌力并减少肌肉萎缩程度。通过渐进抗阻训练,PD 患者可获得与正常人群相似的肌力增强效果,提高步行等功能,增强 PD 患者对肌肉系统的控制能力,并有可能改善震颤症状。

(3)平衡训练:对于 PD 患者而言,姿势控制障碍是一个独立的危险因素。研究表明,运动和有目的的平衡训练可以有效改善 PD 患者的姿势控制,也是预防跌倒的主要训练手段之一。通过平衡训练可加强患者的本体感觉,增强下肢和躯干的力量,增加身体的灵敏度和协调性,提高转移等日常生活活动能力。

运动疗法中,常规的平衡训练方法也同样适用于 PD 患者,有以下几种。①静态站立训练:患者面对镜子保持独立站立位,这样在训练时可以提供视觉反馈,协助调整不正确的姿势。②重心转移训练:患者站立时,双足分开 25 ~ 30 cm,重心向左右、前后移动。③站立位动态平衡训练:患者站在平地上,双足之间分开较大距离,治疗师站于患者身旁,向不同方向推动患者,并可逐渐增加推动的力度和幅度,以提高训练难度。④平衡训练板训练:患者双脚站立于平衡板上,与肩同宽,进行前后和左右训练,治疗师站立于患者背后,在确保患者安全的情况下,踩动平衡板,同时根据患者的具体情况进行频率调整,患者则通过自身的姿势控制以维持自身平衡。⑤抛接球训练:从不同的角度向患者抛球,让患者接球,可根据患者的具体情况对抛球距离和力度进行调整。⑥单腿支撑的站立平衡训练。⑦上肢摆动及躯干旋转训练:患者站立位躯干及骨盆旋转、上肢随之协调摆动。

还有借助仪器进行平衡训练的方法,如:动静态平衡测试和训练系统,可以通过视觉反馈系统和足底感觉系统来促进人体的感觉输入、中枢整合和运动控制,从而提高人体维持平衡的能力。同时,设定不同难度的训练可以满足患者进行踝策略和髋策略这两种调节机制的训练,这是传统平衡训练无法做到的。另外,研究发现,虚拟现实平衡训练能有效改善 PD 患者的动静态平衡,原因可能与 PD 患者静态平衡障碍主要与站立时姿势异常有关,而 PD 患者能在虚拟现实游戏中自行调整躯干节段性对线。另外,虚拟现实平衡游戏还可以通过提高前庭器官的组织和整合能力,提高患者的站立姿势稳定性。虚拟现实平衡游戏还能减少 PD 患者的跌倒次数,虚拟现实技术提供的丰富环境场景,能让 PD 患者更好融入生活(图 12-1)。

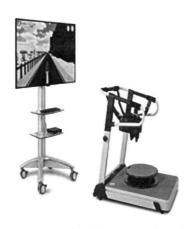

图 12-1　平衡功能训练及评估系统

（4）步态和步行训练：多数 PD 患者都存在步态异常，轻者表现为启动迈步困难、拖行步态，并随着步行的继续而逐渐加剧；部分患者则表现为小碎步的慌张步态，行走时头和躯干前倾不能自控，下肢的髋、膝、踝关节的屈伸动作减少，使步幅降低，容易跌倒，且随病情加重，行走时步幅会逐渐缩短，行走时全身僵住呈冻结步态，最终可丧失行走能力。

1）节律提示下步行训练：针对 PD 患者步行节律紊乱的问题，可采用节律提示的方法进行训练。节律提示分 3 种，即视觉、听觉及体感节律性提示。

视觉节律性提示：可以根据患者步长大小，在其步行通道上粘贴不同颜色的条带，嘱患者左右脚分别踩在一种颜色的条带上行走；或者在通道上方根据患者适宜步频闪烁不同颜色的灯光，嘱患者步行节律尽量与灯光闪烁频率一致。

听觉节律性提示：通常采用节拍器、节拍软件的方式，可根据患者的具体情况调整合适的节律，嘱患者尽量按规定的节律行走，音乐也属于听觉性提示。

体感节律性提示：通常在患者身上（手腕、踝关节）系上按一定频率振动的振动器，嘱患者尽量随着振动刺激迈步。

大量研究表明，节律提示下步行训练可改善 PD 患者的运动学参数，如步行的对称性、步速、步频、步长等。相比较而言，选择听觉提示作为家庭步行训练中的辅助方法的患者居多。也有研究表明，体感节律性提示比其他两种节律性提示更稳定，它不容易受步行速度和外界视觉干扰的影响。

2）减重步行训练：减重步行训练通过悬吊和保护装置负担患者部分体重，辅助患者处于直立的正常状态，并且易于在治疗师的辅助或指导下进行步行周期全套动作的练习，提高步行能力。Frenkel-Toledo 等的研究认为，减重步行训练对 PD 患者步态的改善作用，是由于运动平板训练就是一种外部的提示，能改善 PD 患者步态节律和稳定性。报道显示，减重步行训练对 PD 患者的步行功能障碍改善效果优于传统步态训练，特别对 PD 患者的"小碎步"步态有持续的改善作用（图 12-2）。

（5）呼吸训练：呼吸功能障碍在 PD 后期患者中非常常见，是导致患者死亡的重要原因。因此，提倡在 PD 早期就进行预防性的呼吸训练。进行呼吸训练时，反复进行深吸气和深呼气,增大胸廓扩展度,提高肺活量,提高讲话的流畅性。并采用呼吸体操锻炼膈肌及肋间肌等呼吸辅助肌。对于站立位躯干前倾的患者,有必要多进行躯干伸展的运动。具体训练方法举例:如患者站立面向墙壁,双上肢尽量上举过头顶,上半身趴伏在墙上,以牵伸胸廓。躯干的伸展运动对呼吸运动也有促进作用。

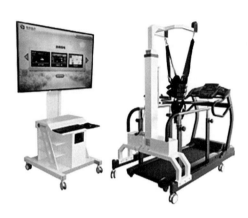

图12-2　减重步态康复平台

（6）基本动作训练:基本动作训练包括床上平移、床上翻身、床边坐起、从坐到站、床椅转移等训练。一些有中轴症状的 PD 患者进行躯干的旋转非常困难,重症患者可在床上进行左侧卧位、仰卧位、右侧卧位等翻身训练;症状较轻的患者可先在坐位或站立位进行躯干旋转的训练。其他的基本动作训练也都要在安全的环境中监护下进行,以确保患者的安全,而不会出现坠床或跌倒等意外。治疗师除了充分评估患者的功能,有针对性地选择合适的基本动作进行训练之外,还要对患者的动作进行指导,教会患者完成动作的技巧。

（7）太极拳:太极拳是我国传统的健身运动,在运动过程中,人体重心不断在两足间移动,并在不断变化的方位移动中进行缓慢的动作,对角线运动尤为突出。在用于 PD 的运动治疗中,大多数患者采用较简单的二十四式太极拳,或选取其中的一些动作,如云手、野马分鬃、搂膝拗步、金鸡独立、左右蹬脚和揽雀尾等。对于太极拳治疗 PD 的作用,有大量国内外研究报道,太极拳能提高 PD 患者的平衡能力和身体控制能力,减少其摔倒的可能性,并增加其站立时间,减小运动障碍对 PD 患者的影响,增强其运动功能;同时太极拳对提高 PD 患者的肌力、增加心肺功能,改善 PD 患者的步行移动能力等有效。另外,太极拳训练时多辅以太极拳音乐,使通过和谐的节奏刺激神经、肌肉,使人产生愉快的情绪,从运动中体验到快乐,改善 PD 患者的情绪状态,减轻抑郁。

（8）舞蹈:舞蹈作为一种娱乐锻炼活动被应用于 PD 患者的治疗与康复中,针对 PD 患者采用的主要舞蹈形式包括探戈、华尔兹、交谊舞等。现有的文献表明,舞蹈锻炼可能会增强 PD 患者的协调性,增强其肌肉的放松能力,并且能够改善 PD 患者的精神状态与情绪状况,增强其社会适应能力与自信心,提高生活质量。另有报道称,短期探戈舞训练能提高 PD 患者 BBS 评分及行走速度。

2. 物理因子治疗

（1）功能性电刺激：功能性电刺激通过刺激支配肌肉的神经，使肌肉收缩可帮助 PD 患者完成某些功能，如吞咽、抓握、步行等。

（2）温热疗法：热疗可以缓解 PD 患者肌强直的症状，如蜡疗、红外线治疗、熏蒸疗法等，温水浴和旋涡浴对缓解肌强直也有一定疗效（图 12-3）。

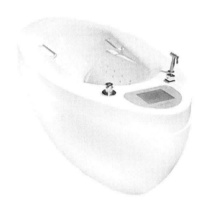

图 12-3　自动旋涡水按摩治疗系统

3. 作业治疗

（1）运动功能障碍的作业治疗：针对 PD 患者的上肢活动障碍，如手腕活动困难、手指分开困难、上肢摆动减少、动作迟缓、肌强直等问题。可设计一些作业训练项目，锻炼患者的双手协调性和运动控制能力，增强 PD 患者的上下肢的肌力。如写毛笔字、拍球、翻书训练、搭积木、织毛衣、键盘打字、开门锁、使用工具旋螺丝等。

（2）日常生活活动能力的训练：根据 ADL 功能评定的结果，进行日常生活活动的指导。病程早期（H&Y 分级 1～2.5 级）的患者日常生活受限不明显，主要表现在活动的细节方面，如手和上肢震颤的患者、系纽扣有困难、进食时端不稳勺子、刮胡子不干净等，可通过针对性的 ADL 训练或使用辅具解决。如尽量选择纽扣较大的、尼龙搭扣或者拉链式的衣服；手震颤的患者选用近端固定的长柄勺，使用防滑垫或可固定在餐桌上的碗进食。鼓励患者自理，从事一些力所能及的家务，维持正常的生活规律和运动量。

中期（H&Y 分级 3～4 级）的患者日常生活活动有部分受限，需要他人给予帮助，此期需要进行穿衣、如厕、进餐、自我修饰、转移等方面的 ADL 训练，指导患者在省力体位下选择适当的辅助用具，使活动易于操作。还需要在日常生活活动中结合关节活动度训练、平衡功能训练、行走功能训练、胸廓活动度训练，防止关节挛缩，纠正姿势，改善呼吸功能。

晚期（H&Y 分级 5 级）的患者日常生活活动严重受限。此期治疗师应最大限度维持患者残存的活动功能，加强患者活动的安全监护，在 ADL 训练中选择舒适体位，借助辅助用具，采用能量节约技术，减少患者的做功。如取物时，患者可使用取物器。翻身时，借助床的栏杆。进餐时，将食物打成半流质。

（3）家庭环境改造：为了保证帕金森病患者活动安全性，我们应为患者和照料者提供关于优化环境家庭的建议，在活动的关键位置增添把手，扶杆和保护装置，清理障碍物，整顿室内环境，使患者在指导下，能够顺利地完成日常活动，减轻照护者的负担。具体措施如下：①重新安排家具，减少房间里的物体数量，消除潜在的障碍如移除地毯、松散的垫子等，创建一个相对畅通的行走环境。②在浴室、卫生间门口或通道的转弯处等患者容易发生跌倒的关键区域，增设扶手或把手。在狭窄处的地板上贴醒目的线条，指示转弯的路线。③在患者经常活动的空间墙壁上挂一面镜子，以提醒患者直立姿势。④在室内增加照明亮度。⑤对患者反复宣教安全知识，以及突发事件的应急办法等。

4. 言语治疗

(1)口面部肌肉训练：PD 患者由于面部肌肉强直，表情减少，形成"面具脸"。因此，患者有必要进行口面部肌肉训练。口面部肌肉训练时，要求患者在镜子前有意识地做面部肌肉的运动，如用力张嘴闭嘴、脸部收紧放松、睁眼闭眼、皱眉、鼓腮、吹口哨、用舌头舔嘴唇四周、嘴角用力左右上翘等动作，同时大声讲话。强调每一个字都要尽量咬音准确。可对镜子大声反复发"a""o""e"等音，注意口形、舌的位置和面部表情。正确的口面部肌肉训练可改善"面具脸"，并有利于改善言语功能。

(2)构音训练：75% ~90% 的帕金森病患者都伴有声音和言语的改变，而且在发病的早期就会出现。帕金森病的进展会逐渐损害患者的呼吸、发音、言语相关的肌肉，从而导致声音和言语的影响。帕金森病患者的言语特点包括音量降低、音质粗糙、气息音或说话速度异常，其构音动作的排序和位置都很准确，但是动作范围受到很大的局限，给人一种他们的声音好像经过挤压和缩减一样的印象，影响了患者的日常交流质量和交流自信。

常见的言语构音训练包括以下几点。

1)头颈部放松训练：患者端坐位，头缓慢低下、抬起，缓慢左右牵伸训练。

2)呼吸训练：呼吸训练时端坐位，用力吸气，缓慢呼气。

3)唇部伸展训练：患者执行以下动作：保持微笑(龇牙)、噘嘴动作，鼓腮。

4)舌头运动：①被动牵伸训练，治疗师用纱布轻轻抓住患者舌头，并轻轻向外拉，直到有阻抗的感觉出现；②主动活动，患者主动伸舌，舌左右、上下活动。

5)下巴伸展运动：患者尝试将下巴维持在能张开的最大姿势，并左右移动下巴。

6)发声训练：①推撑训练，双手用力支撑椅背或墙面，用力发"a"，改善喉部肌肉运动范围缩减；②LSVT 训练，将最好的发声表现融入日常生活中去，此方法需要患者将注意力集中在增加声音的音量上，必须多次重复的用力发声，另外，患者需要将自己的音量校准成正常的音量。有研究表明此方法对帕金森病患者的言语功能有正面的功效。

7)构音训练：降低言语速度，可以采用定速板、用手指或手轻拍打节奏、字母板等外界辅助方法帮助患者降低言语速度。

(3)吞咽训练：超过 80% 的帕金森患者在患病期间伴有吞咽障碍，吞咽障碍影响了患者的日常生活质量，且容易导致营养不良、误吸，甚至是肺炎，而肺炎是帕金森病导致死亡的一个主要原因。因此，做好吞咽障碍管理是帕金森病治疗的一个重要方面(图 12-4)。

帕金森病患者的性别、年龄、病程和认知状况都是影响患者吞咽的因素，吞咽障碍主要发生在口腔期和咽期,由于舌头控制力差、口面部肌肉力量减退、口腔感觉减退等原因,导致咀嚼能力下降、食团不能有效形成、流涎、吞咽延迟、吞咽费力等,大大影响了患者的正常吞咽。

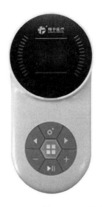

图12-4　吞咽神经和肌肉电刺激仪

具体治疗方法包括以下几种。①呼吸、咳嗽训练:患者采取鼻子吸气,嘴巴呼气的呼吸模式,进行呼吸肌训练,包括腹式呼吸训练、呼气延长训练,用力咳嗽训练。②发音训练:声带控制训练,包括长时间发元音,如"a-"、"i-"等。③口面部力量训练:口唇、面颊肌力量训练,训练口腔咀嚼控制能力,防止流涎,包括闭唇训练,鼓腮训练,咀嚼训练。④舌肌训练,训练舌的活动度、力量和灵活度,包括舌的上下、左右、伸出和收回活动度训练,抗阻训练和节律训练。⑤反复用力空吞咽训练:患者坐位,卧床患者采取半卧位,避免头后伸体位,反复用力做吞咽动作。⑥直接进食训练:食物选择从糊状过渡到半固体、固体和液态状。

除了吞咽功能训练外,治疗师需要对患者进行进食管理宣教,包括以下几点。①进食体位:患者最好选择端坐位,卧床患者采取床头摇高30°以上,避免头后伸位进食。②餐具选择:患者喝水时避免使用吸管,优先选择勺子进食。③口腔清洁:保持口腔清洁,在进食后及时漱口,保证口腔卫生。

5. 中医传统治疗

(1)推拿:传统中医推拿手法治疗PD,可以改善患者面部肌肉紧张状态,缓解肢体痉挛及震颤。如颜面部鱼际揉法:先以鱼际揉法施术于患者颜面部,以额肌、眼轮匝肌、颧肌、口轮匝肌、咬肌、颞肌为主要施术部位。手法轻柔和缓,力达肌层,使面部紧张、僵硬的肌肉放松,血液循环加快(图12-5)。

(2)针灸:针灸是中医传统治疗中具有代表性的治疗手段,针灸治疗的效果主要体现在改善症状,延缓病程,改善患者生活质量,减少西药用量及其不良作用,增强体质等方面。因针灸对人体有双向调节作用,故其无明显不良作用,可长期使用(图12-6)。

6. 心理疗法　PD患者最常见的精神障碍是抑郁,PD患者中抑郁症的患病率约40%~50%,但常被忽视。抑郁在病程的任何阶段均可发生,常见症状多为失眠、乏力、易激惹、烦躁、惊恐、兴趣及愉快感丧失等。PD患者在使用常规药物治疗的同时,配合认知行为疗法、心理咨询和精神支持疗法等心理治疗,可以改善其抑郁症状。要根据患者的社会背景、文化层次、兴趣爱好不同而采取个性化的治疗措施。具体方法有:①培养患者多方面的兴趣,如阅读、唱歌、书写、针织、种植花草等,转移患者注意力,加强与外界的沟通,在社会活动中实现自我价值的提升。②创造轻松安静的环境,避免情绪激动、紧张焦虑,可采用文娱疗法和音乐疗法,使患者精神愉悦。③科普宣教,采用认知疗法,让患者了解自身的疾病,鼓励患者正确对待疾病,树立积极乐观的态度,配合治疗。

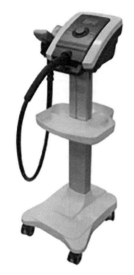

图 12-5　深层肌肉刺激仪

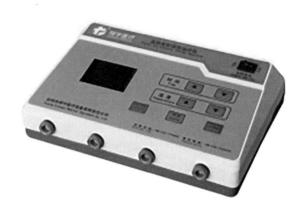

图 12-6　温热电针综合治疗仪

(三)注意事项

(1)要了解患者的服药情况和"开关"现象,康复治疗应安排在患者两次服药的中间进行,即在患者状态好的时候进行。

(2)在训练时,注意安全保护,防止患者跌倒。如训练中,有患者出现"异动现象"或幻觉,应暂停治疗,使患者放松平静下来。有必要分析出现上述现象与运动量之间是否存在关联,及时调整运动量。

(3)有些 PD 患者同时伴有自主神经控制障碍,容易出现体位性低血压,因此,在患者变换体位时,应嘱其缓慢进行,并给予必要的保护。

(4)PD 患者同时合并有多种症状和运动障碍,选择康复治疗的方法应有针对性,在分清主次的基础上,应讲究多样性,结合趣味性,进行综合治疗。

(5)要对患者及其长期照护者进行康复宣教,使他们了解疾病,认可长期综合管理疾病的重要性和意义,树立信心。

(6)由于 PD 是慢性、进行性疾病,需要患者每天进行必要的功能训练,以延缓病程,预防失用性的功能下降。因此,需要定期在康复专业人员的指导下,制订全面的个性化的家庭康复方案,坚持长期训练。如遇到病情变化,及时复诊,重新调整康复方案。

第六节　典型病例

一、典型病例 1

(一)病历资料

患者潘××,女,54 岁,右利手,办公室职员,身高 163 cm,体重 48 kg。

1. **主诉**　肢体活动不灵活、抖动 10 年。

2. **现病史**　患者 10 年前出现右上肢活动不灵活,精细动作时明显,症状逐渐发展至右下肢,感腿僵,迈步不灵活,并逐渐发展至左侧肢体。上述症状逐渐加重,行动较前变慢。3 年前出现右侧肢体抖动,静止时、精神紧张时抖动明显,2 年前左侧肢体亦出现抖动。近 1 年肢体抖动、行动迟缓明显加重。尿频 20 年,近 3 个月时有便秘,嗅觉无明显减退,睡眠中无喊叫、挣扎。

3. **用药情况**　2012 年开始服用泰舒达 50 mg 每天 1 次,金刚烷胺 100 mg 每天 2 次,安坦 1 mg 每天 2 次,症状稍有改善,2017 年 1 月开始改用美多巴 125 mg 每天 3 次,泰舒达 50 mg 每天 2 次。

4. **既往史**　否认其他慢性病史。

5. **家族史**　患者父亲有类似病史。

6. **临床诊断**　帕金森病。

(二)体格检查(服药 4 h 后)

神清、语言基本流利。面部表情稍少,颅神经未见明显异常。四肢肌张力增高,右侧改良 Ashworth 1$^+$级、左侧 1 级;四肢可见阵发性震颤,静止时易出现;患者自觉双下肢无力,下肢主要肌群徒手肌力检查 4$^+$级;双侧对指、指鼻、轮替、跟膝胫试验均减慢,行动迟缓;后拉试验(+),立位平衡 1$^+$级;监护下能独立步行,启动缓慢,无冻结步,行走时躯干明显前倾,慌张步态,转弯不稳。双侧感觉大致对称,双侧病理征(−)。

卧位:血压 123/78 mmHg,心率 73 次/min;立位:血压 138/74 mmHg,心率 60 次/min。

(三)康复评价(服药 4 h 后)

(1)改良 Hoehn 和 Yahr (H&Y)分期:3 期。

(2)帕金森病统一评分量表(UPDRS):Ⅰ 8,Ⅱ 17,Ⅲ 48,Ⅳ 0。

(3)简明精神状态量表(MMSE):29 分(基本正常,满分 30)。

(4)帕金森患者生活质量问卷(PDQ−39):79 分(该问卷含 39 个问题,包括身体活动、ADL 等 8 个维度,能够反映在过去 1 个月之内帕金森病患者的生活质量情况,得分越高表明生活质量越低,满分 156 分)。

(四)主要问题

(1)四肢有阵发性震颤,静止时易出现。

(2)四肢肌张力增高,右侧比左侧略高。

（3）双下肢肌力弱。

（4）动作缓慢,启动困难,协调性差。

（5）平衡及姿势控制差,有跌倒风险。

（6）步行时躯干前倾,呈慌张步态。

（7）生活基本自理,但是近1年ADL呈减退趋势。

（8）焦虑、抑郁。

（五）康复目标

1. 短期目标 提高平衡能力,降低跌倒风险;改善步行功能和步行稳定性。

2. 长期目标 通过运动治疗,结合药物、心理疏导、环境改造等干预手段的综合管理,尽可能减轻功能障碍程度,延缓患者病情的进展,提高患者的生存质量。

（六）康复治疗方案

（1）四肢及躯干肌肉牵伸及放松训练。

（2）姿势纠正。

（3）躯干核心肌群训练:仰卧位,桥式运动、双下肢交替运动(空中踏车动作);俯卧位,平板支撑。

（4）下肢肌力增强训练(渐进抗阻肌力训练、离心机肌力训练)。

（5）姿势镜前,在节拍器提示下,原地踏步训练。

（6）重心转移及身体协调性训练:24式太极拳中"云手"训练。

（7）平衡训练及反应性跨步训练:平衡软垫上站立,抛接球训练;保护下,训练患者对运动平板突然开关的反应,反复对患者进行推、拉干扰的反应性跨步训练。

（8）运动平板训练:提高步行速度、对称性和节律性。

（9）实用步行能力训练:走八字、倒退走、侧向走、绕障碍物、跨越障碍物、上下阶梯等。

（10）踏车训练:提高心肺功能,双下肢肌力、肌耐力及协调性。

（11）全身振动训练:低、中、高3种振动频率各2 min。低频振动(6~12 Hz)提高骨盆控制和平衡能力;中频振动(12~20 Hz)提高下肢主动肌和拮抗肌之间的协调性;高频振动(20 Hz以上)刺激肌肉收缩,提高下肢肌力。

（12）ADL训练:翻身、坐-站、穿脱衣服鞋袜等。

（13）广场舞训练。

（七）小结

该患者改良H&Y分期为3期,属PD病程中期,运动症状累及双侧上下肢,并且已有中轴症状,即已出现姿势控制和平衡障碍。在PD的四大核心症状中,震颤、肌强直和动作缓慢被认为与多巴胺能神经元丢失有关,左旋多巴能够明显地改善这些症状,即使在疾病的晚期,左旋多巴也能显示出稳定的疗效。而中轴症状(姿势与步态)作为最不特异的表现,被认为是非多巴胺能的运动症状,对药物治疗反应差,可能是PD进展和衰老过程共同作用的结果。另一方面,中轴症状会极大地影响患者的ADL能力。研究发现,与以震颤症状为主的PD患者相比,步态姿势异常为主要症状的PD患者病情进展更快。因此,该患者在其他对症康复治疗的同时,尤其强调对平衡、步态及姿势控制的训练。此外,该患者在现阶段虽然生活基本能自理,但是也应进行一些 ADL 方面的训练,教会患者一些基本的动作技巧,以应对病情进展到下一阶段(H&Y 4 期)的一些生活自理方面的失能。由于患者生活中爱好跳广场舞,所以,也应鼓励患者在服药后状态好的时间里,多走出家门,参与感兴趣的一些社会活动,既锻炼了身体功能,又愉悦心情,对其焦虑和抑郁的心理状态也起到一定的缓解作用。

二、典型病例 2

(一)病历资料

患者聂××,男,64 岁,右利手,退休干部,身高 179 cm,体重 68 kg。

1. 主诉 脊柱后突、侧弯伴间歇性腰痛 4 年。

2. 现病史 患者于 4 年前无明显诱因,出现腰部酸痛,多余活动后加重,休息后可稍缓解。无伴下肢麻木、疼痛,无行走受限和二便异常。未正规诊治,后症状间断出现并加重,偶伴腰部及大腿后部放射痛。无下肢间歇性跛行。半年前于某医院骨科就诊,行MRI 检查,考虑存在腰椎管狭窄、腰椎间盘突出及脊柱后凸畸形,经物理因子治疗,疼痛症状缓解。但仍存在脊柱后突及侧弯,且有逐渐加重的趋势。为求进一步康复收入我科病房。

3. 既往史 平素体健。否认高血压病、心脏病、糖尿病等慢性疾病史。患帕金森病18 年,病情逐渐加重,有双侧震颤、肌强直症状,平衡及姿势控制障碍,2013 年初出现躯干前屈伴左侧侧弯,行走时尤为明显,且躯干症状进行性加重并伴有腰痛。2015 年1 月,患者于某医院神经外科行脑深部电极植入术(deep brain stimulation,DBS),术后震颤、僵硬消失,行动能力明显好转。长期服用美多芭 1/4 片每天 3 次,息宁、柯丹 1/2 每天3 次,金刚烷胺 1/2 片每天 2 次,阿司匹林 1 片每天 1 次,泰舒达 1 片每天 3 次,阿托伐他汀钙 10 mg 每晚 1 次。两年前,因跌倒外伤致双侧肋骨骨折。否认输血史。有药物过敏史,对磺胺类药物过敏,表现为皮疹、否认食物过敏史、否认其他接触物过敏史。

4. 家族史 否认家族遗传病史。

5. 临床诊断 腰椎后突、脊柱侧弯、腰椎间盘突出症、帕金森病(DBS 术后)。

(二)查体(服药 4 h 后)

推助行器步入诊室,躯干前倾状态。无扶持下独立站立时,患者躯干前屈(与水平夹角约为 30°),腰椎后凸,脊柱向右侧凸。腰椎各棘突无明显压痛及叩击痛。腰椎被动活动度:屈曲 60°,伸直 10°,左右侧屈各 20°。当患者俯卧于床时,腰椎后突和脊柱侧弯消失,脊柱椎体恢复正常序列。躯干屈肌徒手肌力检查 4 级、伸肌 2 肌,右侧屈肌 2 级、左侧屈肌 3 级;双侧下肢主要肌群肌力 5⁻级,双侧上肢主要肌群肌力 5⁻级。双侧上下肢肌张力及关节活动度正常。双侧指鼻试验欠稳准,轮替动作、足跟点地动作略减慢。直腿抬高试验(−),Slump 试验(−);双侧 Babinski 征(−)。

卧位:血压 105/68 mmHg,心率 73 次/min;立位:血压 95/55 mmHg,心率 60 次/min。

（三）康复评价（服药 4 h 后）

（1）改良 H&Y 分期：2.5 期。

（2）帕金森病统一评分量表（UPDRS）：Ⅰ 7，Ⅱ 8，Ⅲ 24，Ⅳ 0。

（3）简明精神状态量表（MMSE）：30 分（正常，满分 30）。

（4）帕金森患者生活质量问卷（PDQ-39）：38 分（该问卷含 39 个问题，包括身体活动、ADL 等 8 个维度，能够反映在过去 1 个月之内帕金森患者的生活质量情况，得分越高生活表明质量越低，满分 156 分）。

（四）主要问题

（1）核心肌群无力，躯干及骨盆运动控制差。

（2）平衡能力差，有跌倒风险。

（3）需借助助行器行走，步行中躯干控制差，腰椎后突明显。

（4）扶助行器站立时，躯干向左侧弯（腰椎右侧凸），重心偏向左。

（5）无法在站立位控制躯干前倾，导致无法完成需双上肢共同配合的日常生活动作（如端水盆）。

（6）上、下肢运动协调性略差。

（7）存在体位性低血压。

（五）康复目标

1. 短期目标　提高核心肌群的肌力，以改善脊柱的稳定性和躯干的异常姿势；同时提高平衡能力，降低跌倒风险。

2. 长期目标　通过运动治疗、药物等干预手段，进一步改善患者 DBS 术后的功能，提高 ADL 能力，延缓患者原发病病情的进展，提高患者的生存质量。

（六）康复治疗方案

1. 躯干核心肌群及姿势稳定训练

（1）仰卧位：桥式运动、双下肢交替运动（空中踏车动作）。

（2）侧卧位（依序号，难度递增，逐步进阶）：①单腿侧抬；②双腿并拢，侧抬腿；③屈髋屈膝位，侧桥。

（3）俯卧位：平板支撑。

（4）两点跪位：①收腹，挺直腰，维持在中立位 30 ～ 60 s，时间逐步延长；②收腹，挺腰，向左右旋转躯干。

（5）三点跪位：保持骨盆中立位，交替抬起一侧下肢，维持 10 ～ 20 s，时间逐步延长。

（6）坐位：①保持骨盆水平及前后倾中立位，收缩腹部，挺腰，维持 30 ～ 60 s，时间逐步延长；②保持端坐位，向左右两侧来回移动重心；③保持端坐位，左右旋转躯干。

（7）立位：①后背靠墙，尽量将身体的 3 个部分——枕部、骶骨、足跟后部贴近墙壁，使腿伸直、腰挺直、下巴后收。如果枕部无法靠近墙壁，可以在头与墙之间放一个小靠垫，嘱患者用力向后压靠垫。②保持身体直立，左右旋转躯干。③保持身体直立，两脚分开与肩同宽，左右移动重心。④保持身体直立，原地有节律地前后摆动上肢。

2. 下肢肌力增强训练　渐进抗阻肌力训练、离心机肌力训练。

3. 原地踏步训练　姿势镜前,在节拍器提示下,原地踏步训练。

4. 抛接球练习　坐位和站立位抛接球练习。

5. 减重运动　平板上行走,在保持躯干直立的状态下,提高步行稳定性和节律性。

6. 实用步行训练(腰部佩戴围腰保护)　走八字、倒退走、侧向走、双手前伸抱球行走、绕障碍物、跨越障碍物行走、上下阶梯等。

7. 踏车训练　提高心肺功能,双下肢肌力、肌耐力及协调性。

8. 躯干后伸放松体位　俯卧位,患者上半身伏于支撑面上或用自己的肘关节支撑躯干,腹部及下肢贴于床面,使上部躯干与床面呈30°夹角。此体位有助于减轻腰椎间盘后部的压力,预防腰椎间盘向后突出。该体位每次可维持 10~15 min,每天若干次。

（七）小结

该患者在施行 DBS 手术前已经经历了长达 15 年以上的 PD 病程,在 DBS 术前两年出现了 PD 的并发症——躯干前屈症,导致躯干前屈和脊柱侧弯进行性加重,长期的不良姿势,继发腰椎间盘突出。在接受 DBS 术后,其震颤和肌肉僵硬的症状消失,其他运动症状有一定程度的改善,但是躯干前屈和脊柱侧弯的问题依然存在,并愈发凸显,成为影响其运动功能和日常生活的主要因素。因此,康复治疗方案的设计主要围绕着如何提高其核心肌群的肌力展开,并同时在不同的体位下,纠正其不良的姿势,建立正确的本体感觉。另一方面,我们对康复治疗的效果和患者的预后应该有正确的认识。由于 PD 是渐进性的疾病,尽管通过 DBS 可以改善部分运动症状,但是 PD 涉及广泛的皮质下非多巴胺能结构,患者的运动控制问题始终会影响运动治疗的效果;康复治疗也不能完全逆转疾病的进程,改变结局。DBS 术后康复治疗的真正意义在于促进患者部分功能的恢复,减轻残疾程度,提高患者的生存质量。

（郭京伟　王凌毅）

第十三章 老年痴呆症康复

第一节 概 述

老年痴呆
症康复相
关量表

老年痴呆症又称阿尔茨海默病（Alzheimer's disease，AD），是一种进行性发展的致死性神经退行性疾病，临床表现为认知和记忆功能不断恶化，日常生活能力进行性减退，并有各种神经精神症状和行为障碍。AD 是老年人中最常见的神经系统退行性疾病，其临床特点是隐袭起病，逐渐出现记忆力减退、认知功能障碍、行为异常和社交障碍，通常病情呈进行性加重，逐渐丧失独立生活能力，发病后 10 ~ 20 年因并发症而死亡。它是最常见的老年痴呆症，其发病率随年龄增长急剧增高。欧美国家，在 65 岁的人群中其发病率为 5% 左右，而在 85 岁老年人中，其发病率则高达 50%。由于 AD 患者伴有不同程度的记忆缺失、认知障碍，生活不能自理，不但严重影响患者自身的生活质量，还给家庭和社会带来了沉重的负担。因此 AD 是当今公认的医学和社会学难题，已引起各国政府和许多研究人员的广泛重视。

针对阿尔茨海默病尚无统一的诊断标准，目前应用最普遍的诊断标准为美国精神病协会《精神障碍诊断和统计手册》第 4 版（DSM-Ⅳ），此诊断标准特别强调无谵妄的病程过程和器质性因素存在，同时存在智能低下，影响了患者的日常生活活动、工作及人际关系等。该标准首先评估是否存在痴呆，然后根据临床及辅助检查结果做出 AD 的诊断，其中日常活动是否受影响是必备条件。

诊断标准：

（1）进展性多个认知功能缺失，包括以下两项：①记忆缺损（学习新信息的能力缺损或不能回忆以前所学到的信息）；②至少下列认知障碍之一，失语（语言障碍）、失用（虽然运动功能没有问题，但不能执行动作）、失认（虽然感觉功能没有问题，但不能认识或识别物体）、执行管理功能的障碍（即计划、组织、安排、抽象概念）。

（2）以上认知功能障碍导致社交或职业工作能力明显减退，不能胜任以往工作。

（3）认知功能丧失为逐渐起病，并缓慢持续进展。

（4）认知缺陷，并非由于下列原因导致：①其他能导致记忆与认知进行性缺陷的中枢神经系情况（例如，心血管疾病、帕金森病、亨廷顿病、硬膜下血肿、正常颅压性脑积水、脑肿瘤等）；②已知能导致痴呆的系统性情况（例如，甲状腺功能减退、维生素 B_2 或叶酸缺乏、烟酸缺乏、低血钙、神经梅毒、HIV 感染）；③活性物质所致的痴呆。

（5）这些缺陷并非由于谵妄所致。

(6)不能由其他精神疾病(如重性抑郁、精神分裂症)解释。

第二节　康复问题

(一)认知功能障碍

1.记忆力障碍　AD 的记忆障碍以记住新知识能力受损和回忆远期知识困难为特点。遗忘出现于本病的早期阶段,并且几乎常是患者家属或同事发现的第一个智能障碍。有时找词困难和命名障碍可在记忆变化之前发生。首先是近记忆力受损,随之远记忆力也受损,最终远近记忆力均有障碍,使日常生活受到影响。患者还可有虚构现象,这与他学习记忆能力障碍有关。

2.智力障碍　智力障碍在 AD 的早期出现,失算、判断力差、概括能力丧失、注意力分散、左右失认和集中力差等情况可早期开始,随病情发展愈明显。主动性、解决问题能力、个人之间交往技能、逻辑和推理等均进行性受损。智能缺陷合并认知损害,在发病晚期出现全面严重衰退,最终相当于婴儿的智力水平。

3.知觉障碍　视空间技能在 AD 早期便出现损害,比其他痴呆的视空间障碍严重。如不能临摹图形,不能做结构性作业、连线测验和摆积木、拼图等。检查 AD 患者的失认和失用是很困难的,困难在于与患者由于失语、视空间障碍和遗忘所造成的无能。但尽管如此,失认和失用仍是 AD 病的特征。有近 1/3 的患者有视觉失认、面貌失认、体像障碍、视空间失认、地理失定向等。患者容易在熟悉的环境中迷路,如在家邻近的地区中外出而找不到归宅的路或在家中找不到自己的居室,在医院的病房中去厕所后找不到自己的床位等,均因环境定向障碍所引起,并随病情进展而加重。AD 患者可出现多种失用,如结构失用、穿衣失用、意念运动性失用、意念性失用、步行失用、失用性失写等。

另外,AD 还同时伴有注意力下降,以及执行管理功能的障碍等认知功能障碍的问题。

(二)精神行为症状

1.人格改变　除了认知能力以外,往往还会出现人格改变,例如,患者变得缺乏主动性、活动减少、孤独、自私,对以前饶有兴趣的工作失去热情。以前的工作狂丧失了他们的主动性,需要不断提示或督促才能参与活动。同时,突然变得漠然,经常终日无所事事,并常无目的地徘徊。越来越脱离社会,对周围环境兴趣减少,对周围人较为冷淡,甚至对亲人漠不关心。此外,患者的情绪也会出现问题,情绪不稳,易激惹。他们常常会有大难临头的恐惧感,莫名其妙地对家人发脾气,或者感到挫折和莫名的伤心。同时,对新环境难以适应。

2.情感反应障碍　大约 1/3 的 AD 患者伴有抑郁。尽管痴呆患者抑郁症状比较常见,但真正符合抑郁发作标准的患者很少,尤其是中重度痴呆患者。轻度痴呆时,焦虑比较常见,患者可能担心自己的工作能力和生活能力,还可能担心自己的钱财、生命等。痴呆较重时,情感平淡或淡漠日趋明显。

(三)言语功能障碍

失语是 AD 的常见特征性症状,在其他原因的痴呆中不常见,应作为诊断依据之一。在自发语言中,首先表现明显异常的是找词困难和冗赘、空洞的口语,列名受损,命名不能,逐渐发展至错语症明显。词义错语首先发生,失语晚期出现。口语理解进行性受损,复述功能相对保留,直到晚期才受损。AD 的自发语言与 Wernicke 失语或经皮质感觉性失语、流利性错语非常相似。口语量减少,不发生 Broca 失语或经皮质运动性失语的非流利型无文法口语。语言的句法和发音相对地保留至晚期,而语义方面则进行性损害。随着痴呆的发展,语言的社交和实用内容也逐渐受损。患者交谈能力受损害后,对方常不能从其谈话中理解其连贯的思路。阅读理解受损,但读出声音(朗读)可相对保留,直到病程很晚期才受累。失语性失写和书法退步与自发谈话障碍同时发生。至病程的中期和晚期,可有各种明显的重复说话障碍,如模仿语言为患者重复检查者对其说的词和词组;重语症为患者重复自己说的词和词组;词尾重复症为患者重复词的最后一部分。这些在语言进一步恶化时均可出现。至病程晚期,声音降低到发出的重复声音听起来不像语言,最终可发生完全缄默。整个过程中,语言的实质性和实用性部分进行性损害,而句法性和语言性成分相对不受损。进行性变化按预期次序发生,患者的语言特征依赖。

(四)日常生活活动能力受限

AD 患者由于认知、记忆、言语、智力等功能逐渐下降,日常生活能力逐渐减退,以至于不能完成日常简单的生活事项如穿衣、进食,晚期患者各方面功能障碍进一步加重,四肢出现强直或屈曲瘫痪、括约肌功能障碍等,日常生活能力完全依赖家人。

(五)社会参与能力受限

AD 患者随着病情的进一步加重,其解决问题能力、个人之间交往技能、逻辑和推理都进行性受损,加之人格的改变,智能缺陷合并认知损害进一步加重,最后较高智能完全丧失,最后终日无语而卧床,与外界(包括亲友)逐渐丧失接触能力,导致社会参与能力完全受限。

AD 除了上述问题外,还可能出现一定程度的心肺功能下降、肌力下降、平衡协调功能等问题。

第三节　康复分期

AD 通常起病隐匿,为持续性、进行性病程,无缓解,由发病至死亡平均病程 8～10 年,但也有些患者病程可持续 15 年或以上。AD 的症状加重,即使是积极治疗,也只能够短期改善症状,不能阻止病情的发展。根据疾病的发展和认知功能缺损的严重程度,AD 症状的严重性,即轻度、中度和重度对应症状进展的 3 个不同阶段:Ⅰ期、Ⅱ期、Ⅲ期(表 13-1)。痴呆的严重性界定不仅依赖于认知损害程度,而且也考虑功能残疾和神经精神症状,一般 AD 症状进展多是由轻到中再到重。无论采取何种方法划分 AD 病情轻重,对其病情判断、预后评估和治疗措施的制定都具有重要意义。

表 13-1 AD 的分期

功能	Ⅰ期（轻度）	Ⅱ期（中度）	Ⅲ期（重度）
言语	命名性失语	感觉性失语	严重受损
记忆	近事遗忘	近远事遗忘	无法测评
抽象思维	受损	受损	无法测评
视空间	轻中度受损	重度异常	无法测评
行为	淡漠妄想	淡漠妄想	激动昏睡妄想
步态	正常	徘徊	受损
姿势	正常	正常	卧床
MMSE 得分	21～30 分	11～20 分	0～10 分

（一）Ⅰ期

轻度 AD 的表现除记忆减退外，还至少影响了一般认知功能（如定向、计算、推理、判断、概括和执行功能等），但患者个人的日常生活基本能自理，一般不需要他人的帮助。在疾病的早期，患者虽然出现了轻度功能障碍，但对自己的记忆问题有自知力，并力求弥补和掩饰，如经常做记录，避免因记忆缺陷对工作和生活带来不良影响，妥善管理钱财和为家人准备膳食。尚能完成熟悉的日常事务，保持周围环境清洁，但对个人清洁卫生的关注度降低。患者的个人生活基本能自理，但患者可能已不再能胜任财务和预算工作，独自驾驶汽车也是相当危险的。患者处于 AD 早期，应重点加强记忆功能为主，保持积极的心态、健康的生活方式，延缓病情进一步加重。

（二）Ⅱ期

这个阶段，患者记忆、认知、社交或职业功能等明显受损，个人日常生活活动至少部分需要他人的帮助。患者的精神和行为障碍也比较突出，情绪波动不稳；或因找不到自己放置的物品而怀疑被他人偷窃，或因强烈的嫉妒心而怀疑配偶不贞；可伴有片段的幻觉；睡眠障碍，部分患者白天思睡、夜间不宁。行为紊乱，常拾破烂、藏污纳垢；乱拿他人之物；亦可表现本能活动亢进，当众裸体，有时出现攻击行为。此期应进一步加强记忆及认知功能训练，注意患者的精神、行为异常情况，给患者进行心理疏导，加强与家属及人群沟通。

（三）Ⅲ期

在此阶段，患者记忆力、思维及其他认知功能皆严重受损。忘记自己的姓名和年龄，不认识亲人。语言表达能力进一步退化，患者只有自发言语，内容单调或反复发出不可理解的声音，最终丧失语言功能。患者活动逐渐减少，并逐渐丧失行走能力，甚至不能站立，最终只能终日卧床，大小便失禁。晚期患者可出现原始反射，如强握、吸吮反射等。最明显的神经系统体征是肌张力增高，肢体屈曲，病程呈进行性，一般经历 8～10 年，罕见自发缓解或自愈，最后发展为严重痴呆，常因压疮、骨折、肺炎、营养不良等继发躯体疾病或衰竭而死亡。此期应加强对患者的关爱,预防患者走失,对患者缺失功能进行适当锻炼,注意预防相关并发症的出现。

第四节 康复治疗基础

(一)功能评定

目前临床上主要依靠各种量表判断认知功能的下降,AD 以认知障碍、生活能力下降及精神行为异常为三大临床症状,量表检测主要围绕这几方面进行。神经心理量表检测是痴呆筛查、诊断及量化评定其严重程度的得力工具,可识别早期痴呆症状,甚至在影像结构变化之前,就可以通过测试发现认知功能减退,有助于检测痴呆的附加症状,如情感障碍、人格障碍和行为障碍等(如幻觉、妄想、睡眠障碍、焦虑、抑郁等),量表的规范化和量化等优点,能提供较为客观的依据,有利于诊断的统一、病程转归评估、疗效判定。但是量表往往只能检测认知的某一方面或某几方面不能反映智能的全貌,故对认知功能水平的综合评估能力受到限制,任何痴呆量表都不能全面满足痴呆诊断的要求。我们需根据临床研究的不同目的来选择不同的量表或多个量表配合使用。

1. 认知功能评定

(1)认知功能障碍的筛查:目前用于认知损害和痴呆筛查的量表主要包括简易智能状态检查量表(mini‐mental state examination, MMSE)、蒙特利尔认知评估量表(Montreal cognitive assessment, MoCA)、阿尔茨海默病评定量表(Alzheimer's disease assessment scale, ADAS)等,这些量表在认知功能评估中具有很强的语言依赖性,难以用于失语患者。

1)蒙特利尔认知评估量表:主要用于轻度认知功能障碍进行快速筛查的评定工具。所评定的认知领域包括注意力、执行功能、记忆力、语言功能、视结构技能、抽象思维、计算和定向力。完成 MoCA 量表检查约需时 10 min。量表总分 30 分,测试结果显示正常值为 ≥26 分。详见第七章脑损伤康复。

2)简明精神状态评定量表:是目前运用最广泛的认知筛查量表,它包括对定向能力(10 分)、即刻回忆(3 分)、注意力和计算能力(5 分)、延迟回忆(3 分)、语言功能(8 分)、视空间觉(1 分)的评估。量表总分 30 分,得分越高表示认知功能越好。总分 ≥27 分为正常,21~26 分为轻度痴呆,10~20 分为中度痴呆,<10 分为重度痴呆。详见第七章脑损伤康复。

MMSE 的分析指标为总分,不能把单项分值视为相应的认知功能表现,也不能仅依据低于 MMSE 总分的划界作为痴呆的诊断,必须结合其他多种测试工具以及神经影像学表现和生化表现等。MMSE 检查没有时间限制,对患者感到困难的项目,避免给予过多的压力,对受试者的成功要进行表扬,建立亲善的关系,使患者感到舒适。本量表的优点在于操作简便,整个检查耗时 5~10 min,特别适用于老年人群,可作为大样本流行病学调查的筛查工具。它在评估中重度认知损害时假阴性率极低;另外,MMSE 的低分及其下降速度可以作为痴呆预后的预测因素。

3）长谷川痴呆量表（hasegawa dementia scale，HDS）：与简明精神状态评定量表（MMSE）等共同成为当今世界上使用最为广泛的老年痴呆初筛工具之一，它的主要用途是用于群体的老年人调查。HDS 总计 11 项问题，其中包括定向力（2 题）、记忆功能（4 题）、常识（2 题）、计算（1 题）、物体铭记命名回忆（2 题）。在长谷川痴呆量表的基础上，根据我国的实际情况，对相关问题做了修改。这个表设计了 11 项内容，简单易行，对痴呆的早期诊断很有帮助，是目前国内应用最广泛的量表。长谷川痴呆量表（HDS）虽只有 11 项，但包括了常识、识记、记忆、计算及定向 5 个方向的测试，总分为 32.5 分。总分 >30.2 为正常，22～30.5 之间为亚正常，10.5～21.5 为可疑痴呆，0～10 为痴呆。在实践应用中发现，只有严重痴呆才会在 10 分以下；实践应用还发现，本表用于测试健康人的得分与受教育程度有关，即受教育程度越低得分越少。因此，用 HDS 评定是否痴呆，不同文化程度的标准应该有所区别，不要完全用上述得分标准轻易地确定诊断。

4）阿尔茨海默病评定量表：主要适用于轻中度痴呆患者检查，不适用于重度痴呆的评定，也不适用于痴呆病因的鉴别诊断。该量表是一个对老年性痴呆患者常见症状的全面评估工具，既可协助早期诊断，又可评价疾病的进展，分为认知和非认知两方面。认知行为量表包括定向、语言、结构、观念的运用、词语即刻回忆与词语再认，共 12 题，费时 15～30 min，评定 AD 的认知缺陷，评分范围为 0（无错误或无损害）～75 分（严重损害）。非认知量表包括恐惧抑郁、分心、不合作、妄想、幻觉、步态运动增加、震颤、食欲改变等 10 项，每项 5 分，共 50 分，是针对 AD 神经精神症状的量表。

5）严重损害量表：严重损害量表（severe impalement batty，SIB）由 Saxton 等于 1999 年发表，用来评估晚期 AD 患者的认知功能，用时约 30 min，量表包含 51 项，评估社会交往、记忆、语言、视觉空间能力、注意、行为和结构。评分范围为 0～100 分，评分越低，痴呆程度越重。每题评分为 0、1、2 分。0 分，不正确；1 分，部分正确；2 分，回答正确。量表信度 0.87，测试者之间信度为 0.99。SIB 能有效区分 MMSE 0～5 分与 6～11 分组，不能区分 11 分，12～17 分和 17 分以上。

另外，临床痴呆评定量表（clinical dementia rating，CDR）、全面衰退量表（global deterioration scale，GDS）等量表也可对 AD 或其他痴呆的认知功能进行评估。

（2）知觉功能评定：由于 AD 患者大脑的功能异常对感觉刺激的解释和整合发生障碍，即为知觉障碍，如躯体构图障碍、视空间知觉障碍、失认症、失用症等。

1）躯体构图障碍评定：如果 AD 患者本体感觉、触觉、视觉、肌肉运动觉及前庭觉传入信息整合出现异常后，即会导致躯体构图障碍，包括单侧忽略、左右分辨障碍、躯体失认、手指失认等。

2）视空间知觉障碍评定：包括图形背景分辨、空间关系障碍评定、地形定向障碍评定、形态恒常性识别障碍评定和距离知觉障碍评定。

3）失认症的评定：失认是患者在特殊感觉正常的情况下，不能认识熟悉的事物，但可以利用其他感觉途径识别的一类症状，如患者不能通过照片辨认亲人或朋友，但可以通过脚步声识别。失认症的评定包括颜色失认、颜面失认、听失认和触觉失认。

A. 颜色失认的评定：将不同颜色的物品或卡片放在被检者面前，检查者说出某种颜色，要求被检者指出来，或者用一套彩色铅笔，让患者指出某种颜色，不能完成者可判定存在颜色失认。

B.面容失认的评定:患者不能靠面容辨认出原来认识的人。检查时可以拿出患者家人或者朋友的照片,不能完成者判定存在颜面失认。

C.听觉失认的评定:患者能听到有无声音存在,但不能辨别是什么声音。评定时可在患者背后或者让患者闭眼分辨咳嗽、敲桌子、电话铃声等,不能分辨者判定听觉失认。

D.触觉失认的评定:患者尽管触觉、本体觉和温度觉正常,但闭目用手触摸桌子上摆放生活中常用的物品,如勺子、盘子、球、玻璃杯、书、铅笔等,不能识别的可判定为触觉失认。

4)失用症的评定:失用症表现为意念性失用、意念运动性失用、结构性失用、穿衣失用、步行失用和言语失用等。

A.意念性失用:是高层次运动计划障碍。意念性失用的患者不能正确完成顺序性活动过程,如将牙杯、牙刷、牙膏准备好,让患者完成刷牙的过程,患者不知道刷牙的程序,但患者可以按指令完成每一个分解动作,如患者不能按照正常的程序刷牙,则可评定为意念性失用。

B.意念运动性失用:患者不能执行动作指令,也不能模仿他人的动作,但将某种工具交给患者时,由于运动中枢对学会的动作仍有记忆,所以患者可自动完成使用工具的动作。如递给患者毛巾的时候,会自己擦脸,但是如果让患者演示擦脸的动作,患者不能完成。

C.肢体运动性失用:患者能理解某项活动的概念和目的,也没有运动功能障碍,但不能付之行动。能完成粗大运动,但是不能完成精细动作,常见于上肢和舌的运动。可以通过拧瓶盖、洗手、手指屈伸等练习,如表现动作笨拙、缓慢等为存在肢体运动性失用。

D.结构性失用:患者不能描绘简单的图形,不能将不同的物体正确的空间关系组合起来,不能完成二维和三维的拼搭。包括复制图画、搭积木试验及功能活动等方面的测试。

E.穿衣失用:通过观察穿衣的动作,观察被检者是否能够分清衣服上下、里外的关系,是否与身体的相应部位对应。可以让患者给玩具娃穿衣服,不能完成者则可以判定。

(3)注意力的评定:根据参与的器官的不同可以分为视觉注意和听觉注意等,注意力的评定方法可以根据临床需要进行选择。

1)视觉注意试验:让受检者目光跟随评定者的手指或光源做上、下、左、右移动,评定其视觉跟踪能力。让受检者临摹垂线、圆形、正方形和 A 字形等评定其视觉注意持久性或稳定性。

2)听觉注意试验:让受检者闭目,分别在其前、后、左、右及上方摇铃,要求其指出摇铃的位置,或让受检者听一组无规则排列的字母或播放一段录音,要求其听到指定的10 个字或单词或 5 次声音时举手,或在杂音背景中辨识 10 个单词。

(4)记忆力的评定:临床上老年认知症患者首先表现为记忆功能的障碍,因此,对记忆功能的评定是一个重要的过程。常用韦氏记忆量表(Wechsler memoryscale,WMS)、Rivermead 行为记忆测验法等量表进行评估,其中韦氏记忆量表使用比较广泛,中国版的标准化量表由龚耀先等修订,评价内容包括经历、定向、数字顺序、再认、图片回忆、视觉提取、联想学习、触觉记忆、逻辑记忆和背诵数字等 10 项,可以对瞬时记忆、短时记忆和长时记忆进行评定。具体的评定方法参见第七章脑损伤康复。

(5)智力的评定:简易智力检测量表(abbreviated mental test score,AMTS)是 AD 的筛查量表,针对受试者进行询问,全量表 11 个小题,共 10 分,低于 7~8 分时表示认知下降,测试约需时 3 min。向受试者逐一询问下表问题,每回答对一题给 1 分,答错 0 分。其中,第 1 题在患者实际年龄±5 岁,均为正确。第 2 题,患者回答当时的具体时间或回答上午、下午、夜晚均为正确。第 4 题,回答的年份在实际年份±1 年,均为正确。第 10 题,患者必须由 20 倒数至 1 并完全正确,该题才能记 1 分。8~10 分提示认知能力正常,4~7 分提示认知能力一般,0~3 分提示认知能力差。

2. 痴呆行为和精神症状的评定　痴呆伴发精神行为障碍(BPSD)是指痴呆的症状之一。包括幻觉、妄想、偏执、猜疑、无故尖叫、无目的徘徊、情绪焦虑或抑郁、安静不下来、淡漠、易发脾气、冲动伤人、行为有失检点等一系列症状。患者可以同时出现多种精神行为症状,也可以只表现一种。评估 AD 的行为和精神症状主要包括阿尔茨海默病行为病理评定量表(rating scale of the behavioral pathology in Alzheimer's disease,BEHAVE-AD)、神经精神症状问卷(neuropsychiatric inventory,NPI)和 Cohen-Mansfield 激越问卷(CMAI)等,常需要根据知情者提供的信息基线评测,不仅能发现症状的有无,还能够评价症状频率、严重程度、对照料者造成的负担,重复评估还能监测治疗效果。

阿尔茨海默病行为病理评定量表(BEHAVE-AD):目前在国际上已被广泛采用。比较简短,包括症状评定和总体评定两部分,症状部分含 25 个症状,归为 7 类,即偏执和妄想、幻觉、攻击活动异常、昼夜节律紊乱、情感障碍、焦虑和恐惧。对每项症状按 4 级评分。总体部分评定精神行为症状的严重程度。该量表能比较全面、有效地评定痴呆患者的行为和精神症状。

涉及 AD 的神经心理测试和量表繁多,但真正能良好应用于临床试验还需慎重选择,需要考虑信度、效度及使用的方便性等各个方面。临床试验中的疗效评价至少应包括认知和总体评价两个部分,并尽可能进行日常生活活动能力和精神行为的评价。进行疗效评价时,可以使用以上量表,也可以使用其他经过验证的量表。

3. 情绪障碍的评定　大约有 1/3 AD 患者伴有情绪障碍,可使用汉密尔顿焦虑(HAMA)和抑郁量表(HAMD)对伴有情绪障碍的 AD 患者进行评估。具体评估量表及评估方法详见第七章脑损伤康复。

4. ADL 能力评定　AD 患者由于智力逐渐下降,日常生活能力逐渐减退。日常生活能力的下降是痴呆综合征的主要表现。在诊断中应通过评价日常生活能力明确患者的需要。根据量表通过与患者和看护者的交谈来评测一般功能和操作活动等两类功能。常用的量表包括 AD 协作研究日常生活活动(ADL)量表、功能活动问卷(FAQ)、进行性恶化量表(PDS)和痴呆功能障碍评价(DAD)等。

5. 社会参与能力评定　阿尔茨海默病生命质量测评量表有多种,如观察痴呆生命质量量表(observing quality of life in dementia,OQOLD)及其升级版(observing quality of life in dementia advanced,OQOLDA)、阿尔茨海默病相关生命质量量表(alzheimer's disease related qol scale,ADRQL)、痴呆生命质量量表(dementia quality of life scale,DQOL)等,而

美国华盛顿大学研制的阿尔茨海默病生命质量评测量表(quality of life - alzheimer's disease,QOL-AD)对 AD 患者的生活质量评估应用广泛。QOL-AD 问卷表分为患者版和照料者版,患者和照料者各填 1 份。AD 患者采用面对面问答形式,照料者独立填写。该量表总共有 13 个条目,4 个领域,差为 1 分,非常好为 4 分,总分在 13 ~ 52 分之间,分数越高的生命质量越好。

（二）治疗原理

1. 调节神经系统功能,改善睡眠　经颅磁刺激及脑电生物反馈等非侵入性脑刺激,能够否调节神经系统功能,改善患者情绪及睡眠。

2. 保持或延缓记忆力下降　顺叙数字、倒叙数字、图形记忆、词组记忆、数字运算及视觉空间联想等记忆法,训练患者记忆功能,保持或延缓记忆力下降。

3. 改善认知功能　通过对患者记忆、定向、计算、思维、执行能力、视空间等方面的训练,改善患者的认知功能。

第五节　康复治疗

老年痴呆症
康复

（一）治疗目标

1. 短期目标　改善 AD 患者症状,避免病情进一步加重,维持患者与社会正常交往能力。

2. 长期目标　最大限度地保留 AD 患者的功能水平,延缓疾病进展,从而提高患者的生活质量,增加与家属或人群的交流沟通能力,减少家庭的照料负担。

（二）常规康复治疗方案

目前已得到循证医学证据表明,对 AD 具有治疗作用的手段比较局限,疗效尚不能令人满意。非药物治疗的干预措施,作为药物治疗的一个有益补充,尽管一些研究已经证实非药物的干预措施在一定程度上能够改善 AD 患者的认知、精神行为等症状,但目前还没有关于非药物疗法的大样本随机对照研究,其效应还有待于进一步观察。

1. 物理因子治疗　目前物理因子治疗对于 AD 患者的治疗报道不多,且缺乏一定循证医学证据,可采用物理因子治疗对患者出现的伴随症状进行治疗。如患者出现抑郁症,可采用经颅磁刺激,左侧额叶背外侧区,高频,20 ~ 30 min,1 ~ 2 次/d,10 ~ 20 次/疗程进行辅助治疗;如患者伴有睡眠障碍,可采用脑电生物反馈,20 min,1 ~ 2 次/d 改善症状等。另外,根据 AD 患者出现的其他伴随症状,可选择其他适合的物理因子治疗（图 13-1）。

2. 作业治疗

（1）常规作业治疗:通过为患者安排丰富多彩的日间活动,从听觉、嗅觉、触觉、味觉、视觉等多个方面刺激患者感官,从而减慢其病情发展速度,提高其生活质量。活动的安排最好可以使患者能将目前的活动与自己以往记忆中的活动联系起来,这样他们参加活动的积极性就会大为提高。

可根据老人的不同兴趣爱好,选择适合自己的活动进行锻炼,如围棋、象棋、扑克等棋牌类活动或听音乐、绘画、书法、读书看报等。可制定活动时间表,有规律、定时定量进行锻炼,能够改善老年人的认知状态。AD患者即使在其他认知功能都已退化的情况下,通常还保留了对音乐的反应能力。音乐治疗师利用音乐疗法,用患者以往喜欢的老歌,往往能激发患者对以前生活的许多回忆。此外,学习新歌曲也可以刺激和改善患者的短时记忆。痴呆患者通常伴有语言功能减退,而音乐刺激可能会对此有所改善。研究表明,音乐刺激能改善大脑皮质功能,使大脑供血供氧增加,较好地调节自主神经功能。

(2)认知障碍治疗:中枢神经系统随年龄增加出现相应的结构和功能改变,与老年人认知功能下降有关。研究结果提示认知训练可以为认知障碍患者提供干预措施,大脑在记忆方面仍然具有可塑性。认知训练建议每周5~6次,每次1 h,强调以患者为主体,时间和强度遵循个体化原则(图13-2)。

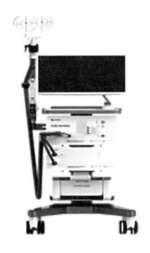
图13-1 经颅磁刺激器

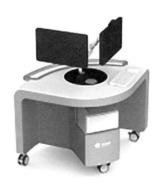
图13-2 认知障碍康复评估训练系统

常用的训练方法如下。①记忆力训练:可反复让患者辨认熟悉的生活场景,如卧室、厕所等;反复手把手地教患者做一些力所能及的家务,如整理床铺、擦桌子、扫地等;可根据患者的病情、文化程度及往日的喜好,设立记忆任务和通过Loci记忆法训练。记忆任务包括顺叙数字、倒叙数字、图形记忆、词组记忆、数字运算等。而Loci记忆法是训练被试者产生和保持视觉空间想象,然后指导他们将想象的场景和所要记的目标或名字结合起来。其原理是通过学习记忆法掌握简单的策略方法,包括形象和视觉联想。亦可陪患者一起看老照片、回忆往事、鼓励讲述自己的故事等方式,帮助其维持远期记忆;引导患者将图片、词组或者实物进行归类和回忆,提高其逻辑推理能力;采取记数字、询问日期、重述电话号码、回忆之前出示的钢笔、眼镜、钥匙等物品名称等方法,以提高其瞬间记忆能力;通过出示数种日常用品如钢笔、眼镜、钥匙等,5 min后让患者回忆之前所出示的物品名称,或引导患者记忆一段信息,按一定间隔复述信息,反复进行并逐渐延长间隔时间等方式,训练其延迟记忆能力。②定向力训练:建议将定向力训练融入日常生活中,选择患者与之有感情的、感兴趣的时间、地点、人物的常识性记忆进行训练和强化,可以获得事半功倍的效果。③语言交流能力训练:提倡以患者能够接受的方式进行交谈和互动,帮助维持其口语和交流能力,在此过程中注重鼓励与表扬,遵循从易到难原则,可利用图卡命名和看图说话等方式锻炼表达能力;通过抄写听写、看图写字、写日记等锻炼书写能力;也可以通过朗读和歌唱激活其大脑相应功能。④视空间与执行能力训练:参考日常生活能力量表,结合生活技能相关的条目进行针对性的训练,如穿衣、如厕、洗浴、识别钱币、接打电话、开关电视,也可以练习更复杂的项目,如使用洗衣机、银行取钱等;如果患者在训练中出现错误,用鼓励的方式正确示教,避免责备,不强迫其选择和回忆。⑤计算能力训练:根据病情选择难易程度,循序渐进,以简单算数运算为佳。

(3)环境疗法:AD 患者所生活的环境会影响他们的生活质量和行为,不适当的生活环境可能激发异常的行为症状,从而加重照料者负担。对于在一个不安全的居住环境中徘徊的患者来说,使用化学药品进行束缚有可能会进一步加重症状,并伴有其他不良反应。因此为 AD 患者设置个安全舒适的环境是很有必要的。在患者所处环境布置一般应做到:①家庭式氛围;②应配合患者长期记忆相对保留的特点,尽量使家庭装修风格同数十年前相似;③视野应开阔,无遮挡,能很好地观察到患者在居住区的活动;④使患者拥有自己的独立空间,并尽可能提供更多的隐私空间;⑤应保证患者活动区域尽可能安全,如路面应防滑、环境应整洁;⑥如果患者存在徘徊症状,应隐藏出口或使出口的门不易打开。总之,一个安全、舒适、安静的环境会对患者的行为障碍有一定的改善作用。

(4)辅助具选择及使用:AD 患者后期对肢体的运动功能有一定影响,患者的移动能力下降,可适当选用合适的轮椅、助行架或手杖等辅助行走,减少跌倒,增加患者活动范围(图 13-3)。

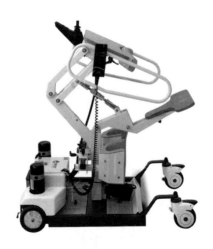

图 13-3　智能站立辅助行走系统

3.心理治疗　可通过回忆疗法诱导患者回忆可引起并保持正性情感反应的事件,从而为其提供刺激快乐以及社会互动,对于专业照料者则是确认了每个患者生活的历史和场景。此法可以分期进行,既可以是单个患者也可以是一组患者,但都经常(应至少每周一次)应用个人相片或纪念物、新闻剪报以及旧的录音带等作为激发手段,让患者谈论自已过去的经历或历史事件,从而增强其对生活的体验。该疗法是目前较为流行的针对痴呆状态的社会心理干预措施之一。

需要对 AD 患者的行为表示认同,而不要让他们感到被边缘化或被排斥,从而减少对患者的不良刺激。关键是要"同意"他们,但也可以通过交流让他们去做一些他们没有意识到已经改变的事情。其主要优势在于恢复患者自我价值感,降低其退缩行为的程度,提高患者与外界沟通和相互作用的能力,缓解压力和焦虑。

4. 关爱和关怀 关爱和关怀是 AD 的重要治疗措施。良好的家庭关系和丰富完善的社会支持网络所带给 AD 患者的关爱和关怀有利于提高生活质量,使患者保持一种自我感和归属感,从而延缓 AD 的发展。

(1)家庭关怀:绝大部分 AD 患者只能在家中接受一般的护理照顾,大部分照顾者尚缺乏对 AD 患者的护理知识和照顾技巧,使患者长期得不到有效的照护,生活质量低下,加速了 AD 的进程。良好的家庭护理有利于 AD 患者的治疗。

对待 AD 患者,照顾者语调要平稳,态度要和蔼,用关爱的语言,让痴呆患者感到家庭的温馨、增强信赖感,使自己成为他们倾吐的对象,及时地掌握老人的病情动态,减少刺激性语言,有利于照顾者与患者之间的沟通交流。与患者沟通要理解、关心、鼓励、安慰患者,学会运用非语言行为进行交流,如微笑、握手、拥抱或轻拍,要懂得倾听患者的诉说,对于患者的反复提问要给予耐心的回答,尽量满足其要求。

(2)社会关爱:社区护理人员应加强对家庭照顾者的指导,普及老年痴呆患者的专业的护理知识。为配合各种不同的需要,可以制作录像带、幻灯片、录音带、光盘等视听资料,海报、小册子、单张等印刷资料以及各种医疗健康主题的展览板等,通过各种方式解决家庭照顾 AD 患者实际困难。如认知训练、日常生活护理、沟通技巧、心理调节等。使痴呆患者可享受到疾病治疗、临终关怀、生活照顾及情绪支持等多服务,以满足不同程度痴呆患者的多元化需求。因此全社会特别是家庭的关爱和关怀比药物更重要。

5. 日常生活照料 应提供以患者为中心的个性化生活照料,最大限度地利用患者的残留功能,允许其有自主行为,促进和维持独立能力,鼓励患者做有意义感兴趣的活动,健康平衡的饮食和规律的运动。不同阶段的 AD,其照料的侧重点有所不同。

(1)Ⅰ期:此阶段患者的日常生活能力部分受损,需要帮助维持和改善工具性日常生活能力,如处理财务、乘车、做家务、使用家电等。照料者不应给予过度的照顾,督促患者自己料理生活。生活规律,注意饮食、营养和清洁卫生,适度运动,参与社会活动,心情愉悦,使之尽可能长时间、较大程度地维持独立生活的能力。

(2)Ⅱ期:此阶段患者认知功能逐渐减退,日常生活能力降低,需要照料者帮助患者应对生活中的各种障碍。建议在照料者的协助下进行简单、有规律的生活自理,培养患者的自信心和安全感,陪同患者完成力所能及的任务,体会参与的乐趣。

(3)Ⅲ期:此阶段患者基本丧失了生活自理能力,需要重点关注其口腔卫生、营养状况、排泄,避免吸入性肺炎、压疮、深静脉血栓等并发症。

(三)治疗时序

1. Ⅰ期 此期患者主要为轻度记忆力下降,患者及家属应积极面对该疾病,保持积极的心态,进行合理饮食,加强记忆功能训练,改善近记忆力,延缓病情快速发展。

2. Ⅱ期 此期患者记忆力进一步下降,应继续通过各种方式,通过在日常生活中对患者的记忆、认知、言语功能等方面进行训练,注意关注患者的心理状况,预防患者走失,多参与社交活动。

3. Ⅲ期 此期为 AD 晚期,患者各方面功能明显下降,尽可能维持患者现有功能,使用辅助器具,预防相关并发症发生,预防患者走失。

（四）注意事项

1. 并发症防治 指导照顾者针对晚期 AD 患者容易出现的并发症,如压疮、泌尿系统感染、肺部感染等,进行预防性的照顾护理和肢体被动的功能锻炼等,力求最大限度地提高患者的生活质量。对于长期卧床的患者,看护人员应为患者定期翻身、按摩骨突部位皮肤,防止压疮的发生,同时及时为大小便失禁的患者更换衣物、床单等,防止泌尿系统感染。对于肢体瘫痪的患者,看护人员应为患者定期按摩、活动关节,防止患者关节挛缩或肌肉萎缩而对生活自理能力下降的患者,看护人员应及时根据天气情况为患者增减衣物,防止患者出现呼吸道疾病等。

2. 日常护理

（1）日常生活护理:照顾者应尽可能让患者自己料理生活。选择患者熟悉的、常用的生活内容来训练其日常生活自理能力,如进食、穿衣、洗漱、沐浴、如厕、家务等,从简单到复杂,循序渐进,切不可操之过急,也不能禁锢不前。对于无法自理的患者,照顾者还要掌握使其舒适和安全的日常护理技巧,包括床上擦浴、床上洗头、口腔护理、排泄护理等。

（2）饮食护理:由于不同患者的病情轻重不同,看护人员在护理患者时应针对不同情况对患者进行不同的饮食护理。针对病情较轻,尚可生活自理的患者,应每日定时、定点为患者提供营养丰富、易于消化的清淡食品;若有带骨、带刺的食物,应提前将骨刺剔除;同时,注意因饭菜过冷或过热导致的肠胃不适和食管烫伤。针对病情较重,生活难以自理的患者,看护人员应帮助其进食,喂食过程中应注意患者的进食速度,防止患者呛、咳、噎食,并对进食总量有所控制,防止患者暴饮暴食。

（3）环境改善:尽可能给患者提供安全的生活环境,比如房屋地面减少障碍物,避免有尖锐突出的地方,装饰简单,每个房间有明显的标志物,避免经常改动家居环境,尽量保持之前的装饰格调,以保持和唤醒记忆;环境设计应有家庭式气氛,可充分看到患者;卫生间的设施应安全、方便、易冲洗。

（4）用药护理:照顾者应熟悉患者常用的药物名称、作用、用药方法、注意事项、不良反应观察及简要的紧急处理方法。由于老人常拒绝服药或出现误服等异常行为,服药时必须有照顾者在一旁陪伴,监督和帮助患者将药物全部服下。此外,照顾者还应做好药物的管理,以免患者错服。

（5）安全护理:AD 患者多缺乏生活自理和自我保护能力,容易发生意外情况,危及患者的生命安全。尽量避免患者单独外出。如果要外出,一定为患者携带联系卡,联系卡标注清楚患者的住址和电话,以防走失时备用。AD 患者在环境不熟悉、疲倦、紧张焦虑时,往往会出现漫游的情况,患病后出现的定向力障碍、智能障碍等的影响,患者容易出现走失、摔伤、自伤等事故,看护人员对患者进行护理时应尽可能为患者创造一个相对独立的固定生活区,为患者提供安全、无障碍的居住、活动场地,防止患者自伤走失、摔伤甚至窒息等事故的发生。看护人员还应结合患者的兴趣爱好和过去的生活经历为患者定期安排活动,增加患者与旁人的交流,使患者获得愉快感,减少患者的漫游次数,增强患者参与社会活动的积极性。

(6)睡眠护理:家庭照顾者应为患者安排感兴趣的娱乐活动,使其保持兴奋,减少患者白天的睡眠时间,在睡前避免他人与患者进行长久、激动的谈话,避免患者睡前大量饮水及浓茶咖啡、吸烟等情况,并应在睡前帮助患者小便。若患者错将夜晚认作是白天而不愿入睡,看护人员应陪患者安静地坐一会儿,使用轻柔的语言劝导患者入睡,还可通过温水泡脚等帮助患者改善睡眠质量。另外,保持睡眠环境安静,光线暗淡,温度适宜,必要时可酌量给予镇静催眠剂助其入睡。

第六节　典型病例

(一)现病史

患者,女,86 岁,因"记忆力减退 2 年"就诊。患者家属发现患者 2 年前开始出现记忆力减退,表现为不记得刚说的话刚做的事,有时不记得回家的路,不记得见过的人,叫不出名字等,情绪较为低落,于当地三甲医院神经内科就诊,头颅 MRI 提示"脑萎缩",诊断为"阿尔茨海默病",予以盐酸多奈哌齐等药物治疗,症状改善不明显。现为进一步康复治疗,遂收住院。患病以来患者精神尚可,胃纳可,睡眠欠佳,入睡后易醒,曾夜间使用睡眠药物 10 余年,大小便正常,无体重明显下降。

(二)既往史

既往体健,否认特殊病史。

(三)体格检查(含康复评定)

查体:神志清楚,精神可,情绪低落,不愿与人沟通,对答切题,定向力可,计算力欠佳,记忆力下降,以近记忆力下降为主,四肢肌力、肌张力基本正常,四肢活动自如,步行速度略慢,双侧腱反射(+),双侧病理反射未引出。康复评定:简明精神状态检查 MMSE:10 分(教育程度小学),MoCA 评分:9 分(视空间与执行功能 2 分+命名 3 分+注意 1 分+言语 2 分+抽象 1 分);长谷川痴呆量表:10 分;汉密尔顿焦虑(HAMA)量表:8 分(可能焦虑);汉密尔顿抑郁量表:(HAMD):31 分(肯定有抑郁);改良巴氏指数 100 分,日常生活活动能力基本自理。个人期望:改善睡眠及记忆力、正常社交,患者退休、独居。爱好:唱歌、跳舞;家住 5 楼,地板为瓷砖,厕所为马桶,洗澡为淋浴,回家途中有坡道、楼梯。

(四)影像学检查

头颅 MRI:大脑沟增宽增深,脑回变平变窄,脑室扩大,脑萎缩。

(五)临床诊断

阿尔茨海默病(Ⅰ期)。

(六)康复目标

1.短期目标　改善认知功能,改善睡眠,维持患者与社会正常交往能力。

2. 长期目标　延缓症状发展,增加患者生活自理能力,增加与家属或人群的交流沟通能力。

（七）康复治疗方案

1. 在院康复治疗方案

（1）物理因子治疗:经颅磁刺激治疗,高频,左侧额叶背外侧区,高频,20～30 min,1 次/d,改善患者抑郁症状;脑电生物反馈,20 min,2 次/d 改善患者睡眠。

（2）作业治疗:①患者爱好唱歌、跳舞,利用音乐和歌曲等患者的爱好,帮助患者记住一些事情,并融入歌曲中,帮助患者记忆;并通过一些娱乐活动如下棋、打牌等,提高患者的计划、执行能力。②患者近记忆力减退明显,常常记不住回家的路,采用 Loci 记忆法,将患者回家的路,创建成一幅熟悉的场景,在这个场景中确定一条明确的路线,在这条路线上确定一些特定的点。然后将所要记的全都视觉化,并按顺序和这条路线上的各个点联系起来。回忆时,按这条路线上的各个点提取所记的内容,训练患者逐渐记住回家的路。③反复让患者辨认熟悉的生活场景,如卧室、厕所等;反复教患者做一些力所能及的家务,如整理床铺、擦桌子、扫地等;可根据患者文化程度及爱好,让患者联系歌词的记忆等。

（3）辅具器具:该患者步行稳定性稍差,步行时可使用手杖,预防患者跌倒。

（4）心理治疗:利用患者以前唱歌获奖的照片,或者和孙子在一起相片及录像等作为激发手段,让患者谈论自己过去的经历或历史事件,从而增强其对生活的体验和信心。并对患者的行为表示认同,恢复患者自我价值感,降低其退缩行为的程度,同时组织年龄相仿的老年人,进行座谈,提高患者与外界沟通和相互交流的能力,缓解压力和焦虑抑郁情绪。

（5）家属康复宣教:积极面对阿尔茨海默病患者,注意督促患者按时服药,防止患者走失,与患者进行耐心而有效的沟通,维持患者交流能力及生活自理能力。

2. 出院后康复治疗方案　对于阿尔茨海默病患者的治疗应是长期的持续的过程,家属对患者疾病的认知和理解非常重要。该患者为独居老人,出院后在养老院长期生活,有一专门护工长期陪伴,故对患者家属及护工应做好宣教工作。让他们能够认识该疾病,关爱和关怀该患者。

告知患者家属及护工对待患者语调要平稳,态度要和蔼,用关爱的语言,让其感到家庭的温馨、增强信赖感,使自己成为他们倾吐的对象,及时地掌握老人的病情动态,减少刺激性语言。与患者沟通要理解、关心、鼓励、安慰患者,学会运用非语言行为进行交流,如微笑、握手、拥抱或轻拍,要懂得倾听患者的诉说,对于患者的反复提问要给予耐心的回答,尽量满足其要求。

（1）并发症防治:应让护工了解阿尔茨海默病患者晚期可能出现的并发症,如压疮、泌尿系统感染、肺部感染等,进行预防性的照顾护理和肢体被动的功能锻炼等,力求最大限度地提高患者的生活质量。

（2）日常护理

1）日常生活护理:护工应尽可能让患者自己料理生活。选择患者熟悉的、常用的生活内容来训练其日常生活自理能力,如进食、穿衣、洗漱、沐浴、如厕、家务等,从简单到复杂,循序渐进,切不可操之过急。

2)饮食护理:应每日定时定点为患者提供营养丰富、易于消化的清淡食品;若有带骨、带刺的食物,应提前将骨刺剔除;同时,注意因饭菜过冷或过热导致的肠胃不适和食管烫伤。

3)环境改善:尽可能给患者提供安全的生活环境,比如房屋地面减少障碍物,避免有尖锐突出的地方,装饰简单,每个房间有明显的标志物,避免经常改动家居环境,尽量保持之前的装饰格调,以保持和唤醒记忆;环境设计应有家庭式气氛,可充分看到患者;卫生间的设施应安全、方便、易冲洗。

4)用药护理:护工应熟悉患者常用的药物名称、作用、用药方法、注意事项、不良反应观察及简要的紧急处理方法。服药时必须有护工在一旁陪伴,监督和帮助患者将药物全部服下。此外,护工还应做好药物的管理,以免患者错服。

5)安全护理:尽量避免患者单独外出。如果要外出,一定为患者携带联系卡,联系卡标注清楚患者的住址和电话,以防走失时备用。护工还应结合患者的兴趣爱好和过去的生活经历为患者定期安排活动,增加患者与旁人的交流,使患者获得愉快感,增强患者参与社会活动的积极性。

6)睡眠护理:护工应为患者安排感兴趣的娱乐活动,使其保持白天兴奋,减少患者白天的睡眠时间,在睡前避免他人与患者进行长久、激动的谈话,避免患者睡前大量饮水及浓茶咖啡、吸烟等情况,并应在睡前帮助患者小便。保持睡眠环境安静,光线暗淡,温度适宜,必要时可酌量给予镇静催眠剂助其入睡。

（蒋宛凌　何永正）

第十四章 多发性硬化康复

多发性硬化(multiple sclerosis,MS)是以中枢神经系统白质炎性脱髓鞘病变为主要特点的自身免疫病,本病常累及于脑室周围白质、视神经、脊髓、脑干和小脑,主要临床特点为中枢神经系统白质散在分布的多病灶。

多发性硬化康复相关量表

多发性硬化病因尚不明确,但主要病因为病毒感染,免疫、遗传、环境等因素。目前全世界约有 2.50×10^6 例多发性硬化患者,其中美国有$(0.40 \sim 0.57) \times 10^6$ 例,多于 $20 \sim 50$ 岁正值工作巅峰状态时明确诊断,男女比例为$(1 \sim 3):(1 \sim 2)$。亚洲人群以视神经脊髓炎(neuromyelitis optica,NMO)常见,而欧美人群则以经典型多发性硬化常见,我国绝大多数为复发型视神经脊髓炎。多发性硬化是缓慢进展性疾病,药物治疗使患者预后显著改善,但残留的神经功能缺损仍是影响生活质量的重要因素。

第一节 康复问题及临床分型

一、康复问题

本病多为亚急性起病,发病年龄呈单峰分布,年龄多为 $20 \sim 40$ 岁,30 岁为高峰期,大多数患者临床上表现为空间和时间多发性,患者多为一个或多个肢体无力,大多数下肢比上肢运动障碍明显,可为偏瘫、截瘫或四肢瘫,但不对称瘫痪最为常见,1/3 的患者有不同程度的共济运动障碍,可出现记忆力减退、认知障碍。强直痉挛、感觉异常、构音障碍、共济失调、癫痫和疼痛不适是较常见的多发性硬化发作性症状。腱反射早期正常,逐渐发展为亢进,腹壁反射消失,病理反射阳性。精神症状问题在多发性硬化患者中也较常见,多表现为抑郁、易怒、语言重复、嗜睡、强哭强笑、反应迟钝和脾气暴躁等。

康复治疗的主要目的在于维持和改善功能状态,尤其是日常生活自理能力的提高。本病的发病初期到疾病进展时期,在专业化的康复训练的指导和训练下,可以减轻多发性硬化患者病情和功能障碍。有些症状是多发性硬化疾病直接导致,有些则是多发性硬化功能障碍所致,如肌无力、肌肉痉挛、震颤和共济失调、疲劳、感觉障碍、大小便和性功能障碍、疼痛、构音障碍和吞咽困难、认知功能障碍、精神和心理障碍、生活自理能力下降等。康复治疗可以有效地减少并发症和继发性功能障碍、改善神经功能、减轻家庭和社会负担。多发性硬化涉及多学科参与的综合康复治疗,康复治疗组成成员应包括康复医师、护士、物理治疗师、作业治疗师、语言治疗师、心理医师、社会工作者,以及患者、家属或其他照料者。

二、临床分型

MS 病理上表现为 CNS(中枢神经系统)多发髓鞘脱失,可伴有神经细胞及其轴索损伤,MRI 上病灶分布、形态及信号表现具有一定特征性。MS 病变具有时间多发(DIT)和空间多发(DIS)的特点。其常见症状包括视力下降、复视、肢体感觉障碍、肢体运动障碍、共济失调、膀胱或直肠功能障碍等。临床分型如下(表 14-1)。

(1)复发缓解型 MS(relapsing remitting multiplesclerosis,RRMS):此疾病表现为明显的复发和缓解过程,每次发作后可以基本自行恢复,不留或仅留下轻微后遗症,80% ~ 85% 的 MS 患者起病初期过程中表现为此类型。

(2)继发进展型 MS(secondary progressive multiple sclerosis,SPMS):有 50% 的 RRMS 患者在患病 10 ~ 15 年后疾病不再有复发缓解,呈缓慢进展性加重过程。

(3)原发进展型 MS(primary progressive multiplesclerosis,PPMS):此类型疾病的病程一般大于 1 年以上,疾病呈缓慢进展性加重,没有缓解复发过程。大约有 10% 的 MS 疾病的患者表现为本类型。

(4)根据 MS 的发病及预后情况,有以下 2 种少见临床类型作为其他类型补充,其与前面国际通用临床病程分型存在一定交叉。

1)良性型 MS:少部分 MS 患者在发病 15 年内几乎不留任何神经系统残留症状及体征,日常生活和工作无明显影响。目前对良性型 MS 无法做出早期预测。

2)恶性型 MS:又名暴发型 MS 或 Marburg 变异型 MS,疾病呈暴发起病,短时间内迅速达到高峰,神经功能严重受损甚至死亡。

表 14-1　MS 的 4 种主要临床分型

复发缓解型 MS	1. 多发的神经功能受累,在随后几周或几个月全部或部分恢复 2. 缓解期疾病平稳无进行性加重 3. 稳定期患者可能伴有局部炎症活动,但临床上未见症状 4. 在所有 MS 的诊断中占 85%
继发进展型 MS	1. 初期为先复发后缓解,后不断进展,直到稳定下来或不可逆的恶化,伴或不伴偶然的急性发病 2. 疾病的进展可能归咎于轴索的脱失而不是新的损伤 3. 在出现新的治疗措施之前,多数的复发-缓解型 MS 发展为继发进展型 MS
原发进展型 MS	1. 自发病起疾病持续进展,功能稳定持续的丧失,患者在神经功能缺损方面可能经历病情的波动,但没有多发病灶 2. 40 岁以上多发,无明显性别差异 3. 在所有 MS 的诊断中占 10%

续表 14-1

进展复发型 MS	1. 发病后疾病持续恶化,偶伴急性发作
	2. 发作间期疾病为持续进展
	3. 在所有 MS 的诊断中占 5%

第二节　康复分期与康复治疗

一、康复分期

(一)急性期

1. 治疗目标　MS 的急性期治疗以减轻恶化期症状、缩短病程、改善残疾肢体的运动功能和防治并发症为主要目标。

2. 适应证　并非所有复发均需处理。有客观神经缺损证据的功能残疾症状,如视力下降、运动障碍和小脑或脑干症状等方需治疗。轻微感觉症状无须治疗,一般休息或药物对症处理后即可缓解。

(二)缓解期

1. 治疗目标　MS 为终身性疾病,其缓解期治疗以提高患者的肢体运动功能为主要目标。

2. 目的　延缓病情进展和减少复发,维持和改善肢体的运动功能,最大限度地提高患者的生活质量,应因人而异、有针对性地训练。

二、康复治疗

(一)常规康复治疗方案

多发性硬化康复

MS 患者大多数伴有运动功能障碍,而运动功能的训练可以大大提高 MS 患者的运动能力。MS 患者主要表现的运动功能障碍为乏力、疲劳、平衡和协调能力差等。MS 患者的康复目的是维护和改善功能、最大程度地提高日常生活能力,应遵循早期开展、因人而异、循序渐进、针对性的治疗原则。康复开始的治疗时间最好在病情稳定后的 24～48 h 后,越早开始康复,对肢体的运动功能恢复效果越好,训练的强度依据病情的轻重和患者自身身体的消耗能量所决定。治疗内容的设计要循序渐进,内容要有计划,并且要有持续性的康复规律变化,主要用来改善 MS 患者肌肉的张力,增加耐力和骨骼的强度,同时帮助患者调节情绪和睡眠,预防和治疗缓解 MS 患者的抑郁。

1. 肌无力　MS 患者最常见的症状之一,也是致残的主要原因之一。MS 患者肌肉力量的增加可以改善移动能力和平衡功能,并且可以提高日常生活活动能力,缓解疲劳;其中,下肢肌肉力量增加可以改善行走能力。临床研究以综合评价运动训练对移动能力的影响,训练方式包括有氧运动(四肢联动训练、跑步机步行训练、家庭步行训练、下肢助力联动训练)、抗阻训练(负重训练、弹力带柔韧抗阻训练、肌肉力量增强训练)、有氧运动联合抗阻训练及其他形式,如减重步行训练、水中运动训练、功能性电刺激(FES)、平衡功能和稳定性训练,结果显示,运动训练可以显著提高行走耐力和速度。有研究显示,特定的运动训练(如反复抗阻训练)可以改善 MS 患者平衡功能,缓解疲劳和抑郁症状,减少患者对跌倒的恐惧,并且不恶化临床症状与体征。

2.肌肉痉挛　　MS 的患者,肌肉痉挛较为常见,尤以上肢的屈肌痉挛和下肢的伸肌痉挛为主,其中 70% ~80% 的患者认为该症状严重阻碍了生活质量,使其生活质量受到严重影响。肌肉痉挛治疗的目标是:降低痉挛的程度、改善生活功能质量、缓解因痉挛造成的疼痛、减少因痉挛造成的护理问题,而并非完全去除痉挛。患者应首先明确何种伤害性刺激或运动容易加重痉挛,继而可以充分地了解或缓解痉挛的坐卧位姿势和站立程序。轻度的痉挛无须药物治疗,可以通过锻炼或抑制模式来缓解 MS 造成痉挛肢体的运动功能的损伤;水中运动训练是可以缓解 MS 患者肌肉痉挛的有效方法之一。此外,还应坚持关节被动活动和促通手法的治疗,以抑制肌紧张患者肌张力为主要的治疗方案。如果发生重度痉挛或关节挛缩,应辅以辅助支具或矫形器,以达到稳定关节、降低肌张力和改善步态的目的。

3.震颤和共济失调　　除了肌肉痉挛影响 MS 患者的行走能力外,震颤和共济失调也给 MS 患者的步行和日常生活能力带来极大不便。MS 中最复杂、最顽固的症状之一是共济失调,常与其他残疾并存。意向性震颤的特征是越接近目标指向越不稳准。躯干性共济失调可以影响立位和坐位平衡,药物治疗通常无效,目前主要采取 Frenkel 训练法,在卧位、坐位、立位和行走 4 个方面应反复训练刺激,增加小脑的传入信息。近期研究显示,多发性硬化患者采用便携式虚拟现实视觉反馈设备可以改善行走能力。其他治疗方法如丘脑切开术或丘脑电刺激也有一定疗效,但临床应用应慎重。康复治疗确实无效时再考虑外科手术。为期 3 周的运动和感觉平衡训练或运动平衡训练可以改善静态和动态平衡,而动态平衡训练同样可以用于静态平衡的改善,如复发-缓解型多发性硬化(RRMS)、继发进展型多发性硬化(SPMS)和原发进展型多发性硬化(PPMS)。

4.疲劳　　疲劳是 MS 的常见症状,临床表现为"流感"样症状,并经常伴有视力、移动、言语等异常的表现。有文献报道,约 90% 患者病程恢复中可能出现疲劳现象,超过 2/3 患者几乎每天都经历疲劳症状。其临床特点是:①缺乏活力,精力不充沛,清晨醒来即感觉疲劳,可持续整天,有时傍晚可能好转。②容易疲劳,无论精神和体力均表现为精力或体力不足。③不可抗拒的睡眠,与发作性睡病类似。这种压倒一切的疲劳感应注意与抑郁症相鉴别,二者可以并存。疲劳的药物治疗效果欠佳。连续 8 周的家庭或门诊物理治疗可以有效改善平衡功能、步态和残疾。为期 3 周的医院个体化康复训练后 3 个月再继续进行 8 周的家庭康复训练可以有效减少残疾。朱琳等研究显示,神经康复治疗对缓解期多发性硬化患者的功能恢复和降低疲劳感有显著疗效,因此建议,在患者相对不疲劳、全身放松的时间段进行康复训练,正确的康复训练和适当的休息有助于改善疲劳。节能训练是一种常见的慢性病患者改善疲劳的治疗方法,研究显示,节能训练可以有效降低疲劳感,改善生活质量。

5.感觉障碍　　浅感觉障碍可以通过感觉刺激如有力的刷、擦等 Rood 技术,增加肢体本体感觉反应;本体感觉障碍通过感觉反馈治疗如口头指示、视觉和听觉反馈等,改善或补偿感觉缺失。

6.膀胱、直肠和性功能障碍 膀胱、直肠和性功能障碍常常并存,临床难以有效治疗。65%～80%患者可以出现尿频、尿急、排尿淋漓和不能完全排空。治疗重点是减少残余尿量,可以采用中频治疗仪,电刺激膀胱逼尿肌,使逼尿肌过度兴奋从而产生自主收缩。尿潴留或不能完全排空是逼尿肌麻痹或尿道外括约肌痉挛所致,药物治疗效果欠佳,应指导患者自行进行清洁、间歇性导尿。对于女性 MS 患者,盆底肌训练是最有效的康复治疗手段。便秘和(或)大便失禁在多发性硬化患者中的患病率为39%～73%,通常二者并存。直肠功能障碍的治疗提倡增加含膳食纤维的食物,并且可以适度增加缓泻剂的使用,使用后可能对便秘有效。有50%～90%患者存在性功能障碍。性功能障碍可以发生于男性或女性患者,包括勃起障碍、阴道干涩、大小便失禁或体位困难。阴茎海绵体内注射前列腺素 E(PGE)或酚妥拉明可能有短暂性疗效。心理学家认为,夫妻之间的沟通和适宜的心理状态是最重要的(图 14-1)。

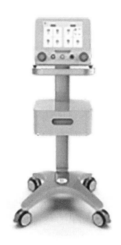

图 14-1 盆底肌训练仪

7.疼痛 疼痛在多发性硬化中较为常见,有文献报道,疼痛发生率为79%。多发性硬化致疼痛可以分为以下几种类型:神经性疼痛、感觉迟钝性疼痛、痉挛性疼痛、过劳相关骨骼-肌肉疼痛。康复治疗通过改变站位和坐位姿势以治疗慢性疼痛。此外,适宜的关节伸展运动对防止关节挛缩、缓解肌肉痉挛、减轻疼痛十分重要;经皮电刺激和热疗是治疗疼痛的有效方法。

8.构音障碍和吞咽困难 构音障碍的表现主要为某些单词的发声困难和发音器官的严重运动失用,应告诉患者讲话时应放慢说话的速度,以便较好地用舌肌补偿其他发音器官的失控;同时嘱患者看图片,反复大声朗读字母表、单字表和单词表,同时提高交流能力,经常与外人交流。吞咽困难患者不能正确运用唇、舌、软骨等,不能协调完成吞咽动作,由于舌肌控制能力较差、活动范围较小、动作不协调,使吞咽动作不能在正常位置进行,咽反射迟钝,食物进入咽部时不能引起咽反射,从而导致呛咳。应让患者进食时先吸气、憋气,再做吞咽的动作,以免食物吸入呼吸道。对咽部、软腭和舌后部进行冷热刺激或并刺激有助于吞咽功能康复。重度吞咽困难不能进食患者,应予鼻饲或胃造瘘的康复治疗。

9. 认知功能障碍 认知功能障碍是 MS 的常见症状,发病率为 30% ~ 60%。可单独出现,多见于额叶或皮质下结构损害,表现为记忆力、注意力、知识积累过程、概念理解、执行功能等障碍。目前,越来越多的研究从分子水平、细胞水平、病理学和功能影像学角度分析多发性硬化伴认知功能障碍。在治疗认知功能障碍的缓解期 MS 患者应多进行与人交流的训练,并且进行多层次和个体化的认知行为疗法(CBT)的训练。

10. 精神和心理障碍 多发性硬化的精神症状最早于 19 世纪由 Charcot 首次描述,包括病态哭笑、欣快感、躁狂、幻觉和抑郁,尤以抑郁常见,终身患病率高达 50%。抗抑郁药疗效较好,同时辅以心理治疗,向患者解释该病为良性病程,鼓励其配合治疗、树立信心、积极参与社会活动和力所能及的工作,可以缓解抑郁症状。此外,有研究显示,电惊厥疗法治疗抑郁在短期内安全、有效。

(二)康复治疗时序

多发性硬化主要分为 4 期,即诊断期、少量功能受损期、中等功能受损期和严重功能受损期。多发性硬化的康复主要针对早期阶段,即诊断期和少量功能受损期。这个阶段的患者还能过着基本正常、限制较少的生活。对中等功能受损期的患者,康复训练也会起着重要作用,而严重受损期的患者,支持治疗起着主要作用,康复训练的作用有限。多发性硬化的康复应该从诊断确立、身体活动刚刚开始出现受限的阶段开始。

1. 诊断期 本期的重点在于尽早进行正确的诊断。刚刚出现临床症状的时候就能诊断最好。多发性硬化一旦明确诊断,往往伴随患者一生,患者或多或少会遗留功能障碍。由于单一患者的复发及复发后功能恢复的时间和程度、长期预后等均很难预知,因此,早期正确的诊断非常重要。这样可以使患者能够尽早接受正确的治疗,最大可能地减少功能障碍,减轻和平复患者及家属的焦虑,稳定患者的情绪。多发性硬化的诊断随着研究的不断深入,诊断标准不断被修正。2010 年版的最新诊断标准结合 MRI,可以帮助尽可能早地明确诊断。往往要跟一些疾病区分开(表 14-2)。

表 14-2 多发性硬化诊断

疾病类别	疾病名称
其他炎性脱髓鞘病	NMOSD、ADEM、脊髓炎、脱髓鞘假瘤等
脑血管病	常染色体显性遗传病合并皮质下梗死和白质脑病(CADASIL)、多发腔隙性脑梗死、烟雾病、血管畸形等
感染性疾病	莱姆病、梅毒、脑囊虫、热带痉挛性截瘫、艾滋病、Whipple 病、进行性多灶性白质脑病等
结缔组织病	系统性红斑狼疮、白塞病、干燥综合征、系统性血管炎、原发性中枢神经系统血管炎等
肉芽肿性疾病	结节病、Wegener 肉芽肿、淋巴瘤样肉芽肿等

续表 14-2

疾病类别	疾病名称
肿瘤类疾病	胶质瘤病、淋巴瘤等
遗传代谢性疾病	肾上腺脑白质营养不良、异染性脑白质营养不良、线粒体脑肌病、维生素 B₁₂ 缺乏、叶酸缺乏等
功能性疾病	焦虑症等

2. 少量功能受损期和中等功能受损期　这个阶段迫切需要康复治疗的介入,尤其是少量功能受损期的患者,康复和药物治疗应该同等重要。对于中等功能受损期的患者,应以改变生活方式,增加社会和环境的适应性为主;本期康复训练也起着重要的作用。各种康复治疗能提高患者的活动能力和应用辅助器具进行活动的能力,如有氧训练、抗阻练习、平衡训练、牵伸训练等。

3. 严重功能受损期　这个阶段患者活动能力很差,相关康复研究的文献非常少。应该在尽可能让患者参与社会活动的基础上,给予其相应的支持和提供合适的环境。

(1)日常生活活动能力的评定:Barthel 指数评定量表。ADL 的评定方法比较多,常用的评定量表一般为 Barthel(Barthel index,BI)指数评定量表,Barthel 指数评定量表评定简单,可操作性强,可信度高,灵敏度高,是目前临床上应用最广、研究最多的一种 ADL 能力的评定方法,它不仅可以评定治疗前后的功能状况,还可以预测治疗效果、住院时间及预后状况。

临床研究结果显示表明:在发病后 1 个月内,住院时 Barthel 指数为 0~20 分者,35% 将死亡,16% 能返家。而入院时 Barthel 指数为 60~100 分者,95% 能返家,无一例死亡。

(2)关节活动度评定:ROM 评定量表。

(3)肌张力评定:改良 Ashworth 分级评定量表,改良 Ashworth 分级法评定时还需要考虑阻力出现的角度,并要求将被动运动的速度控制在 1 s 通过全关节活动范围,也就是速度的作用。

(4)肌力评定:徒手 MMT 肌力评定检测量表,是一种不借助任何器械,仅靠检查者徒手对受试者进行肌力评定的方法。

(5)感觉功能评定

1)浅感觉:皮肤及黏膜的触觉、痛觉、温度觉和压觉。感受器大多位置表浅,位于皮肤内。

触觉:嘱评定对象闭目,评定者用棉签或软毛笔轻触其皮肤,让评定对象回答有无感觉,或让评定对象数所触次数,强度频率应该一致,两侧进行对比;检查四肢时,刺激走向应与长轴平行;检查胸腹时,刺激走向应与肋骨平行。检查顺序面部、颈部、上肢、躯干、下肢。

痛觉:嘱评定对象闭目,分别用大头针尖端和钝端以同等力度轻刺其皮肤,要求评定对象立即说出具体感受(疼痛、疼痛减退、疼痛消失、痛觉过敏)并指出其部位,测试时注意比较两侧对称部位,对痛觉减退的评定对象检查应从障碍部位向正常部位逐渐移行,而对痛觉过敏的评定对象要从正常部位向障碍部位逐渐移行。

温度觉:嘱评定对象闭目,分别用盛有冷水和热水的两支试管,交替接触皮肤 3 ~ 4 s,让评定对象回答"冷"或"热"的感觉,检查时要双侧进行对比。测试的水温,冷水在 5 ~ 10 ℃,热水在 40 ~ 45 ℃,注意皮肤的灵敏度以防烫伤。

压觉:嘱评定对象闭目,评定者以拇指用力按压其皮肤表面的肌肉和肌腱,让评定对象回答是否感到压力。对瘫痪患者,压觉检查常从有障碍部位开始,直至正常部位。

2)深感觉:又称本体感觉,包括运动觉、位置觉、振动觉。

运动觉:嘱评定对象闭目,评定者用拇指和示指轻轻捏住其手指或足趾,上下移动 5°左右,让评定对象说出移动方向。

位置觉:嘱评定对象闭目,评定者将其肢体移动并停止在某个位置上,让评定对象回答肢体所处位置,或用另一侧肢体模仿出相同位置。

振动觉:嘱评定对象闭目,评定者将每秒振动 256 次的音叉柄端放置在其骨隆起处,让评定对象回答有无振动感及时间。常用的骨隆起部位有胸骨、锁骨、肩峰、鹰嘴、尺桡骨茎突、腕关节、棘突、髂前上棘、股骨粗隆、腓骨小头及内、外踝等。

(6)平衡功能评定:常用 Berg 平衡量表,Berg 平衡量表将平衡功能从易到难分为 14 项内容,测试时工具包括一块秒表、一根软尺、一个台阶和两把高度适中的椅子即可完成,非常简便,已经广泛的应用于临床。

每个动作依据被测试者完成的质量分为 0 ~ 4 分 5 个级别予以记分,最高分 56 分,最低分 0 分,评分越低,表示平衡功能障碍越严重。0 ~ 20 分,平衡能力差,只能坐轮椅;21 ~ 40 分,平衡能力可,能辅助步行;41 ~ 56 分,平衡能力好,能独立行走;<40 分,预示有跌倒的危险。

(7)协调功能评定:①指鼻试验;②指–指他人指试验;③示指对指试验;④拇指对指试验;⑤指鼻和指–他人指试验;⑥抓握试验;⑦轮替试验(前臂旋转试验);⑧反跳测验;⑨拍膝试验;⑩拍地试验;⑪跟–膝–胫试验;⑫绘圆或横"8"字试验;⑬肢体保持试验。

评分标准:4 分正常完成动作;3 分轻度障碍,能完成指定的活动但较正常速度及技巧稍有差异;2 分中度障碍,能完成指定的动作,但动作慢、笨拙和不稳定;在增加运动速度时,完成活动的节律更差;1 分重度障碍,仅能发起运动而不能完成;0 分不能完成活动。

(8)吞咽功能评定

饮水试验:让受试者喝下 30 mL 温开水,观察饮水情况。Ⅰ级:可一口饮完,无呛咳;Ⅱ级:两次以上喝完,无呛咳;Ⅲ级:能一次喝完,但有呛咳;Ⅳ级:两次以上喝完,且有呛咳;Ⅴ级:常常呛咳,难以全部喝完。情况Ⅰ,若 5 s 内喝完,为正常;超过 5 s,则可疑有吞咽障碍;情况Ⅱ也为可疑;Ⅲ、Ⅳ、Ⅴ则确定有吞咽障碍。

第三节　典型病例

患者,女性,55 岁。2016 年 11 月 16 日初诊。主诉:双下肢发凉、行走无力 5 年余,加重 2 月余。患者 5 年前无明显诱因出现视力下降,后出现双下肢疼痛、无力、麻木感,曾就诊于某医院,进行 MRI、脑脊液生化、肌电图等检查,诊断为多发性硬化。多次住院予激素、干扰素等治疗(具体用药不详),效果可。出院停药后症状反复,2 个月前症状加重,伴走路不稳,于当地医院服中药,效果不佳。2 周前口服甲泼尼龙片,效果一般。刻下:双下肢发凉、酸胀,偶有麻木,行走无力,走路不稳,视物模糊。乏力,精神易倦怠,纳差,眠可,小便频、夜尿多,便溏。体格检查:双下肢肌力 3 级,肌张力正常,肌肉轻度萎缩,自膝关节以下感觉减弱,肤温低;左侧膝腱反射(++),右侧膝腱反射(+),双侧跟腱反射均未引出;双侧 Babinski 征阴性。

(一)康复评定

1.精神状况 记忆力轻度受损,缺少洞察力,似乎没有意识到自己目前状态的严重性,情绪高涨,有时沮丧,容易哭泣。

2.耐力/疲劳 中度受损,最多只能步行 5 min。

3.ROM 各关节活动度正常。

4.肌张力评定 正常。

5.感觉 双下肢自膝关节以下感觉逐渐减弱,双上肢正常。

6.肌力 双下肢肌力 3 级,可抗重力完成动作,但抗不了阻力,臀部肌肉减弱最为明显。

7.协调性 双上肢协调性正常,双下肢不能完成协调性训练,慢动作时可以完成,但加速完成比较困难。

8.平衡 坐位和站立位的静动态平衡均可以完成。

9.日常生活能力 采用 Barthel 指数评定量表(表 14-3),评分为 75 分,属于生活基本自理。

表 14-3 Barthel 指数评定量表

序号	项目	完全独立	需部分帮助	需极大帮助	完全依赖
1	进食	10	-	-	-
2	洗澡	5	-	-	-
3	修饰	5	-	-	-
4	穿衣	10	-	-	-
5	控制大便	-	5	-	-
6	控制小便	-	5	-	-
7	如厕	10	-	-	-
8	床椅转移	15	-	-	-
9	平地行走	-	-	5	-
10	上下楼梯	-	5	-	-

（二）训练计划

1. 短期目标　增强下肢的肌力,提高下肢的协调能力,训练步行。

2. 长期目标　回归社会。

（三）具体康复计划

1. 增强下肢肌力　徒手抗阻法提高下肢的肌肉力量,并且应用等速、功率自行车、弹力带等提高肌力训练。

2. 协调性的训练　通过拍地试验、跟-膝-胫试验、绘圆或横"8"字试验、肢体保持试验等练习下肢的协调能力。

3. 感觉训练　分为浅感觉和深感觉。浅感觉通过皮肤及黏膜的触觉、痛觉、温度觉和压觉进行训练;深感觉又称本体感觉,通过运动、位置的变化、振动的感觉进行训练。

（1）浅感觉:嘱患者闭目,用棉签或软毛笔轻触其皮肤,让评定对象回答有无感觉,自膝向下依次触其到脚踝,并让患者对数,所触次数,强度频率应该一致,两侧进行对比。痛觉,嘱患者闭目,分别用大头针尖端和钝端以同等力度轻刺其皮肤,并且要求评定患者立即说出具体感受(疼痛、疼痛减退、疼痛消失、痛觉过敏)并指出其下肢痛觉的具体部位,双下肢进行对比。温度觉,嘱患者闭目,分别用盛有冷水和热水的两支试管,交替接触皮肤 3 ~ 4 s,让评定对象回答"冷"或"热"的感觉,检查时要双下肢进行对比。测试的水温冷水在 5 ~ 10 ℃,热水在 40 ~ 45 ℃,注意皮肤的灵敏度以防烫伤。压觉,嘱患者闭目,评定者以拇指用力按压下肢皮肤表面的肌肉和肌腱,让患者回答是否感到压力。压觉检查应从踝关节开始,自下而上到膝关节止。

（2）深感觉:运动觉,嘱患者闭目,治疗师用拇指和示指轻轻捏住其自膝以下的部位,上下移动5°左右,让患者说出移动方向。位置觉,嘱患者闭目,治疗师将其下肢移动并停止在某个位置上,让患者回答肢体所处位置,或用另一侧下肢模仿出相同位置。振动觉,嘱患者闭目,治疗师将每秒振动256次的音叉柄端放置在其骨隆起处,也就是髂前上棘、股骨粗隆、腓骨小头及内、外踝等,让患者回答有无振动感及时间。

4. 步行耐力的训练　通过逐渐增长的短距离训练,锻炼患者的耐力训练,提高患者的步行距离和耐力。

5. 理疗　利用中频电刺激刺激膀胱区域的肌肉,调节大小便的控制能力。同时利用中频治疗仪对萎缩的肌肉进行刺激,在徒手肌力训练的基础上加强萎缩肌肉的肌力恢复程度和维持度。

目前,对于 MS 康复研究面临很多的临床挑战,康复治疗为 MS 的治疗开辟更为广阔的空间和思路,成为该病不可或缺的治疗手段。MS 的复杂性、多样性、长期性、进展性和不可预知性,使 MS 康复个别化,在患者主动参与下进行系统的评估,同时在专业的康复治疗师的指导下,以患者为中心,以家庭为基础进行系统的康复。MS 的患者在缓解期通过自我管理和神经康复可以延缓疾病的再次发作,治疗方法可以利用现代的磁共振检查手段,早期发现,早期治疗,避免 MS 患者出现不可逆的神经损伤。

（王凌毅　郭京伟）

第十五章 | 妇产科疾病康复

第一节 妇科慢性盆腔疼痛

妇产科疾
病康复相
关量表

一、概述

慢性盆腔疼痛(chronic pelvic pain,CPP)在女性中是一种常见的、可导致丧失某些能力的疾病。多数学者认为慢性盆腔疼痛是由各种功能性和(或)器质性原因引起的,以骨盆及其周围组织、器官周期或非周期性疼痛为主要症状,时间超过6个月,需要药物或手术治疗的一组疾病或综合征。

慢性盆腔疼痛由于病因多种,与妇科生殖器官相关的一种位于骨盆腔、下腹部及会阴部的疼痛病症被定义为妇科慢性盆腔疼痛。

对于妇科盆腔疼痛其实是要区分急性和慢性的。但是就本章节来讲主要了解的是妇科慢性盆腔疼痛的康复治疗,同时辨别是否为周期性或非周期性的疼痛,以及相关评估与治疗流程。

(一)周期性慢性盆腔痛

疼痛病程超过6个月可归为慢性盆腔痛,若疼痛与月经周期有关,这就标志着存在子宫内膜异位症即子宫内膜腺体及间质出现在子宫腔以外。现在许多理论认为子宫内膜异位症与遗传和免疫有关,但也有一些传统的假说认为子宫内膜异位症是月经血经输卵管逆流种植而成,当子宫内膜种植及侵袭后在月经期间即出现疼痛。

子宫内膜异位症不一定只出现在腹腔,它也可以种植于子宫肌肉层形成子宫腺肌病,这不仅可导致月经期出现疼痛,也会引起月经量的增多及查体时子宫压痛。

腹部手术的切口也会形成子宫内膜异位灶,例如剖宫产手术切口也可能会造成,原因可能是由于手术中子宫内膜的直接种植造成。

另外,躯体结构间、体壁与内脏间的互相影响也会引起周期性疼痛,这就是为什么一个器官的病变会影响另一个器官的功能。事实上,盆腔中任何结构都可能成为慢性盆腔疼痛的原因,因而当出现症状时不仅要考虑泌尿生殖系统还要考虑胃肠道、中枢及外周神经系统、血管系统、腰腹部肌肉筋膜及盆底组织,以及呼吸功能相关的肌筋膜。另一种考虑还包括雌激素的周期性波动也可能是一种影响因素。

（二）非周期性慢性盆腔痛

与月经周期无关的慢性盆腔疼痛即为非周期性疼痛。病因多种多样，可归纳为以下几种。

1.慢性外阴痛　国际外阴疾病学会定义其为"一种表现为外阴灼热感、缺乏视诊体征或可看作特殊的神经功能障碍的外阴部不适"。其病因可能为：①阴道口周围皮肤炎症，有一项研究显示，对所有外阴疼痛的患者取活检，70%患者的疼痛症有皮肤病变引起，其中又以皮炎后的硬化性苔藓样变为多见。②外阴前庭炎或阴道痉挛（是由于盆底肌群非自主性收缩而引起），常伴有性生活困难。③阴部神经痛（代谢性、损伤性、特发性），常表现为阴部神经感觉支配的皮肤有烧灼感，但不伴有性交困难，患者的描述为触痛点上感觉到小结节存在。④外阴神经瘤形成（损伤性或医源性外周神经改变）。

2.宫颈原因引起的盆腔痛　包括宫颈炎、宫颈癌及术后宫颈组织形态改变（如锥切术后肉芽组织形成）。

3.卵巢原因引起的慢性盆腔痛　包括卵巢残余综合征及卵巢保留综合征、卵巢肿瘤、卵巢扭转：①卵巢残余综合征是指子宫双卵巢切除术后仍持续存在一些有功能的卵巢组织。②卵巢保留综合征是指子宫切除术中保留一侧或双侧卵巢。这些综合征引起的盆腔疼痛病因尚有争议，可能与术后粘连、包埋固定了卵巢而至的疼痛。③卵巢形态的增大（肿瘤）并不一定引起慢性盆腔痛，但若包块的一侧影响到卵巢，另一侧与侧盆壁粘连则会引起疼痛。④间歇性卵巢蒂扭转是卵巢源性慢性盆腔疼痛的常见病因之一，另外扩张及扭曲的输卵管也会引起慢性盆腔痛。⑤盆腔淤血综合征是由功能不全的卵巢静脉逆流引起的，也被认为是慢性盆腔痛的病因之一。

二、临床症状与功能障碍

1.周期性慢性盆腔痛　临床症状常表现为在月经周期出现痛经，月经量增多、子宫压痛、腹部放射痛至下肢内侧或前侧等。

2.非周期性慢性盆腔痛　因病因不同而有不同的临床症状，常见的症状表现为：①外阴部有烧灼感疼痛。②性交痛，疼痛出现在性生活时或性生活后数分钟内或几个小时内。③单侧盆腔疼痛，以钝痛或痉挛性疼痛为主。④子宫肌瘤会引发骨盆内靠后部疼痛可放射到背部，若疼痛放射到下肢内侧或前侧则可能是侧盆壁的子宫内膜异位症。⑤盆底疼痛，步行或排便（便秘）时疼痛加剧、肛门坠胀感等。

三、康复评估与治疗原理

康复评估治疗以SOAP模式进行。

（一）康复评估

1.基本病史　首先了解患者的月经史、孕产史、分娩史；有无基础疾病、有无手术史、吸烟及酗酒史、有无过敏；家庭关系、社会角色、工作性质、运动习惯；二便情况、胃口情况、睡眠情况、交流能力、情绪情况等。

2.疼痛病史　应详细了解疼痛发生的时间、部位、性质、加重或缓解的情况、放射痛方向。常用视觉模拟评分法(VAS)来评估疼痛程度,同时使用人体身体解剖图表的问卷方式帮助确定慢性盆腔疼痛的具体位置,便于患者准确描述疼痛部位。

表15-1 常见与疼痛相关的描述

部位	单侧盆腔痛	可能是一侧增大的附件结构间歇性扭转也可能是靠近变性子宫肌瘤引起的
	右侧盆腔痛	可能与胃肠相关憩室或慢性阑尾炎有关
	左侧盆腔痛	可能与肠易激综合征有关
	疼痛扩散至会阴部	可能存在慢性刺激、神经源性疾病或肌筋膜疾病
性质	钝痛或酸痛	一般是骨骼肌肉损伤引起的疼痛
	弥散痛和痉挛痛	通常为内脏通过自主神经系统中的交感神经传递的疼痛
	灼烧样或麻刺样痛	往往为神经病变引起
加重	运动加剧疼痛	可能为骨骼肌肉筋膜系统疾病或粘连性疾病
	性交痛	刚接触即出现痛则可能是外阴部的原因;若接触过程或接触后出现疼痛则可能与宫颈炎、子宫内膜异位症、子宫直肠凹的腹膜缺陷或子宫肌腺症有关;若疼痛发生在性交后数小时可能与盆底肌筋膜疾病相关
放射方向	放射至背部引发隐痛	可能是后壁子宫肌瘤引发
	放射至下肢内侧或前侧	疾病可能源于侧盆壁,则可能是侧盆壁的子宫肌瘤或侧盆壁粘连

疼痛的缓解方式也是病史的一个重要信息,但对于鉴别诊断来说作用不大,如镇痛药、麻药、休息、热疗等这些非特异性方法对许多种类的疼痛都具有一定的缓解作用。

3.体格检查 在体查时可能会诱发疼痛,但这些疼痛具有诊断意义,因此在检查前有必要和患者建立有效的沟通与信任。另外为保护患者隐私,在做体格检查时注意环境的安静与独立。①姿势观察:身体姿势左右两边是否对侧,骨盆是否对称是否在中立位,骨盆带是否僵硬有压痛。②腹部检查:患者取仰卧位,腹部暴露。视诊,是否有瘢痕、包块、皮肤是否有破损,行Valsalva动作时是否出现腹壁疝;触诊,腹部柔软或僵硬、是否有压痛或反跳痛、疼痛部位、是否有硬结;若触诊过程中发现某个部位出现压痛,则让患者放松后进行深部触诊,深部触诊应由远离疼痛部位开始,触诊时注意是否存在盆腔包块,若发现盆腔包块应进行鉴别是否为结肠积聚的粪石,或是腹水或是充盈的膀胱;最后行压痛部位的触诊,辨别压痛有无明确界限及牵涉痛;另外叩诊于下腹部,可确定膀胱界限,尿潴留常常会引发耻骨周围疼痛。

4.妇科检查 取截石位,观察外生殖器是否有破损炎症,阴道口的闭合情况,是否有阴道壁的膨出或盆腔脏器的膨出,若存在疼痛则要求患者指出疼痛的具体部位;感觉检查可用棉签试验,沿着外阴及处女膜缘轻划,寻找感觉异常部位;观察盆底组织收缩情况,进行阴道内的叩诊,系统地检查尿道、会阴部和盆底的情况,依次触诊骨盆后壁、侧壁、前壁,寻找触痛点,疼痛级别分为 0 ~ 10 分,0 分代表无痛、10 分代表最强烈的疼痛;扣诊中宫颈举痛或摇摆痛对慢性盆腔疼痛的诊断有相当的价值,子宫直肠凹内触痛结节或压痛提示存在子宫内膜异位症,阴道前壁的环状包块可能提示存在尿道周围平滑肌瘤。

5. 辅助检查 盆底肌电生物反馈测量仪检查盆底组织运动功能状态;膀胱残余尿量常用 B 超检查;而对于慢性盆腔疼痛患者经阴道超声检查是最常用的辅助检查之一,是辨别盆腔结构、定位疼痛部位的优良检查方法;盆腔 MRI 检查对于确定盆腔包块的性质有一定的帮助等。

6. 实验室检查 在充分了解病史和详细查体的情况下仍对诊断存在疑虑,可进行一些实验室检查:①进行妊娠试验排除妊娠;②尿液分析、培养、性传播疾病检查;③阴道分泌物检查、pH 值测试、宫颈活检等。

7. 手术评估 如腹腔镜检查,可发现许多导致慢性盆腔疼痛的病因,包括粘连性疾病、慢性盆腔炎、腹膜缺陷等。

8. 生活质量评估 常用 SF-36 生活质量调查表。

9. 女性性功能指数量表(female sexual function index,FSFI) 评估女性产后性生活质量,量表包括性欲、性唤醒、性高潮及满意度等内容,以评分制,评分与性生活质量成正比。

(二)治疗原理

通过治疗炎症、松解粘连、恢复盆腔脏器结构位置、促进本体感觉的恢复、改善血液淋巴循环促进代谢与吸收、激活相关肌肉,以消除疼痛、提升盆腹功能是治疗慢性盆腔疼痛的思路与原理。

四、康复治疗

妇产科疾病
康复

(一)康复治疗目标

1. 短期目标 1 ~ 2 周内缓解具体部位的疼痛,促进循环代谢,改善相关功能。

2. 长期目标 1 ~ 2 个月增强体质,减少复发,恢复机体功能与社会功能。

(二)常规康复治疗方案

1. 物理因子治疗

(1)超短波治疗:两片于下腹部并置,剂量为微弱量或弱量,10 min/次,1 次/d。

(2)超声波治疗:腹部硬结部位,连续波或 50% 脉冲波,1 MHz,0.6 ~ 1.2 W/cm²,5 min/部位,1 次/d。

(3)磁热疗法:两片于腰骶腹部对置,1 挡,20 min/次,1 次/d(图 15-11)。

(4)低频脉冲:电极片贴于下腹部疼痛部位,根据设备处方选择慢性盆腔疼痛或盆腔炎附件炎处方,强度耐受,20 min/次,1 次/d(图 15-2)。

2. 手法治疗 妇科慢性盆腔疼痛多数在左右麦氏点(髂前上棘与肚脐连线的外1/3 处)能找到的痛点,此处也多是卵巢与附件范围,也会表现出腰大肌的高张力疼痛。

（1）腰大肌的松解手法:患者仰卧,治疗师立于患侧,双手固定于麦氏点,嘱患者抗阻直腿抬高至有疼痛感,配合呼吸做5次/组,2~3组/次。

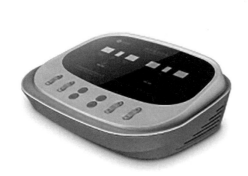

图15-1 磁热疗法治疗仪

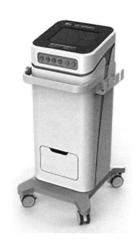

图15-2 低频产后综合治疗仪

（2）腹腔筋膜松解手法:以降低肌筋膜高张力为目的,以轻手法按揉,可顺着肠道分布的走向进行顺时针的松解,配合一定的腹式呼吸进行。一般手法分为按、揉、推、抖、抚,根据患者的轻重情况控制强度,一般10~15 min/次,1次/d(图15-3)。

一般还会配合盆底肌筋膜的处理一起进行,这一环节放在盆底功能障碍部分讲述。

3.运动治疗 慢性盆腔疼痛可以通过腹式呼吸训练得到一定的缓解,同时对于骨盆稳定及灵活性相关的肌肉进行激活也有一定的治疗作用,比如对大腿内收肌的放松与激活,臀中肌、梨状肌的放松与激活等(图15-4)。

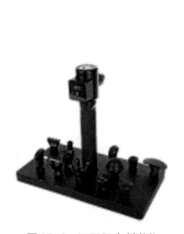

图15-3 深层肌肉刺激仪

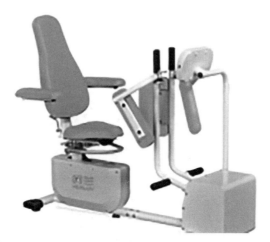

图15-4 核心肌群功能训练机

（1）腹式呼吸训练:仰卧位,屈髋、屈膝,脚平放于床面,深吸气腹部鼓起,呼气腹部下陷、腹部肌肉内收集中向肚脐中间、肋骨下降,挤压和激活腹部组织。

（2）大腿内收肌抗阻训练：仰卧屈膝屈髋，治疗师固定一侧下肢，一手置于被训练的肢体膝关节内侧给予20%的阻力让患者阻抗发力，维持5~10 s，5~8次/组，2组/次。

（3）臀中肌、梨状肌的训练：侧卧位，下面的腿屈髋、屈膝，上面的腿伸直，保持脊柱平直不扭转，下面的手臂屈肘置于头下，上面的手臂伸直自然置于上方的臀部位置或屈肘自然置于胸前，吸气，呼气时上面的腿绷直抬起至尽可能高后放下，一般5~10次/组，2~3组/d。

4. 健康教育　妇科慢性盆腔疼痛往往会影响女性的生活质量及社会工作，因此在心理和行为上时常都会出现负面的影响。日常关键要注意个人卫生，生活作息要有规律，性伴侣及性生活要固定及适可，注意饮食与睡眠，保持愉快的心情，及时就医。

（三）注意事项

慢性盆腔也有急性发作的情况，如出现发热、疼痛加剧、肿物明显、具有传染性时需及时寻找专科临床诊治。

五、典型病例

患者陈××，27岁育龄女性，因"反复下腹部隐痛半年加重1月余"于2018年9月4日16：45收入本院。

1. 现病史　患者于1个月余前于当地医院行取环术，术程顺利，术后3 d阴道流血停止，术后5 d有同房史，之后反复出现阴道分泌物增多，伴下腹隐痛不适，一直未就医，今因下腹疼痛伴全身乏力、酸痛等不适来就诊，门诊予以测白带常规提示：pH 4.6，阴道杆菌（-），清洁度（Ⅳ），白细胞（+++），霉菌（-），滴虫（-）。B超示"子宫大小正常，内膜厚8 mm，回声欠均匀，子宫直肠窝及盆腹腔可见液性暗区，最深约57 mm，透声好，双侧附件区未见明显异常"。门诊拟"盆腔炎疾病后遗症"收入院。发病以来，患者一般情况可，精神、睡眠可，食欲差，大小便正常，体重无明显改变。

2. 既往史　约半年多前人流后出现下腹部反复隐痛，其余无基础及代谢疾病、无特殊疾病、无传染疾病。

3. 月经史　末次月经2018年8月10日，周期28~30 d，经期5~6，偶有痛经，伴少量血块。

4. 婚姻史　已婚，适龄结婚，配偶健康状况良好。

5. 性病史　无。

6. 生育史　孕5产2，顺产2次，人流3次。

7. 体格检查　体温36.9 ℃，脉搏82次/min，呼吸20次/min，血压106/69 mmHg，发育正常，营养中等，体瘦，神志清楚，自动体位，检查合作。皮肤黏膜正常，巩膜黄染无，全身浅表淋巴结无肿大。头颅大小正常，双侧瞳孔等大正圆，直径3 mm，对光反射正常。外耳道无溢脓、鼻翼无扇动。口唇红润，咽正常，双扁桃体无肿大，颈部软，无抵抗，气管居中，双侧甲状腺无肿大，胸廓对称无畸形，双侧语颤对称，双肺叩诊音清音，双肺呼吸音清晰，无干、湿性啰音。心前区无隆起及凹陷，心尖搏动位于第5肋骨左锁骨中线内0.5~2.5 cm，触无震颤，心界无扩大，心率60次/min、心音无明显增强和减弱，各瓣膜听诊区未闻及病理性杂音。腹平坦,未见胃肠型及蠕动波,腹软,左右下腹部有压痛 VAS 4 分、无反跳痛、肝区双肾区无叩痛,肠鸣音正常。脊柱四肢无畸形活动自如,肛门外生殖无异常发现。双下肢浮肿无水肿。

8. 专科检查 外阴发育正常,阴道通畅,黏膜充血,可见黄色脓性分泌物伴轻微异味,宫颈光滑,抬举痛(+),宫体前位,质中无压痛,双附件区增厚、无反跳痛。

9. 辅助检查 血液分析(静脉血)+CRP+降钙素原定量检测:白细胞 $140×10^9$/L↓;血红蛋白 95 g/L↓;血小板 $190×10^9$/L;C 反应蛋白(干化学法)83.88 mg/L↑;白带常规提示:pH 值 4.6,阴道杆菌(-),清洁度(Ⅳ),白细胞(+++),霉菌(-),滴虫(-)。B 超示"子宫大小正常,内膜厚 8 mm,回声欠均匀,子宫直肠窝及盆腹腔可见液性暗区,最深约 57 mm,透声好,双侧附件区未见明显异常"。

10. 入院诊断 盆腔炎性疾病后遗症。

11. 临床思路 S(了解病史)→O(客观检查)→A(功能诊断)→P[方案设计(康复目标、运动训练、手法、理疗)]→R[物理治疗处方(方式、强度、时间、频率)]→A(注意事项)。

12. 临床推理 根据病历信息,梳理患者存在的问题,进行相应的评估并制订康复治疗目标和计划(表 15-2)。

表 15-2 临床推理内容

病历信息(S)	评估内容(O)	结果(A)	目标与计划(P)
孕 5 产 2,顺产 2 次、人流 3 次	外阴发育正常,阴道通畅,黏膜充血,可见黄色脓性分泌物伴轻微异味,宫颈光滑,抬举痛(+),宫体前位,质中,无压痛,双附件区增厚、无反跳痛。实验室检查示 C 反应蛋白(干化学法)83.88 mg/L↑。白细胞(+++)。辅助检查:B 超示子宫大小正常,内膜厚 8 mm,回声欠均匀,子宫直肠窝及盆腹腔可见液性暗区,最深约 57 mm,透声好,双侧附件区未见明显异常	有炎症、盆腔积液	消炎、止痛、促进积液代谢排出
无合并症及基础疾病,体重无明显改变	血压、呼吸、脉搏均正常;血糖、免疫系统均正常;产后 BMI 20 kg/m²		
下腹部反复隐痛半年,取环术后加重 1 个月余,伴全身乏力、酸痛等	腹部检查:腹平坦、腹软如唇,未见胃肠型及蠕动波、未见瘢痕,左右下腹部有压痛 VAS 4 分,无放射无反跳痛。骨盆核心评估:左右髂骨平齐无旋转,腰大肌触诊有压痛 VAS 4 分,双侧梨状肌、臀中肌压痛 VAS 4 分,腹式呼吸乏力、抬头卷腹维持不到 10 s、臀大肌收缩乏力	因盆腔炎症引起腹部相关肌肉激惹性疼痛,腰大肌、梨状肌、臀中肌紧张乏力,核心肌群乏力	松解劳损肌肉、激活稳定骨盆及核心肌肉、缓解疼痛

13. 治疗处方(R)

(1)超短波治疗

部位:两片于下腹部左右并置。

强度:剂量为微弱量或弱量,10 min/次,1 次/d。

(2)超声波治疗

部位:左右下腹附件区域。

强度:连续波或 50% 脉冲波,1 MHz,0.6 ~ 1.2 W/cm^2,5 min/部位,1 次/d。

(3)低频脉冲电刺激

部位:电极片贴于下腹部疼痛部位,根据设备处方选择慢性盆腔疼痛或盆腔炎附件炎处方。

强度:耐受,20 min/次,1 次/d。

(4)手法治疗

部位:下腹部、双侧臀部。

方式:腹腔筋膜松解手法、腰大肌的松解手法、梨状肌、臀中肌 MET 手法。

强度:耐受。

时间:20 min/次。

频率:3 次/周。

(5)运动训练

部位:盆腹、核心肌群。

方式:腹式呼吸训练、臀中肌、梨状肌的训练、夹臀抬起训练、球上骨盆运动等。

强度:耐受(VAS1 分、RPE13),或者 10 次/组,2 ~ 3 组/回,2 回/d。

时间:20 min/次。

频率:3 次/周。

14. 健康教育 日常要注意个人卫生,生活作息要有规律,性伴侣及性生活要固定及适可,注意饮食与睡眠,保持愉快的心情,及时就医。

15 注意事项(A)

(1)治疗期间注意患者的情绪反应及反馈信息,注意理疗强度及运动训练的强度。

(2)运动训练过程必须配合呼吸,不能憋气。

第二节 产后盆底功能障碍

一、概述

盆底组织的受损是孕产期女性最主要的部位功能损伤。在我国,盆底功能疾病的发生率高达 30%,年龄大于 45 岁以上的发生率可达 40%,这与女性经历妊娠和分娩有关。盆底功能障碍(pelvic floor dysfunction,PFD),是指当盆底组织受到损伤出现病理变化时盆腔脏器及相应的生理状态和功能发生病理性改变,盆腔器官(下尿路、生殖道、下消化道等)出现功能障碍,患者出现的系列临床症状。PFD包括尿失禁(压力性尿失禁、急迫性尿失禁、混合型尿失禁、充溢性尿失禁)、排便功能障碍(便失禁、便秘)、脏器脱垂(pelvic organ prolapse,POP)、慢性盆腔疼痛(chronic pelvic pain,CPP)、性功能障碍。

1. **盆底结构** ①纵向盆底支持结构分3个层面:Level1上层为主韧带-宫骶韧带复合体;Leve2中层为肛提肌、膀胱阴道筋膜、直肠阴道筋膜;Leve3外层为会阴体及括约肌。②横向盆底支持结构:前盆有膀胱和尿道;中盆有子宫和阴道;后盆有直肠和肛门。③主要盆底功能肌群包括耻骨阴道肌、耻骨直肠肌、耻骨尾骨肌、髂骨尾骨肌、尾骨肌,统称肛提肌;主要盆底结缔组织包括筋膜和韧带,筋膜独立增厚的部分就称为韧带。盆底起支撑作用的结缔组织有耻骨尿道韧带、尿道外韧带、耻骨宫颈筋膜、直肠阴道韧带、盆腱弓筋膜和肛提肌腱弓。随着女性妊娠、分娩和年龄变化,结缔组织的主要成分胶原蛋白和弹性蛋白都会减少,影响盆底结构的稳定性支持功能。④支配盆底组织的神经主要有会阴神经、提肛肌神经和马尾神经。分娩过程,随着婴儿头部通过产道会发生阴部神经和肛提肌神经的牵拉与压迫,该牵拉可达神经原长度的20%,对神经组织最剧烈的损伤是在第二产程,直到完成阴道分娩。

2. **盆底功能** ①支持作用:承托盆腔器官(尿道、膀胱、阴道、子宫、直肠等)维持正常位置,盆底肌功能正常时盆腔器官保持在肛提肌板之上,静息状态下远离生殖裂孔。当腹内压力增加时,盆腔器官被推向骶骨窝,肛提肌能够防止其继续下降,肛提肌损伤时将会出现盆腔器官脱垂。②括约功能:控制尿道括约肌、肛门括约肌,行使正常排便排尿功能。③性功能:会阴部肌群包括球海绵体肌、坐骨海绵体肌和会阴浅横肌,其随意收缩能增强性唤起和性高潮。当该肌群张力高时,出现阴道痉挛发展为性交疼痛;当该肌群松弛时出现阴道本体感觉减弱、无性高潮。

妊娠和分娩已被认为是PFD的独立高危因素。其他影响因素有包括生育年龄高于30岁、多次分娩、第二产程过长、钳产、真空吸引产、三度会阴撕裂伤、婴儿出生体重大于4 kg、肥胖、吸烟、慢性咳嗽等。

二、临床症状与功能障碍

产后盆底功能障碍性疾病最常见临床症状如下。

1. **压力性尿失禁** 压力性尿失禁(stress urinary incontinence,SUI)指在腹压增加而无逼尿肌收缩时出现不自主的尿液自尿道外口渗漏。表现为咳嗽、喷嚏、大笑等腹压增加时不自主溢尿。相关研究数据显示,妊娠期SUI发生率为23%~67%;分娩后SUI发生率为30%~50%;绝经后妇女SUI发生率为50%。

2. **尿潴留和排尿不尽** 通常要求在妊娠期即开始盆底肌肉的锻炼可预防产后尿失禁,产后42 d介入也是预防及促进盆底恢复的最佳时期。

3. **脱垂** 产后女性中有出现子宫脱垂、阴道壁膨出或脱垂等。

4. **其他** 盆腔疼痛;排便困难;性功能障碍,性交疼痛或无快感。

三、康复评估与治疗原理

康复评估治疗以SOAP模式进行。

（一）康复评估

1. 基本病史　首先了解患者的月经史、孕产史、分娩史；有无基础疾病、有无手术史、吸烟及酗酒史、有无过敏史；家庭关系、社会角色、工作性质、运动习惯；是否有咳嗽漏尿或尿急憋不住尿的情况、是否有便失禁或便秘情况、是否有性交障碍等。

2. 排尿日记录　记录患者每天的排尿时间、排尿量、饮水时间、饮水量、尿失禁时间及尿失禁量，这个是判断尿失禁的程度。以及进行生活质量评估，常用 SF-36 生活质量评估量表。

3. 专科检查　妇产科检查盆底包括外阴皮肤、阴道口的闭合情况、盆底脏器脱垂情况、膀胱功能试验、残余尿量测定、尿流动力学测试、神经系统检查等。

4. 辅助检查　盆底三维 B 超检查膀胱、子宫阴道、直肠的相互位置，盆底组织的完整性，是否有松弛下降存在。

5. 功能检查

（1）Glazer 评估：在 7 min 46 s 的时间内通过测量盆底肌群在进行一系列收缩和放松动作时盆底肌的肌电信号对盆底肌肉的功能进行评估。

（2）改良牛津盆底肌力评估法（Modified oxford scales）：检查时患者仰卧、屈髋屈膝（截石位），施术者戴无菌手套，会阴区消毒后示指、中指缓慢置入阴道 4~6 cm 深，嘱患者阴道收缩。

（3）PERFECT 盆底肌指检评估法：该方法是 2001 年由 Dr. Jo laycock 在改良牛津肌力评估法的基础上整理出来的，在没有仪器设备的情况下也可以对盆底肌进行肌力、耐力、协同收缩和反射性收缩能力等的全面评估，对制定盆底肌训练方案具有明确的指导作用。检查时患者仰卧、屈髋屈膝（截石位），施术者戴无菌手套，会阴区消毒后进行。

（4）疼痛触诊评估：盆底以时钟分布，触诊评估疼痛的位置及疼痛程度，单指置入阴道由浅入深，顺时针检查。同时手指感受左右盆底组织的张力、结节，以及收缩的力度是否对称，活动度是否对称，提拉与放松的幅度是否一致等。

（5）盆底肌张力评估：肌张力分为几个类型，如消失、减弱、正常、增高、强直，盆底张力减弱表现为收缩乏力，咳嗽漏尿；盆底张力高则表现为不自主持续收缩、不能很好地放松，尿不畅、性交痛。

（二）治疗原理

根据评估结果，遵循国际尿控协会盆底肌诊治指南，活动不足、失禁、脱垂、性冷淡，盆底张力肌力松弛者以上调的治疗原则；盆底组织过度活跃、排尿排便困难、盆腔疼痛、性交痛，盆底张力肌力高者以下调的治疗原则。通过一定的电刺激促进盆底组织的血液循环、增加本体感觉，缓解肌张力来达到治疗的目的，另外需要进行针对性的盆底肌训练促进盆底功能的恢复。

四、康复治疗

（一）康复治疗目标

1. 短期目标　松弛的以促进盆底肌张力提升为目的，张力高并有疼痛的以缓解疼痛,降低盆底肌张力为目的,最终都以恢复盆底功能为目的,可在 1~2 个疗程达内到目的。

2. 长期目标　恢复盆底功能,增加患者自信心,提高生活质量,养成良好行为习惯,最终恢复盆底功能健康。

（二）常规康复治疗方案

1. 生物反馈治疗

部位:阴道。

方式:神经肌肉电刺激、肌电触发电刺激、生物反馈凯格尔训练（根据盆底肌状况选择放松或激活处方）。

强度:耐受。

时间:30 min/次。

频率:5 次/周、10 次/疗程。

2. 物理因子治疗

（1）磁热疗法

部位:两片于腰腹部对置。

强度:1 挡,20 min/次,1 次/d。

（2）低频脉冲

部位:电极片置于下腹部与骶尾区域,根据设备处方选择慢性盆腔疼痛或盆腔炎附件炎处方。

强度:强度耐受,20 min/次,1 次/d。

3. 手法治疗

（1）盆底肌肉感觉唤起手法:将示指、中指置于患者会阴中心腱上,保持一定的压力,嘱患者吸气会阴组织舒张下降,呼气会阴组织收缩提拉向腹部方向,施术者手指可随患者的运动方向给予一定的压力指引。

（2）盆底深层肌筋膜手法:将示指、中指由浅入深置入阴道腔内,对盆底肌筋膜组织的松解及激活按摩,包括浅深横肌筋膜、耻骨尾骨肌、髂尾肌、坐尾肌、盆筋膜腱弓、闭孔内肌,左右每条肌筋膜点进行约 2 min 的按揉,以轻柔点按压、点揉、抗阻按压的操作手法,整个手法需要 30 min 左右,1~2 次/周。如果过于松弛的状态,一般在手指给予一定压力下要求患者做盆底肌收缩的对抗训练来增强盆底肌肌力和耐力。

（3）骨盆肌肉松解与激活手法:对腰大肌、臀中肌、梨状肌、大腿内收肌及臀大肌进行松解与激活,可用代谢当量（muscle energy techniques, MET）技术方法进行处理。要求准确控制肌肉运动的轨迹和方向,对抗施加反作用力,使肌肉主动收缩达到释放高张力能量和激活肌肉能量的训练（治疗）方法。其作用是达到恢复肌肉张力,增强薄弱肌力作用。例如,在加强薄弱肌肉训练时要求患者使用最大力量的 20%~30% 做抗阻运动 5~15 s,重复这个过程 5~8 次,间歇 10~15 s;如果肌肉过于高张力则用等长收缩来促进放松,一般要求患者使用大约 20% 的肌肉力量来抵抗治疗是施加的阻力,维持 10~12 s,重复 3~4 次,间歇 10~15 s。

4.运动治疗

(1)PERFE CT训练方案:PERFE CT盆底肌评估法既是评估又可以是训练方法,手指置入后可嘱患者尽可能做到达标。P肌力(牛津肌力评估0~5级,以最大能力的自主收缩)、E耐力(以秒记录最大持续收缩直到肌力下降50%)、R重复收缩(重复进行持续性最大自主收缩的次数)、F快速收缩(重复进行快速收缩的次数大于10次或直到疲劳)、E抬高(在进行最大自主收缩时阴道后壁的抬高)、C协同收缩(在进行最大自主收缩时,下腹部的协同收缩)、T同步(咳嗽时盆底肌的反射性收缩)。

(2)腹式呼吸训练:仰卧位,屈髋屈膝脚平放于床面,深吸气腹部鼓起,呼气腹部下陷、腹部肌肉内收集中向肚脐中间、肋骨下降,挤压和激活腹部组织。

(3)盆底肌强化运动:盆底肌强化运动即为盆底肌的收缩放松运动,也叫凯格尔运动。可在任何姿势下进行。在排空膀胱的状态下进行盆底肌锻炼。对于产后早期,盆底本体感觉缺乏、盆底肌极度松弛的情况下可通过夹辅助物收缩盆底肌以期找到盆底肌收缩的感觉即辅助盆底肌强化运动。①收缩-放松:盆底组织闭合收紧向肚脐方向提拉,持续3~5 s,然后放松到至少同样长度时间,重复10次。②升降机运动:想象盆底肌的收缩放松过程,像乘坐升降机一样,随盆底肌的收缩控制逐渐由升降机的一层开始逐层提升,放松时又由顶层逐级放下。这个过程需要产妇集中注意了去感受肌肉的收缩放松的控制。③快速收缩或变奏收缩,当盆底肌越来越强壮时可以随意控制盆底肌收缩放松的速度和节奏。整个盆底肌锻炼过程务必配合呼吸,重复足够的次数。

5.健康教育 产后盆底功能往往给产后女性带来很大的打击,这不但对自身生活质量有影响,同时对家庭的稳定也有一定的影响。因此在心理和行为上时常都会出现负面的影响。建议及早进行产后盆底检查,常规进行产后盆底功能治疗。注意生活作息、饮食习惯、运动习惯,保持良好的心情。

(三)注意事项

具有以下情况的都不能康复介入:①生殖泌尿道的急性炎症期;②阴道出血;③妊娠期;④具有心脏起搏器及严重的心律失常;⑤癫痫及认知功能障碍;⑥盆腔恶性肿瘤。

五、典型病例

产妇,28岁,孕2产2,均为足月经阴道生产,第二胎产后3个月,生命体征正常,妊娠期及产后均无合并症,无基础疾病及代谢免疫性疾病。孕前BMI 21.3 kg/m²,分娩前BMI 27.75 kg/m²;新生儿正常,出生体重3.7 kg,母乳喂养。该产妇妊娠35周时有咳嗽溢尿发生,产后产褥期曾有过一次打喷嚏漏尿的情况之后没再出现类似情况,存在阴道空气感,性生活感觉减弱。自觉产后体力下降腹部松弛,偶有腰部酸痛僵硬特别是在哺乳或弯腰料理婴儿后出现。妇科检查示有阴道前壁Ⅰ度膨出,其余无异常。

1.临床思路 S(了解病史)→O(客观检查)→A(功能诊断)→P[方案设计(康复目标、运动训练、手法、理疗)]→R[物理治疗处方(方式、强度、时间、频率)]→A(注意事项)。

2.临床推理 根据病历信息,梳理患者存在的问题,进行相应的评估并制订康复治疗目标和计划,总结如下(表15-3)。

表 15-3　SOAP

病历信息(S)	评估内容(O)	结果(A)	目标与计划(P)
孕 2 产 2,为经产妇两次均为足月经阴道产	妇科检查,经产阴道口型		
无合并症及基础疾病,体重改变明显	血压、呼吸、脉搏均正常;血糖、免疫系统均正常;产后 BMI 24 kg/m²	过重	减重
妊娠晚期及产褥期均有腹压增大时出现漏尿;阴道有空气感;性生活感觉减弱;阴道前壁膨出	外观检查:外阴结构正常,阴道口关闭不全,阴道前壁有 I 度膨出,无瘢痕 盆底肌力评估: 静息阶段 11.5/(2~4)UV; 快肌阶段 32/(45~45)UV; 慢肌阶段 27.5/(30~40)UV	盆底组织松弛:静息状态张力高,快肌、慢肌力量均未达标	促进盆底组织功能恢复、提升盆底肌力的控制能力
腹部松弛;腰酸痛僵硬	腹直肌间距:2.5 cm 腹围:85.5 cm 皮皱长度:11 cm 皮脂厚度:26.35 mm 肋弓角:80°/60° 腰部检查各试验均为阴性	腹直肌分离、腹壁松弛、肋弓角过大、核心肌群不稳	促进腹直肌分离的恢复、促进肋弓角度恢复、促进腹壁紧实、增强核心肌群力量
哺乳期	纯母乳喂养,斜坐姿喂养	哺乳姿势不正确	纠正哺乳姿势

3.治疗处方(R)

(1)盆底肌电生物反馈治疗(图 15-5)

部位:阴道。

方式:肌电触发电刺激(激活)、凯格尔运动。

强度:耐受。

时间:30 min/次。

频率:5 次/周,10 次/疗程。

(2)运动训练

部位:盆底、腹部、骨盆区域。

方式:腹式呼吸、骨盆运动、盆底肌强化运动。

强度:耐受(RPE13),或者 10 次/组,2~3 组/次,2 次/d。

时间:30 min/次。

频率:5 次/周,10 次/疗程。

4.健康教育　哺乳姿势、哺乳规律、作息饮食习惯、运动习惯。

5.注意事项(A)

(1)盆底治疗期间主要观察产妇的反应及反馈信息,月经期暂停盆底生物反馈治疗及增加腹压的运动训练。

（2）运动训练过程必须配合呼吸，不能憋气。

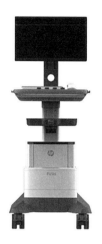

图 15-5　盆底肌电生物反馈治疗仪

第三节　产后骨盆疼痛

对于妊娠与产后的女性，骨盆是极其重要的部位，所有问题可能都会围绕着骨盆而引发。产后骨盆疼痛多数是源于妊娠期的改变而来，在孕中晚期孕妇的腰椎凸度增加60%，骨盆前倾，为维持平衡，在腹部肌肉被拉长及分离的情况下腰部肌肉负荷增加，稳定骨盆的核心肌群肌力下降等这些都是造成孕产期腰背疼痛的可能。有研究报告妊娠期间 50%～80% 的女性曾有腰背疼痛的症状，这种症状会影响日常行为，降低工作效率及生活质量。此外，有报道指出高达 68% 的女性，腰背疼痛会延伸到产后期，特别是有哺乳和独自照顾婴儿的产后妇女。

首先了解骨盆结构：由骶骨、尾骨和两块髋骨（由髂骨、坐骨及耻骨融合而成）所组成，包含骶髂关节、骶结节韧带、耻骨联合关节和骶棘韧带。女性骨盆上口近似圆形，下口较宽大，骨盆腔短而宽，呈圆桶型，骶骨岬前突不明显，耻骨下角为 80°～90°；骨盆的功能：承载保护盆腔器官（子宫、卵巢、输卵管、阴道、输尿管、膀胱、尿道、直肠等器官）、躯体上下的连结、减缓震动保护上半身的作用。

产后骨盆相关疼痛常可见几种类型：产后骶髂关节疼痛、产后耻骨联合疼痛或分离、产后腰椎不稳致下腰背部疼痛。

一、临床症状与功能障碍

（一）产后骶髂关节疼痛

骶髂关节面宽而凹凸不平，关节间由许多的韧带连接来维持稳定，该骶髂关节的活动以滑膜滑动为主，范围不大，前后旋转也就 2°～3°。孕产期由于激素的作用及子宫增大的压力致使耻骨联合间关节韧带松弛,骨盆横径增大变宽,骨盆过分前倾,骶髂关节间韧带也会松弛,如果长期的姿势习惯不良就会造成骶髂关节的紊乱而疼痛。骶髂关节疼痛常局部发生在骨盆后侧,被描述成臀部深层疼痛且延伸到 L_5/S_1 远端外侧,疼痛可辐射到大腿后侧或膝关节但不会到足部。症状常会表现为久坐、站立、单腿站立、步行或翻身瞬间出现疼痛,可能不会因为休息而有所缓解,反而因活动而加重以致影响步态和日常活动。

(二)产后耻骨联合疼痛与分离

耻骨联合疼痛多好发于妊娠晚期及围产期,经阴道分娩的产妇严重的会出现耻骨联合分离的合并症。耻骨联合疼痛主要表现为耻骨联合区域疼痛、腹股沟韧带及内收肌紧张、骨盆不稳、翻身困难、不能单腿站立及步行,对如厕及哺乳等日常活动能力有影响。孕产期由于激素的作用、妊娠子宫压迫、骨盆过分前倾变宽、耻骨联合韧带松弛、耻骨联合区域循环受阻、体重增加等都是引起孕产期耻骨联合疼痛的原因。通常耻骨联合间隙为 4~5 mm,孕期由于激素作用此间隙可有 4~5 mm 的增宽,若耻骨联合间距>10 mm 时可诊断为耻骨联合分离。一般发病率为(1∶30 000)~(1∶300)。

(三)腰椎不稳下腰背部疼痛

经历妊娠与分娩,产后的骨盆变宽前倾,腰椎凸度持续前凸,核心肌群如腹肌、多裂肌、髂腰肌、臀肌、胸腰筋膜、腹部筋膜、关节联合等都处于松弛状态,这样的生物力学状态及身体功能都不是最佳的稳定结构。大部分产后的女性在日常照料及个人行动中往往表现出腰部的僵硬、疼痛、不能长时间维持一个姿势、在弯腰起立过程出现疼痛等,这些体征即为产后腰椎骨盆的不稳。

二、康复评估与治疗原理

康复评估治疗以 SOAP 模式进行。

(一)康复评估

1. **基本病史** 首先了解患者的月经史、孕产史、分娩史;有无基础疾病、有无手术史、有无外伤史、有无吸烟及酗酒史、有无过敏史;家庭关系、社会角色、工作性质、运动习惯;二便情况、胃口情况、睡眠情况、交流能力、情绪情况等。

2. **疼痛病史** 了解分娩方式、是否有过外伤史如跌倒、扭伤、不小心踩空地面或单脚踢物史,疼痛发生的部位性质、疼痛加剧与缓解的动作、疼痛持续时间等。

3. **体态观察** 身体姿势,身体姿势前面观、侧面观、后面观是否都对称。理想姿势为双肩等高、双手臂等长、两侧乳头等高、两侧髂前上棘等高并在同一平面内、双腿等长双脚均匀受力,耳垂与肩峰、髂脊最高点、股骨大转子、外侧踝关节稍前方的排列基本在一条线上,后面观可见双肩胛下角等高、髂后上脊等高、双侧臀褶等高、膝关节褶等高、双脚均匀受力。步态观察,是否有跛行、骨盆活动是否协调、是否有僵硬、是否有摆臂,步幅步频是否一致。

4. **常用骨盆体格检查**

(1)骨盆形态评估:产后骨盆因前壁腹肌被拉长、胸腰筋膜松弛、左右骨盆稳定肌肉不平衡、内核肌群松弛等均会引起骨盆的不稳与腰椎不稳。体征表现为下腰背部疼痛、步态拖拉不稳、呼吸急促、咳嗽、漏尿等。甚至因骨盆不稳而诱发骶髂关节紊乱及耻骨联合分离。

测试方法：骨盆平衡试验、前弯腰试验、侧弯试验、耻骨结节触诊、长短腿试验、步态观察。

（2）骶髂关节评估：妊娠期骨盆因核心肌群失衡、韧带松弛不稳而出现骶骨与髂骨之间的关节连接出现微小的位移，该种微活动度的改变即可引起骶髂关节的疼痛，甚至因稳定骶髂关节的肌肉挛缩而至压迫坐骨神经，影响步态与日常行动。常表现为臀部疼痛、晨僵、咳嗽会痛、向侧边和后伸活动正常、向前弯活动受限，当骶髂关节受压时疼痛加重无法正常步行。

骶髂关节有很多检查方法，一般常用有 5 个试验，其中有 3 个及以上试验为阳性即可诊断为骶髂关节紊乱：①Faber 试验（"4"字试验）；②骨盆挤压试验；③骨盆分离试验；④Thigh thrust 试验（大腿挤压试验）；⑤Gaenslen 试验（床边试验）。

（3）耻骨联合评估：当耻骨联合处发生移位增宽超过 10 mm 以上，即为耻骨联合分离。孕晚期及产后早期产妇常表现为耻骨联合处疼痛、无法单腿站立穿裤子、步行困难、翻身疼痛困难。孕产期耻骨联合疼痛或分离常用有 4 个试验，其中有两个及以上试验为阳性即可诊断为耻骨联合疼痛或分离：①Flamingo（单腿站立）试验；②主动直腿抬高试验；③耻骨联合区域压痛；④骨盆分离试验。

（4）骨盆带肌肉评估：产后产妇常抱怨腰骶部酸痛乏力、不能长时间弯腰及久坐。通过触诊可发现存在稳定骨盆的相关核心肌群出现薄弱和疼痛。常会触诊髂腰肌、耻骨肌、大腿内收肌、臀中肌、梨状肌、臀大肌、髂胫束，描述疼痛性质、是否有放射、疼痛程度以 VAS 评分 0~10 分，越高分越严重。

4.辅助检查 骨盆 X 射线片检查、骨盆腰椎 MRI 检查等。

5.生活质量评估 常用 SF-36 生活质量调查表。

（二）治疗原理

依据产后女性的骨盆状态特点以及评估后的功能诊断，通过激活薄弱的肌肉、松解紧张的肌肉，调整骨盆及脊椎生物力线，协调骨盆的灵活性运动、增强核心稳定、调整姿势与步态以期到达治疗产后骨盆腰椎疼痛的目的。

三、康复治疗

（一）康复治疗目标

1.短期目标 1 周内缓解疼痛、调整骨盆关节、稳定骨盆和腰椎，使患者可床上翻身转移，可生活自理。

2.长期目标 调整身体姿势、增强核心稳定及体形修复，提高个人形象与自信。

(二)常规康复治疗方案

1. 物理因子治疗

(1)磁热疗法

位置:两片,腰骶、腹部对置。

强度:1 挡,20 min/次,1 次/d(图 15-6)。

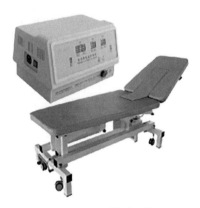

图 15-6 温热磁疗仪

(2)超声波治疗

位置:耻骨联合区域或骶髂关节区域。

强度:连续波或 50% 脉冲波,3 MHz,0.6~1.2 W/cm²,5 min/部位,1 次/d。

(3)低频脉冲

位置:腹部或腰部区域、臀部。

强度:选择肌肉锻炼处方,强度耐受,20 min/次,1 次/d。

2. 手法治疗 对于产后骨盆疼痛的手法治疗策略推荐顺序是先处理耻骨联合、然后是骶髂关节紊乱,再就是做骨盆的平衡处理。

(1)耻骨联合疼痛调整手法:产后早期出现的耻骨联合区域的疼痛往往多以耻骨联合关节的左右分离为主,在手法调整时以不增加疼痛的情况下进行单侧逐一的松懈大腿内收肌后进行复位调整。①大腿内收肌抗阻松解与激活:患者仰卧,屈髋屈膝脚平放于治疗床上,治疗师立于治疗侧对面,要求患者治疗侧大腿外展外旋放下,治疗师内侧手固定于患侧耻骨联合支上,外侧手置于患侧大腿远端内侧(相当于膝内侧),给予 20% 的阻力后要求患者做抗阻内收的等长收缩,左右交替。②双腿夹拳耻骨调整:患者仰卧,屈髋屈膝脚平放于治疗床上,治疗师立于体侧,握拳置于患者双膝之间,嘱其双膝用力夹紧治疗师的拳头,在此过程可能听到关节内弹响声(空化现象),此时已能引起耻骨联合调整。③单侧耻骨联合调整,患者仰卧,患侧下肢抬起屈髋屈膝,治疗师立于对侧,外侧手置于患者骨盆下坐骨结节处,内侧手固定于抬起的膝关节上,嘱患者自主发力大腿向上推治疗师上面的手,治疗师下面的手同时往上协助发力,该动作调整患侧耻骨联合向下的改变。

(2)骶髂关节紊乱调整手法:产后由于骨盆带的松弛,加上日常产妇哺乳姿势不正确,常会引起产后骨盆骶髂关节紊乱而出现腰臀部疼痛的现象。在做骶髂关节调整前一般也会先做大腿内收肌的放松与激活,方法同上。经过骶髂关节的评估确定患侧后进行相关的手法调整。①髂骨调整,患者健侧卧,下面的肢体伸直,上面的肢体屈髋屈膝,治疗师立于患者正面,患者屈膝顶于治疗师腹部,治疗师双手环抱于患侧髂骨,一前臂卡在髂脊上、另一前臂卡在坐骨结节处,双手指触摸到骶髂关节处,嘱患者主动向前伸髋发力向治疗师,发力至末端时治疗师双手做相应的旋前或旋后的助推调整。②髋外展、外旋肌 MET 训练,患者健侧卧,下面的肢体伸直,上面的肢体屈髋屈膝,治疗师立于患者后面,一手肘固定梨状肌和臀中肌,一手置于屈膝外侧,嘱患者抬起下肢做外展外旋髋关节,治疗师施加 20% 的阻力让患者维持 10 s 不被按下,重复 3 次。

(3)骨盆平衡调整手法:经过耻骨联合调整和骶髂关节的调整之后,一般都要对骨盆的整体形态与平衡做一个整理。骨盆的稳定有赖于骨盆周边肌肉的平衡,往往产后女性骨盆疼痛在查体时会发现腰大肌、梨状肌、臀中肌、臀大肌有压痛及无力感,因此在做骨盆运动前都要先松解和激活这些肌群。①腰大肌的松解手法,患者仰卧,治疗师立于体侧,一手按压在腰大肌处固定,一手辅助患者直腿抬高至患者感觉到抗阻,重复抬腿 5 次一组。②臀大肌激活手法,患者上半身趴于治疗床上,双髂前上棘抵住床沿,双腿伸直并拢,治疗师立于体侧,双手伸直固定于患者腰骶部,嘱患者臀部夹紧后双腿抬离地面,重复 5 次一组。梨状肌与臀中肌的松解与激活。

3.运动治疗　骨盆疼痛经过结构调整后一般都要进行骨盆稳定性和灵活性的训练,以及增强核心肌肉的训练,以巩固疗效。

(1)弹力带抗阻外展训练:患者仰卧,屈髋屈膝双足分开与髋同宽置于地面,双手交叉置于胸前,弹力带环绕与双膝关节处,吸气,呼气时双膝抗阻向外打开,重复 10 次一组,2~3 组/次。

(2)夹臀抬起训练:患者仰卧,屈髋屈膝双足分开与髋同宽置于地面,双手交叉置于胸前,吸气,呼气时腹部内收夹臀缓慢抬起,重复 10 次一组,2~3 组/次。

(3)两点跪位平衡训练:患者四点跪位,保持腹部内收骨盆中立位,保持脊椎与地面平行(可于腰背部放一根棍子衡量),吸气,呼气时将对侧的上下肢抬起保持两点跪位平衡,维持 10 s 后左右交替。

(4)双手抱膝抬起训练:患者仰卧,双腿并拢屈髋屈膝,双手抱膝拉至胸前,吸气,呼气时头抬起下巴尽可能靠近膝关节,维持 10 s 后放下。

(5)球上臀大肌的训练:患者仰卧,双手交叉置于胸前,双腿并拢伸直置于球上,吸气,呼气夹臀抬起,维持 10 s 后放下。

(6)球上骨盆运动:球的高度适中以坐位下不低于膝关节,双脚分开足够平稳与地面,双手交叉抱于胸前,做球上骨盆前倾、球上骨盆后倾、球上骨盆右倾、球上骨盆左倾。

(7)死虫运动,患者仰卧,头顶墙面,平肩宽前举屈肘 90°,指尖朝下掌心压在墙面上,下肢屈髋屈膝 90°。吸气腹部鼓起,呼气腹部下沉同时双腿伸直指向天花。

4.健康教育　建议产妇在日常生活中注意在稳定骨盆的情况下翻身、转移,保持正确睡姿、坐姿、站姿,早期不宜负重劳作,不可单腿负重踢物,不宜坐矮凳子与深蹲,不宜盘腿,使用正确的稳定的步态行走。同时构建健康乐观的心态,积极参与主动运动,使产后体能尽快恢复为导向。

(三)注意事项

(1)产后有重要脏器疾病、内分泌及代谢疾病。

(2)有出血倾向、传染病、高热、血栓形成。

(3)严重皮肤病。

(4)严重产伤、产后大出血。

(5)产后贫血、严重产后体弱者。

以上情况暂时不能介入康复,需在产科医生允许下,在避免出现加重病情下介入康复治疗。

四、典型病例

产妇,35 岁,孕 3 产 2,足月经阴道生产,产后第 3 天。生命体征正常,无妊娠期产后合并症,孕前 BMI 22.3 kg/m², 分娩前 BMI 29.75 kg/m²; 新生儿正常,出生体重 3.24 kg, 混合喂养。产后出血量正常,体温、呼吸、脉搏、血压、血糖均正常,于产后 3 h 准备如厕时发现双下肢无力,床上移动出现耻骨联合区域疼痛 VAS 8 分,无法独自完成翻身,下床困难,不能独自步行;无下肢水肿,腹部隆起、松软如水袋,恶露排出量正常。

1. 临床思路 S(了解病史)→O(客观检查)→A(功能诊断)→ P[方案设计(康复目标、运动训练、手法、理疗)]→ R[物理治疗处方(方式、强度、时间、频率)]→ A(注意事项)。

2. 临床推理 根据病历信息,梳理患者存在的问题,进行相应的评估并制订康复治疗目标和计划,总结如下(表 15-4)。

表 15-4　SOAP

病历信息(S)	评估内容(O)	结果(A)	目标与计划(P)
孕 3 产 2,为经产妇均为足月经阴道产	妇科检查,经产阴道口型		
无合并症及基础疾病,体重改变明显	血压、呼吸、脉搏均正常;血糖、免疫系统均正常;产后 BMI 28 kg/m²	过重	减重
于产后 3 h 准备如厕时发现下肢无力,床上移动出现耻骨联合区域疼痛 VAS 8 分,无法独自完成翻身,下床困难,不能独自步行	1. MRI 耻骨联合间距 14 mm 2. SLR 试验(-)骨盆分离实验(+),单腿站立实验(+) 3. 主动直腿抬高试验(+) 4. 耻骨联合区域压痛 VAS 8 5. 双侧腹股沟韧带紧张,压痛 VAS 4 分;双侧大腿内收肌紧张 6. 不能独自翻身、不能独自步行如厕、穿裤子	耻骨联合分离、耻骨联合筋膜炎、腹股沟韧带及大腿内收肌张力高	缓解耻骨联合炎症性疼痛,缓解腹股沟韧带、大腿内收肌高张力,固定骨盆,促进床上移动、站立、步行能力

续表 15-4

病历信息(S)	评估内容(O)	结果(A)	目标与计划(P)
腹部松弛如水袋,腹部隆起	宫底位置:脐下 3 cm 腹直肌间距:3 cm 腹围:96.5 cm 皮皱长度:14 cm 皮脂厚度:36.35 mm 肋弓角:90°/60°	产后早期,子宫复旧规律 腹直肌分离、腹壁松弛、肋弓角过大、核心肌群不稳	促进腹直肌分离的恢复、促进肋弓角度恢复、促进腹壁紧实、增强核心肌群力量
哺乳期	混合喂养,卧姿喂养	哺乳姿势不正确	纠正哺乳姿势

3. 治疗处方(R)

(1) 超声波治疗

部位:耻骨联合区域。

强度:3 MHz。

时间:10 min/次。

频率:3 次/周。

(2) 低频电刺激

部位:耻骨联合区域、双侧大腿内收肌。

强度:耐受。

时间:20 min/次。

频率:3 次/周。

(3) 手法治疗

部位:耻骨联合区域、腹股沟韧带、大腿内收肌。

方式:大腿内收肌抗阻松解手法、夹拳耻骨联合调整手法。

强度:耐受。

时间:20 min/次。

频率:3 次/周。

(4) 骨盆固定

部位:骨盆。

方式:骨盆带外固定。

强度:足够支撑但不过紧。

时间:2 h/次。

频率:每天。

(5) 运动训练

部位:骨盆、核心肌群。

方式:弹力带抗阻外展训练、夹臀抬起训练、球上骨盆运动、站立平衡训练等。

强度:耐受(VAS1 分、RPE13),或者 10 次/组,2~3 组/回,2 回/d。

时间:20 min/次。

频率:3次/周。

4.健康教育　在稳定骨盆的情况下移动,保持正确睡姿、坐姿、站姿,早期不宜负重劳作,不可单腿负重踢物,不宜坐矮凳子与深蹲,不宜盘腿。

5.注意事项(A)

(1)治疗期间注意患者的反应及反馈信息,注意恶露排出量,出现头晕、胸闷即刻停止。

(2)运动训练过程必须配合呼吸,不能憋气。

(郑停停　何永正)

第十六章　常见工伤康复

第一节　手外伤

常见工伤康
复相关量表

一、概述

手外伤康复是在手外科的诊断和处理的基础上,针对导致手功能障碍的各种因素,例如肿胀、瘢痕、挛缩、粘连、关节僵硬、肌萎缩、感觉丧失或异常等,采取相应的物理治疗、作业治疗及辅助具等手段使伤手最大程度恢复功能,以适应日常生活和工作、学习。

(一)分类

手外伤常见的分类有手部骨折与脱位、肌腱修复术后、周围神经损伤术后、断肢再植术后、腕部疾病等。

(二)病理生理

1. 炎症期　组织充血、水肿、白细胞浸润。

2. 细胞反应期　白细胞、巨噬细胞浸润,坏死组织脱落,水肿加剧。

3. 增生期(纤维化期)　在伤后 3~5 d 开始,2~3 周达到高峰。纤维细胞增生,毛细血管增生(皮肤损伤),伤口收缩,胶原纤维增多。

4. 重塑成熟期　伤后 3~6 周开始。细胞减少,胶原增加,持续 1 年。组织抗张力慢慢恢复,6 周时达 50%。

二、康复问题及其处理方法

1. 肿胀　通常采用的治疗方法有:①抬高患肢;②早期或运动后配合冷疗;③主动运动;④压力(如弹力手套、弹力绷带、间歇性加压);⑤向心性按摩;⑥恢复期采用温热疗法(蜡疗、旋涡浴、热沙浴等)或冷热交替疗法。

2. 感觉障碍　包括感觉过敏或感觉迟钝常,采用的治疗方法有:①脱敏治疗;②避免过度被动运动造成神经二次损伤,以主动运动为主;③局部采用中频、低频等物理因子;④星状结节阻滞术。

3. 瘢痕　①热疗(蜡疗、泥疗、水疗、红外线治疗);②超声波治疗对皮下瘢痕也有软化效果;③中频治疗;④被动牵伸治疗;⑤局部按摩治疗,针对瘢痕组织进行螺旋对角性的按摩;⑥压力治疗;⑦运动疗法;⑧手术治疗,针对瘢痕挛缩导致的畸形,可采用瘢痕松解术。

4. 运动功能障碍 手外伤在术后 2～3 周内由于石膏固定伴随的局部皮肤肿胀、肌肉僵硬、关节活动度下降、关键肌萎缩等,从而导致手部关节活动受限(可采用物理因子治疗和牵伸、关节松动术等运动疗法)。

5. 心理障碍 患者有自卑感,感觉不能适应社会。可以告诉患者不要过分的关注患肢,患者家属及治疗师可通过别的事物转移患者对于患肢的注意力。

6. 日常生活活动能力及社会能力的降低 运动、感觉、心理障碍均导致日常生活活动能力降低。可通过 ADL 的训练来增强患者的基本生活能力及社会能力。

三、康复分期及适应证

1. Ⅰ期 手外伤伤后或术后 3 周内,损伤部位充血、水肿、坏死细胞脱落、纤维细胞和胶原细胞增多。可进行消炎、消肿、镇痛、促进损伤愈合;如无热量的超声波治疗,功能位固定,在无痛范围内的主动运动(严重损伤 3～4 d,神经和肌腱修补术后早期,急性关节炎,不稳定性骨折,术后需严格制动者运动疗法禁忌)。

2. Ⅱ期 伤后或术后 3～6 周,胶原增加,组织抗张力开始恢复,肌腱和骨痂部位逐步牢固,易发生粘连;这个时期应该预防粘连,提高肌腱的抗张力,强化骨折端愈合,改善感觉功能,尽可能多地完成主动运动,并且进行 Rood 训练,不宜进行抗阻运动。

3. Ⅲ期 伤后或术后 6～12 周,伤口愈合成熟,胶原纤维逐渐增多,表层与深层纤维组织增多。应增加关节活动范围、肌力、手的协调性,可循序渐进地进行抗阻运动,继续进行感觉功能训练。

4. Ⅳ期 伤后或术后 12 周后,大部分功能已恢复,组织炎症反应基本消退,神经损伤已在恢复阶段;该阶段应矫正畸形,恢复手功能,提高生活质量;如有需要可考虑重建或二次修补术;如恢复效果佳,可进入功能训练和职业能力训练。

四、康复治疗基础

手外伤康复

(一)功能评定

1. 肿胀 水置换容积法测量、周径测量。

2. 手关节活动度测量 评定主动活动范围时,测量伸展的角度时手指尽量张开。为排除肌腱因素影响,指屈曲时腕关节背屈,伸展时掌屈。因此检查手指应记录腕关节的位置;评定被动关节活动度范围应在肌肉充分放松时进行。

3. 肌力评定 采用 MMT 方法,在手部单独测定某一肌肉肌力比较困难,采用综合测试方法。

(1)握力评定:使用标准可调的握力器,测量手屈肌肌力(包括手内在肌及外在肌),正常值约为体重的 50%。测出的主要是等长收缩的肌力。握力正常值一般用握力指数来表示:握力指数 = 健手握力(kg)/体重(kg)×100,正常握力指数>50。测试者坐位,肩内收,肘屈 90°,前臂中立位,连续 3 次用力握测力计,左右手比较。

（2）捏力评定：使用标准捏力计测试捏力。主要反映对指肌力。捏力测试包括掌捏（拇指指腹对示指指腹）、侧捏（拇指指腹对示指中节侧面）及三指捏（拇指指腹对示指、中指指腹）。分别测试 3 次，并双侧比较。

4.手部的感觉评定

（1）实体觉检查

1）操作：刺激实体觉检查是测试手对实物的大小、形状、性质的识别能力。检查时令患者闭目，将日常生活中熟悉的物品放置患者手中（如火柴盒、小刀、铅笔、橡皮、手表等）。检查时应先测患侧。

2）反应：让患者抚摸后说出测试物品的名称、大小及形状等。

（2）两点辨别觉检查

1）刺激让患者闭目，采用心电图测径器或触觉测量器沿所检查区域长轴刺激两点皮肤，两点压力要一致。若患者有两点感觉，再缩小两点的距离，直到患者感觉为一点为止，测出此时两点间的距离。

2）反应：患者回答感觉到"一点"或"两点"。

（3）周围神经评定：周围神经干叩击实验（Tinel 征）。

（4）协调性评定：Jebson 手功能测试、明尼苏达操作等级测试（MRMT）、Purdue 顶板测试等。

5.手整体功能评定

（1）Carroll 的手功能测试。

（2）手部肌腱修复后评定标准（中华医学会手外伤学会，2000）屈曲肌腱的治疗评定，宜用 1975 年美国手外科学会推荐的 TAM 系统评定方法，即总主动活动度评定法。将掌指关节（MP）、近指间关节（PIP）、远指间关节（DIP）主动屈曲度之和，减去各关节主动伸直受限度之和，即为该手指总的主动活动度（TAM）。各关节伸直以 0° 为准，过伸部分不计。

（3）Jebson 手功能测试。

（4）神经电生理检查肌电图、神经传导速度检查、强度-时间曲线检查等。

（二）治疗原则

（1）消炎、消肿、镇痛、促进创面愈合，早期应用超短波、微波、红外线、紫外线等，可改善局部血液和淋巴循环，增强细胞膜通透性，提高组织再生能力，安全度过血管危象期。

（2）预防粘连、软化瘢痕，早期瘢痕组织是由未成熟的新陈代谢非常活跃的胶原组织组成，有"蠕变"的特性，可对外部应力产生反应，在持续应力下，瘢痕组织能够顺着应力的方向松弛、变软、延伸，胶原可重新排列。早期用压力疗法、按摩等，直接给予皮肤瘢痕以持续的压力，限制水肿，降低局部血供，抑制胶原蛋白的增加，促使其更有序和有方向的重新排列；深度压力，可移动肌腱周围的胶原蛋白。后期可用运动疗法帮助肌腱滑动，应用被动伸展或手功能支具，提供温和而持续的牵拉，使关节周围的肌腱、韧带松弛。并辅以中频电疗法、超声波、蜡疗等，可软化瘢痕，松解粘连。

（3）增加运动功能通过主动运动改善肌力、增加关节活动度，增加运动协调性，改善机体的耐力。

（4）恢复感觉功能：①感觉再训练是大脑对感觉的再学习,再认识的过程;通过注意、生物反馈、综合训练提高感觉功能,适用于缺乏辨别觉的患者。②脱敏治疗。

（5）增强生活适应力。

五、康复治疗

（一）治疗目标

1.短期目标　积极对症处理,促进损伤组织结构修复,并适度保持损伤部位运动功能。

2.长期目标　最大程度恢复损伤部位感觉运动功能,逐步恢复日常生活活动能力,进行有效的心理干预,达到全面康复。

（二）常规康复治疗方案

1.运动治疗　早期抬高患肢,使其高于心脏平面,同时将手固定于腕背伸 20°～25°,即用力握掌时腕关节所处的位置,拇指充分外展,掌指及指尖关节微屈,即为手的功能位;中期及后期可以进行掌指关节、指间关节、腕关节的关节松动及相关肌肉的肌力训练(图 16-1)。

2.手法治疗　向心性按摩,如果皮肤条件许可,可在伤肢抬高位下做向心性按摩;压力治疗用压力性的手套与伤肢紧贴,每天穿戴不超过 1 h;也可以用细棉线绳,由远端向近心端缠绕。

3.物理因子治疗　冷疗、蜡疗、电疗、光疗等(16-2)。

4.作业治疗　后期可用不同粗细的木钉训练手指的精细运动,可用手功能拉力器训练手指的力量。

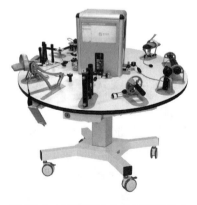

图 16-1　手功能综合康复训练平台

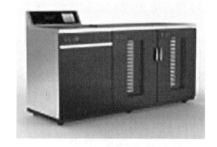

图 16-2　电脑恒温电蜡疗仪

（三）常见的手外伤及康复治疗时序

1.舟骨骨折

（1）分类:根据损伤时间,不足 4 周的为新鲜骨折;超过 4 周的为陈旧性骨折。根据稳定程度,无移位或侧方移位幅度小于 1 mm 的骨折为稳定骨折;侧方移位超过 1 mm 的、有背侧成角的或腕骨脱位的骨折为不稳定骨折。后者易发生不愈合或骨坏死,发生率高达50%。根据骨折线走行方向分为水平斜形骨折、横行骨折、垂直斜形骨折、撕脱骨折和粉碎骨折;根据骨折所在部位分为舟骨结节骨折、远端1/3骨折、腰部骨折和近侧1/3骨折(图16-3)。根据损伤程度分为完全性骨折和不完全性骨折,后者较少见,预后良好。

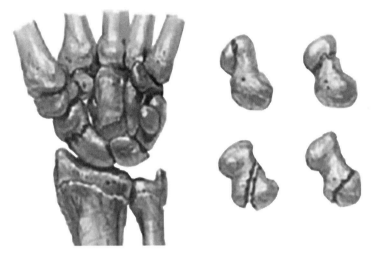

图16-3　舟骨骨折的分型

　　(2)处理方法:治疗新鲜的稳定骨折通常无须复位,以拇指人字管型石膏固定即可。舟骨结节及远端骨折愈合时间通常是8~12周,而其他部位的骨折则需要12~16周或更长的时间。对无移位骨折,可经皮空心钉固定,目前这种方法受到广泛的采纳。新鲜的不稳定骨折治疗方法较多,可应用闭合复位石膏外固定或复合经皮穿针内固定等。手术治疗的适应证有舟骨骨折有移位、骨折不愈合或患者不愿意非手术治疗的无移位骨折。如舟骨掌侧骨质缺损或向背侧成角,应取髂骨植骨,切开复位交叉克氏针内固定;ASIF空心钉或Herbert螺钉内固定适用于无骨质缺损的不稳定的骨折、陈旧骨折。

　　陈旧的稳定骨折如果骨折断端硬化不明显,可用长臂管型石膏外固定治疗。4~5个月之后;骨折如无愈合迹象,可考虑手术治疗。陈旧性的不稳定骨折首选手术治疗,方法有植骨、桡骨茎突切除和内固定等。

　　(3)康复治疗方案

　　1)非手术治疗:0~6周前臂石膏管型固定,主动活动肩关节,主动活动示、中、环及小指的MCP、PIP、DIP。6~12周更换前臂石膏管型,继续活动肩、肘和手指。12周用CT检查骨折是否愈合,如果骨折没有愈合,继续用前臂管型石膏固定。12~14周如果骨折愈合,可拆除石膏;主动活动腕关节,被动活动(包括屈曲、伸直、尺偏和桡偏)要轻柔。主动活动拇指的MCP和IP。拇指环绕运动。14~18周主动活动,逐渐增加外力辅助的被动活动。18周握力训练,用力活动各个关节,不限制手部活动。

　　2)术后康复治疗:0~6周同非手术。10d至4周拆线,管型石膏外固定,活动肩、肘、手。4~8周更换较短的管型石膏,活动肩、肘、手。8周用CT检查骨折是否愈合。8~10d如愈合,可拆石膏。主动活动腕关节:(屈曲、伸直、尺偏和桡偏)活动拇指MCP、

IP,拇指环绕运动。10~14周拆除各种支具,主动活动各个关节,增加外力辅助的被动活动14周握力训练,用力活动各个关节,不限制手部活动。

2.拇指掌骨基底骨折 此种骨折分Bennett、Rolando骨折两种,由于拇长展肌和拇收肌的作用,常造成骨折移位。

(1)对于无移位的Bennett骨折,用前臂和拇指石膏管型固定,伤手示、中、环、小指主被动运动。开始时以被动为主,用健手辅助伤手进行指间关节的屈伸运动。待局部疼痛消失后,以主动活动为主。每日3次,每次活动时间以局部无疲劳感为宜。6周后拆石膏,然后开始主动活动拇指各关节,同时被动ROM训练手法要柔和,运动范围逐渐加大。在此期间,患者可使用Bennett护腕,在训练间期或晚上睡眠中使用,持续2~3周。接着进行增强力量的联系。患者一般在伤后10~12周恢复正常运动,在关节主被动运动前,先进行局部热疗。

(2)Bennett骨折克氏针的固定方式:如果拇指腕掌关节的脱位用闭合法不能解决,可以用闭合复位法经皮穿克氏针内固定,再用前臂和拇指石膏管型固定6周。待克氏针拔除后,康复方向同前面所述无移位Bennett骨折的方法(图16-4)。

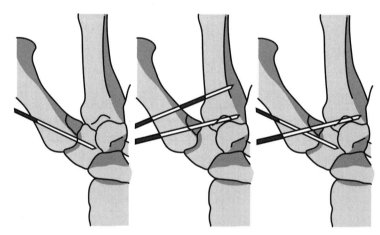

图16-4 克氏针固定方式

3.掌骨颈骨折(第5掌骨颈骨折,也称拳击手骨折) 这种骨折是手部最常见的骨折之一。常见的损伤机制是拳击时第5掌骨头受到猛烈撞击所致,俗称拳击手骨折。患者MCP疼痛、肿胀、活动丧失,少数有旋转畸形。检查时让患者充分握拳,观察手指有无交叠,以判断小指有无旋转畸形。X射线检查可在侧位片上测量骨折部位背侧成角的度数。康复治疗方案:

(1)非手术治疗:1周内抬高患肢,冷敷,将环、小指MP控制在屈曲80°位,不限制指间关节的活动。主动活动拇、示、中指。1~2周主动活动没有固定的关节,2周后拍X射线片复查。2~3周3周拆除石膏,拍片。用支具3周,允许主动运动环、小指的MCP、PIP和DIP。3~5周主动活动环、小指的关节,辅助下主动活动,被动伸直。5~7周主动活动环、小指,被动活动时可以逐渐增大辅助的力度;加强力量训练,支持全范围运动;6周拍X射线片复查。

（2）手术治疗：1.5 周内抬高患肢、冷敷。支具固定，不控制 PIP 和 DIP。轻轻活动 PIP 和 DIP。主动活动拇指，术后 10～14 d 拆线。1.5～3 周继续带支具，轻微主动活动 PIP 和 DIP；主动活动拇指和其余手指。3 周后拆除支具。3～5 周用手指绷带固定。主动和被动活动环指和小指；被动伸直关节。5～7 周主动和被动活动环指和小指。进行力量训练，不限制活动。

4. 指骨骨折　近节指骨骨折，掌指关节屈曲45°、近侧指间关节屈曲90°位用背侧石膏条固定4～8周；中节指骨骨折，向掌侧成角者屈曲位固定，向背侧成角成角者伸直位固定4～6周；末节指骨骨折，近侧指间关节屈曲90°、远端指间关节过伸位固定6周。

康复治疗方案：4 周内应用固定制动骨折部位，主动活动其他关节，若健指与伤指的屈伸活动有牵连，则以被动活动为主。每次活动应达到最大范围，10 次/组。腕关节、前臂的主动 ROM 训练。伤指疼痛肿胀开始消退，伤指可被动的 ROM 训练，活动范围应根据骨折的部位和疼痛允许范围内进行。4～6 周主动或在外力帮助下主动锻炼，进行手内在肌的活动（同时做 MCP 伸直和指间关节屈曲的活动）。预防 PIP 屈曲挛缩，必要时用支具把 PIP 固定于伸直位。骨折愈合牢固后，开始用弹性支具，屈曲支具与伸直支具交替使用，每天6～12 h。6 周以后开始手部作业疗法。

5. 屈肌腱修复术后

（1）影响屈肌腱修复术后康复治疗的因素

1）时限因素

一期修复：指在伤后 12～24 h 内的修复。对下列患者禁忌一期修复：严重的多发性损伤，伤口污染严重，在屈肌腱浅部有大面积皮肤缺损。

迟延的一期修复：指在伤后 1～10 d 的修复。如果没有进行一期修复，那么一旦肯定伤口不会发生感染就应该马上进行迟延的一期修复。

二期修复：一般在伤后 10～14 d 进行的修复。

晚期修复：伤后 4 周以上进行的修复。

2）解剖因素。

3）肌腱愈合因素。

4）手术操作因素。

（2）康复治疗方案（屈肌腱Ⅰ、Ⅱ、Ⅲ区损伤）

1）术后 1～3 周：可戴指套减轻或控制手指水肿；带前臂背托支具，腕关节屈曲 20°，掌指关节屈曲50°，远指间关节和近指间关节伸直位。

2）术后 3～6 周：持续佩戴前臂背托支具（dorsal blocking splint, DBS）；腕关节屈曲 20°，掌指关节屈曲50°，远指间关节和近指间关节伸直位。开始在保护下分别被动屈伸近指间关节和远指间关节（以患者可忍受疼痛为限）。在支具限制的范围内进行主动伸直运动。如果不能达到充分屈曲，可以用弹力带牵引手指屈曲。单独被动屈伸活动掌指关节（MCP）、近指间关节（PIP）和远指间关节（DIP），每个关节重复运动 10 次（图16-5）。

3）术后 6～8 周：功能性电刺激，适度的增加 PIP 和 DIP 的抗阻训练，拆除支具，可集中力量训练被动屈曲,可尽量达到全范围活动,8周左右可开始练习MIP和IP的伸直训练。

4)10周:可做手指的抗阻训练,用握力训练器或海绵球进行练习,在日常生活中使用手,提高手部的灵活性与力量。

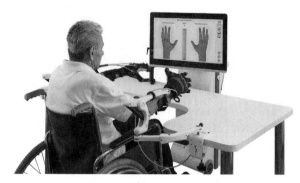

图16-5　手关节持续被动活动仪

6. 伸肌腱修复术后

(1)时限因素,手部伸肌腱比较表浅,其损伤早期修复多不困难,故应争取一期修复或延迟的一期修复,有利于早期康复。

(2)手指畸形伸肌腱损伤后可造成多种畸形,锤状指常见于 I 区损伤, II 区损伤也可出现。纽扣指畸形见于 III 区损伤。垂指常见于 V 区损伤, IV 区近侧。

(3)康复治疗方案

1)0~3周:术后立即使用掌侧夹板固定于腕背伸30°~45°、掌指关节屈曲0°~30°、指间关节伸直,敷料加压包扎。2~3 d后,拆除敷料,用前臂背侧支具,腕背伸40°~50°,掌指关节和指间关节用橡皮带牵拉至0°。要求患者主动屈,被动伸,此期间禁止主动伸指,被动屈指,以防肌腱断裂。

2)3~6周:4周时,每天尽可能全范围主动屈曲指关节,尤其是MCP,以防挛缩。保护腕关节。

3)6~12周:6~7周,指间关节可全范围的主动伸直;7~8周,增加强度,做关节全范围的抗阻运动。10~12周,可全范围的自由活动。

7. 周围神经损伤　手部神经损伤常见的原因主要有切割伤、牵拉伤及慢性压迫等。神经损伤后,康复的目的是在神经功能修复之前及术后维持关节活动度,预防关节松弛及挛缩,促进神经功能的恢复。

康复治疗方案:2周拆除敷料,用指套控制水肿。带背侧支具,控制PIP屈曲30°,必要时还可以增加MCP和PIP的屈曲角度;在支具的保护下,进行主被动运动,每天5次。3~6周逐渐调节背侧支具,PIP屈曲角度以10°每周进行调节,直到可以完全伸直。6周停用支具,被动活动MCP,如果手指不能完全伸直,可做伸直性的支具,进行部分力量训练;可进行感觉训练。

8.断肢再植术后

(1)断肢再植的适应证

1)再植条件:离断手指两端较整齐,指体无骨折或别的挤压伤。

2)再植平面:靠近指节远端的位置,即使再植后远端指节功能不佳也不会有太大影响;若靠近端指节术后有可能影响手功能。

3)再植时限:离断的肢体缺血10 h,组织呈轻度分解变性,10~15 h,断指组织内糖原明显下降,乳酸急剧增加,组织呈中度变性。随着时间的延长,再植成活率会变低。

4)损伤程度:分为完全性离断和不完全性离断。一般来讲,不全性离断伤情较轻,易成功。

5)年龄因素:青壮年的断指,对有条件的应努力再植。老年断指的患者,因对不同程度的慢性病,不宜长时间接受手术。

(2)断肢再植术后的康复治疗方案:①术后适当使用镇痛药,抗生素;对早期并发症做准备性处理(如血管危象)。手指再植后若静脉回流不好,出现淤积,应及时减压。②3周拆除敷料,用背侧支具固定腕关节轻度屈曲和MCP屈曲于50°~60°;在支具的保护下开始被动屈曲腕关节及MCP关节,注意屈肌腱的滑动。③6周各个关节开始AROM或辅助下AROM训练,训练期间带支具。继续控制水肿。④8周进一步主动活动各个关节,必要时可用功能性电刺激。⑤4个月必要时进行手术,肌腱粘连可阻碍手指的屈伸。应用肌腱松解术可改善活动度,先行伸肌腱松解,3~5个月后进行屈肌腱松解。

(3)注意事项:①要注意抬高患肢,减少手部水肿。②运动治疗后要选择适当冰敷。③手法治疗后可使用弹力绷带进行间歇固定,要注意观察血运。④手部如有愈合未佳创面,则要注意防止水渗入。⑤切忌接受粗暴按摩治疗。⑥断肢再植部位要把握好运动康复时机,不宜过早,如发现有动静脉血管危象,应立即联系手术医生,及时处理。

六、典型病例

(一)基市情况

患者鲍××,女,44岁,入院时间为2019年8月9日。

主诉:外伤致左手运动不利3月余。

现病史:患者3个月前被厨房用具砸伤致,当即出现疼痛、局部出血,于当天至夏都手足外科医院就诊,行相关检查后诊断为"左手第2掌骨骨折",行"左手第2掌骨骨折内固定术"后患者回家休息,其间未行任何康复治疗。现患者左手僵硬,活动受限明显,抓握、侧捏无法完成,腕屈伸活动受限明显,局部轻度肿胀,局部切口干燥,无分泌物,现患者为求进一步康复治疗来康复科就诊(图16-6)。

既往史:既往体健。

临床诊断:第2掌骨骨折内固定术后。

物理诊断:手功能障碍,社会参与障碍。

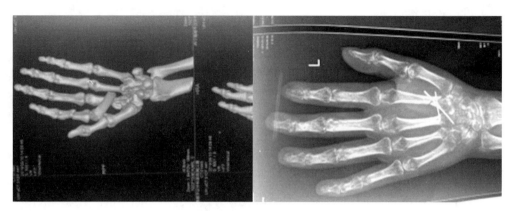

图 16-6　影像学资料

（二）康复评定

1. 外观　左手第 2 掌骨局部皮肤破损基本愈合,局部轻度肿胀、光亮,局部有瘢痕形成。

2. 关节活动度　拇指:外展、内收、对掌、MP、IP 均 5°。示指:MP、PIP 各 10°;DIP 20°。中指:MP、PIP 各 10°。环指:MP、PIP 各 10°;DIP 20°。小指:MP、PIP、DIP 均 20°。腕关节:掌屈、尺偏、桡偏各 10°,背伸 30°

3. 捏力、握力　无法完成。

4. VAS 评分　P(0,3)。

5. ADL　Bathel 指数 85 分(生活自理)。

6. 社会参与　FIM:107 分(轻度依赖)。

（三）目前存在的问题

患者掌屈、指屈、腕背伸功能障碍,手背部有瘢痕组织(图 16-7)。

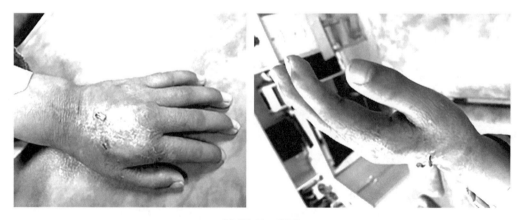

图 16-7　患手

（四）治疗目标

1. 短期目标（2 周内）　软化瘢痕,改善远端指间关节活动度（第 2 掌骨近端克氏针未拔除）。

2. 长期目标（4 周内）　改善远端指间关节活动度,待复查后制订下一步治疗计划。

（五）康复治疗方案

手指的向心性按摩,远指间关节和近指间关节的牵伸和松动（除示指以外）,2 次/d,一次 20 min;瘢痕周围的对角型按摩,3 次/d,一次 10 min;无热量的红外线局部照射,2 次/d,一次 20 min;前臂（腕背伸肌）中频治疗（处方电体操,无热量）2 次/d,一次 20 min;完成训练的局部冷敷,一次 10 min。

（左　茹　万　里）

第二节　烧烫伤

一、概述

（一）定义

烧伤一般是指热力如沸液（水、油、汤）、炽热金属（液体、固体）、火焰、蒸汽和高温气体等导致体表组织损害,严重者可以伤及皮下组织、肌肉、骨骼、关节、神经,甚至内脏。烧伤是日常生活和工作中的常见创伤。

（二）常见原因

1. 热力烧伤　热力烧伤是最常见和最主要的致伤原因,约占总收治伤员的 89%。其中包括火焰、烟雾、热水、热液和热的半流体、半固体、固体等。小儿烧伤又以热液、蒸汽所致的烫伤较多。

2. 电烧伤　电烧伤是指电流作用于人体表面和深部组织造成的损伤。其损伤的程度与电流的种类、电压的高低、电流在人体的途径、人体的绝缘状态、与电流接触的时间长短有关。

3. 化学烧伤　能够造成皮肤和皮下深层组织损害的化学物质种类繁多,主要有酸、碱、苯、磷等及它们的衍生物等。

二、康复问题

1. 运动功能障碍　烧伤后不仅导致局部的损伤,也可引起全身性的损伤。早期炎症水肿,给予加压、包扎、制动处理。制动可造成肌肉萎缩以及肌力、耐力、平衡能力和协调能力下降,周围纤维组织沉积、增生引起软组织粘连、关节活动度下降。伤及下肢者多出现步态异常等情况。

2.感觉功能障碍　常见的感觉障碍包括感觉过敏、感觉减退、感觉丧失、瘙痒,其中最突出的是瘢痕的痒痛。

3.压疮　早期的制动可使皮肤及其附件产生萎缩和压疮。

4.体温调节、免疫功能下降　皮肤是人体最大的器官,占体重的 14% ~ 17%。皮肤主要有防御保护、调节体温、分泌排泄、感受刺激、参与机体的免疫监视、吸收功能、参与机体代谢功能。不同温度对皮肤造成不同程度损害。皮肤受损后,其各项生理功能下降。

5.瘢痕增生、挛缩、畸形　创面愈合时间超过 2 周即有出现瘢痕增生的可能,在伤后1 个月左右逐渐明显,伤后 3 ~ 6 个月是瘢痕增生的高峰期,表现为愈合部位持续加重的充血发红、发硬、隆起、表面高低不平、紧绷感并伴瘙痒疼痛,可出现明显的毛细血管增生。关节部位的瘢痕增生可影响关节活动,同时也会出现瘢痕挛缩导致关节畸形。

6.心理障碍　早期炎症水肿,包扎固定肢体,患者会产生感觉剥夺和心理社会剥夺,加上意外伤害所带来的痛苦,担心永久性畸形和毁容,会使患者产生情绪不稳和神经质,并缺乏自信。其中以抑郁、焦虑、创伤后应激障碍较为常见。

7.日常生活活动能力障碍　取决于损伤部位、深度、面积,对肢体功能产生的实际影响。家庭成员的态度、患者心理状态及所处的环境都对日常生活活动能力的影响有直接关系。

8.社会生活或职业能力障碍　烧伤患者不仅承受着极大的精神刺激和肉体痛苦,而且还背负者巨大的经济负担。其通常数月甚至数年无法工作,对家庭、工作单位带来很大的压力,所以需要社会康复专业人员帮助烧伤患者解决伤残后各种个人伤残适应问题、家庭问题以及如何融入社会的问题。

三、康复分期

(一)急性渗出期(休克期)

在烧伤后 48 h 或伤后 72 h 易出现休克,此期也称为休克期,患者存在可能危及生命的情况,生命体征不稳定。康复治疗应选择对患者扰动最小的手段。该阶段的康复治疗选择对患者扰动最小的手段来改善水肿和维持关节 ROM,主要包括以下几点。

1.体位摆放　垫高患侧肢体,减轻肿胀。总原则为采取伸展位,但应配合经常性的主动活动和定时的体位变换。如果肢体制动时间较长时,可以通过矫形器和体位摆放保持关节在抗挛缩体位或功能位。

2.关节 ROM 的维持　对未受累关节和受累关节进行被动关节 ROM 训练,每天至少两次。治疗过程中,治疗师应严密观察患者生命体征(心率、呼吸、血压)的变化,治疗持续时间、活动幅度、训练强度应个体化,以不引起生命体征明显变化为前提。治疗也可以在换药、清洁伤口时同时进行,可减少患者的疼痛。

(二)感染期

大面积烧伤极易发生感染,主要表现为败血症或创面脓毒症,此期如出现休克或生命体征不稳,参照休克期的康复治疗方法进行处理。生命体征平稳或局部烧伤的患者,应根据患者创面的愈合情况,继续关节 ROM 训练和肌力训练,逐步尝试逐渐增加治疗时间、运动幅度和强度,鼓励患者开始尝试力所能及的主动运动。尽早加强患者 ADL 方面的训练,提高患者的主动参与性。随着创面的基本愈合,尽早地抗瘢痕综合治疗是重中之重的任务。结合患者的功能情况和创面愈合情况,持续地进行康复综合训练,总的原则是尽量少地干扰创面愈合,尽可能大地维持并恢复患者的功能水平。训练内容包括抗阻的关节 ROM 训练、肌力训练、ADL 训练、瘢痕综合治疗以及心理治疗等。

（三）瘢痕增生期

随着创面修复愈合,瘢痕的问题也日趋严重,一般来说,伤后 1～2 年都是患者很艰难的时期,瘢痕的增生、瘙痒、疼痛,以及瘢痕增生产生 ROM 受限,甚至畸形,需要长期的接受全面的康复治疗。当患者肢体出现因瘢痕产生畸形,或严重运动功能障碍不能通过训练改善时,可以适时考虑进一步的重建、整形手术治疗,并且在手术治疗后尽早地开始针对性的功能康复训练。

四、康复治疗基础

（一）功能评定

1.烧烫伤面积评定　烧伤面积的估计方法如下。

（1）九分法:将体表面积分成 11 个 9% 与 1 个 1%。其中头颈部占 1 个 9%（发部 3%,面部 3%,颈部 3%）,双上肢占 2 个 9%（双手 5%,双前臂 6%,双上臂 7%）,躯干占 3 个 9%（腹侧 13%,背侧 13%,会阴部 1%）,双下肢占 5 个 9% 及 1 个 1%（双臀 5%,双足 7%,双小腿 13%,双大腿 21%）,即为 100%。小儿头颈部面积为 9+（12-年龄）,双下肢（含臀部）面积为 46-（12-年龄）,其他部位与成人相同。

（2）手掌法:不论年龄与性别差异,将自己手掌五指并拢,单掌面积约为体表面积的 1%。适用于小面积烧伤。

（3）Lund-Browder 法:用于估算成人和儿童烧伤面积最准确的方法。其考虑到了生长发育对体表面积相对百分比的影响。

2.烧烫伤深度评定　目前普遍采用根据皮肤烧伤的深浅分为 I 度、浅 II 度、深 II 度、III 度。

（1）I 度烧伤:红斑型烧伤,仅伤及表皮浅层,临床表现为轻度红、肿、热、痛,感觉敏感,无水疱。一般 3～5 d 内愈合、不留瘢痕。

（2）II 度烧伤:水疱型烧伤,又分浅 II 度和深 II 度。

1）浅 II 度:伤及部分生发层或真皮乳头层。临床表现为创面红、肿、剧痛,出现较大水疱,水疱内含黄色或淡红色血浆样液体,或者含有蛋白凝固的胶冻物,水疱去除后创面鲜红、湿润、疼痛更剧、渗出多。如无感染,烧伤 1～2 周左右愈合。愈后短期内可有色素沉着,不留瘢痕,皮肤功能良好。

2）深 II 度:表皮、全部真皮乳头层受损,真皮网状层部分受累,位于真皮深层的毛囊及汗腺尚有活力。水疱皮灰暗,破裂或去除腐皮后,创面红白相间或可见细小栓塞的血管网,痛觉迟钝,创面质韧。创面可自行愈合,一般需要 3～4 周,常留有瘢痕增生及挛缩畸形。

（3）Ⅲ度烧伤：又称焦痂型烧伤。表皮、真皮及皮肤附件全部毁损，深达皮下组织，甚至肌肉、骨骼亦损伤。创面上形成一层坏死组织称为焦痂，呈苍白色、黄白色、焦黄或焦黑色，干燥坚硬的焦痂可呈皮革样，焦痂上可见到已栓塞的皮下静脉网呈树枝状，创面痛觉消失，拔毛实验易拔出而不感疼痛。创面修复依赖于手术植皮或皮瓣修复，大多需植皮方可愈合，且常遗留瘢痕及挛缩畸形。

3. 烧烫伤严重性评定　轻度烧伤：Ⅱ度<9%。中度烧伤：10%<Ⅱ度<29%，或Ⅲ度<10%。重度烧伤：总面积30%～49%，或10%<Ⅲ度<19%，或伴休克等严重并发症或较重合并伤。特重度烧伤：总面积50%以上，或Ⅲ度烧伤20%以上，或已有严重合并症。

4. 瘢痕评定

（1）瘢痕评估量表：目前国际上常用的瘢痕评估量表有温哥华瘢痕评估量表（Vancouver scar scale，VSS）和患者、观察者联合评估量表（patient and observer scar assessment scale，POSAS）和曼彻斯特瘢痕量表（MSS）等。

（2）瘢痕无创评量方法：在许多瘢痕基础研究及临床试验中，瘢痕的颜色、质地、厚度、硬度及弹性，是常用的客观指标。

5. 运动功能评定

（1）肌力评定

徒手肌力评定（MMT）：测量并记录损伤关节及相邻关节肌群的肌力。

握力：利用握力计进行握力检查，记录测量数据（测量3次，取最大值）。

捏力：利用捏力计，分别测量侧捏（拇指与示指桡侧的捏力）、三指捏（拇指与示指-中指的捏力）、对指捏（拇指分别与各指的捏力），记录测量数据（测量3次，取最大值）。

（2）关节活动度：使用量角器、电子角度计、皮尺、直尺等测量工具，根据肢体烧伤的情况，分别测量受累关节各个方向的肢体活动度，并分别记录所测得的主动、被动活动范围（测量3次，取平均值）。

（3）手部肌腱功能的评定：利用直尺测量并记录各指指腹至掌横纹的距离。利用量角器测量并记录TAM（总主动活动度）。TAM＝伸直位（MP+PIP+DIP）-屈曲位（MP+PIP+DIP）。评定标准分为优良中差（优：正常、TAM＝260；良：TAM为健侧的75%；中：TAM为健侧的50%，差：TAM<健侧的50%）。

6. 感觉功能评定　浅感觉检查，利用评估工具进行轻触觉、痛觉、压觉、温度觉的检查，记录感觉障碍的类型、部位及程度。深感觉检查：徒手检查关节的位置觉与运动觉，利用音叉检查振动觉，并进行相应结果的记录。复合感觉：利用评估工具进行两点辨别觉、图形觉、实体觉、定位觉、重量识别觉、质地识别觉，并进行相应的记录。轻触-深压觉检查：利用Semmes-Weinstein单丝法，评定手部感觉障碍的级别（正常、轻触觉减退、保护觉减退、保护觉消失、感觉丧失）。Moberg触觉识别评定，观察不同物品的手指捏法并记录完成时间。

7. 日常生活活动能力的评定

（1）基本ADL（BADL）评估：通常在医疗机构中应用，可用直接观察法、间接评定法，使用Barthel指数（BI）/改良Barthel指数（MBI）等评定量表对患者的日常生活中穿衣、进食、保持个人卫生等自理活动或坐、站、行走等身体活动进行评估并对结果进行分析。

（2）工具性ADL（IADL）评估：多在社区中应用，评估患者在社区中独立生活所需要的关键性较高级的技能，如家务杂事、炊事、采购、骑车或驾车、处理个人事物等。常用的IADL评定有功能活动问卷（functional activities questionnaire，FAQ）、快速残疾评定量表（rapid disability rating scale，RDRS）。

8. 心理评定　烧伤患者在伤后往往会有一系列的情绪和相继发的心理问题，心理评定的内容庞大，量表数量众多，但国内专为烧伤患者使用的心理量表少见，目前应用较多的心理评定量表，多是在翻译国外量表的基础上进行中文改良的版本。

常用的评定量表有宗氏抑郁自评量表（SDS）、宗氏焦虑自评量表（SAS）、贝克焦虑量表（BAI）、匹兹堡睡眠质量指数（PSQI）、90项症状自评量表（SCL-90）、社会支持量表、贝克自杀意念量表（BSI）、创伤后应激检查表（PCL）、中文版精简烧伤健康量表等。由于烧伤患者康复过程中的心理状况极易受到伤情和康复情况的影响，量表的选择和应用上不仅要方便相关心理工作者的工作需要，还要考虑烧伤患者特殊的生理心理需要，如肢体功能情况、瘢痕增生周期较长以及长期疼痛瘙痒情况、外观情况等，心理工作者才能更好地了解和分析烧伤患者的真实精神心理状况，帮助烧伤患者更好的康复治疗。

9. 职业评定　为了能更好地了解烧伤患者的生存状态，美国Blades等于1982年设计了烧伤患者健康量表（burn specific health scale，BSHS），以及后期学者对内容进行精简，并经过效度检验的BSHS-A、BSHS-R、BSHS-B量表。烧伤患者健康精简量表（BSHS-B）包括了简单功能、热敏感度、手功能治疗、工作、身体形象、影响、人际关系、性功能等9个领域40条目进行评定。

（二）治疗原则

1. 降低感染和并发症风险　适时的抗感染治疗及创面处理，包括水疗机械清创、清创药物去除坏死的表皮，小且完整的水疱可先不处理，对伤口进行覆盖等。最常见的全身性并发症为低血容量性休克和感染。

2. 促进创面及软组织愈合　烧伤治疗不是等待患者创面愈合之后再开始的后期补充治疗，此时可能已错过治疗的最佳时期，治疗效果得不到保障。浅度烧伤多通过用药后修复，深Ⅱ度和Ⅲ度需通过手术植皮来修复创面。

3. 降低二次损伤风险　避免烧伤皮肤感觉障碍区、新愈合的皮肤二次损伤。

4. 瘢痕形成最小化　在创面愈合期，增生性瘢痕就开始形成，因此，增生性瘢痕的预防也应始于创面愈合阶段，早期干预在目前已经达成共识，当然如何促进创面更快地愈合是预防增生性瘢痕的第一要素。对于深度烧伤患者而言，早期切削痂、自体皮覆盖是标准的治疗方案，也是预防和治疗烧伤创面感染的最有效手段，同样的，也被推荐为预防增生性瘢痕最有效的方法。增生性瘢痕的无创治疗包括穿戴压力衣、按摩、各类硅胶产品以及各种外用中药制剂等。

5. 恢复运动功能　根据患者的功能情况，尽早鼓励患者开始主动运动治疗，常规的运动治疗包括：维持关节ROM的运动疗法；增强肌力的运动疗法；增强肌肉耐力的运动疗法；增强肌肉协调性的运动疗法；增强心肺功能的运动疗法等。

6.恢复感觉功能　改善烧伤导致的感觉减退、感觉过敏等现象,可以改善因为感觉过敏而引起的瘙痒现象。治疗形式:分为脱敏治疗和促进感觉恢复治疗。治疗的方法多种多样,但要求在治疗师指导下安全、规范地进行,如利用毛刷等进行感觉恢复训练。

7.增强生活适应能力　根据患者的心理状态、兴趣爱好、专业特长等方面来制订功能性活动治疗计划。

五、康复治疗

烧伤康复

(一)治疗目标

1.短期目标　促进创面愈合、维持并逐步增加未受伤部位关节活动范围,减轻水肿、疼痛,改善肌力、耐力,预防挛缩,减少瘢痕增生。

2.长期目标　最大程度恢复损伤部位感觉运动功能,逐步恢复日常生活活动能力及相应的学习、工作能力,进行有效的心理干预,恢复更好的外观,达到全面康复。

(二)常规康复治疗方案

1.健康宣教　抗挛缩体位摆放:烧伤后由于创面及疼痛的存在,患者往往采取个人感觉舒适的体位并保持不动,很容易造成挛缩及畸形,持续良好的体位摆放是烧伤患者走向康复的第一步,是预防关节挛缩的第一道防线,所以体位摆放从受伤开始并贯穿治疗始终,同时还应配合肢体运动,以对抗可能的肢体挛缩和功能障碍。

体位摆放前,应向患者宣教"舒适的体位往往也是肢体挛缩的体位",让患者能配合完成正确的体位摆放,具体实施应因地制宜,可以利用棉垫、枕头、床头、泡沫垫、矫形器、约束带等一切可以利用的辅助器具来帮助维持体位。

(1)头、面部、耳郭烧伤:无休克者常取半坐卧位或平仰卧位,床头垫高15°~30°,可减轻肿胀,有利于呼吸,侧卧位时可将外耳郭置于自制的耳圈垫内,耳圈外用无菌小中单包裹,污染后及时更换,防止受压引起耳软骨炎。

(2)颈部烧伤:应定位于中轴位或10°~15°的轻微伸展,以避免任何旋转或侧曲。对于插管的患者应避免颈部过分伸展。此体位可通过将毛巾卷沿肩胛线或脊柱放置于颈部水平以下的位置来实现,也可将更短的泡沫床垫放置于患者正常床垫上方,以便于颈部伸展和休息。此外,应用枕头也会导致已受损的耳软骨进一步损伤。

(3)上肢及胸壁烧伤:利用泡沫垫、肩外展矫形器,保持患侧肩外展90°,预防上臂与腋窝、侧胸壁创面粘连和瘢痕挛缩,同时上肢水平内收15°~20°,防止过度牵拉臂丛神经造成神经损伤。

(4)肘关节烧伤:肘部屈侧烧伤时,肘关节应置于伸直位;肘部伸侧烧伤时,一般保持肘关节屈曲70°~90°;肘部环形烧伤,以伸直位为主,并采取伸直位、屈曲位交替摆放的策略。前臂保持中立位或旋后位,仰卧位时掌心向上。必要时可借助肘部屈、伸矫形器摆放肘关节于抗挛缩体位。

(5)手部烧伤:手背烧伤时,腕关节保持掌屈位;手掌或全腕烧伤时,腕部以背伸为主;全手烧伤应保持手功能位或抗挛缩位:拇指外展对掌位、腕关节微背伸、掌指关节自然屈曲50°~70°、指间关节伸直,各指间放置纱布卷防止指蹼粘连,必要时可采用腕手部矫形器进行体位摆放。

（6）臀部及会阴部烧伤：髋关节应保持伸直位，双下肢充分伸展，预防瘢痕挛缩及分腿运动障碍。

（7）膝部烧伤：置于伸展位，可有3°～5°微屈，以防止关节囊封闭腘窝损伤可导致膝关节屈曲挛缩。若关节紧张则需轻微的弯曲，此体位可通过在床垫上腿部的伸展来实现，而无须膝下枕头的应用。膝盖前表面深度烧伤可导致髌骨肌腱的损伤，在此情况下，必须应用夹板固定以实现膝关节的伸展，从而保护关节/肌腱的进一步损伤。

（8）小腿、足踝部烧伤：小腿前侧皮肤脂肪层薄，骨质表浅，烧伤后大部分为较深创面，同时足部及下肢血运差，烧伤后局部疼痛反射可引起血管收缩，可安放脚架使肢体制动，改善和稳定下肢循环，使创面充分暴露不受压，防止创面感染，便于观察治疗。下肢深度烧伤或不合理体位导致的神经压迫引起的腓神经损伤，影响患者的功能。在烧伤恢复的早期阶段，应充分评估足/踝的神经损伤，并使踝关节保持在中立位以避免此类问题。当患者仰卧位时，此位置可通过夹板固定或垫子/绷带支撑。

2. 运动治疗 创面存在及植皮术后开展的运动治疗。

（1）创面存在时，尽早开展主要关节（烧伤或未烧伤）的被动、主动-辅助、主动关节ROM训练，根据患者耐受程度决定治疗强度。

（2）自体皮片移植术后5～7 d（或按手术医生要求）打开敷料后即可开始适度地主、被动关节ROM训练，如果皮肤移植不在关节部位，关节ROM训练可于术后更早开始。

（3）异体皮或异种皮移植术后，按照手术医生要求包扎或用矫形器固定5～7 d，于术后第1天可恢复主、被动关节ROM训练。

（4）人工真皮移植术后，按手术医师要求包扎或矫形器固定。非相关关节可于术后第1天开始运动；未涉及关节的移植部位，可于术后5～7 d开始；移植物涉及关节部位时，运动时间有手术医生及治疗师讨论后决定。

（5）整张自体皮移植术后，按手术医生要求包扎或用矫形器固定5～7 d，关节ROM训练可于包扎打开后逐渐进行，以患者能承受为宜。

（6）供皮区可于术后早期（有可能的情况下在术后第1天即可）开始主动、被动关节ROM训练。

3. 手法治疗（按摩、关节松动术、牵伸） 物理治疗师根据患者ROM、肌力、耐力等情况，通过被动运动、主动-辅助运动、主动运动、抗阻运动、牵伸技术、关节松动技术等方式开展。在制定运动处方和实施过程中，治疗师要结合患者整体的身体功能情况、合并症及并发症情况、手术植皮情况等灵活调整方案，以运动治疗不对患者生命体征造成明显干扰、不扰乱临床病理生理过程、避免运动损伤为原则下开展实施。

4. 作业治疗

（1）功能性作业活动训练：烧伤急性期或卧床期，一旦病情稳定，患者便可以在病房内开始一些简便的功能性作业活动训练，例如纸牌、绘画等，既能够维持患者的肌力、关节活动度和协调性，对患者精神方面也有一定慰藉。手术后早期的患者，手术部位及其邻近关节需要制动时，也应鼓励患者继续非手术部位的功能性作业活动训练，避免非手术部位的制动造成关节僵硬和挛缩。烧伤康复期，可进行印刷、园艺、木工、陶土、编织、机械维修、手工艺品制作训练等。主要目的扩大关节活动范围,提高肢体的肌耐力和协调性,增加患者工作耐力及全身体耐力,提高患侧肢体的整体功能。作业治疗师应结合患者日常生活与工作需求,需和患者共同制定训练项目和目标,训练的时间和强度应根据患者的身体情况而定,避免水疱的形成或伤口裂开。

（2）ADL 训练

1）自我照顾活动训练:当患者可以部分或完全离床时,鼓励患者独立完成进食、修饰、洗澡、穿衣、如厕等自理性活动,并根据患者日常生活能力障碍情况,进行训练。

2）自我照顾技巧学习:当患者上肢、手功能不能满足自我照顾活动时,自我照顾技巧的学习就很重要,如练习穿衣技巧,先穿活动受限的一侧,再穿健侧,在手部穿上一次性手套或塑料袋后再穿压力衣比较容易穿进去;穿胸衣时,如关节活动度不允许在背后系扣子时,先在胸前把扣子系好再调整内衣的前后位置。

3）辅助器具使用和训练:当患者应用一些技巧仍不能够较好地完成自我照顾活动时,作业治疗师可以向患者提供适应性辅具用具,如加粗或加手柄的勺子辅助进食,长柄沐浴刷辅助患者清洗后背等,以提高患者自我照顾能力。

4）家务活动训练:针对患者的功能情况,开展具体的家务活动训练,如备餐、清洁、整理衣物、整理房间、家电使用等,训练过程中注意帮助烧伤患者克服对热水、火等热源的恐惧,并进行如何避免烧伤皮肤感觉障碍区二次损伤的预防技巧学习。

（3）职业能力训练:根据患者肢体功能情况、年龄特点、职业需求等,制定个体化的职业能力训练计划,帮助患者重新选择适当职业或重返原工作岗位,常见的职业能力训练包括工作模拟训练、编织、机械维修、手工艺品制作等。

5. 物理因子治疗　物理因子在烧伤治疗中应用广泛。除水疗外,常用于烧伤患者的物理因子治疗手段包括蜡疗、低频电、中频电、微波、短波、肢体气压、激光、紫外线、超声波、冷疗等,可根据患者的具体情况进行使用,以起到减轻炎症、改善水肿、缓解疼痛、预防瘢痕增生、松解粘连等效果。

（1）短波/超短波:早期水肿、创面炎症明显的患者,可以使用短波/超短波进行手部的消肿、消炎的治疗,对置法,选用微热量,每次 15 min,每日 1 ~ 2 次,10 ~ 20 次为一疗程,瘢痕增生期慎用此项治疗。

（2）中频电疗法:等幅中频正弦电疗法(音频电疗法)除了有改善循环、消炎镇痛、消肿及神经调节的作用外,对于瘢痕组织有较好的软化瘢痕、松解粘连、改善瘙痒疼痛的作用。电流输出常用 2 000 Hz、4 000 Hz 两种频率,根据瘢痕、粘连的位置,采用并置法或对置法进行治疗,治疗电流量应根据治疗要求和患者的感觉,以感觉阈为准,瘢痕部位因感觉障碍,电流密度通常为 $0.1 \sim 0.3$ mA/cm^2,最大不宜超过 0.5 mA/cm^2。每次治疗 20 ~ 30 min,每日 1 ~ 2 次,15 ~ 30 次为一疗程(图 16-8)。

（3）超声波疗法:主要利用超声波的机械作用,增加胶原组织的伸展性,使坚硬的结缔组织延长、变软,软化瘢痕、松解粘连、改善挛缩。根据上肢、手创面、瘢痕及挛缩情况,选用合适超声波声头、频率(常用 1 MHz、3 MHz),设置连续波或脉冲波,利用直接接触移动法或间接接触法（水下法等）进行治疗。直接接触法治疗强度以 $0.5 \sim 1.25$ W/cm^2 为宜,间接接触法剂量可大些,每日 1 次,10 ~ 15 次为一疗程。

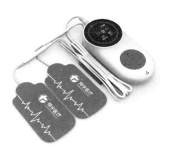

图16-8　电脑中频治疗仪

（4）紫外线：烧伤患者易出现伤口的反复感染、难愈合等情况，利用紫外线进行照射，可以起到加速局部组织血液循环，抑制细菌生长，刺激结缔组织和上皮细胞生长，起到消肿止痛、预防感染、促使坏死组织脱落、促进创面愈合等作用，对于手指烧伤早期感觉过敏现象，也可以起到脱敏、缓解疼痛的作用。常用波长为254 nm短波紫外线，根据治疗目的、部位、面积、创面情况等因素，选择合适的照射方法并计算合适的红斑量，根据情况每日或隔日进行照射。用于减少炎症渗出、减轻疼痛、脱敏时可选用亚红斑/阈红斑/弱红斑照射，用于杀菌、控制感染和减轻疼痛可选用中红斑量进行照射，用于促进坏死组织脱落可选用强红斑量/超强红斑量进行照射。

（5）水疗：烧伤后最常开展的水疗形式有擦浴治疗、冲浴治疗、浸浴治疗和水中运动治疗。根据患者病情选择合适的水疗方法，针对创面清理、较少换药疼痛及创面出血、促进创面愈合的水疗方法，水疗后应和临床换药紧密结合。

1）擦浴治疗：适用于早期不适宜搬动转移的患者，用于清洗烧伤患者创面及瘢痕皮肤。先将毛巾用一定温度的含氯消毒水浸湿，然后呈圆圈样轻轻摩擦有死皮、分泌物或创面的部位，注意动作轻柔，避免损伤新生皮肤，可分为局部擦浴和全身擦浴（图16-9）。

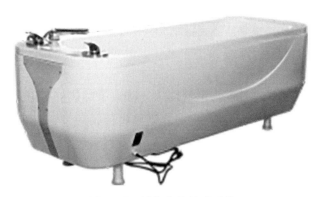

图16-9　活氧气泡按摩系统

2）冲浴治疗：是指用消毒后的水对烧伤患者的身体局部或全身进行冲淋，减轻患者换药时的疼痛、防止感染等并发症，促进创面愈合为目的的治疗方法。适用于早期严重烧伤患者创面感染、创面未结痂或未形成瘢痕组织的情况,为其后的换药处理做准备。水温一般控制在 35 ℃ 左右,以患者感觉舒适为宜,常用消毒剂类型包括高锰酸钾溶液、碘伏溶液和含氯消毒溶液。必要时借助冲浴床进行冲浴治疗,并在使用后严格进行冲浴床的消毒,避免交叉感染(图 16-10)。

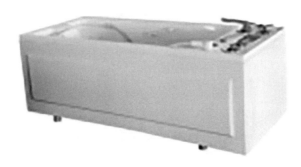

图 16-10 喷射治疗槽

3)浸浴治疗:是指身体的局部或全身浸浴在不同温度的水中,通过水的刺激来引起局部或全身一系列生理性反应的治疗方面。浸浴治疗主要用于存在较大面积或难愈合的创面的烧伤早期或恢复期的患者,能有效清除创面上的细菌、细菌产生物及脓性分泌物,利于减轻和控制创面感染,促进创面愈合。水温控制在 35～36 ℃,将治疗部位浸泡在水中 5～10 min 后,去除创面上的敷料,用纱布或毛巾轻轻擦拭创面以清除创面上的分泌物和痂下积存的脓液,放去污水,再反复冲洗创面使之清洁。

对于大面积烧伤,浅度创面已愈合且大部分深度创面已植皮成活的患者,该类患者创面感染率大,分泌物较多,应尽早开始浸浴治疗,首次治疗时间不宜超过 10 min,可根据患者情况延长浸浴时间。对于难愈性烧伤创面,浸浴液使用 0.025% 的高锰酸钾溶液。伴有严重全身性感染或极度营养不良的患者慎用浸浴。

4)水中运动治疗:根据患者运功功能障碍情况,开展不同种类的水中运动治疗。常见有主动辅助运动、支托运动和抗阻运动等。

水中关节活动度训练:结合水温的作用,在水中进行手法或自我牵伸,改善关节 ROM。

水中肌耐力训练:利用水的浮力训练肌力 3 级以下的肌群肌力,对于肌力 3 级或以上的肌群,通过调整在水中运动方向、运动速度或附加漂浮物以增加阻力的方式进行训练(图 16-11)。

6.康复工程　压力治疗是大面积瘢痕治疗的首选方案。它可以减轻和控制肢体肿胀、限制瘢痕增生的幅度和程度、促进瘢痕软化、保护愈合皮肤、减轻瘙痒疼痛等。压力衣的压迫治疗目前被认为是增生性瘢痕的基础治疗。目前常用的压力制品主要包括压力衣、压力垫、弹力绷带、硬质接触式面罩、矫形器,其中压力衣和弹力绷带使用最为广泛。益处包括减少疼痛和瘙痒,增加运动范围和减少焦虑。

矫形器的应用需结合患者的功能情况,由作业治疗师/义肢矫形师制作合适矫形器来维持受伤关节的功能位或抗挛缩位,矫形器的正确使用与维护由康复治疗师、护士、烧伤科医生、患者及陪护人员共同完成。通常采用低温热塑材料矫形器。上肢烧伤早期,使用肩部、手部矫形器协助完成体位摆放;对于烧伤后关节挛缩、僵硬,常用腕手部、肘部矫形器来预防和治疗;烧伤后易发生的腕手部关节畸形,也可以通过矫形器进行矫正;烧伤导致手/手指部分缺失,可通过矫形器代偿部分功能,来完成日常生活活动。

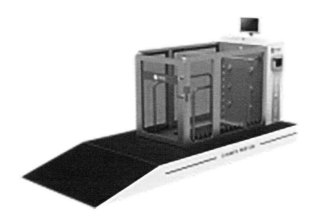

图 16-11　水中运动康复训练系统

7.心理治疗　烧伤患者,尤其合并有大面积或面部烧伤患者的,在烧伤治疗的不同阶段,患者存在不同的心理问题。当生命体征不平稳、处于危重阶段时,患者常出现焦虑、恐惧、幻觉、睡眠障碍等心理问题,有条件早期心理干预的可以由心理咨询师进行关注支持,或早期由烧伤医生、物理治疗师进行关注支持。当生命体征平稳,随着康复治疗开展的逐步增多,患者对烧伤程度和预后的一些了解,患者表现常为抑郁,存在有创伤后应激障碍的表现,易表现为恐惧、敏感、睡眠障碍等,可进行药物治疗和个体的心理咨询可有改善。在创面基本痊愈,因瘢痕增生、长期的瘢痕痒痛以及挛缩畸形等,仍需要持续的综合康复治疗,甚至必要的整形手术,很长一段时间患者出现不同程度的情绪低落,对返回家庭、社会产生的恐惧,都加重了患者抑郁等情绪障碍。在未得到及时有效的治疗时,患者的这种情绪会进一步加重放大,甚至有轻生的情绪问题,这些心理康复需要在患者与心理治疗师之间建立长期的治疗关系。具体的心理治疗需要专业的心理医生/治疗师进行干预,文中不做详细描述。

(三)治疗时序

1.早期康复

(1)预防并发症(如深静脉血栓、过度炎症反应)。

(2)消肿缓解疼痛。

(3)抗痉挛体位摆放。

2.制动期康复

(1)维持关节活动度:康复治疗应选择对患者扰动最小的手段。该阶段的康复治疗选择对患者扰动最小的手段来改善水肿和维持关节活动度。

(2)常规运动治疗的开展:根据患者的功能情况,尽早鼓励患者开始主动运动治疗,常规的运动治疗包括:维持上肢、手关节 ROM 的运动疗法;增强肌力的运动疗法;增强肌肉耐力的运动疗法;增强肌肉协调性的运动疗法;增强心肺功能的运动疗法等。这些需要物理治疗师据患者 ROM、肌力、耐力等情况,通过被动运动、主动-辅助运动、主动运动、抗阻运动、牵伸技术、关节松动技术等方式开展。在制定运动处方和实施过程中,治疗师要结合患者整体的身体功能情况、合并症及并发症情况、手术植皮情况等灵活调整方案,以运动治疗不对患者生命体征造成明显干扰、不扰乱临床病理生理过程、避免运动损伤为原则下开展实施。

3. 愈合成熟期康复　此阶段仍然集中在减轻水肿、尽量恢复关节 ROM、改善肢体力量,尽量减轻步态和平衡障碍、增强独立从事各种功能活动能力和继续独立进行家庭锻炼方案。

(四)注意事项

(1)根据损伤部位实施正确体位摆放,减少肢体水肿、瘢痕粘连。

(2)坚持辅助器具使用。

(3)植皮术后、骨折固定部位,需制动。

(4)减少绝对卧床时间,尽可能在他人协助下保持坐位,争取尽早行走。

(5)因新愈合的皮肤娇嫩,容易损伤,应避免外力刺激碰伤植皮区。

六、典型病例

(一)病历资料

1. S(subjective data,主观资料)

(1)基本资料:患者郭某,女,49 岁,工人(工作中主要给商品贴标签)。

(2)现病史:于 2019 年 7 月 2 日在工作过程中车间出现粉尘爆炸导致双上肢、头面部及颈背部多处烧伤,双上肢及手尤甚,烧伤面积为 30%,诊断为Ⅲ度烧伤。行气管切开,行双侧大腿取皮+双上肢植皮术。现患者目前气管套管已拔出,伤口愈合好。

(3)期望:双侧肩、肘、腕关节活动正常。

2. O(objective data,客观资料)

(1)体格检查

1)视诊:双肩关节对称,双肩部皮肤破损,皮肤颜色暗红,可见多处瘢痕溃疡,双上肢及双手植皮术后观,可见处于未愈合伤口,部分伤口可见血性渗出,双下肢自膝上 5 cm 始可见长度约 20 cm 的环大腿皮肤缺损。

2)触诊:双上肢植皮区浅轻触觉无,轻度肿胀。手部烧伤部位浅感觉减退 80% ~ 100%,针刺觉减退 70% ~80%。

3)双侧肩部有水泡区域疼痛 3 分/VAS 评分 10 分。

4)双上肢各大肌群肌力评定(表 16-1)。

表 16-1　双上肢大肌群肌力评定表（级）

项目	左	右	项目	左	右
肩前屈	3⁺	3⁻	肘屈曲	3⁻	3
肩后伸	4	4⁻	肘伸展	3	3
肩外展	3⁺	3	前臂旋前	3	3
肩内收	4	3⁺	前臂旋后	3	3
肩外旋	3⁺	3			
肩内旋	4⁻	4-			

5）双肩、肘、腕关节主/被动 ROM 评定（肩内外旋在肩外展 90°位测量，表 16-2）。

表 16-2　双肩、肘、腕关节主/被动 ROM 评定

项目	左	右	项目	左	右
前屈	137/140°	125/130°	肘屈曲	122/130°	105/110°
后伸	10/14°	5/7°	肘伸展	0°	0°
外展	80/85°	45/47°	旋前	80/82°	50/53°
内收	40/45°	20/25°	旋后	52/55°	55/56°
外旋	60/65°	40/45°	腕背伸	12/15°	13/14°
内旋	60/65°	55/60°	腕掌屈	22/24°	30/32°
水平内收	30/32°	65/68°	桡偏	8/10°	8/10°
水平外展	30/35°	25/27°	尺偏	12/14°	14/16°

6）各指腹至掌横纹间距离（L/R）：拇指 9/9 cm，示指 12/12 cm，中指 13/10 cm，无名指 11.5/9 cm，小指 10/9 cm。

7）上肢围度测量（表 16-3）。

表 16-3　上肢围度测量

单位：cm

上肢	肘关节上 10 cm	肘关节中	肘关节下 10 cm
左	26	24	21
右	25	27	20

注：提示双上肢呈肌肉萎缩状，手指轻度肿胀。

8)Zung 抑郁自我评价量表(SDS)51/100 分,Zung 焦虑自我评定量表(SAS):49/100 分,接近临界值,在正常范围。

9)Barthel 指数:85 分(修饰 4 分,进食 8 分,洗澡 3 分,穿衣 5 分,如厕 5 分),基本生活自理。

10)辅助检查:手正位+右手正位片示双手诸节掌指骨均有不同程度骨质疏松改变。

（二）诊断

双上肢运动功能障碍(瘢痕增生期)。

（三）主要问题

(1)运动功能受限:活动度、肌力下降、平衡能力和协调能力下降,周围纤维组织沉积、增生引起软组织粘连等。

(2)感觉功能受限:感觉减退、部分感觉丧失、瘢痕的痒痛。

(3)瘢痕增生、挛缩。

(4)ADL 受限:影响穿衣、修饰等。

(5)心理障碍:表现焦虑,对未来生活失去信心。

(6)社会参与受限:影响工作。

（四）主要康复目标

1. 短期目标

(1)第 1～3 周:健康宣教,有效的心理疏导,改善肩、肘、腕部主被动活动度 5°～8°。使用辅助具代偿可基本完成基础性 ADL 活动能力;减轻水肿,改善疼痛 1～2 分;促进伤口愈合,抑制瘢痕增生。

(2)第 3～6 周:改善肩、肘、腕部主被动活动度 5°～8°,增加指间关节活动度 3°～5°。瘢痕松解,促进感觉恢复,全身有氧耐力、局部力量训练。

2. 长期目标

(1)第 6～12 周:最大程度恢复损伤部位感觉运动功能,逐步恢复日常生活活动能力。

(2)第 12 周及以上:进行职业模拟训练,回归社会。

（五）康复治疗

1. 运动疗法

(1)上肢功率自行车训练:提高心肺耐力及协调能力,通过弹力带阻力的调节,增强上肢肌力 20 min/(次·d)。

(2)躯干核心稳定性训练、上肢肌力训练:采用律动治疗仪、Flex 振动棒训练,10 min/次,2 次/d。

2. 手法治疗

(1)松解瘢痕:轻柔手法按摩瘢痕处进行放松,与瘢痕垂直方向进行局部松解 10 min/次,2 次/d。

(2)在无痛范围内对活动障碍关节进行 Maitland Ⅰ、Ⅱ级手法,10 min/(次·d)。

(3)牵伸技术:指间关节、腕关节、肘关节等受限关节进行牵伸治疗,15 min 次/d。

3.作业治疗

（1）手指关节精细功能训练:利用普度钉板、弹力绳等进行各指抓握、捏力等训练表,20 min/次,2 次/d。

（2）利用毛刷进行感觉促进训练,10 min/(次·d)(图 16-12)。

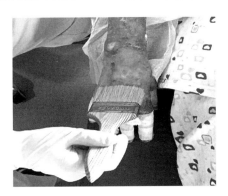

图 16-12 毛刷进行感觉促进训练

（3）手功能小组训练:陶土手工艺、色彩填充训练,30 min/(次·d)。

（4）ADL 训练:练习穿衣技巧,从使用辅具扣扣子过度到手;分解进食、洗澡无法完成的动作,逐步训练。

4.物理因子治疗

（1）紫外线照射,促局部组织血液循环,抑制细菌生长,刺激结缔组织和上皮细胞生长,起到消肿止痛、脱敏、预防感染、促使坏死组织脱落、促进创面愈合等作用。常用波长为 254 nm 短波紫外线,可选用弱红斑照射,一次 10 min/d。

（2）超声波疗法:根据上肢、手创面、瘢痕及挛缩情况,选用 2 cm^2 超声波声头、频率为 1 MHz,设置为连续波,利用直接接触移动法进行治疗。治疗强度为 1.15 W/cm^2,5 ~ 8 min/(次·d),10 ~ 15 次为 1 疗程。

（3）中频电疗法:等幅中频正弦电疗法(音频电疗法)主要有改善循环、消炎镇痛、消肿及神经调节的作用外,并有软化瘢痕、松解粘连、改善瘙痒疼痛的作用。电流输出选用 2 000 Hz 的频率,采用对置法进行治疗,治疗电流量应根据治疗要求和患者的感觉,以感觉阈为准,瘢痕部位因感觉障碍,电流密度设置为 0.2 mA/cm^2。每次治疗 20 min,1 ~ 2 次/d,15 ~ 30 次为 1 疗程。

5.心理治疗 进行关注支持,做治疗时多给予鼓励,让患者看到自己的进步。治疗结束后,穿戴好压力衣,睡觉时戴上手部矫形器。

（万 里 何星飞 左 茹）

参考文献

[1]贺西京,裴福兴,田伟.运动系统损伤与疾病[M].北京:人民卫生出版社,2015.

[2]MAXEY L,MAGNUMSSON J.骨科术后康复[M].蔡斌,蔡永裕,译.北京:人民卫生出版社,2017.

[3]黄晓玲,燕铁斌.康复医学[M].6版.北京:人民卫生出版社,2018.

[4]燕铁斌.物理治疗学[M].3版.北京:人民卫生出版社,2018.

[5]舒彬.临床康复工程学[M].2版.北京:人民卫生出版社,2018.

[6]岳寿伟.肌肉骨骼康复[M].3版.北京:人民卫生出版社,2018.

[7]舒彬.骨科康复医师核心技能[M].北京:人民卫生出版社,2019.

[8]钟俊,彭昊,李皓桓.骨科康复技巧[M].北京:人民军医出版社,2013.

[9]CIOPPA-MOSCA J,CAHILL J B,CAVANAUGH J T,et al.骨科术后康复指南手册[M].周谋望,叶伟胜,董立平,等主译.天津:天津科技翻译出版公司,2017.

[10]NILOOFAR D,MITCHELL S M,SCHEMITSCH E H.Rehabilitation after plate fixation of upper and lower extremity fractures[J].Injury,2018,49(Suppl 1):S72-S77.

[11]贺小桦,陈方灿.功能性贴扎技术[M].北京:电子工业出版社,2019.

[12]周谋望,陈亚平,葛杰.骨关节损伤与疾病:康复治疗方案及图解[M].北京:清华大学出版社,2007.

[13]邢更彦,井茹芳,杨传铎.体外冲击波疗法治疗跟痛症及肩周炎网球肘[J].中华物理医学与康复杂志,2001(5):319.

[14]萧宏裕,李跃华,李豪杰.骨科暨运动伤害检查学[M].2版.北京:北京体育大学出版社,2017.

[15]中华医学会.临床诊疗指南物理医学与康复分册[M].北京:人民卫生出版社,2012.

[16]南登崑,黄晓琳.实用康复医学[M].北京:人民卫生出版社,2009.

[17]张长杰.肌肉骨骼康复学[M].北京:人民卫生出版社,2015.

[18]MCALPINE D.McAlpine's multiple sclerosis[M].4th ed.London:Churchill Livingstone/Elsevier,2006.

[19]PYENSON B,FREDERICKS M,BERRIOS M,et al.Multiple sclerosis:new perspectives on the patient journey[M].NewYork:Milliman Client Report,2016.

[20]KANTARCI O,WINGERCHUK D.Epidemiology and natural history ofmultiple sclerosis:new insights[J].CurrOpin Neurol,2006,19(3):248-254.

[21]KORIEM K M.Multiple sclerosis:new insights and trends[J].AsianPacific J Tropical Biomed,2006,27(5):954-957.

[22]吴卫平.应早期鉴别和区别治疗视神经脊髓炎与多发性硬化[J].中国现代神经疾病

杂志,2012,12(2):108-112.

[23]侯世芳,刘银红,许贤豪.多发性硬化诊断与治疗进展[J].中国现代神经疾病杂志,2014,14(10):849-853.

[24]BURKS J S,BIGLEY G K,HILL H H. Rehabilitation challenges inmultiple sclerosis[J]. Ann Indian Acad Neurol,2009,12:296-306.

[25]BARAM Y,MILLER A. Virtual reality cues for improvement of gaitinpatients with multiple sclerosis[J]. Neurology,2006,66(2):178-181.

[26]朱琳,宋为群,岳月红,等.多发性硬化缓解期患者康复治疗神经功能和疲劳度恢复的疗效观察[J].中国康复医学杂志,2011,26(9):807-810,817.

[27]SAUTER C,ZEBENHOLZER K,HISAKAWA J,et al. Alongitudinal study on effects of a six-week course for energyconservation formultiple sclerosis patients[J]. Mult Scler,2008,14:500-505.

[28]BOIVIE J,Central pain in multiple sclerosis[M]. Berlin:Springer Berlin Heidelberg,2007.

[29]O'BRIEN A R,Chiaravalloti N,Goverover Y,Deluca J. Evidencedbased cognitive rehabilitation for persons with multiplesclerosis:a review of the literature[J]. Arch Phys Med Rehabil,2008,89(4):761-769.

[30]张晓飞,于生元.多发性硬化伴认知功能障碍磁共振成像研究进展[J].中国现代神经疾病杂志,2016,16(4):239-243.

[31]CHWASTIAK L A,EHDE D M. Psychiatric issues in multiplesclerosis[J]. Psychiatr Clin North Am,2007,30(4):803-817.

[32]RASMUSSEN K G,KEEGAN B M. Electroconvulsive therapy inpatients with multiple sclerosis[J]. J ECT,2007,23(3):179-180.

[33]赵斌,蔡志友.阿尔兹海默病[M].北京:科学出版社,2015.

[34]何伋.阿尔兹海默病[M].长春:吉林科学技术出版社,2013.

[35]崔建奇.阿尔兹海默病[M].西安:陕西科学技术出版社,2018.

[36](法)克里斯托弗·勒夫维斯.阿尔兹海默病精神运动康复照护指导手册[M].北京:中国社会出版社,2017.

[37]田金洲.阿尔兹海默病的诊断与治疗[M].北京:人民卫生出版社,2009.

[38]倪朝民.神经康复学[M].3版.北京:人民卫生出版社,2018.

[39]王玉龙.神经康复科医师核心技能[M].北京:人民卫生出版社,2017.

[40]贾建平,苏川.神经病学[M].9版.北京:人民卫生出版社,2018.

[41]SPEDING R A,AISEN P S,BECKETT L A,et al. 美国国立老化研究所与阿尔茨海默病协会诊断指南写作组:阿尔茨海默病临床前阶段的定义[J].中华神经科杂志,2012,45(5):336-344.

[42]MCKHANN G M,KNOPMAN D S,CHERTKOW H,et al. 美国国立老化研究所与阿尔茨海默病协会诊断指南写作组:阿尔茨海默病源性轻度认知障碍诊断标准推荐[J].中华神经科杂志,2012,45(5):345-351.

[43]中国痴呆与认知障碍指南写作组,中国医师协会神经内科医师分会认知障碍疾病专

业委员会.2018 中国痴呆与认知障碍诊治指南(一):痴呆及其分类诊断标准[J].中华医学杂志,2018,98(13):965-970.

[44]中国痴呆与认知障碍诊治指南写作组,中国医师协会神经内科医师分会认知障碍疾病专业委员会.2018 中国痴呆与认知障碍诊治指南(三):痴呆的认知和功能评估[J].中华医学杂志,2018,98(15):1125-1129.

[45]中国痴呆与认知障碍诊治指南写作组,中国医师协会神经内科医师分会认知障碍疾病专业委员会.2018 中国痴呆与认知障碍诊治指南(六):阿尔茨海默病痴呆前阶段[J].中华医学杂志,2018,98(19):1457-1460.

[46]中国痴呆与认知障碍诊治指南写作组,中国医师协会神经内科医师分会认知障碍疾病专业委员会.2018 中国痴呆与认知障碍诊治指南(七):阿尔茨海默病的危险因素及其干预[J].中华医学杂志,2018,98(19):1461-1466.

[47]中国老年医学学会认知障碍分会,认知障碍患者照料及管理专家共识撰写组.中国认知障碍患者照料管理专家共识[J].中华老年医学杂志,2016,35(10):1051-1060.

[48]CHENG J C,CASTELEIN R M,CHU W C,et al. Adolescent idiopathic scoliosis[J]. Nature Veviews Disease Primers,2015,1:15030.

[49]LEE C S,HWANG C J,LEE D H,et al. Five major controversial issues about fusion level selection in corrective surgery for adolescent idiopathic scoliosis:a narrative review[J]. The Spine Journal:Official Journal of the North American Spine Society,2017,17(7):1033-1044.

[50]LO Y F,HUANG Y C. Bracing in adolescent idiopathic scoliosis[J]. Journal of Nursing,2017,64(2):117-123.

[51]SANDERS A E,ANDRAS L M,IANTORNO S E,et al. Clinically significant psychological and emotional distress in 32% of adolescent idiopathic scoliosis patients[J]. Spine deformity,2018,6(4):435-440.